Kohlhammer

## Die Autorin

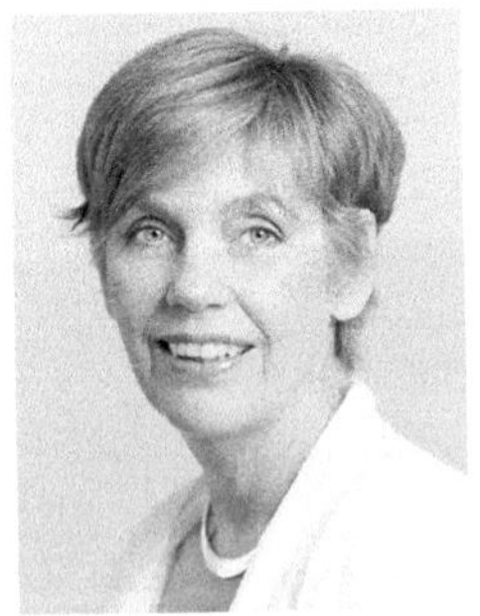

Annelen Schulze Höing, Pflegewissenschaftlerin, Organisationsberaterin (MSc) und Mediatorin. Sie verfügt über langjährige Erfahrung in der Pflege sowie in Leitungspositionen. Sie bietet Online- und Präsenzseminare zur Umsetzung des Bundesteilhabegesetzes und Führungskräfte-Trainings an. Näheres unter: www.schulzehoeing.de und www.bthg-icf-Fortbildung.de.

## Gastbeiträge

Gastbeiträge zum Bundesteilhabegesetz und dem Verhältnis von Eingliederungshilfe und Pflege von Thomas Schmitt-Schäfer (Diplompädagoge und Inhaber von transfer – Unternehmen für soziale Innovation, www.transfer-net.de) und Konstantin Schäfer (M.A. Interdisziplinäre Anthropologie bei transfer).

Annelen Schulze Höing

# Pflege von Menschen mit geistigen Behinderungen

## Gesetzliche Grundlagen, Pflegebedarfsanalyse, Praxiswissen Pflege

3., erweiterte und überarbeitete Auflage

Verlag W. Kohlhammer

3., erweiterte und überarbeitete Auflage 2022


Gesamtherstellung: W. Kohlhammer GmbH, Heßbrühlstr. 69, 70565 Stuttgart
produktsicherheit@kohlhammer.de

Print:
ISBN 978-3-17-041552-2

E-Book-Formate:
pdf: ISBN 978-3-17-041553-9
epub: ISBN 978-3-17-041554-6

# Inhalt

## II Konzeptionelle Ansätze zur Integration von Pflege



## III Praktische Ausübung von Pflege

# Geleitwort zur 1. Auflage

Die Betreuung, Bildung und Förderung von Menschen mit – vor allem sog. geistiger – Behinderung gilt gemeinhin als ein Aufgabenbereich pädagogischer Fachkräfte. Aus historischer Perspektive gelang es mit der Stärkung pädagogischer Kompetenz, Behinderung nicht mehr ausschließlich als ein medizinisches oder pflegerisches »Problem« zu betrachten; Menschen mit Behinderungen wurde vielmehr zunehmend zugetraut, kulturelle und lebenspraktische Fähigkeiten zu erwerben sowie personale und soziale Kompetenzen zu entwickeln.

Heute gilt jedoch weder das ausschließlich medizinische noch das pädagogische Verständnis von Behinderung als zeitgemäß. Behinderung wird vielmehr mehrdimensional verstanden; in einer Wechselwirkung zwischen biologischen, psychischen, sozialen und ökologischen Faktoren entsteht eine soziale Situation, die Risiken sozialer Benachteiligung und Ausgrenzung in sich trägt.

Damit wird Behinderung ein Thema interdisziplinären Handelns; pädagogischer Sachverstand ist ebenso gefragt wie medizinscher, zudem geht es um einen Abbau von Barrieren »in den Köpfen« wie in der materiellen Umwelt. Einem Ausschnitt dieses interdisziplinären Ansatzes widmet sich das vorliegende Buch: Es will pädagogischen Fachkräften pflegerisches Handwerkszeug vermitteln und sie damit aufmerksam machen auf gesundheitsbezogene Risiken, die mit einem Leben mit Behinderung verbunden sein können.

Die Aktualität dieses Themas ergibt sich aus zwei Aspekten:

Zum einen zeigt sich im Rahmen der demografischen Veränderungen unserer Gesellschaft erstmals, dass auch Menschen vor allem mit lebenslangen Behinderungen ein höheres Lebensalter erreichen. Nach der Ermordung eines Großteils der Menschen mit gravierenden Beeinträchtigungen während der nationalsozialistischen Diktatur kommen die ersten Nachkriegsgenerationen ins Rentenalter. Medizinische Fortschritte und verbesserte Bildungs- und Betreuungsangebote tragen zudem dazu bei, dass sich die Lebenserwartung behinderter Menschen in den letzten Jahren kontinuierlich erhöht hat.

Mit dieser an sich erfreulichen Entwicklung nehmen jedoch für Menschen mit Behinderung wie für alle Menschen im höheren Lebensalter die Risiken gesundheitsbezogener Belastungen zu: Es drohen Einschränkungen der Selbstständigkeit im Alltag, Nachlassen der Seh- und Hörfähigkeit, Mobilitätseinschränkungen, altersspezifische Erkrankungen wie z. B. Demenz etc.

Zum anderen leben manche Menschen mit Behinderungen ihr Leben lang mit gravierenden gesundheitlichen Belastungen. Probleme einer adäquaten Versorgung ergeben sich vielfach daraus, dass gleichzeitig Kommunikationsschwierigkeiten auftreten, die im Alltag zu Fehlinterpretationen und Missverständnissen führen können: Nicht erkannte Schmerzen werden als Verhaltensstörung interpretiert, Probleme der Nahrungsaufnahme als Verweigerungsverhalten u. a. mehr.

Das vorliegende Buch greift diese Anforderungen auf und versucht für Mitarbeiterinnen und Mitarbeiter, die unerfahren in pflegerischen Fragen sind, ein Leitfaden im Alltag zu sein. Es orientiert sich dabei an sog.

Pflegediagnosen, die in gängige Verfahren der Bedarfsfeststellung und der Teilhabeplanung integriert werden. Damit ermöglicht es auch Differenzierungen der Fragestellung, ob bestimmte Situationen eher pädagogische bzw. assistierende Hilfestellungen erfordern oder gesundheitsbezogene Unterstützung bzw. eine Einschätzung, inwieweit pädagogische Mitarbeiterinnen die erforderliche Unterstützung selbst leisten können oder ob medizinische und/oder pflegerische Expertise einzubeziehen ist.

Die Einführung der sog. Pflegediagnosen ist geprägt von einer Haltung der Wertschätzung und des Respekts vor Menschen mit Behinderung. Gerade für die Situation von Menschen mit Kommunikationsschwierigkeiten werden zudem zahlreiche Anregungen gegeben, wie mit den Methoden der Beobachtung Erkenntnisse zu gesundheitsbezogenen Problemen gewonnen werden können.

In und für die Praxis entwickelt, liefert dieses Buch wertvolle praktische Hinweise, wie Menschen mit Behinderungen und gesundheitsbezogenen Belastungen und Risiken ein teilhabeorientiertes Leben führen und wie sie dabei unterstützt werden können.

Ich hoffe, dass dieses Buch einen Beitrag dazu leisten kann, Einrichtungen der Behindertenhilfe dabei zu unterstützen, Menschen mit Behinderungen auch in gesundheitlich belasteten Situationen – sofern sie dies wünschen – ihr vertrautes Wohnumfeld zu erhalten und sie dort pflegerisch zu betreuen.

Dr. Heidrun Metzler,
Entwicklerin des H. M. B.-W-Verfahrens, Forschungsstelle Lebenswelten behinderter Menschen, Eberhard Karls Universität Tübingen

# Vorwort zur 3. Auflage

Zentrales Anliegen dieses Buchs bleibt es weiterhin, pflegefachliche Anleitung zur Risikoeinschätzung und Versorgung von Menschen mit geistiger Behinderung zu geben.

Seit der Veröffentlichung der 2. Auflage im Jahr 2015 wurden in der Eingliederungshilfe und in der Pflege die Sozialversicherungssysteme umgebaut und neu ausgerichtet mit einer Neuordnung der Pflegeversicherung (Pflegegrade, Anerkennung kognitiver und psychischer Beeinträchtigungen als auslösendes Moment für Leistungen). Ein wichtiger Aspekt bezüglich der Frage, wer Pflege plant und ausführt, ist die Einführung des Pflegeberufereformgesetzes zum 1. Januar 2020. Ziel ist es, die Ausbildung zur Pflegefachkraft zu modernisieren, attraktiver zu machen und den Berufsbereich der Pflege insgesamt aufzuwerten. Kern des Pflegeberufegesetzes ist die Einführung einer dreijährigen, generalistischen beruflichen Ausbildung mit dem Abschluss »Pflegefachfrau«/»Pflegefachmann« und sieht für den Pflegeberuf vorbehaltene Tätigkeiten vor, welche von anderen Berufsgruppen nicht mehr ausgeübt werden dürfen. Dieser Umstand ist bei der Ausübung von Pflege durch pädagogisch ausgebildete Mitarbeitende zu berücksichten.

Mit dem Inkrafttreten der UN-Behindertenrechtskonvention und des Bundesteilhabegesetzes (BTHG) stellen Personenzentrierung und Teilhabe die zentralen Leitbegriffe für eine zukunftsweisende Behindertenhilfe dar. Im Besonderen stärkt das neue Teilhaberecht die Rechte von Menschen mit Behinderungen in Bezug auf Selbstbestimmung und auf volle, wirksame und gleichberechtigte Teilhabe am Leben in der Gesellschaft. Das BTHG vollzieht darüber hinaus mit der Umsetzung der Personenzentrierung einen umfassenden Wandel im Bereich der Behindertenhilfe, was sich nicht nur auf die Durchführung von Teilhabeplanverfahren, sondern auch auf die Haltung zu und den Umgang mit Menschen mit geistigen Behinderungen auswirkt.

Nun werden die Leistungen in gemeinschaftlichen Wohnformen getrennt und keine Tagessätze mehr vereinbart, sondern jede Klientin erhält nach einer umfassenden Bedarfserhebung personalisierte Leistungen. In diesem neuen System gehört die Grundpflege (und damit die überwiegende Anzahl der Expertenstandards) und die sog. Einfachste Behandlungspflege zu den Aufgaben der überwiegend pädagogischen Fachkräfte der besonderen Wohnformen.

Dieser Umstand stellt eine hohe Anforderung an Pädagogen der Behindertenhilfe dar und erfordert eine Auseinandersetzung mit den Grundlagen der Pflege und mit pflegerischer Qualitätsentwicklung.

Für diese 3. Auflage wurden folgende Gastbeiträge neu aufgenommen:

- Gastbeitrag 1: »Die Ermittlung des individuellen Hilfebedarfs in der Verwirklichung des Personenzentrierten Ansatzes«, verfasst durch die bundesweit hochgeschätzten ICF- und BTHG-Experten Thomas Schmitt-Schäfer und Konstantin Schäfer. Dieser Gastbeitrag umfasst auch eine Einführung in das BTHG (Bundesteilhabegesetz) und in die ICF-basierte Bedarfsermittlung.

- Gastbeitrag 2: »Eingliederungshilfe und Pflege«. Herr Schmitt-Schäfer führt uns in seiner Funktion als Sozialrechtsexperte durch die komplexe Fragestellung, wie sich Leistungen der Eingliederungshilfe von den Leistungen der Pflege abgrenzen lassen.

Zusätzlich haben sich auf Grundlage der Einführung des BTHG und der ICF folgende Änderungen ergeben:

- Die **Neustrukturierung des Gesprächsleitfadens Pflegeerfassung®**. Bisher war der Gesprächsleitfaden gemäß H. M. B.-W-Teilhabeplanung strukturiert und wurde nun auf Grundlage der ICF neu strukturiert.
- Das **Protokoll »Pflegeerfassung«** wurde ebenfalls auf Grundlage der ICF angepasst.
- Im Rahmen der **Entbürokratisierten Pflege** verzichtet Pflege inzwischen auf die Definition von Pflegezielen, dies wurde im Praxisbeispiel Pflegeerfassung entsprechend kenntlich gemacht.
- Und schließlich wurden die **Auswirkungen des Pflegeberufegesetzes** dargestellt, auch wenn zur Zeit noch unklar ist, wie diese Anforderungen in der Eingliederungshilfe Anwendung finden werden.

Dem aufmerksamen Leser ist vielleicht aufgefallen, dass wir den bisherigen Untertitel der 2. Auflage »Pflegebedarfsanalyse und integrierte Hilfeplanung« wie folgt umgeändert haben:

»Gesetzliche Grundlagen, Pflegebedarfsanalyse, Praxiswissen Pflege«

Die beschriebenen Veränderungen der Rahmenbedingungen, insbesondere die Stärkung der Selbstbestimmmung aller Klienten, betreffen die Dienste der Behindertenhilfe auf allen Ebenen und erfordern einen Organisationsentwicklungsprozess, um diesen Paradigmenwechsel zu bewältigen. Es gilt, sich aktuelles Wissen anzueignen, die Arbeitsroutinen und Abläufe zu überprüfen, Konzepte anzupassen und schließlich den Umgang mit den Klienten konsequent auf die Stärkung der Selbstbestimmung auszurichten.

Mein besonderer Dank gilt Thomas Schmitt-Schäfer und Konstantin Schäfer!
Viel Spaß beim Lesen.[1]

Anmerkungen und Änderungsvorschläge zum Buch werden dankbar via E-Mail entgegengenommen (annelen@schulzehoeing.de).

Ihre Annelen Schulze Höing

1 Eine Bemerkung zur verwendeten Sprache: Ich nutze in meinem Buch männliche und weibliche Pluralformen willkürlich wechselnd, wenn die Verlaufsform »Pflegende« sich nicht anbietet. Schreibe ich also von Pflegerinnen, dann können genauso auch Pfleger gemeint sein. Ist von Klienten die Rede, sind selbstverständlich auch Klientinnen gemeint.

# I Einleitung

# 1 Die Ermittlung des individuellen Hilfebedarfs in der Verwirklichung des personenzentrierten Ansatzes

*Thomas Schmitt-Schäfer, Konstantin Schäfer*

## 1.1 Reform zur Verwirklichung des personenzentrierten Ansatzes: Das Bundesteilhabegesetz

Mit dem Bundesteilhabegesetz (BTHG) wurde »eines der großen sozialpolitischen Vorhaben der Bundesregierung in der vergangenen Legislaturperiode«(BMAS, 2018, S. 1) verabschiedet. Die Zielgruppe des BTHG sind 16,8 Mio. Menschen mit (drohenden) Behinderungen und rund 7,5 Mio. Menschen mit Schwerbehinderung, von denen im Jahr 2014 ca. 700.000 Menschen Leistungen der Eingliederungshilfe bezogen (ebd., S. 7). Doch was ist das BTHG und in welcher Beziehung steht dieses *große sozialpolitische Vorhaben* zur UN-Konvention? Zum einen versteht sich das Gesetz als »Meilenstein auf dem Weg zu einer inklusiven Gesellschaft«, zum anderen zielt es auf eine Verbesserung der »Lebenssituation von Menschen mit Behinderung im Sinne von mehr Teilhabe und mehr Selbstbestimmung« (ebd.). Damit schließt das BTHG an Artikel 3 der UN-BRK an, dessen Zielsetzung die »volle und wirksame Teilhabe an der Gesellschaft und Einbeziehung in die Gesellschaft« (Deutsches Institut für Menschenrechte 2015, S. 9) ist. Der Artikel 4 der UN-BRK beinhaltet die Verpflichtung der Vertragsstaaten »alle geeigneten Gesetzes-, Verwaltungs- und sonstigen Maßnahmen zur Umsetzung der in diesem Übereinkommen anerkannten Rechte zu treffen« (ebd.).

Für das Bundesministerium für Arbeit und Soziales (BMAS) ist das Bundesteilhabegesetz (BTHG) ein Meilenstein auf dem Weg zur Umsetzung der UN-Behindertenrechtskommission und zu einer inklusiven Gesellschaft. Freilich sind die hierin enthaltenen fachlichen Grundsätze und Regelungen nicht im luftleeren Raum entstanden; sie sind vielmehr vorläufiger Endpunkt eines fachlichen Diskurses zum Aufbau eines personenzentrierten Leistungssystems, welcher beginnend Ende der achtziger Jahre des letzten Jahrtausends in Deutschland maßgeblich von der Aktion Psychisch Kranke e. V. (https://www.apk-ev.de/startseite) und der Deutschen Heilpädagogischen Gesellschaft e. V. (https://dhg-kontakt.de) angestoßen und von anderen Akteuren weitergetragen wurde.

So hat der *Deutsche Verein für öffentliche und private Fürsorge* e. V. im selben Jahr wie die Ratifizierung der UN-BRK durch die Bundesrepublik Deutschland Empfehlungen zur Bedarfsermittlung und Hilfeplanung (Deutscher Verein für Öffentliche und Private Fürsorge e. V. 2009) veröffentlicht. In diesen Empfehlungen wurde erstmals definiert, was »Bedarf« in der Eingliederungshilfe ist[2]; auch wurde für Deutschland erstmals vorgeschlagen, die Internationale Klassifikation der Funktionsfähigkeit, Behinderung und Gesundheit (ICF) (Weltgesundheitsorganisation (WHO) 2005) als kommunikatives Medium der Bedarfsermittlung zu verwenden. Der

2 »Ein Bedarf besteht, wenn erwünschte und angemessene Teilhabeziele behinderungsbedingt nicht ohne Hilfe erreicht werden können« Deutscher Verein für öffentliche und private Fürsorge e. V. (2009).

Landschaftsverband Rheinland nahm diese Empfehlungen zum Anlass, um sein Bedarfsermittlungsinstrument »IHP« auf die ICF umzustellen. Er führte damit das erste ICF-basierte Bedarfsermittlungsinstrument in der Eingliederungshilfe in Deutschland ein – 15 Jahre, bevor dies mit dem BTHG zum fachlichen Standard der Bedarfsermittlung wurde.

Die *Bundesarbeitsgemeinschaft für Rehabilitation* (BAR) legte im Jahr 2014 Empfehlungen vor, in denen sie die Anwendung des bio-psycho-sozialen Modells der ICF ebenfalls zum fachlichen Standard bei der Ermittlung von Leistungen der Rehabilitation erklärte (https://www.bar-frankfurt.de).

UN-BRK und ICF sind konzeptionell eng miteinander verbunden. Beide nehmen Abschied von der Vorstellung, »Behinderung« sei mit der körperlichen, geistigen oder seelischen Beeinträchtigung eines Menschen gleichzusetzen. Vielmehr bringen sie eine dynamische Denkweise zum Ausdruck: »Behinderung« ist das Ergebnis einer Wechselwirkung, also eines dynamischen Geschehens zwischen der gesundheitlichen Beeinträchtigung eines Menschen und seiner Umwelt. »Behinderung« bezieht sich immer auf Teilhabe, also auf die Möglichkeit, sich in die menschliche Gemeinschaft und die Gesellschaft so einzubringen und mitzumachen wie Menschen ohne gesundheitliche Beeinträchtigungen auch. D. h. die Ausrichtung an der Teilhabe der betroffenen Personen steht im Mittelpunkt der Betrachtung und nicht die An- oder Abwesenheit eines Gesundheitsproblems (▶ Abb. 1.1).

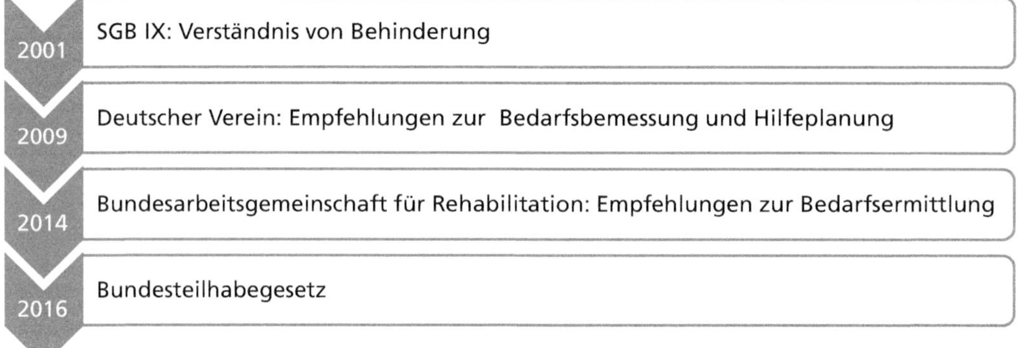


**Abb. 1.1:** Wegmarken zum Bundesteilhabegesetz

Mit diesem grundlegenden Wechsel der Perspektive auf »Behinderung« sind vielfältige Konsequenzen verbunden, die das eigene fachliche Selbstverständnis ebenso betreffen wie die Organisationen, aber auch die Finanzierung der Fachdienste.

Das Bundesteilhabegesetz (BTHG) soll in dieser Perspektive ein Förderfaktor in der Umwelt von Menschen mit Behinderung in Deutschland sein. Es setzt einen gesetzlichen Rahmen, um ein Mehr an Selbstbestimmung und voller, wirksamer, gleichberechtigter Teilhabe am gesellschaftlichen Leben von Menschen mit Behinderung zu fördern, Benachteiligungen zu vermeiden oder ihnen entgegenzuwirken (§ 1 SGB IX). Das Gesetz ist also **ein** Umweltfaktor, um zukünftig ein Mehr an subjektiv erlebter Teilhabe zu ermöglichen.[3]

3 Zum Begriff der subjektiven Teilhabe siehe: Schuntermann, M. F.: *Einführung in die ICF: Grundkurs – Übungen – offene Fragen*, Berlin 2007, S. 58.

Mit Sicherheit sind auch andere Umweltfaktoren von Nöten, um dem Ziel näher zu kommen. Maßgeblich sind die Einstellungen der bedeutsamen Akteure im Arbeitsfeld, wie der Mitarbeitenden in den Diensten sowie deren Leitungen, und die fachlich-strategische Ausrichtung der Angebote. Wer Wohnheime nur in »besondere Wohnformen« umbenennen will, dürfte einen nur geringen Beitrag zur angestrebten Verbesserung der Teilhabemöglichkeiten der Betroffenen leisten können. Es ist also keineswegs ausgemacht, ob das Reformvorhaben gelingt oder ob es auf der Strecke bleibt und damit eine aus menschenrechtlicher Sicht unbefriedigende Situation weiterhin bestehen bleibt.

Die Regelungen des BTHG bringen eine kaum zu bewältigende Komplexität mit sich. Das war dem Gesetzgeber bewusst. Deswegen hat er das Reformwerk in vier Schritten umgesetzt (► Abb. 1.2).

|  |  |
|---|---|
| 2017 | • Änderungen des Schwerbehindertenrechts<br>• Erhöhung des Schonvermögens |
| 2018 | • Änderungen der Leistungen zur Teilhabe am Arbeitsleben<br>• Teil 1 und 3 des SGB IX treten in Kraft |
| 2020 | • Trennung von Leistungen der Eingliederungshilfe und Leistungen der Existenzsicherung<br>• Weitere Verbesserungen der Einkommens- und Vermögensheranziehung |
| 2023 | • Artikel 25a BTHG, §99 SGB IX: Neufassung des leistungsberechtigten Personenkreises |

**Abb. 1.2:** Stufen des Inkrafttretens des BTHG

Die vierstufige Umsetzung des BTHG erstreckt sich über einen Zeitraum von sechs Jahren. Die Reformstufen treten jeweils zum 1. Januar des genannten Jahres in Kraft.

### 1.1.1 Erste Reformstufe: Besserstellung der leistungsberechtigten Menschen mit Behinderungen

In der ersten Reformstufe steigt das Schonvermögen für Bezieherinnen von SGB XII Leistungen von 2 600 auf 5 000 Euro (BMAS, 2018, S. 71). Der Einkommensfreibetrag wurde um 260 Euro gesteigert, der Vermögensfreibetrag spürbar erhöht, d. h. finanzielle Entlastungen für die Betroffenen wurden unverzüglich umgesetzt.

### 1.1.2 Neue Anforderungen an die Ermittlung des individuellen Hilfebedarfs und Stärkung der Position von Menschen mit Behinderungen

Die Änderungen bei Leistungen zur Teilhabe am Arbeitsleben sind im Januar 2018, also in der zweiten Stufe in Kraft getreten. Seitdem gilt auch der Teil 1 des neuen SGB IX, welcher sich auf das Verfahrensrecht bezieht, sowie der Teil 3, welcher sich mit dem Schwerbehindertenrecht befasst.[4] Im Verfahrensrecht wird das Prinzip der Leistungen »wie aus einer Hand« umgesetzt. Dieses Prinzip verpflichtet die Rehabilitationsträger, ihre Leistungen im Interesse der Leistungsberechtigten untereinander zu koordinieren und die Bedarfe gebündelt zu decken.[5] Außerdem wurde die Anwendung des bio-psycho-sozialen Modells als verbindlich für die Bedarfsermittlung erklärt (Bundesarbeitsgemeinschaft für Rehabilitation (BAR) e. V. 2019).

Neben den Änderungen im Verfahrensrecht wurde das Wunsch- und Wahlrecht der Menschen mit Behinderungen durch eine »Präzisierung bei der Angemessenheits- und Zumutbarkeitsprüfung« (BMAS, 2018, S. 4) erweitert. Diese Präzisierung stärkt die Wünsche der leistungsberechtigten Person insoweit, als der gewünschten Wohnform grundsätzlich zu entsprechen ist:

> »Ist eine von den Wünschen des Leistungsberechtigten abweichende Wohnform nach diesen Kriterien nicht zumutbar, ist die gewünschte Wohnform entscheidend. Ist das Wohnen in besonderen Wohnformen zumutbar, ist den Wünschen nach einem Wohnen außerhalb dieser Wohnformen dennoch zu entsprechen, wenn der Bedarf ansonsten nicht gedeckt werden kann; andernfalls ist ein Kostenvergleich vorzunehmen. Werden das Wohnen in und außerhalb von besonderen Wohnformen im Rahmen der Angemessenheits- und Zumutbarkeitsprüfung gleich bewertet, ist dem Wohnen außerhalb besonderer Wohnformen der Vorzug zu geben, wenn dies dem Wunsch des Leistungsberechtigten entspricht« (ebd., S. 4)

»Besondere Wohnformen« sind negativ besetzt, sie sind ein »unerwünschter Sonderfall«, weil sie sich von der gesellschaftlichen Normalität des Lebens in einer eigenen Wohnung unterscheiden. Erforderliche Hilfen und Unterstützung sollen dorthin gebracht werden, wo die Menschen leben und wohnen und wo und mit wem sie wohnen und leben wollen.

Bisher stationäre Angebote stehen dagegen für ein bestimmtes Maß struktureller Abhängigkeit der Bewohnerinnen von der Institution und für die Einschränkung selbstbestimmter Lebensführung. Dies ist beispielsweise daran zu merken, dass nicht die Bewohner selbstbestimmt darüber entscheiden, welche Betreuungsleistungen sie in welcher Art und Weise wann und von wem in Anspruch nehmen, sondern die Mitarbeitenden der Organisation. Auch, dass sie gezwungen werden, Unterstützungsleistungen in der Regel mit anderen Personen in Anspruch zu nehmen, kann ein entsprechendes Merkmal sein.

Um die Wahlfreiheit und die Selbstbestimmung von Menschen mit Behinderung zu stärken, wurden *»Ergänzende Unabhängige Teilhabeberatungsstellen«* (EUTB) (www.teilhabeberatung.de) aufgebaut. Diese Beratungsstellen beraten unabhängig von wirtschaftlichen Interessen und sind den »Betroffenen gegenüber verpflichtet« (ebd., S. 16) (► Abb. 1.3).

Mit dem »Budget für Arbeit« und der Einführung »anderer Leistungsanbieter« neben den Arbeitsbereichen der Werkstätten für Menschen mit Behinderungen sollen neue Möglichkeiten und Impulse für eine selbstbestimmte Teilhabe am Arbeitsleben geschaffen werden. »Den Menschen mit Behinderung im erwerbsfähigen Alter wird ein Weg in Richtung allgemeinem Arbeitsmarkt eröffnet, ohne zuvor den Nachweis der individuellen Erwerbsfähigkeit führen zu müssen« (ebd., S. 32).

Zugang zu Werkstätten für Menschen mit Behinderung sowie zu Leistungen anderer

---

4 Zu den Änderungen im Schwerbehinderten Recht siehe: Bundesarbeitsgemeinschaft für Rehabilitation (BAR) (Hrsg.): Bundesteilhabegesetz Kompakt. Die wichtigsten Änderungen im SGB IX, online unter: https://www.bar-frankfurt.de/fileadmin/dateiliste/publikationen/Sonstiges/downloads/BTHG-Kompakt.pdf, S. 17.

5 Umfassende Informationen zum neuen Ansatz im Reha-Prozess sind im FAQ des BMAS von Seite 10-14 enthalten.

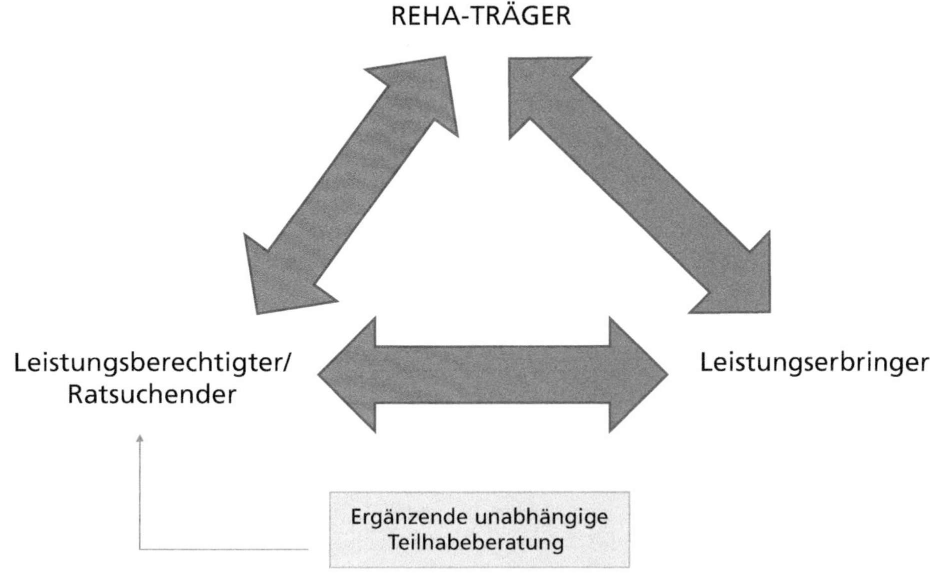


**Abb. 1.3:** Stärkung der Menschen mit Behinderung durch unabhängige Beratung (Bundesministerium für Arbeit und Soziales, FAQ, S. 15).

Leistungsanbieter haben Menschen, »die wegen Art und Schwere der Behinderung nicht, noch nicht oder nicht wieder auf dem allgemeinen Arbeitsmarkt tätig sein können« und ein Mindestmaß wirtschaftlich verwertbarer Arbeit erbringen können. Im Gegensatz zu den Werkstätten haben »andere Leistungsanbieter« »keine Aufnahmeverpflichtung und es gibt für sie kein Einzugsgebiet« (BAGüS, 2019, S. 6). Das Budget für Arbeit beschreibt eine Leistung, die Menschen mit Behinderung eine Tätigkeit am ersten Arbeitsmarkt ermöglichen soll. Das Budget stellt bei Vorliegen eines sozialversicherungspflichtigen Arbeitsverhältnisses einen »Lohnkostenzuschuss an den Arbeitgeber zum Ausgleich der Minderleistung der beschäftigten Person« (ebd., S. 13). Die Bezugsgröße liegt bei bis zu 75 % des vom Arbeitgeber gezahlten Arbeitsentgeltes.

### 1.1.3 Dritte Reformstufe: Weitere Verbesserungen beim Eigenbeitrag und Trennung der existenzsichernden Leistungen von den Fachleistungen der Eingliederungshilfe

Mit der dritten Reformstufe wurde der Vermögensfreibetrag erneut angehoben, außerdem werden nun Partnereinkommen und -vermögen nicht mehr berücksichtigt.

In diese Reformstufe fällt auch die Trennung von den Fachleistungen der Eingliederungshilfe und den existenzsichernden Leistungen. Diese Veränderung wirkt sich vor allem auf die bisherigen Wohnheime aus, da mit diesem Schritt die pauschale Vergütung der Wohnangebote wegfällt und aus Mitteln der Eingliederungshilfe nur noch die Fachleistungen vergütet werden. Diese Trennung ist in den Worten des BMAS nicht weniger als ein

»kompletter Systemwechsel« (BMAS, 2018, S. 2), der sich dadurch auszeichnet, dass der individuelle Bedarf für die Bestimmung der jeweiligen Hilfen maßgeblich sein soll. »Was Menschen wegen ihrer Behinderung an Unterstützungsleistungen bekommen, ist dann nur noch davon abhängig, was sie brauchen und was sie möchten und nicht länger vom Ort der Unterbringung« (ebd.).

### 1.1.4 Vierte Reformstufe: leistungsberechtigter Personenkreis

Zum 01. Juli 2021 (Bundesgesetzblatt Teil I, 2021, Nr. 29 vom 09.06.2021) und damit früher als geplant wurde § 99 SGB IX neu gefasst. Diese Vorschrift regelt, welche Personen Anspruch auf Leistungen der Eingliederungshilfe haben. Seit dem 01. Juli 2021 heißt es:

> »Leistungen der Eingliederungshilfe erhalten Menschen mit Behinderungen im Sinne von § 2 Absatz 1 Satz 1 und 2, die wesentlich in der gleichberechtigten Teilhabe an der Gesellschaft eingeschränkt sind (wesentliche Behinderung) oder von einer solchen wesentlichen Behinderung bedroht sind, wenn und solange nach der Besonderheit des Einzelfalles Aussicht besteht, dass die Aufgabe der Eingliederungshilfe nach § 90 erfüllt werden kann« (§ 99 Abs. 1 SGB IX).

Wer ist angesprochen? § 2 Absatz 1, Satz 1 lautet: »Menschen mit Behinderungen sind Menschen, …« oder verkürzt: »Menschen … sind Menschen«, ein Satz, der zweifelsfrei als wahr bezeichnet werden kann. Im alten Recht bis zum 31.12.2017 hieß es in § 2 Abs. 1 Satz 1: »Menschen sind behindert, wenn …«. Der Unterschied ist augenscheinlich: im alten Recht waren Menschen behindert (»sind behindert«), Behinderung war eine Eigenschaft einer Person wie Alter, Geschlecht, Körpergröße … jedenfalls etwas, das stets als verbunden mit der Person begriffen wurde und die Person bestimmt hat. Diese Vorstellung wurde aufgegeben: Menschen mit Behinderung sind wie alle anderen Menschen auch, und sie haben – vermutlich wie alle anderen Menschen auch – körperliche, seelische, geistige oder Sinnesbeeinträchtigungen. Damit nicht genug: Menschen leben in einer Umwelt, die auf sie wirkt und die sie beeinflusst und auf die sie wirken und die sie beeinflussen. Vorgestellt wird also ein Modell der Wechselwirkung von Mensch und Umwelt. Behinderung ist seit dem 01.01.2018 im deutschen Sozial- und Rehabilitationsrecht das Ergebnis der Wechselwirkung gesundheitlicher Beeinträchtigungen »mit einstellungs- und umweltbedingten Barrieren« im Hinblick auf die »gleichberechtigte Teilhabe an der Gesellschaft« (§ 2 Abs. 1 Satz 1 SGB IX). Damit ist man anspruchsberechtigt auf Leistungen beispielsweise der beruflichen oder medizinischen Rehabilitation, jedoch noch nicht für Leistungen der Eingliederungshilfe. Um hierfür anspruchsberechtigt zu sein, muss die Behinderung »wesentlich« sein. Dies bedeutete nach altem Recht, das eine wesentliche Beeinträchtigung der Teilhabefähigkeit vorliegen musste (Eingliederungshilfeverordnung in der bis zum 30. Juni 2021 geltenden Fassung), die Betonung liegt auf Teilhabe*fähigkeit*. Es bestand die Vorstellung, dass es Menschen mit eingeschränkter Fähigkeit zur Teilhabe gibt mit der Folge, dass sie erst zur Teilhabe zu befähigen sind. War diese Fähigkeit zur Teilhabe wesentlich (»erheblich«, »essentiell«, »bedeutend«, »vornehmlich«) eingeschränkt, hatte die Person Zugang zu Leistungen der Eingliederungshilfe. Auch diese Vorstellung wurde aufgegeben. Es gibt keine Menschen, die nicht zur Teilhabe fähig sind oder zur Teilhabe befähigt werden müssten. Es gibt lediglich Menschen, deren Umwelt so auf ihre gesundheitlichen Beeinträchtigungen wirkt und umgekehrt, dass sie in erheblichem Maße nicht gleichberechtigt am gesellschaftlichen Leben teilhaben können. »Leistungen der Eingliederungshilfe erhalten Menschen mit Behinderungen im Sinne von § 2 Absatz 1 Satz 1 und 2, die wesentlich in der gleichberechtigten Teilhabe an der Gesellschaft eingeschränkt sind« (§ 99 Abs. 1, Satz 1 SGB IX in der Fassung ab dem 01. Juli 2021). Zur Teilhabe befähigt werden also nicht Menschen mit Beeinträchtigungen, sondern die Umwelt wird so gestaltet, dass sie mitmachen und sich einbringen können.

## 1.2 Das Verständnis von »Behinderung« nach der ICF

Das Bundesteilhabegesetz hat sich von der Vorstellung verabschiedet, dass »Behinderung« eine Eigenschaft, ein die Person bestimmendes Attribut sei (»Menschen sind behindert«). Vielmehr wird Behinderung im Einklang mit der Internationalen Klassifikation der Funktionsfähigkeit, Behinderung und Gesundheit (ICF) der Weltgesundheitsorganisation (WHO) als eine negative Folge einer Interaktion zwischen dem Gesundheitsproblem eines Menschen und seiner Umwelt (Kontextfaktoren) (vgl. § 2 SGB IX, n. F., s. u.) verstanden.

D. h. eine Behinderung liegt dann vor, wenn eine Person

a. ein Gesundheitsproblem in Form einer Diagnose nach ICD-10 »hat« und
b. im Zusammenhang mit dieser Diagnose die körperlichen Funktionen (einschließlich des geistigen und seelischen Bereiches) bzw. die Körperstrukturen nicht der biomedizinischen Norm entsprechen und dies
c. Auswirkungen darauf hat, was eine Person in ihren jeweiligen Lebensbereichen tut oder tun kann. Bezugspunkt dieser Beurteilung ist, was von einem Menschen ohne Gesundheitsprobleme im jeweiligen kulturellen und gesellschaftlichen Umfeld an Handlungen erwartet wird.
d. sie unter Berücksichtigung der Wirkung von Kontextfaktoren (Umweltfaktoren und personbezogene Faktoren)
e. zu Lebensbereichen, die ihr wichtig sind, keinen oder nur eingeschränkt Zugang hat bzw. sich in diesen Lebensbereichen nicht so entfalten kann wie Personen ohne Gesundheitsproblem.

Die wechselseitige Beeinflussung der unterschiedlichen Komponenten der ICF will die nachfolgende Abbildung darstellen (► Abb. 1.4). Es gelten folgende Definitionen:

- *Körperfunktionen* sind die physiologischen Funktionen von Körpersystemen (einschließlich psychologischer Funktionen).
- *Körperstrukturen* sind anatomische Teile des Körpers, wie Organe, Gliedmaßen und Bestandteile.
- Eine *Aktivität* bezeichnet die Durchführung einer Aufgabe oder Handlung (Aktion) durch einen Menschen.
- *Partizipation* (Teilhabe) ist das Einbezogensein in eine Lebenssituation.
- *Umweltfaktoren* bilden die materielle, soziale und einstellungsbezogene Umwelt ab, in der Menschen leben und ihr Dasein entfalten (DIMDI 2010: ICF, S. 11).
- *Personbezogene Faktoren* sind der spezielle Hintergrund des Lebens und der Lebensführung eines Menschen und umfassen Gegebenheiten des Menschen, die nicht Teil ihres Gesundheitsproblems oder -zustands sind. Diese Faktoren können Geschlecht, ethnische Zugehörigkeit, Alter, Fitness, Lebensstil, Gewohnheiten, Erziehung, Bewältigungsstile, sozialer Hintergrund, Bildung und Ausbildung, Beruf sowie vergangene oder gegenwärtige Erfahrungen etc. sein, die in ihrer Gesamtheit oder einzelnen eine Rolle spielen können (DIMDI 2010: ICF, S. 20).

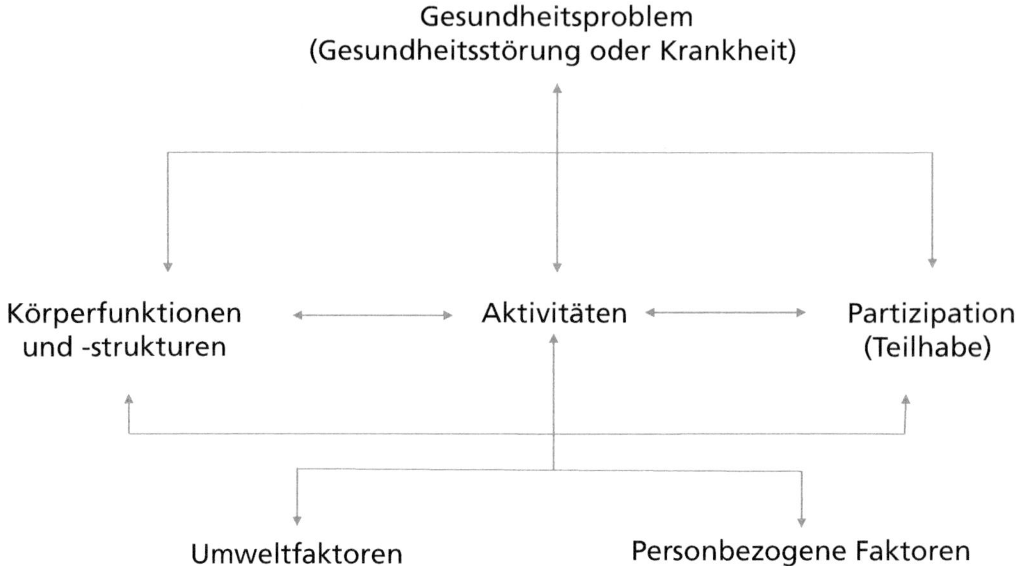


**Abb. 1.4:** Das bio-psycho-soziale Modell der ICF

Die nachfolgenden Beispiele[6] verdeutlichen, wie mithilfe des bio-psycho-sozialen Modells der ICF unterschiedliche Behinderungen und Fallkonstellationen beschrieben werden können.

Im ersten Fallbeispiel findet sich eine Diagnose der geistigen Behinderung (ICD-10 F 70). Es liegt eine Beeinträchtigung der Intelligenz vor, wie im Rahmen einer gesonderten Testung ermittelt wurde. Beeinträchtigungen der Intelligenz gehören zu den mentalen Funktionen (Kapitel 1 in der Komponente Körperfunktionen der ICF). Sie werden dort mit dem alphanumerischen Code b117 bezeichnet. Auf eine Darstellung des Schweregrades wird in diesem Beispiel verzichtet. In tatsächlichen Fällen wäre der Schweregrad einer Beeinträchtigung der Intelligenz – auch im Zusammenhang mit gänzlich anderen Diagnosen – abhängig von den jeweiligen in entsprechenden Tests ermittelten Ergebnissen. Im vorliegenden Beispielfall finden sich Schwierigkeiten der Person, Mehrfachaufgaben zu bewältigen. Dies ist plausibel und mit der Beeinträchtigung der Körperfunktion und der Diagnose assoziiert. Mehrfachaufgaben sind ein Merkmal in Kapitel 2 (Allgemeine Aufgaben und Anforderungen) der Komponente »Aktivitäten«. Einmal angenommen, die Schwierigkeiten der Personen, die Mehrfachaufgaben zu bewältigen, wären erheblich. In diesem Falle kann begründet geschlossen werden, dass bei Handlungen in allen Lebensbereichen, deren Umsetzung mit der Bewältigung von Mehrfachaufgaben verbunden sind, Schwierigkeiten bestehen. Dies trifft beispielsweise auf das häusliche Leben zu, zu dem auch das Einkaufen, die Erledigung von Hausarbeiten etc. gehören. Aber auch die Mobilität kann betroffen sein, wenn es etwa darum geht, den öffentlichen Personennahverkehr zu nutzen. Zur Umwelt des hier vorgestellten Falles

6 Die Beispiele sind konstruiert und nicht vollständig; sie sollen das Zusammenwirken der unterschiedlichen Komponenten der ICF verdeutlichen. Es wird ausdrücklich darauf hingewiesen, dass die Beispiele sämtlich erfunden sind und jede Ähnlichkeit zu tatsächlichen Fallkonstellationen rein zufällig wäre.

geistiger Behinderung gehört ein Leistungsanbieter der Eingliederungshilfe, der Assistenzleistungen zur eigenständigen Bewältigung des Alltags einschließlich der Tagesstrukturierung erbringt. Der alphanumerische Code hierfür wäre e570, der Dienste, Systeme und Handlungsgrundsätze der allgemeinen sozialen Unterstützung bezeichnet.

An dem »e« ist erkennbar, dass es sich um einen Umweltfaktor handelt. Merkmale der Komponente »Umweltfaktor« werden in der ICF durchgängig mit einem »e« (**e**nvironmental factors) bezeichnet. Ein »b« bezeichnet die Komponente Körperfunktionen (**b**ody functions), ein »s« steht für die Körperstruktur. Ein »d« steht immer für Lebensbereich (life **d**omain).

Es handelt sich um eine freundliche, kontaktfreudige Person, der es mit ihrer sympathischen Art gelingt, andere Menschen für sich positiv einzunehmen. Die leistungsberechtigte Person möchte in ihrer eigenen Wohnung leben. Dies adressiert den Lebensbereich Kapitel 6: Häusliches Leben der Komponente »Partizipation« der ICF. Ob es der Person möglich sein wird, im eigenen Haushalt zu leben, hängt, wie gut gesehen werden kann, ausschließlich an Inhalt, Ausrichtung, Qualität und Umfang der Assistenz ab.

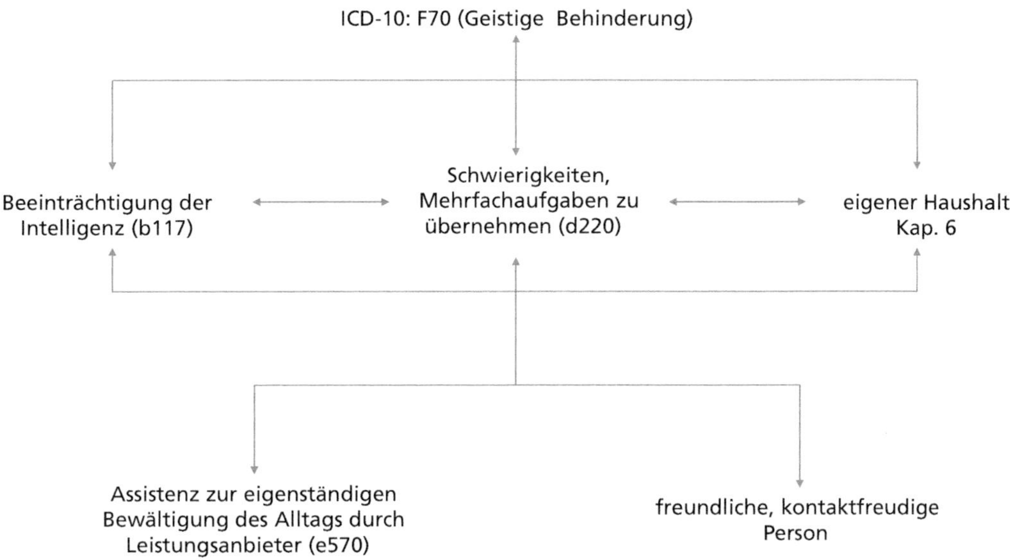


**Abb. 1.5:** Das bio-psycho-soziale Modell am Beispiel einer geistigen Behinderung

Der zweite Fall beschäftigt sich mit einer Suchterkrankung, diagnostisch bezeichnet als ICD-10: F 10. Eine fachärztliche Untersuchung legt eine starke Beeinträchtigung des Antriebs in Form des Drangs nach Suchtmitteln offen. Gleichzeitig hat der langjährige Konsum zu einer Beeinträchtigung des Gedächtnisses und der höheren kognitiven Funktionen geführt. Die Beeinträchtigung des Antriebs, des Gedächtnisses und der höheren kognitiven Funktionen gehört zur Komponente »Körperfunktionen« der ICF und finden sich sämtlich im Kapitel 1: »Mentale Funktionen«. Beschrieben werden im Bereich der Aktivitäten Schwierigkeiten, Probleme zu lösen und die tägliche Routine durchzuführen. Dies erscheint im Zusammenhang mit den beeinträchtigten mentalen Funktionen plausibel. Es besteht eine rechtliche Betreuung mit dem Aufgabenkreis der Vermögenssorge und der Vertretung gegenüber Behörden. Bedeutsam scheint, dass die betreffende Person viele Jahre zur See gefahren ist und insoweit Eigenheiten entwickelt hat, die nicht im Zusammenhang mit der Suchterkrankung zu sehen sind. Wirtschaftliche Eigenständigkeit ist der betreffenden Person außerordentlich wichtig, weshalb in der Komponente »Partizipation« der 3. Abschnitt des 8. Kapitels der Lebensbereiche aufgeführt ist. Auch hier zeigt sich, dass Ausmaß bestehender oder eingeschränkter Teilhabe wesentlich von der Arbeitsweise und Qualität des Umweltfaktors, hier der rechtlichen Betreuung, abhängt.

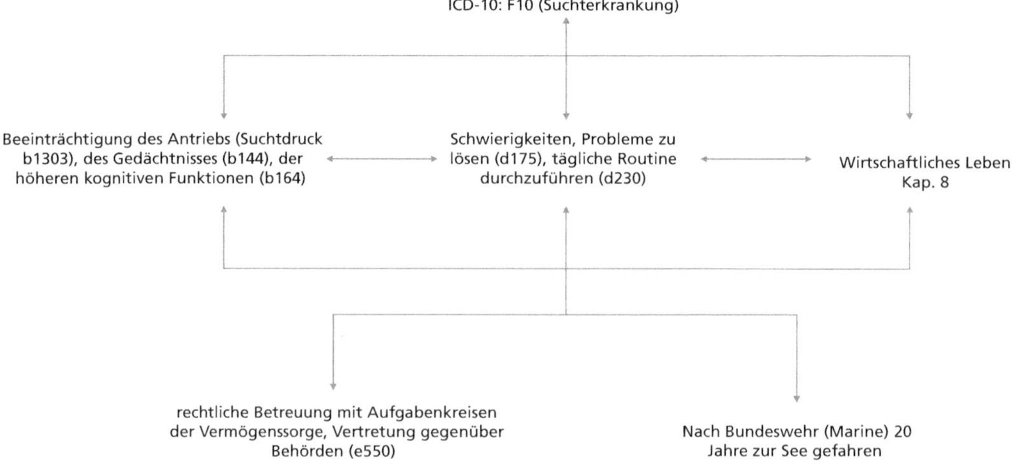


**Abb. 1.6:** Das bio-psycho-soziale Modell am Beispiel einer Suchterkrankung

Im letzten Beispiel schließlich geht es um eine körperliche Behinderung in Form einer Querschnittslähmung. In der Komponente »Körperfunktionen« ist das Kapitel 7: »Neuromuskuloskeletale und bewegungsbezogene Funktionen«, dort die Abschnitte Funktionen der Muskeln (b730 – b749) und die Funktionen der Bewegung (b750 – b789) betroffen. Im Zusammenhang mit diesen beeinträchtigten Körperfunktionen bestehen in der Komponente der »Aktivitäten« erhebliche Schwierigkeiten, zu gehen und sich fortzubewegen. Der technikbegeisterten Person ist es wichtig, nach einem Unfall wieder in Arbeit und Beschäftigung zu kommen. Um dieses Ziel zu erreichen, gibt es Dienste, Systeme und Handlungsgrundsätze der medizinischen und beruflichen Rehabilitation, die als Ressource aktiviert werden können. Maßnahmen der medizinischen und beruflichen Rehabilitation können sowohl technische Hilfsmittel mit Einfluss auf beeinträchtigte körperliche Funktionen und die Aktivitäten sein, beispielsweise in Gestalt eines Rollstuhls. Gleichzeitig üben sie einen erheblichen Einfluss darauf aus, ob es der betreffenden Person möglich sein wird, mit bestehenden Beeinträchtigungen und Schwierigkeiten zukünftig einer Arbeit und Beschäftigung nachzugehen, um den eigenen Lebensunterhalt zu verdienen.

Beeinträchtigungen des Körpers, der Seele, des Geistes oder der Sinne sind in der ICF in den Komponenten der Körperfunktionen und -strukturen beschrieben; einstellungs- und

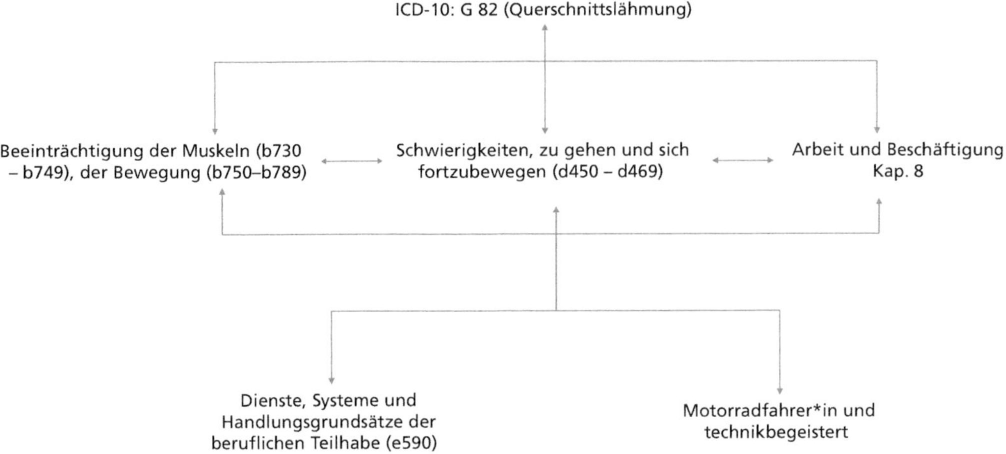


**Abb. 1.7:** Das bio-psycho-soziale Modell am Beispiel einer Querschnittslähmung

umweltbedingte Barrieren bezeichnet einzelne Merkmale in der Komponente Umweltfaktoren, während die gleichberechtigte Teilhabe an der Gesellschaft dem Begriff der Partizipation entspricht.

Dies hat für Instrumente zur Bedarfsermittlung in der Eingliederungshilfe zur Konsequenz, dass sie in Inhalt und Aufbau die einzelnen Komponenten der ICF beschreiben müssen. Darüber hinaus muss es möglich sein, die **Wechselwirkung der einzelnen Komponenten und die Folgen dieser Wechselwirkung auf die Teilhabe** in nachvollziehbarer Art und Weise transparent zu machen. Zu den Wechselwirkungen heißt es in der ICF:

> »Diese Wechselwirkungen sind spezifisch, stehen aber nicht immer in einem vorhersehbaren Eins-zu Eins-Zusammenhang. … Es kann oft vernünftig erscheinen, eine Einschränkung der Leistungsfähigkeit aus einer oder mehreren Schädigungen oder eine Einschränkung der Leistung aus einer oder mehreren Einschränkungen der Leistungsfähigkeit abzuleiten. Es ist jedoch wichtig, Daten über diese Konstrukte **unabhängig voneinander zu erheben** und **anschließend** Zusammenhänge und kausale Verknüpfungen zwischen ihnen zu untersuchen (DIMDI 2010: ICF, S. 22, Hervorhebung vom Autor).«

Im Folgenden werden die Begriffe »Aktivität«, »Leistungsfähigkeit« und »Leistung« im Sinne der ICF eingehender erläutert.

### 1.2.1 Aktivität: Leistungsfähigkeit und Leistung nach der ICF

Die ICF definiert Aktivität wie folgt: »Aktivität ist die Durchführung einer Aufgabe oder einer Handlung durch eine Person. Sie repräsentiert die individuelle Perspektive der Funktionsfähigkeit.« (DIMDI 2010: ICF, S. 272).

Eine Person ist aktiv, wenn sie fähig ist, eine bestimmte Aufgabe zu bewältigen oder eine Handlung auszuführen. Damit eine Aufgabe bewältigt oder eine Handlung ausgeführt werden kann, müssen drei Bedingungen erfüllt sein (Nordenfelt 2003, S. 1076), wie die nachfolgende Abbildung verdeutlichen will (▶ Abb. 1.8).

Damit eine Aufgabe bewältigt oder eine Handlung durchgeführt werden kann, muss die Person leistungsfähig sein. »Leistungsfähigkeit« bezeichnet die innere Möglichkeit zur Durchführung einer Handlung, mithin die biochemischen, physiologischen und psychologischen Bedingungen, die einer Person eigen sind (Nordenfelt 2003, S. 1076).

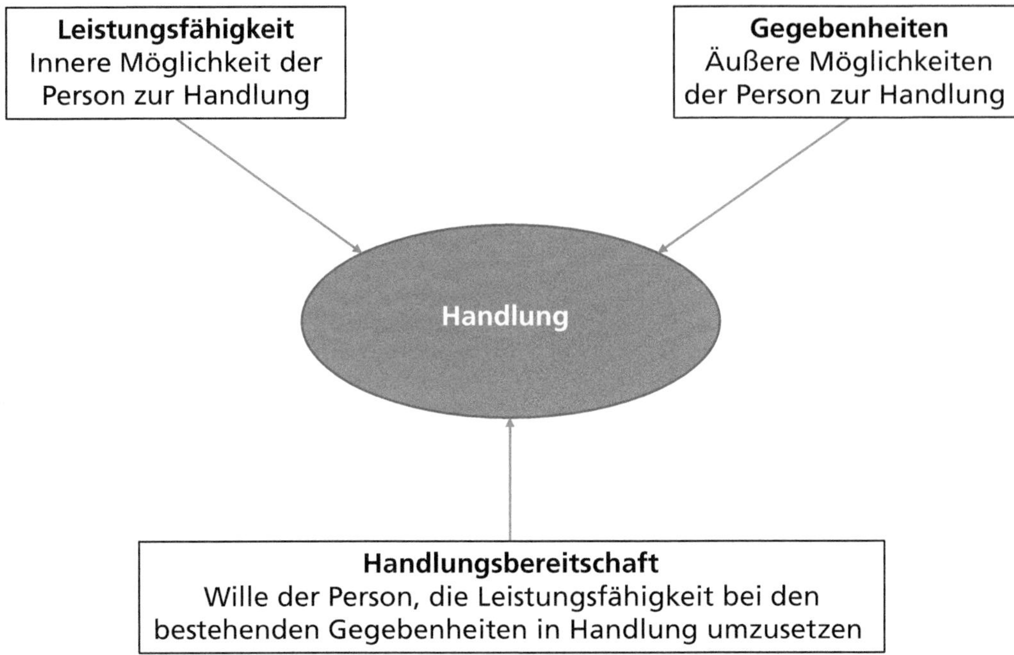


**Abb. 1.8:** Konzept der Aktivität nach der ICF

Das Vorliegen von Leistungsfähigkeit allein führt noch nicht zur Bewältigung einer Aufgabe bzw. der Durchführung einer Handlung. Hinzukommen müssen die äußeren Gegebenheiten als äußere Möglichkeiten der Person, eine Handlung zu tun oder einer Aufgabe zu bewältigen. In der ICF werden die »äußeren Gegebenheiten« mithilfe der Klassifikation der Umweltfaktoren beschrieben.

Ist eine Person fähig, eine bestimmte Aufgabe zu bewältigen oder eine bestimmte Handlung zu tun und ist ihre Umwelt so gestaltet, dass der Bewältigung dieser Aufgabe oder der Ausführung der Handlung nichts im Wege steht (keine Barrieren vorhanden sind), so bedeutet dies nicht, dass die Aufgabe tatsächlich bewältigt oder die Handlung tatsächlich ausgeführt wird. Es muss eine weitere Bedingung hinzutreten, nämlich die der Handlungsbereitschaft.

»Handlungsbereitschaft« bezeichnet den Willen der Person[7], die Aufgabe zu bewältigen und die Handlung auszuführen.

Nach diesem Handlungsmodell kommt eine Aktivität somit dann zustande, wenn eine besondere Person mit ihrer jeweils besonderen Leistungsfähigkeit in einer konkreten Umwelt lebt, welche die Bewältigung der Aufgabe bzw. die Durchführung der Handlung ermöglicht und diese Person diese Aufgabe tatsächlich bewältigen oder die Handlung tatsächlich durchführen will.

**Als Beispiel:** Für eine selbstbestimmte und gleichberechtigte Teilhabe am gesellschaftlichen Leben stellt die Fähigkeit, Entscheidungen zu treffen, eine besonders bedeutsame Fähigkeit dar. Denn in der Entscheidung, der Auswahl unterschiedlicher Handlungsoptio-

7 der nicht Teil eines Gesundheitsproblems oder -zustandes ist.

nen, kommt Selbstbestimmung als solche zum Tragen.

Fuchs (Fuchs 2020) gliedert Störungen der Willensbildung und damit der Entscheidungsfindung in drei Gruppen:

- in Störungen der Konation (Antriebsmangel oder -überschuss),
- der Inhibition (Hemmungsmangel oder -überschuss) und
- der Volition (Störungen der Willensbildung).

In der Sprache der ICF: Störungen der Konation und der Inhibition bezeichnen Schädigungen der mentalen Funktionen im ersten Kapitel der Komponente Körperfunktionen und -strukturen der ICF. Sie werden mit psychologischen bzw. medizinischen Methoden ermittelt und nach ihrer Schwere beurteilt. Störungen der Volition sind Beeinträchtigungen der Aktivität im ersten Lebensbereich der Komponente der Aktivitäten und Teilhabe der ICF: d177 Entscheidungen treffen als »eine Wahl zwischen Optionen zu treffen, diese umzusetzen und ihre Auswirkungen abzuschätzen, wie einen besonderen Gegenstand auswählen und kaufen, oder sich entscheiden, eine Aufgabe unter vielen, die erledigt werden müssen, übernehmen und diese ausführen.« (WHO 2005).

Um eine Entscheidung zu ermöglichen, könnte man die Störungen der Konation bzw. der Inhibition und deren Auswirkungen auf die Volition beeinflussen wollen. Oder man bemüht sich, eine Umwelt zu gestalten, die – bei bestehenden Störungen von Konation und Inhibition – gleichwohl Handlungsspielräume eröffnen, bspw. indem Alternativen vorgelegt werden, Zeit geschaffen wird, um eine Auswahl zu treffen und Anreize gegeben werden, eine Option zu wählen. Abbildung 1.9 will den Zusammenhang aufzeigen (► Abb. 1.9).

## 1.2.2 Teilhabe im Sozialraum

Teilhabe als »Einbezogensein« in eine Lebenssituation ist in diesem Verständnis keine Fähigkeit, wie dies im alten Recht angenommen wurde. Teilhabe in diesem Verständnis ist das Ergebnis einer Wechselwirkung, also eine Form der Interaktion.[8] Eine Person mit einem Gesundheitsproblem interagiert vor dem Hintergrund ihrer persönlichen Besonderheiten und ihrer Lebensgeschichte (personbezogene Faktoren) in den für sie wichtigen Lebensbereichen. Ist die Leistungsfähigkeit der Person beeinträchtigt, so kann Teilhabe ermöglicht werden, indem diese durch Maßnahmen der medizinischen Rehabilitation erhöht oder eine Verschlechterung vermieden wird. Diese Wechselwirkung ist im bio-psycho-sozialen Modell als Wechselpfeil zwischen den Körperfunktionen und -strukturen und den Aktivitäten abgebildet. Außerhalb der Leistungen zur medizinischen Rehabilitation wird Teilhabe als Schaffung eines Kontextes begriffen, der an die individuelle Leistungsfähigkeit der Person angepasst ist.[9] Dieses Wirken ist im bio-psycho-sozialen Modell zwischen den Aktivitäten und der Partizipation abgebildet.

Die Möglichkeiten einer Person teilzuhaben beziehen sich also grundsätzlich auf die Zugänglichkeit der Umwelt. Die für die Person relevante Umwelt, in deren Rahmen

8 Weiterführend kann Teilhabe als Resonanzbeziehung beschrieben werden. Siehe hierzu: Rosa 2021.

9 Die Leistungen zur Teilhabe am Arbeitsleben beziehen sich je nach Leistung auf einen der beiden Wechselpfeile. So ist bspw. der Eingangsbereich der WfbM der Wechselwirkung Körperfunktionen und -strukturen und Aktivitäten zugeordnet werden, die Leistungen im Arbeitsbereich der WfbM der Wechselwirkung Aktivität und Partizipation.

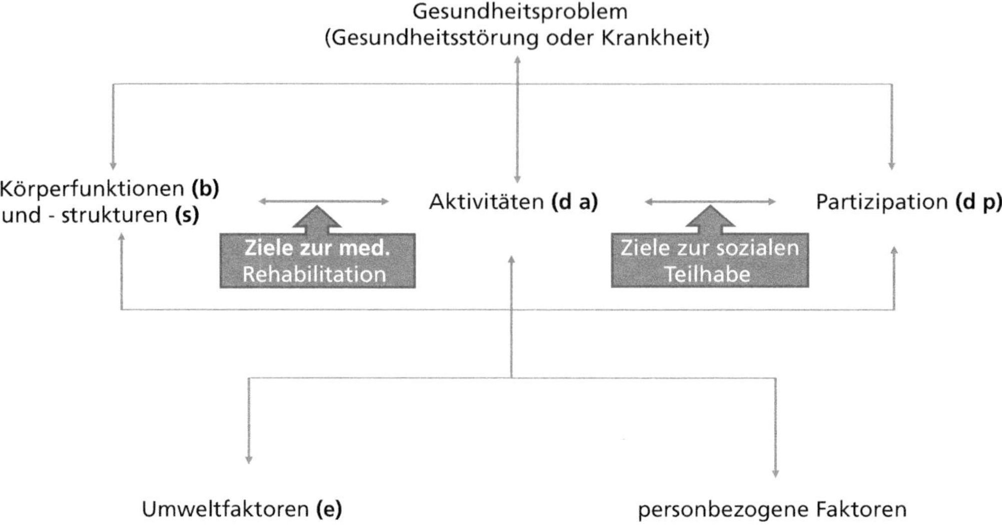


**Abb. 1.9:** Ziele von Hilfen im bio-psycho-sozialen Modell

Leistungen zur sozialen Teilhabe erbracht werden, ist der Sozialraum.[10]

Um zu klären, welche Zugänge für die betroffene Person relevant sind, also an welchen Stellen der Sozialraum nicht auf die Leistungsfähigkeit der Person eingerichtet ist, kommt dem Willen der Person eine zentrale Bedeutung zu. Das Wollen ist in diesem Zusammenhang ein Streben zu etwas, innerhalb dieses Strebens entwirft sich die Person auf ihre Zukunft, was nach Fuchs maßgeblich durch die Möglichkeit gekennzeichnet ist. Das Wollen bezieht sich in diesem Zusammenhang auf den Lebensentwurf, also auf die Möglichkeiten – in Sprache von ICF und UN-BRK auf die Zugänge – zu wählen, wo, wie und mit wem jemand leben möchte.

Zugänge stellen demnach sowohl die individuellen als auch die infrastrukturellen Umweltbedingungen ins Zentrum der Betrachtung. Die Möglichkeiten zur selbstbestimmten und gleichberechtigten Teilhabe hängen in hohem Grad von der Verfügbarkeit und Nutzbarkeit der sozialen Dienste (Teilhabebericht der Bundesregierung, 2013, S. 186) und der Zugänglichkeit des Sozialraums ab.

10 Bei den Leistungen zur medizinischen Rehabilitation ist ebenfalls die Zugänglichkeit zur Umwelt zentral, in diesem Fall mit Blick auf die Zugänglichkeit zu medizinischen Angeboten und Rehabilitationseinrichtungen.

## 1.3 Die Ermittlung des individuellen Hilfebedarfs in Anwendung des bio-psycho-sozialen Modells der ICF nach dem SGB IX

Die Bedarfsermittlung hat zum Ziel, die Bedarfe der leistungsberechtigten Personen, ausgehend von ihren Lebensvorstellungen und Wünschen, konsensorientiert abzubilden. Dieser Bedarf ist die Grundlage, um Leistungen (als sozialrechtlicher Sachverhalt) fachlich und personenzentriert zu begründen.[11]

> Es besteht ein Bedarf, wenn angemessene Teilhabeziele wegen einer körperlichen, geistigen, psychischen oder einer Sinnesbeeinträchtigung nicht ohne personale oder sächliche Hilfen erreicht werden können.

Um die individuellen Bedarfe zu ermitteln, sprechen die Fachkräfte mit den Menschen mit Beeinträchtigungen. An diesem Gespräch können weitere Menschen beteiligt werden, wenn die leistungsberechtigte Person das will.

In der Bedarfsermittlung sprechen Menschen miteinander über Situationen, um zu klären, welche Unterstützung die betroffene Person in diesen Situationen braucht und haben will.

Als gemeinsame Grundlage des Gesprächs dient das bio-psycho-soziale Modell der ICF. Dieses Modell gibt uns eine Grammatik, mit der wir die Situation der leistungsberechtigten Person beschreiben können. Die Vokabeln der ICF (die Items) können eine Orientierung bieten, was in welchem Lebensbereich wichtig sein kann (Schuntermann, 2005).

Zentral für die Bedarfsermittlung ist die Vorstellung, dass Menschen in Situationen in ihrer Teilhabe beeinträchtigt werden können, beispielsweise wenn sie auf Barrieren stoßen oder ihnen Förderfaktoren (also Hilfen) fehlen. Ebenso ist es möglich, dass bestimmte, zur Bewältigung der Situation sinnvolle Kompetenzen noch nicht ausgebildet werden konnten bzw. Handlungsalternativen fehlen.

> Bei Kompetenzen handelt es sich um verfügbare oder erlernbare Fähigkeiten und Fertigkeiten, um bestimmte Probleme zu lösen, einschließlich der damit verbundenen Bereitschaft und Fähigkeiten, um die Problemlösungen in unterschiedlichen Situationen erfolgreich und verantwortungsvoll nutzen zu können. Es handelt sich somit um alle persönlichen Fähigkeiten und Verhaltensweisen, die es einem Individuum ermöglichen und erleichtern, Aufgaben nicht nur zu bewältigen, sondern auch in der Interaktion sowohl mit Einzelnen als auch in der Gruppe die gegebenen Anforderungen zu meistern und in einen in Art und Weise angemessenen und effektiven zwischenmenschlichen Umgang und Austausch zu treten (Mund, 2017). Dies erfordert eine anregende, unterstützende, zur selbstverantwortlichen Auseinandersetzung mit Anforderungen motivierende soziale, räumliche und infrastrukturelle Umwelt (Wieland 2012).

Es ist jedoch auch möglich, dass sie gleichberechtigt teilhaben können, weil es in ihrer Umwelt ausreichend Unterstützungs- und Förderfaktoren gibt oder entsprechende Kompetenzen erworben werden konnten.

11 Insofern ist die Bedarfsermittlung unabhängig von bestimmten Leistungen zu gestalten.

Deshalb sprechen wir in der Bedarfsermittlung über diese Situationen und fragen gemeinsam mit der Person:
Was kann die betroffene Person selbst in diesen Situationen tun?
Wer oder was in der Umwelt hilft ihr in diesen Situationen?
Was braucht es noch, oder braucht es vielleicht etwas anderes?
Welche Situationen sind für wen wichtig?

### 1.3.1 Gespräch zur Bedarfsermittlung: die Vorbereitung

Die Bedarfsermittlung beginnt nicht mit dem Dialog. Es können drei Phasen unterschieden werden.

1. Die Vorbereitung auf das Gespräch,
2. die Durchführung des Gespräches und
3. die Nachbereitung des Gespräches.

Um gemeinsam im Gespräch herauszufinden, was wichtig ist, hilft es, wenn sich alle Beteiligten auf das Gespräch vorbereiten. Dies gilt sowohl für die leistungsberechtigte Person, Menschen, die sie unterstützen und für die Person, die die Bedarfsermittlung durchführt. Hierzu sind unter dem Punkt »Materialien« Unterlagen aufgeführt, die sich in der Praxis in den einzelnen Schritten bewährt haben. Andere oder weiterführende Materialien sowie Methoden und Materialien aus der unterstützenden Kommunikation und der Zukunftsplanung können bei Bedarf ergänzt werden.

*Vorbereitung für die leistungsberechtigte Person*

Als Vorbereitung für die betroffene Person kann es hilfreich sein, die eigene Lebenssituation zu betrachten und sich zu fragen: Was ist mir wichtig? Hierbei können Ergebnisse einer Zukunftsplanung, einer Biographiearbeit oder Erfahrungen aus dem Alltag helfen.

Es empfiehlt sich gemeinsam aufzuschreiben, was so bleiben soll wie es jetzt ist und was sich im Planungszeitraum verändern soll. Materialien:

- Vorbereitungsbogen für die leistungsberechtigten Personen
- Ich-Bücher
- Fotoalben

*Vorbereitung für Unterstützende aus dem Umfeld*

Menschen, die eingeladen werden, den Menschen mit Beeinträchtigung zu unterstützen, können sich vorbereiten, indem sie sich überlegen: Was ist für die betroffene Person wichtig? Was kann sie gut, was nicht so gut oder vielleicht auch gar nicht? Wer oder was hilft ihr im Alltag? Welche Interessen und Hobbys hat die Person? Materialien:

- Vorbereitungsbogen für die leistungsberechtigten Personen und nahestehenden Personen

*Vorbereitung für Fachkräfte, die den Bedarf ermitteln*

Fachkräfte, die die Bedarfsermittlung durchführen, sind oft in einer Doppelfunktion am Gespräch beteiligt. Sie kennen die leistungsberechtigte Person möglicherweise aus dem Alltag als Unterstützerin. Zugleich ordnen und strukturieren sie den Prozess der Bedarfsermittlung und schätzen die Situation fachlich ein. D. h. *sie üben keine Kontrollfunktion aus*, sondern können im Dialog die verschiedenen Perspektiven (inkl. ihre eigenen) fachlich einordnen, um so den Bedarf umfassend abzubilden. Eine Vorbereitung auf das Gespräch ist hierbei wichtig.

Eine zentrale Aufgabe in der Vorbereitung ist es, die gesundheitliche Situation und die persönlichen Daten der leistungsberechtigten Person zu erfassen. Alle in Deutschland zum Einsatz kommenden Bedarfsermittlungsinstrumente wie B.E.N.I., ITP, BEI-BW, TIB, etc. bieten entsprechende Felder.

Ein Bogen dient dazu, die gesundheitliche Situation individuell darzustellen, d. h. hier können alle Informationen, die eine Aussage über die gesundheitliche Situation erlauben, benannt werden.

Es werden nur in den Feldern Einträge gemacht, für die uns Informationen vorliegen. Wenn etwas unbekannt ist, bleibt das Feld leer.
Materialien:

- Medizinische oder ärztliche Stellungnahmen
- Therapeutische Unterlagen oder Berichte
- Pädagogische Berichte

Die **ärztlichen Diagnosen nach ICD-10** sollten angegeben werden, die zum Zeitpunkt der Bedarfsermittlung vorliegen. Sollten keine nach ICD verschlüsselten Diagnosen vorliegen, so ist der medizinische Sachverhalt im Freitext zu beschreiben.

Eine Beschreibung von Schädigungen der **Körperfunktionen nach ICF** dient der Konkretisierung der Diagnostik und bietet gleichzeitig eine Grundlage für einer Plausibilisierung der Ergebnisse.

Liegen keine Befunde oder Angaben zu den Körperfunktionen vor, so bleibt dieses Feld leer.[12]

Auf der anderen Seite empfiehlt es sich, in der Vorbereitung darüber nachzudenken, wie und wo das Gespräch stattfinden soll. D. h. in der Regel fragen wir die beteiligten Personen, wo und wann es für sie passend ist.

Angaben zu eingesetzten Kommunikationshilfen oder individuelle Übersetzungen und Erklärungen sollten ebenfalls, beispielsweise unter der Überschrift **»Unterstützung beim Ausfüllen/Kommunikationshilfen«** dokumentiert werden. Auch sollte das Setting, also der Ort des Gespräches bzw. die Anzahl der Gespräche und wichtige Hinweise auf das Setting ergänzt werden.

12 Weiterführend: Deutscher Bundestag 2018.

> Praxistipp:
> Es empfiehlt sich, am Ende der Vorbereitung alle vorhandenen Informationen einmal dem bio-psycho-sozialen Modell der ICF zuzuordnen.

### 1.3.2 Durchführung des Bedarfsermittlungsgesprächs

Die Bedarfsermittlung lebt vom gemeinsamen Dialog. D. h. im gemeinsamen Sprechen und Fragen klären wir die relevanten Situationen unter Berücksichtigung der Lebensvorstellung der betroffenen Person. Diese Fragen sollen dabei helfen, Situationen im Alltag, in der freien Zeit und an Wochenenden, auf der Arbeit oder in der Beziehung zu anderen Menschen zu verstehen und beschreiben zu können. Hierbei kann alles benutzt werden, was der betroffenen Person hilft zu sagen, was ihr wichtig ist.

#### Der Dialog und die Aufgaben der Perspektiven

Das Bedarfsermittlungsgespräch ist ein Dialog zwischen den beteiligten Personen mit ihren jeweiligen Perspektiven. Diese Perspektiven sind gleichberechtigt. Dialog meint hier eine Form der Begegnung. In dieser Begegnung treffen die verschiedenen Perspektiven aufeinander. Diese können durch Sprache oder eine gemeinsame Erfahrung in einer gemeinsamen Situation vermittelt werden, d. h. der Dialog beschränkt sich nicht auf Menschen, die sprechen können. Menschen, die nicht sprechen können, nehmen gleichberechtigt am Gespräch teil. Die fachliche Aufgabe ist in diesem Falle, der Perspektive der betroffenen Person Ausdruck zu verleihen. Anders gesagt, das Bedarfsermittlungsgespräch ist ausgehend von dem Ziel der gleichberechtigten Teilhabe zu gestalten.

> »Denn in Wirklichkeit bedeutet Teilhabe, dass ich nicht nur ein Recht auf Teilnahme habe, sondern dass ich auch, um teilnehmen zu können, etwas geben muss. Was ich brauche, ist vielmehr, dass ich auch von mir etwas geben kann, dass ich Bedeutung für Andere habe, nicht immer nur für mich, sondern eben auch für Andere« (Dörner, 2012)

Bedarfsermittlungsinstrumente sollten so aufgebaut sein, dass die Sichtweise der betroffenen Person übergeordnet über die Ordnungskriterien der ICF beschrieben wird. Die Sichtweise der betroffenen Person ist also nicht in einzelne Kapitel oder Lebensbereiche gegliedert, sondern fragt nach ihrer erlebten Perspektive.

Eine ergänzende fachliche Sicht hat in diesem Prozess drei Aufgaben.

1. Sie ist dafür verantwortlich, ein Gesprächssetting zu schaffen, das der betroffenen Person die praktische Möglichkeit eröffnet, ihre Perspektive zu formulieren. D. h. in allen Teilen des Gespräches ist die betroffene Person umfassend und gleichberechtigt einzubeziehen. Die Wahl der Unterstützung und die Gestaltung der Gesprächsatmosphäre stellt eine fachliche Anforderung im Rahmen der Bedarfsermittlung dar.
2. Sie ordnet auf Grundlage der Perspektive der betroffenen Person die Informationen dem bio-psycho-sozialen Modell zu und ergänzt im gemeinsamen Dialog die Perspektive der betroffenen Person fachlich.
3. Das bio-psycho-soziale Modell der ICF bietet lediglich einen Rahmen zur Verständigung über bzw. zur Beschreibung von Situationen. Ein zentraler Gedanke dieses Modells sind Wechsel- und Auswirkungen, die sich im Alltag aus den verschiedenen Informationen ergeben. Diese im Blick zu behalten und so eine plausible Darstellung zu erreichen ist ebenfalls Aufgabe der ergänzenden fachlichen Sicht.

Bei der Darstellung der Perspektiven sollte nachvollziehbar ist, wer welche Sicht auf die besprochenen Situationen hat. D. h. es ist weder ein Widerspruch noch ein Problem, wenn die Beteiligten eine Situation unterschiedlich sehen und einschätzen. Aber dieser Sachverhalt sollte gut und nachvollziehbar dokumentiert sein. Eine Möglichkeit hierzu ist, die unterschiedlichen Perspektiven durch ein Namenskürzel o. ä. kenntlich zu machen.

### Teil I: Lebensvorstellungen und Lebenssituation

Um beurteilen zu können, welche Situationen zukünftig erhalten bleiben und welche sich verändern sollen, beginnt man mit den Lebensvorstellungen der leistungsberechtigten Person. Diese bilden den Orientierungspunkt der Bedarfsermittlung, nicht die Schädigungen und Beeinträchtigungen! Denn wenn man nicht weiß, wo man hin will, weiß man auch nicht, was zu tun ist, um dorthin zu kommen.

Diese Wünsche, Ziele und Vorstellungen (Leitziele) sollen allen Beteiligten dabei helfen zu verstehen, was der betroffenen Person wichtig ist. Damit schaffen sie eine Orientierung fürs Gespräch. Die Leitziele stellen die Lebensvorstellungen der betroffenen Person dar. Sie sind nicht zu kommentieren oder zu bewerten. Das bedeutet: Auch Leitziele, die auf Außenstehende fantastisch wirken, sind ernst zu nehmen. Es ist die gemeinsame Aufgabe zu klären, welche Bedeutung hier formuliert ist.

Neben der Klärung der Wünsche, Ziele und Vorstellungen zur Gestaltung des Lebens des Betroffenen wird die derzeitige Situation beschrieben.

> Praxistipp:
> Wenn es für jemanden einfacher ist zu beschreiben, wie die derzeitige Situation ist und was so bleiben soll, wie es ist, dann kann hiermit begonnen werden.

Leitziele werden durch die leistungsberechtigte Person selbst benannt. D. h. eine Unterstützung bei der Formulierung, so dass die Leitziele die Zukunft positiv beschreiben, oder aber bei der Klärung, was die Äußerung der leistungsberechtigten Person bedeutet, stellt eine Form der Assistenz im Rahmen der Bedarfsermittlung dar.

Wenn jemand für sich nichts formulieren kann, so können wir bspw. fragen:

1. Was soll so bleiben wie es ist?
2. Was soll sich verändern?
3. Woran merkt die Person, dass etwas »besser« als jetzt ist?
4. Was sollte nicht passieren?

Auch Menschen, die erheblich in ihrer Kommunikationsfähigkeit beeinträchtigt sind, werden selbstverständlich am Bedarfsermittlungsgespräch beteiligt. Die Ziele sind dann stellvertretend **aus ihrer Perspektive, aber nicht über sie hinweg** zu formulieren. Im Anschluss ist es dann wichtig festzuhalten, wie die Ziele ermittelt wurden.

## Teil II: Lebensbereiche und Umweltfaktoren nach ICF

Die Lebensbereiche der Aktivitäten und der Teilhabe sowie die Kontextfaktoren sind auf Grundlage der ICF dargestellt. Die Bedarfsermittlungsinstrumente trennen die jeweiligen Informationen nach den Regeln der ICF, um sie unter dem Gesichtspunkt der Teilhabe zusammenzuführen.

Für das Gespräch bedeutet das, dass hier unterschiedliche Wege möglich sind. Ob es Sinn ergibt, jeden Lebensbereich und die Umweltfaktoren von oben nach unten zu besprechen, oder ob eine offenere Gesprächsführung zielführend ist, ist in der Situation zu entscheiden.
Materialien:

- ICF Kurzliste
- Das bio-psycho-soziale Modell
- Bildkarten zur ICF

### *Die neun Lebensbereiche der ICF*

Die Lebensbereiche der ICF bilden die Grundlage, um die Aktivitäten eines Menschen zu beschreiben. Sie sind in neun Kapitel gegliedert:

Kapitel 1: Lernen und Wissensanwendung
Kapitel 2: Allgemeine Aufgaben und Anforderungen
Kapitel 3: Kommunikation
Kapitel 4: Mobilität
Kapitel 5: Selbstversorgung
Kapitel 6: Häusliches Leben
Kapitel 7: Interpersonelle Interaktionen und Beziehungen
Kapitel 8: Bedeutende Lebensbereiche
Kapitel 9: Gemeinschafts-, soziales und staatsbürgerliches Leben.

> »Aktivität« beschreibt, was eine Person in dem jeweiligen Lebensbereich tut oder tun kann.

Die ersten vier Lebensbereiche beinhalten übergreifende oder grundlegende Aktivitäten. Die letzten fünf Lebensbereiche benennen konkrete Handlungen im häuslichen Leben, auf der Arbeit, in der Beziehung zu anderen Menschen oder in der Freizeit und im Verein.

Aufgabe der ergänzenden fachlichen Sicht ist es, auf Grundlage der Beschreibung der Menschen mit Beeinträchtigung in den neun Lebensbereichen nachvollziehbar darzustellen, wie sich die Aktivitäten in den einzelnen Lebensbereichen zueinander verhalten und welche wichtig sind.

**Ein Beispiel:**

Der Lebensbereich »Lernen und Wissensanwendung« beinhaltet u. a. die Aktivität »Entscheidungen treffen«. Hier wird übergreifend gefragt, welche Entscheidungen jemand treffen kann. Frau M. kann sich beim Frühstück entscheiden, was sie essen möchte. Sie braucht dazu ca. 20 Minuten und eine Unterstützung, die ihr bei der Auswahl des Brotaufstriches hilft.

In der ergänzenden fachlichen Sicht könnten in unterschiedlichen Lebensbereichen Fragen formuliert werden:

Wie trifft Frau M. Entscheidungen in einem Supermarkt oder auf der Arbeit? Wie entscheidet sie sich, was sie in ihrer freien Zeit machen möchte? Kann Frau M. komplexe Entscheidungen treffen, wie bspw. ob, mit wem und wohin sie in Urlaub fährt?

Ausgehend von dem ersten Lebensbereich geraten demnach verschiedene Lebensbereiche in den Blick der Analyse. Es werden alle Aktivitäten in den Lebensbereichen beschrieben und miteinander besprochen, bei denen die leistungsberechtigte Person ohne personelle oder technische Unterstützung Schwierigkeiten hätte, die Handlung auszuführen.

Schwierigkeit meint hier jede qualitative oder quantitative Beeinträchtigung, die ausgehend von der gesundheitlichen Situation die Ausführung einer Handlung einschränkt.

D. h. die Aktivitäten werden durch die fachliche Sichtweise ergänzend beschrieben, so dass ausgehend von der Beschreibung der betroffenen Person deutlich wird, wo und in welchen Situationen die betroffene Person, ihren inneren Möglichkeiten nach, ohne personelle oder technische Unterstützung ein Problem haben würde (WHO, 2005, hier vor allem S. 269 ff).

### *Beurteilung der Situation und Operationalisierung*

Abschließend sollte zu jedem Lebensbereich eingeschätzt werden, ob und inwieweit durch die Beeinträchtigung ein Problem (d. h. ein Hindernis, eine Schwierigkeit, eine Barriere, die teilhabeeinschränkende Wirkung entfaltet) besteht.

Probleme werden demnach als Schwierigkeiten verstanden, eine Aktivität ohne personelle und/oder technische Unterstützung auszuführen, die für die leistungsberechtigte Person wichtig ist.[13]

Als Orientierung dienen hier die Fragen:

- Gibt es ein Problem? Für wen gibt es das Problem?
- Welche Bedeutung hat das Problem?
- Welche Auswirkungen hat das Problem auf die alltägliche Lebensführung?

Um bei der Ziel- und Maßnahmenplanung benennen zu können, wie oft hier eine Unterstützung benötigt und gewünscht wird, dient die Frage

- Wie häufig tritt das Problem auf?

Die Operationalisierung zielt auf die Leistungsfähigkeit der betroffenen Person. Es geht also um die Einschätzung, ob die betroffene Person Schwierigkeiten hat, eine Aktivität auszuführen, wenn sie sich in einer Umwelt bewegt, in der sie weder personelle noch technische Unterstützung hat.

13 Das Problem ergibt sich aus der Relevanz, die den individuellen Teilhabebezug kennzeichnet. Ein vergleichbarer Ansatz ist formuliert unter dem Begriff des Defizits nach Krohwinkel und unterscheidet sich durch den individuellen Teilhabebezug.

Welche Bedeutung die Situationen für die betroffene Person hat, kann geklärt werden, indem man sie fragt. Ist sie in ihrer Kommunikationsfähigkeit eingeschränkt, können fachliche Methoden der Verhaltensbeobachtung und -interpretation helfen, die Bedeutung einzuschätzen.

Grundsätzlich werden in allen Lebensbereichen nur relevante Themen besprochen. Was relevant ist, kann über die gesundheitliche Situation und die Lebensvorstellung der betroffenen Person eingegrenzt werden. Wenn beispielsweise jemand in der Wohnung, in der er oder sie lebt, wohnen bleiben möchte, scheint es nicht zielführend, die Frage zu besprechen, ob er oder sie einen Makler anrufen könnte oder einen neuen Mietvertrag verstehen würde.

### *Kontextfaktoren – Umwelt- und personbezogene Faktoren*

Der Kontext ist im bio-psycho-sozialen Modell der ICF in zwei Teile geteilt. Diese sind als Umweltfaktoren und als personbezogene Faktoren aufzufassen.

### *Umweltfaktoren*

Umweltfaktoren fragen nach der aktuellen sozialen und materiellen Umwelt. D. h. hier werden sowohl bauliche oder technische Förderfaktoren (Hilfen), als auch Barrieren (fehlende Hilfen oder Zugangsbarrieren) benannt. Auf der anderen Seite spielen soziale Förderfaktoren und Barrieren eine Rolle. Diese können unterteilt werden in personelle Beziehungen und Unterstützungen, sowie einstellungsbezogene Faktoren, die hilfreich oder hinderlich wirken. Personelle Unterstützungen und Beziehungen fragen danach, wer der betroffenen Person emotionale oder assistierende Unterstützung gibt bzw. in welchen Situationen diese Unterstützung fehlt. Einstellungsbezogene Faktoren fragen nach individuellen bzw. gesellschaftlichen Einstellungen gegenüber der gesundheitlichen Situation der betroffenen Person. Ein Beispiel wären Stigmatisierungen oder das fehlende Vertrauen in die Fähigkeiten der betroffenen Person.

Abschließend wird nach den gesellschaftlichen Rahmenbedingungen gefragt, in der die betroffene Person lebt. Soweit diese einen Einfluss haben, sind sie zu beschreiben. Die ICF unterscheidet in Dienste, Systeme und Handlungsgrundsätze.

Ein System im Sinne der ICF ist bspw. die Pflegeversicherung. Förderlich wäre, wenn jemand alle ihm zustehenden Leistungen nach dem SGB IX voll ausschöpft. Eine Barriere könnte sein, wenn ein Antrag lange nicht beschieden wurde.

Dienste sind bspw. ambulante Dienste, die bei der Pflege unterstützen oder Angebote zur Freizeit und zur Tagesstruktur anbieten.

Handlungsgrundsätze sind bspw. die Nutzung bebilderter Arbeitsanweisungen durch den Arbeitgeber oder ein Busfahrplan, der mit Farben und Piktogrammen statt Schriftsprache arbeitet.

### *Personbezogene Faktoren*

Neben der aktuellen Umwelt hat die Vergangenheit einen großen Einfluss auf die aktuelle Situation von Menschen (Kastl, 2009). Daher werden unter personbezogenen Faktoren wichtige Lebenshintergründe benannt. Personbezogene Faktoren sind demnach individuelle, vergangene Hintergründe eines Menschen, die heute eine besondere Bedeutung haben und dabei helfen bestimmte Situationen zu verstehen. Personbezogene Faktoren beschreiben demnach den sozialen und biografischen Hintergrund, soweit dieser einen Einfluss auf den Bedarf hat.

**Ein Beispiel:**

Herr P. hat bis zum Tod seiner Eltern in einem kleinen Dorf gelebt. Die Großmutter lebte im selben Haus und machte Herr P. jeden Sonntag Schokopudding. Nach dem Tod der Eltern ist Herr P. in eine

Einrichtung gezogen. Herr P. hat große Schwierigkeiten die Wochentage zu benennen und ist in seiner zeitlichen Orientierung beeinträchtigt. Er fragt jeden Tag: »Schokopudding?« Für Herrn P. ist Schokopudding ein Anhaltspunkt, dass Sonntag ist.

### 1.3.3 Zusammenfassung der relevanten Situationen und der Teilhabe

Vor der Zielplanung und darauf aufbauend der begründeten Darstellung der Leistungen, betrachtet die Bedarfsermittlung abschließend die Teilhabesituationen.

> Teilhabe im Verständnis der ICF bezieht sich auf das Einbezogen sein in Lebenssituationen (WHO, 2005). D. h. die Teilhabe fragt nach den Wechselwirkungen zwischen den inneren Möglichkeiten einer Person, eine Handlung auszuführen, und den förderlichen und hinderlichen Kontextfaktoren.[14]

Hier sind verschiedene Möglichkeiten denkbar. Ziel der Zusammenfassung ist zu beschreiben, welche Umweltfaktoren in welchen Situationen unterstützend wirken und welche Umweltfaktoren den Zugang zu diesen Situationen erschweren bzw. verstellen.

Ausgehend von den Leitzielen und den Lebensvorstellungen der betroffenen Person kann so eingeschätzt werden, welche Situationen erhalten bleiben sollen und welche im nächsten Planungszeitraum verändert werden können.

Dieser Schritt ermöglicht eine gemeinsame Reflexion über die Teilhabe der betroffenen Person und soll dabei helfen im Bogen D individuelle Ziele zu finden und zu vereinbaren.

**Ein Beispiel:**

Frau P. kann nicht sprechen. Ihr ist jedoch wichtig selbst zu entscheiden, was sie anziehen möchte. Sie kann auf eine Tafel mit Bildern zeigen, auf der verschiedene Kleidungsstücke abfotografiert sind. Morgens schaut eine Assistenz gemeinsam mit ihr, was sie an dem Tag anziehen will.

Förderlich in dieser Situation sind für Frau P. die Tafel mit Bildern und die unterstützende Assistenz, die gemeinsam mit Frau P. aussucht. Beides sind Umweltfaktoren. Kann Frau P. entscheiden, was sie anzieht und ist insoweit Teilhabe gegeben? Ja, das ist wegen der Förderfaktoren in der Umwelt der Fall.

### 1.3.4 Die Ermittlung des Unterstützungsbedarfs

Die konkreten Ziele, je nach Bundesland bzw. Instrument S.M.A.R.T Ziele, haben im Rahmen der Bedarfsermittlung drei Aufgaben.

1. Die Ziele klären, wofür es sich einzusetzen lohnt und wer was dazu beitragen kann, die Ziele zu erreichen. Ziele verpflichten alle Beteiligten, ihr Handeln am Ziel der betroffenen Person auszurichten.
2. Ziele konkretisieren, in welchen Situationen Zugänge erhalten bleiben sollen (Erhaltungs- bzw. Stabilisierungsziel) und in welchen Situationen neue oder andere Zugänge geschaffen werden können (Veränderungsziel). Ziele steuern demnach die Leistungen unter dem Gesichtspunkt der Eignung der Maßnahme.

---

14 Innere Möglichkeiten eine Handlung auszuführen beziehen sich auf das Konzept der Leistungsfähigkeit nach ICF und bezeichnen die Handlungsmöglichkeiten einer Person ohne personelle oder technische Unterstützung. Dieses Konstrukt ist ausführlich diskutiert in: Nordenfelt 2000.

3. Ziele benennen den Handlungsrahmen. Über die Ziele ist begrenzt, an welchen Stellen die betroffene Person Unterstützung will bzw. an welchen nicht oder formulieren konsensual, an welchen Stellen Unterstützung fachlich angemessen ist.

## Meine Ziele

In *teilhaberelevanten* Lebensbereichen (nicht in allen!) werden Ziele für den kommenden Zeitraum formuliert und vereinbart.

Hierzu können grundsätzlich zwei verschiedene Zielvarianten unterschieden werden.

### *1. Veränderungsziele*

Veränderungsziele beschreiben, was sich im Vergleich zur aktuellen Situation verändert haben soll. Hier ist positiv zu benennen, was anders als jetzt sein soll und woran alle beteiligten Personen erkennen, dass dieser Zustand eingetreten ist.

**Ein Beispiel:**

Herr V. hat eine psychische Erkrankung. Er erlebt immer wieder Phasen, in denen sein Antrieb stark beeinträchtigt ist. Dies wirkt sich dahingehend aus, dass er dann nicht zum Fußballplatz gehen kann, obwohl er dies eigentlich möchte.

Das Ziel könnte sein: Herr V. ist jeden Sonntag auf dem Fußballplatz.

### *2. Erhaltungsziele*

Erhaltungsziele formulieren Situationen in der Zukunft, die so bleiben sollen, wie sie jetzt sind, also in denen die betroffene Person mit der Unterstützung, die sie bereits hat, so teilhat, wie sie sich das vorstellt.

**Ein Beispiel:**

Frau M. ist es wichtig selbst auszusuchen, mit welchem Badesalz sie badet. Sie kann nicht ohne Unterstützung einkaufen gehen.

Das Ziel könnte sein: Frau M. entscheidet weiterhin selbst, welches Badesalz sie einkauft.

Erhaltungsziele sind auch für täglich wiederkehrende Situationen zu benennen, wenn diese erhalten werden sollen.

**Ein Beispiel:**

Herr W. geht gerne in die Werkstatt, er ist in seiner zeitlichen Orientierung und in der Aufrechterhaltung und Durchführung der täglichen Routine beeinträchtigt. Hierbei hilft ihm eine Assistenz. Diese weckt ihn morgens und gibt ihm in der morgendlichen Routine eine Orientierung zu den einzelnen Schritten, wie Anziehen, beim Frühstück und auf dem Weg zum Bus.

Das Ziel könnte sein: Herr W. ist weiterhin pünktlich bei der Arbeit.

Um dieses Ziel zu erreichen, sind eine Reihe von Maßnahmen nötig, die wiederkehrend zu erbringen sind, so lange Herr W. in der Werkstatt arbeitet.

Ziele benennen eine konkrete Situation in der Zukunft. Wichtig ist es, festzuhalten, bis wann das Ziel voraussichtlich erreicht sein soll bzw. zu welchem Zeitpunkt überprüft werden soll, ob das Ziel bereits ganz oder teilweise erreicht wurde. Wichtig ist weiterhin, dass die Ziele keine Aussage darüber enthalten, was gebraucht wird, um sie zu erreichen.

> Die Frage, »was« oder »wen« jemand braucht, um das Ziel zu erreichen, sind Maßnahmen, Tätigkeiten oder Verrichtungen.

Daher wird unter den Maßnahmen und nicht in den Zielen beschrieben, welche personelle und technische Unterstützung benötigt wird, um das Ziel zu erreichen, wer daran beteiligt ist und wo etwas getan wird.

Den Zeitraum einzuschätzen, bis wann die Ziele erreicht werden können, stellt die fachliche Grundlage zur weiteren Planung dar. Zur Begründung, wie oft und wie lange die Unterstützung benötigt wird, ist ein inhaltlicher Rückbezug auf die *Beurteilung der Situation und Operationalisierung in den neun Lebensbereichen* notwendig. Die Dauer kann über die Analsyse der Aktivitäten nachvollzogen und abgebildet werden. D. h. ausgehend von dem Ziel können die relevanten Fähigkeiten und Beeinträchtigungen betrachtet werden. Wie wirken sich diese im Alltag aus und in welchen Situationen ist hier eine Unterstützung erwünscht und notwendig?
Es werden somit folgende Fragen beantwortet:

Was ist zu tun, damit das Ziel erreicht werden kann?
Wie wird das getan, also welche Methoden oder Kompetenzen werden benötigt, um das Ziel zu erreichen?
Wer tut etwas, damit das Ziel erreicht werden kann?
Wo wird etwas getan, um das Ziel zu erreichen?

Die Formulierung der Ziele und die Überlegung, was gebraucht wird[15] und bis wann das Ziel erreicht werden kann, bilden die fachliche Grundlage der Leistungserbringung. Daher empfiehlt es sich, diesen Schritt mit ausreichend Zeit zu besprechen.

### Ziele und Zielebenenen

Die Instrumente der Bedarfsermittlung fordern nach § 118 den Träger der EGH, die Leistungen unter Berücksichtigung der Wünsche der leistungsberechtigten Personen festzustellen. Wünsche sind noch keine Ziele. Die oberste Zielebene im Rahmen der Bedarfsermittlung sind Leitziele. Leitziele haben einen direkten Bezug zur Lebensführung und -planung der betroffenen Person. Insofern beziehen sie sich nicht auf bestimmte Komponenten der ICF, sondern markieren, in welcher Hinsicht die derzeitige Situation erhalten bleiben soll und in welchen Situationen die Teilhabe aktuell noch nicht erreicht ist. Leitziele beziehen sich demnach auf die angestrebte Wohn- und Lebensform der betroffenen Person.

angestrebte Wohn- und Lebensform

derzeitige Situation

Leistungsfähigkeit (nach ICF)

Kontextfaktoren (nach ICF)

↓

konkrete Ziele und erforderliche Maßnahmen

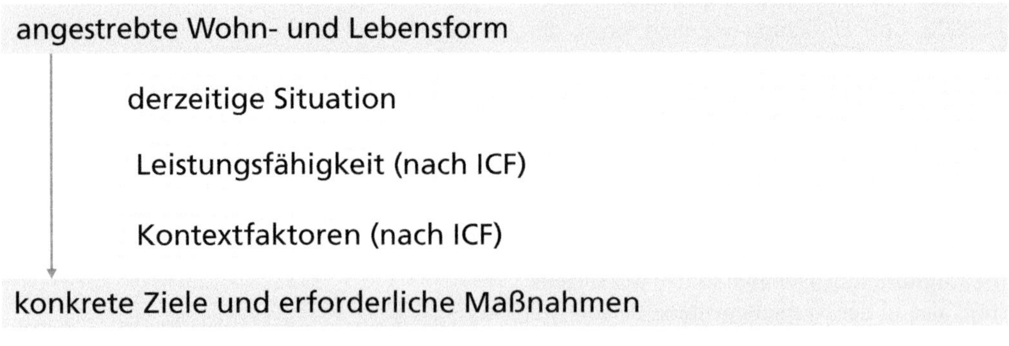

15 … und vermutlich hilft, also geeignet ist.

Die Lebensvorstellungen der betroffenen Person und die sich daraus ergebenen Leitziele haben im Rahmen der Bedarfsermittlung unterschiedliche Aufgaben. Zentral ist, dass sie die Beurteilung der Situation ermöglichen und dabei helfen, die relevanten Perspektiven auf die Lebenssituation der leistungsberechtigten Person einzuordnen. Ausgehend von den Leitzielen kann in der Bedarfsermittlung der Erhalt bzw. die Veränderung der Situation in den Blick genommen werden. D. h. Leitziele stellen den Rahmen und die Ausrichtung der Bedarfsermittlung und Leistungsplanung dar. Anders gesagt: Leitziele und die derzeitige Situation sagen uns was wichtig ist. Sie beantworten uns die Fragen: Was soll so bleiben wie es aktuell ist? Welche Situationen können in welche Richtung verändert werden?[16]

Durch die Analyse der relevanten Situationen auf Grundlage des bio-psycho-sozialen Modells der ICF wird in diesen Situationen deutlich, welcher Kontext aktuell Teilhabe ermöglicht und in welchen Situationen der Kontext unzureichend an die Fähigkeiten der Person angepasst ist. Auf dieser Grundlage schließt die Bedarfsermittlung mit konkreten Zielen, diese wenden in der Regel die S.M.A.R.T. Kriterien an.

**Tab. 1.1:** S.M.A.R.T. Kriterien

| Kriterium | Bezug SBG IX | Inhaltlicher Bezug zur Teilhabe |
|---|---|---|
| Spezifisch | Selbstbestimmung und Teilhabe (§ 1)<br>Aufgabe der Eingliederungshilfe (§ 90)<br>Leistungen nach der Besonderheit des Einzelfalles (§ 104) | Bezieht sich das Ziel auf die angestrebte Wohn- und Lebensform?<br>Kann die betroffene Person einordnen, was konkret erreicht werden soll? |
| Messbar | Prognose, welche Leistungen voraussichtlich erfolgreich sind (§ 13) | Woran merken Sie/der Klient, dass das Ziel erreicht wurde? |
| Attraktiv/ Annehmbar | Wunsch- und Wahlrecht (§ 8)<br>Konsensorientiert (§ 117) | Ist für die betroffene Person erkennbar, dass sich die Ziele auf ihre angestrebte Wohn- und Lebensform beziehen?<br>Ist deutlich, wer sich wie einsetzen muss, damit das Ziel erreicht werden kann?<br>Ist das Ziel für die betroffene Person relevant?<br>Lohnt es sich, sich für das Ziel einzusetzen? |
| Realistisch | Prognose, welche Leistungen vorraussichtlich erfolgreich sind (§ 13)<br>Konkrete Gestaltung der Leistung (Abs. 2 § 78) | Wer kann was einbringen, damit die Ziele erreicht werden?<br>Welche Strategien und Methoden stehen zur Verfügung?<br>Welche Ressourcen bietet der Sozialraum, welche die Leistungsangebote? |
| Terminiert | Spätestens nach zwei Jahren überprüfen und fortschreiben (§ 121) | Bis wann kann das Ziel erreicht werden? |

16 Leitziele stellen aus Perspektive der betroffenen Person die relevanten Teilhabebezüge dar. Ohne Leitziele ist die Anwendung der ICF in erheblichem Maß erschwert, da nicht benannt werden kann, worauf die Bedarfsermittlung zielt. Dies bedeutet, dass die betroffene Person, auch wenn sie erheblich in ihrer Kommunikationsfähigkeit beeinträchtigt ist, an der Erarbeitung der Leitziele zu beteiligen ist. Äußere Perspektiven können im Zweifelsfall stellvertretend aus Perspektive der betroffenen Person Leitziele benennen. In diesem Fall wäre zu benennen, woran festgemacht wird, dass es sich um Ziele aus Perspektive der betroffenen Person handelt.

### 1.3.4 Notwendige Leistung

Den Abschluss einer Bedarfsermittlung stellt die Dokumentation der **ausreichenden, geeigneten und erforderlichen personellen oder sächlichen Hilfen zur Erreichung der Ziele** dar. Hier findet auf Grundlage der inhaltlichen und fachlichen Einschätzung eine Übersetzung der benötigten Unterstützung in sozialrechtliche Sachverhalte, also in Leistungen statt.
Die Kriterien, um diese Übersetzung leisten zu können, sind:

a. Ausreichend
   - Wie oft und wie lange wird die Unterstützung benötigt?

b. Geeignet
   - Welche qualitativen Anforderungen sollten die Unterstützungen erfüllen, bspw. bestimmtes Fachwissen, Kenntnis bestimmter Methoden?

c. Erforderlich
   - Kann das Ziel ohne die Erfüllung der ersten beiden Kriterien erreicht werden?

Um Leistungen planen zu können, ist der erste Schritt, sich zu überlegen: Wann wird die Unterstützung gebraucht? Nur am Tag oder auch in der Nacht? An welchen Wochentagen? Im nächsten Schritt werden die personellen Unterstützungen übersetzt. Hierbei sind drei Formen zu unterscheiden.

1. Qualifizierte Assistenz[17] = Pädagogische Fachleistung
Diese Form der Assistenz zeichnet sich durch den *Zweck* und die *Art der Maßnahme* aus. Fachleistungen in dieser Form zielen auf die Befähigung der betroffenen Person und erfordern den Einsatz pädagogischer- bzw. sozialpädagogischer Methoden. Ziel ist es, die Kompetenzen der betreffenden Person und damit ihren Handlungsspielraum zu erweitern (Mund 2017). Es geht also um eine fachliche Unterstützung, die methodisch als individuelle Lernprozesse angelegt sind.

2. Unterstützende Assistenz = teilweise oder vollständige Übernahme bzw. Begleitung
Diese Form der Assistenz beinhaltet die Begleitung und/oder die teilweise bzw. vollständige Übernahme von Handlungen, die zur Erreichung der Ziele notwendig sind. Hier steht die Verrichtungsorientierung im Vordergrund. Fundierte pädagogische Methodenkenntnisse sind nicht zwingend erforderlich. Die einfache Assistenz erfolgt unter Anleitung von pädagogischen Fachkräften. Unterstützende Assistenz kann dauerhaft in Präsenz erbracht werden oder zu bestimmten, vereinbarten Zeiten. Dies ergibt sich nach den Besonderheiten des Einzelfalls.

3. Erreichbarkeit
Dies ist eine Vorhalteleistung, die erforderlich ist, damit Personen auch zu unüblichen Zeiten Unterstützung nachfragen können.

17 Vgl. § 78 SGB IX

# 2 Eingliederungshilfe und Pflege

*Thomas Schmitt-Schäfer*

Hinweis: Dieser Text ist eine überarbeitete und erweiterte Fassung einer im April 2021 im Nachrichtendienst des Deutschen Vereins veröffentlichten Arbeit: »Wie lassen sich Leistungen der Eingliederungshilfe von den Leistungen zur Pflege abgrenzen«?

Die Abgrenzung der Leistungen der Eingliederungshilfe von den Leistungen zur Pflege – schon in der Vergangenheit nicht einfach – ist nach den Reformen des Pflegeversicherungsrechtes und des Bundesteilhabegesetzes noch schwieriger geworden (Rasch 2019; Zich et al. 2019, S. 68 ff). In der Praxis scheinen die Knäuel kaum lösbar, und auch die vielfältigen Erprobungen (Zich et al., 2019) und Untersuchungen (Deutscher Bundestag, 2020) haben bislang zumindest wenig Licht in die Sache gebracht. In der Regel werden die Leistungen (Eingliederungshilfe/Pflege) betrachtet; gesucht wird eine Grenze zwischen den beiden, die mitunter unkenntlich wird oder gar verschwindet wie im Falle der »optischen Leistungsidentität« (Kabsch, 2020), die vollends in die Verwirrung[18] führt.

Dem entgegengesetzt geht dieser Text davon aus, dass es Leistungen der Pflege wie auch Leistungen der Eingliederungshilfe gibt[19] und dass sie unterscheidbar sind. Die Unterscheidung liegt jedoch nicht in den Tätigkeiten oder den Verrichtungen, sondern auf der Ebene der Ziele und Zwecke. Das Anreichen der Seife kann beides sein, Eingliederungshilfe oder Pflege: Es kommt darauf an, was gewollt ist.

## 2.1 Ziele der Leistungen

Leistungen zur Pflege sollen »Pflegebedürftigen helfen, trotz ihres Hilfebedarfs ein möglichst selbständiges und selbstbestimmtes Leben zu führen, das der Würde des Menschen entspricht« (§ 2 Abs. 1 SGB XI).

Leistungen zur Teilhabe sollen »Selbstbestimmung und volle, wirksame und gleichberechtigte Teilhabe am Leben in der Gesellschaft **fördern**[20], Benachteiligungen […] **vermeiden** oder ihnen **entgegen[]wirken**« (§ 1, Satz 1 SGB IX).

Übereinstimmendes Leitziel der beiden Leistungssysteme ist die Selbstbestimmung von Menschen mit Pflegebedürftigkeit und/

18 Sind die Leistungen identisch oder sieht es nur so aus? Wenn es nur so aussieht, sind die Leistungen unterscheidbar, aber man kann es nicht sehen?

19 Es gibt sie, um mit Luhmann zu sprechen, als Einheit der Differenz von Verrichtung und Zweck (bspw. Luhmann, 2017 ).

20 Gefördert werden soll die Selbstbestimmung und die Teilhabe, nicht die Leistungsberechtigten.

oder Behinderung; sie stehen nebeneinander vereint im gemeinsamen Ziel, Selbstbestimmung als Ausdruck des Respektes vor der Würde des Menschen (Joussen, 2019, Rn 9) zu ermöglichen.

Erst auf der nächsten Stufe der Zielhierarchie gibt es Unterschiede in Zweck, Wirkungskreis und Interventionen:

- Leistungen zur Pflege wollen körperliche, geistige oder seelische Kräfte erhalten oder wiederherstellen; sie bedienen sich dazu aktivierender körperbezogener Pflegemaßnahmen, Betreuungsmaßnahmen und Hilfen bei der Haushaltsführung.[21]
- Leistungen der Eingliederungshilfe wollen ein gleichberechtigtes, aktives, mitwirkendes »Dabei sein« in der Gesellschaft und damit eine individuelle Lebensführung ermöglichen oder doch zumindest erleichtern (§ 90 Abs. 1 SGB IX); hierzu kommen pädagogische Interventionen und allgemeine Hilfestellungen zum Tragen.

Leistungen zur Pflege sind wie Leistungen der Eingliederungshilfe Förderfaktoren in der Umwelt (Schuntermann, 2005) eines Menschen mit Beeinträchtigungen und Pflegebedürftigkeit, Leistungen zur Pflege tragen mittelbar zur Teilhabe bei, auch wenn dies nicht ihr unmittelbarer Zweck ist (Rasch, 2019, S. 84). Fehlen diese Leistungen, können Barrieren bestehen, die an einer gleichberechtigten Teilhabe am gesellschaftlichen Leben hindern.

## 2.2 Feststellung des individuellen Bedarfs bei Pflegebedürftigkeit und Behinderung

*Leistungen zur Pflege* erhält, wer pflegebedürftig ist. Pflegebedürftig ist eine Person, die auf Dauer, voraussichtlich für mindestens sechs Monate »körperliche, kognitive oder psychische Beeinträchtigungen oder gesundheitlich bedingte Belastungen oder Anforderungen **nicht selbstständig** kompensieren oder bewältigen« (§ 14 Abs. 1 Satz 2 SGB XI) kann und deswegen auf die personale Hilfe anderer Personen angewiesen ist.

Zur Ermittlung von Pflegebedürftigkeit werden Beeinträchtigungen der Selbstständigkeit oder der Fähigkeiten in sechs Bereichen begutachtet (§ 14 Abs.2 SGB XI):

1. Mobilität,
2. kognitive und kommunikative Fähigkeiten,
3. Verhaltensweisen und psychische Problemlagen,
4. Selbstversorgung,
5. Bewältigung von und selbständiger Umgang mit krankheits- oder therapiebedingten Anforderungen und Belastungen sowie
6. Gestaltung des Alltagslebens und sozialer Kontakte.

Darüber hinaus sind bei der Begutachtung Beeinträchtigungen der Selbstständigkeit oder der Fähigkeiten in den Bereichen außerhäusliche Aktivitäten und Haushaltsführung festzustellen (§ 18 Abs. 5a Satz 3 Nummer 1,2 SGB XI), vor allem, um den individuellen Pflegeprozess besser planen zu können (Udsching, 2018). Beeinträchtigungen bei der Haushaltsführung werden von den Leistungen zur Pflege erfasst, Beeinträchtigungen außerhäuslicher Aktivitäten ohne häuslichen Bezug jedoch nicht (Wingenfeld und Büscher, 2017).

21 Daneben gibt es Maßnahmen zur Erhaltung der Pflegebereitschaft und Entlastung der Pflegepersonen.

*Leistungen der Eingliederungshilfe* erhalten Menschen mit körperlichen, seelischen, geistigen oder Sinnesbeeinträchtigungen, deren gleichberechtigte Teilhabe an der Gesellschaft infolge des Ergebnisses der Wechselwirkung von Umweltfaktoren (einstellungs- und umweltbedingten Barrieren) und Beeinträchtigungen erheblich bedroht oder gehindert ist (§ 2, Abs. 1 SGB IX in Vbg. mit § 99 SGB IX) *und* bei denen Teilhabeziele mit Leistungen voraussichtlich erreicht werden können (§ 13 Abs. 2 SGB IX).

In der Bedarfsermittlung in der Eingliederungshilfe ist die fehlende Fähigkeit zur Selbstständigkeit (Beeinträchtigung der Fähigkeiten) erste Voraussetzung für die Prüfung, ob durch eine Gestaltung von Umwelt (Variation von Umweltfaktoren (Schuntermann, 2005)) eine gleichberechtigte Teilhabe ermöglicht oder erleichtert werden kann (§ 90 Abs 5 SGB IX). Gestaltung von Umwelt heißt: Hinzufügen von Förderfaktoren und/oder Beseitigung von Barrieren. Leistungen bei Pflegebedürftigkeit können Förderfaktoren sein.

D. h., der Bedarfsbegriff bei den Leistungen bei Pflegebedürftigkeit ist deutlich enger gefasst als der Bedarfsbegriff bei den Leistungen der Eingliederungshilfe. Dies zeigt auch eine nähere Befassung mit der Ermittlung des individuellen Hilfebedarfs nach § 118 SGB IX im Vergleich mit den sechs Bereichen nach § 14 SGB XI.

**Tab. 2.1:** Beeinträchtigung der Selbstständigkeit und Fähigkeiten (Pflegebedürftigkeit) und der Aktivität nach § 118 SGB IX

| **Beeinträchtigung der Selbstständigkeit und Fähigkeiten in Modul ...... nach § 14 Abs. 2 SGB XI** | **Schädigung körperlicher Funktionen und Beeinträchtigung der Leistungsfähigkeit nach den Lebensbereichen der ICF** |
|---|---|
| Mobilität: | Komponente Aktivität und Teilhabe: Kapitel 4, Mobilität |
| Kognitive und kommunikative Fähigkeiten: | Komponente Körperfunktionen: Kapitel 1, mentale Funktionen<br><br>Komponente Aktivität und Teilhabe: Kapitel 1, Kapitel 2, Kapitel 3, Kapitel 4, Kapitel 5, Kapitel 6, Kapitel 7, Kapitel 8, Kapitel 9 |
| Verhaltensweisen und psychische Problemlagen: | Komponente Körperfunktionen: Kapitel 1, mentale Funktionen<br><br>Komponente Aktivität und Teilhabe: Kapitel 1, Kapitel 2, Kapitel 3, Kapitel 4, Kapitel 5, Kapitel 6, Kapitel 7, Kapitel 8, Kapitel 9 |
| Selbstversorgung: | Komponente Aktivität und Teilhabe: Kapitel 5 |
| Bewältigung von und selbständiger Umgang mit krankheits- oder therapiebedingten Anforderungen und Belastungen in Bezug auf: | Komponente Aktivität und Teilhabe: Kapitel 5, Kapitel 8 |
| Gestaltung des Alltagslebens und sozialer Kontakte: | Komponente Körperfunktionen: Kapitel 1, mentale Funktionen<br><br>Komponente Aktivität und Teilhabe: Kapitel 1, Kapitel 2, Kapitel 3, Kapitel 4, Kapitel 7, Kapitel 9 |

Die Gegenüberstellung beinhaltet auf beiden Seiten die Beschreibung der bedarfsbegründenden Beeinträchtigungen der *Aktivität*, d. h. Beeinträchtigungen der Fähigkeit, eine den jeweiligen Bereichen zugeordnete Handlung selbst ausführen zu können; gleichwohl gibt es Unterschiede:

Bei *Pflegebedürftigkeit* ist eine selbstständige Ausführung einer Handlung auch dann gegeben, wenn die einzelnen Aktivitäten mit der Anwendung oder dem Gebrauch von Hilfsmitteln durchführt werden können. »Dementsprechend liegt eine Beeinträchtigung von Selbstständigkeit nur vor, wenn personelle Hilfe erforderlich ist. Unter personeller Hilfe versteht man alle unterstützenden Handlungen, die eine Person benötigt, um die betreffenden Aktivitäten durchzuführen« (Medizinischer Dienst der Spitzenverbände der Krankenkassen e. V. (MDS) und GKV-Spitzenverband, 2019, S. 36).

In der *Eingliederungshilfe* genügt es zur Feststellung eines Bedarfs, wenn zu der Beeinträchtigung der Aktivität noch die Beeinträchtigung der Teilhabe hinzutritt.

Trotz dieses Mangels einer fehlenden Beachtung von Teilhabe wird in der Tabelle deutlich, dass die Ermittlung des Bedarfes in der Eingliederungshilfe wesentlich breiter und umfassender aufgestellt ist als die Ermittlung von Pflegebedürftigkeit. Dies zeigt sich auch in den Raumbezügen, die bei der Pflegebedürftigkeit wiederholt explizit dargelegt werden. So wird beispielsweise im Modul »Mobilität« nicht die Beeinträchtigung der Selbstständigkeit oder der Fähigkeit im Fortbewegen als solche beurteilt, sondern lediglich das Fortbewegen innerhalb des Wohnbereiches. Ebenso ist das Erkennen von Personen im Modul »kognitive und kommunikative Fähigkeiten« auf das Erkennen von Personen aus dem näheren Umfeld beschränkt. Die ICF kennt eine solche Beschränkung auf den eigenen Wohnbereich oder das nähere häusliche Umfeld nicht.

Pflegebedürftigkeit ist demnach ein Teil der Bedarfsermittlung in der Eingliederungshilfe: »Behinderung und Pflegebedürftigkeit sind daher nicht deckungsgleich. Ein Mensch mit Behinderung ist nicht zwingend auch pflegebedürftig im Sinne von SGB XI, andererseits ist ein pflegebedürftiger Mensch im Sinne von SGB XI in der Regel auch an der Teilhabe am Leben in der Gesellschaft beeinträchtigt. Pflegebedürftigkeit ist daher ein Teil vom weitergehenden Begriff Behinderung, sodass pflegebedürftige Menschen im Grunde auch teilhabeberechtigt[22] im Sinne von SGB IX sind« (Kuhn-Zuber, 2018b, S. 870).

### 2.2.1 Leistungen bei Pflegebedürftigkeit und Behinderung

Jeder der vorgestellten Bereiche (Module) nach § 14 SGB XI repräsentiert Probleme in der Selbstständigkeit. Die Lösung dieser Probleme erfordert »pflegerische Aufgaben und Hilfen, die entlang des neuen Pflegebedürftigkeitsbegriffs [...] bzw. der in den Modulen und Kriterien des Instruments angesprochenen Bedarfskonstellationen beschrieben werden können« (Wingenfeld und Büscher, 2017).

Diese pflegerischen Aufgaben und Hilfen sind nachfolgend in Anlehnung an § 14 SGB XI in der Bearbeitung von Wingenfeld (Wingenfeld und Büscher, 2017, S. 18 ff.) dargestellt. D. h. es wird die Frage beantwortet, welche Maßnahmen auf der Grundlage des neuen Pflegebedürftigkeitsbegriffs »Pflege« ist. Eine leistungsrechtliche Zuordnung der einzelnen beschriebenen
Hilfen und Maßnahmen ist mit der Darstellung nicht verbunden.

**Bereich 1: Mobilität**
Hilfen

- bei Lagerungen und beim Transfer (Ganzkörper-, Teilkörperlagerung, Unterstützung beim

22 Das heißt nicht, dass auch Ansprüche auf Leistungen der Eingliederungshilfe bestehen.

- Aufrichten, beim Ein- und Aussteigen aus dem Bett und beim Umsetzen in verschiedenen Situationen)
- beim Stehen, Gehen, Treppensteigen und bei der Fortbewegung im Rollstuhl
- beim Gebrauch von Hilfsmitteln
- bei der Durchführung von ärztlich/therapeutisch angeordneten Bewegungsübungen
- bei der außerhäuslichen Mobilität, zum Beispiel Begleitung bei Friedhofsbesuchen oder Spaziergängen. Angesprochen sind die bei den bisherigen niedrigschwelligen Angeboten angesiedelten Leistungen (jetzt: Angebote zur »Unterstützung im Alltag«)

Aufklärung, Beratung, Anleitung

- Aufklärung, Beratung, Anleitung des Pflegebedürftigen im Bereich der Mobilität
- Aufklärung, Beratung, Anleitung der pflegenden Angehörigen im Bereich der Mobilität

Zielgerichtete Ressourcenförderung

- Durchführung spezifischer Maßnahmen zur Förderung der Mobilität, bspw. zur Verbesserung von Körperkraft, Balance, Koordination, Beweglichkeit oder Ausdauer. Einschließlich Förderung der Motivation des Pflegebedürftigen zur Eigenaktivität im Bereich der Mobilität.
- Aufklärung, Beratung, Anleitung des Pflegebedürftigen zur Durchführung mobilitätsfördernder Maßnahmen.

**Bereich 2: Kognitive und kommunikative Fähigkeiten**
Hilfen

- zur besseren Orientierung, Deutungs- und Erinnerungshilfen in Form von Verbalisierungen zur Unterstützung der örtlichen, zeitlichen und situativen Orientierung, der Personenerkennung und des Erinnerns sowie in Form von Erläuterung von Wahrnehmungen und Sachverhalten/Informationen, einschließlich Begleitung bei Aktivitäten wie Nachrichtenschauen/-hören etc.
- beim Gebrauch von Hilfsmitteln zur Unterstützung von Wahrnehmung und Orientierung, wie körpernahe Hilfsmittel (Brille, Hörgerät), orientierungsfördernde Hilfsmittel (Kalender, Uhr, farbliche Kennzeichnung), Gegenstände in den Räumen
- bei der Kommunikation mit anderen Personen einschließlich der Nutzung von alternativen Kommunikationsmitteln (Tafel, Papier, Stift, Computer) und Anregung/Ermutigung zur Kommunikation und zur Beteiligung an Gruppenaktivitäten, zum Erzählen von Ereignissen/Beobachtungen, zum Verbalisieren von Wünschen/Ängsten
- Ansprache in Form von aktivem Interagieren mit dem Pflegebedürftigen (aktives Zuhören, Eingehen auf Aussagen/Wünsche/Äußerungen des Pflegebedürftigen)
- Präsenz wie Anwesenheit (»aktive Präsenz«) und Erreichbarkeit für den Pflegebedürftigen, um bei Bedarf Hilfe zu leisten, aber ohne konkrete Unterstützung zu leisten. Besonders bei kognitiv beeinträchtigten Menschen kann Präsenz in großem Umfang erforderlich sein, weil immer wieder unvorhersehbarer Bedarf auftritt.

Aufklärung, Beratung, Anleitung

- der pflegenden Angehörigen bei den oben genannten Maßnahmen
- der Pflegebedürftigen bei der Nutzung von technischen Mitteln und Hilfsmitteln

Zielgerichtete Ressourcenförderung

- biografieorientierte kognitive Förderung, Gedächtnistraining, Konzentrationsübungen/-spiele

**Bereich 3: Verhaltensweisen und psychische Problemlagen**
Umgebungsbezogene Maßnahmen

- Identifizierung und Veränderung von verhaltenswirksamen Umgebungsfaktoren
- Schaffung einer sicheren, bedürfnisgerechten Umgebung (Entfernung von Verletzungsquellen, Verfügbarkeit vertrauter Gegenstände usw.)

Unmittelbar verhaltensbezogene Maßnahmen

- Verhaltensbezogene Verbalisierungen wie auf Verhaltensweisen aufmerksam machen, motivieren, Alternativen anbieten, reflektieren etc.
- Einwirken auf aktuelle Verhaltensweisen, Maßnahmen zur Vermeidung von selbstverletzendem Verhalten, Schlichtung von Konflikten zwischen zwei bzw. mehreren Parteien, Förderung der Akzeptanz von Hilfsmitteln und Systemen (z. B. liegenden, ableitenden Systemen [Sonde, Stoma, Blasendauerkatheter], Inkontinenzmaterialien), Umgang mit Impulsivität.
- Entlastende Maßnahmen (z. B. Minderung von Ängsten, Motivation zur Verbalisierung negativer Empfindungen) und Kriseninterventionen
- Einzelbetreuung

Alltagsgestaltung

- Beratung zur Vermeidung von überfordernden Situationen
- Einbindung in Beschäftigungsangebote und andere Aktivitäten im Alltag (Musik hören, Bastelangebote, Spazierengehen, sonstige körperliche Betätigung)[23]

23 »Auch mit dieser Aufzählung ist keine Zuordnung zu Leistungen der Pflegeversicherung, der Hilfe zur Pflege oder der Eingliederungshilfe für Menschen mit Behinderungen intendiert. Durch das neue Pflegeverständnis wird die Eingliederungshilfe für Menschen mit Behinderungen nicht von ihren Leistungspflichten entbunden (Wingenfeld und Büscher, 2017, S. 20).

- Hinwirken auf einen regelmäßigen Schlaf-/Wachrhythmus, beispielsweise ruhige Schlafumgebung gewährleisten, nächtliche Störungen minimieren, Möglichkeiten der Entspannung bieten, Aufforderung zum Einhalten der Schlaf-/Wachphasen, Wecken zu bestimmter Uhrzeit.
- Nutzung von Maßnahmen zur Spannungsreduzierung (Entspannungsübungen)
- Förderung positiver Emotionen beispielsweise durch Unterstützung im Umgang mit Tieren (z. B. bei Antriebslosigkeit)

Aufklärung, Beratung, Anleitung der pflegenden Angehörigen

- mit dem Ziel der Entlastung
- mit dem Ziel der Kompetenzerweiterung

**Bereich 4: Selbstversorgung**
Hilfen im Bereich der Ernährung

- bei der Einnahme von Mahlzeiten/Getränken einschließlich Vorbereitung der Nahrung/Getränke, Aufstellung in greifbarer Nähe des Pflegebedürftigen,
- Anreichen der vorbereiteten Nahrung/Getränke im Bett/Stuhl.
- bei der Nahrungsaufnahme über eine Sonde
- bei speziellen Maßnahmen im Bereich der Ernährung wie der Durchführung einer verordneten Diät, medizinisch induzierte Gewichtszunahme durch hochkalorische Nahrung, Einhaltung einer Nahrungskarenz u. ä.

Hilfen im Bereich der Körperpflege

- bei der Durchführung der allgemeinen Körperpflege wie Ganzwaschung/Teilwaschung, im Bett/am Waschbecken, Duschen/Baden, Fußpflege, Körperpflege im Bereich des Kopfes, hygienischer Umgang mit den Augen, Nagelpflege, Intimpflege. Einschließlich Hautpflege mittels Cremes/Lotionen.

- bei der Intakthaltung der Schleimhaut und Haut
- bei der Mund- und Zahnpflege bzw. Prothesenpflege

Hilfen im Bereich der Ausscheidung

- beim Toilettengang (einschließlich Benutzung von Toilettenstuhl/Steckbecken/Urinflasche)
- bei der Hygiene im Intimbereich (z. B. Wechseln der Inkontinenzmaterialien, Waschen des Intimbereichs, sorgfältiges Abtrocknen des Intimbereichs) und beim hygienischen Umgang mit künstlichen Ausgängen wie z. B. Blasendauerkatheter, Colo-/Ileostoma; Unterstützung bei der Pflege der umliegenden Haut
- zur Förderung der Ausscheidung wie Zeit und Ruhe einräumen für die Entleerung des Darms, Privatsphäre wahren, darmaktivierende Massagen, Unterstützung durch ausreichende Trinkmenge, ausgewogene Mahlzeiten; Prävention der Bildung von Darmgasen und Förderung des Abgangs, Umgang mit regelmäßiger Diarrhö, Darmentleerung mittels Klistier, Einlauf etc., Maßnahmen zur Behebung einer Obstipation
- bei der regelmäßigen Blasenentleerung zur Vermeidung von Drang-, Stress- oder funktionaler Inkontinenz

Hilfen im Bereich des Sich-Kleidens

- beim An- und Auskleiden, Kleidungswechsel

Aufklärung, Beratung, Anleitung (umfasst hier auch den Gebrauch von Hilfsmitteln (Steckbecken, Urinflasche, Inkontinenzmaterialien etc.)

- Aufklärung, Beratung, Anleitung des Pflegebedürftigen im Bereich der Selbstversorgung
- Aufklärung, Beratung, Anleitung der pflegenden Angehörigen im Bereich Selbstversorgung

Zielgerichtete Ressourcenförderung

- gezieltes Training von Bewegungssequenzen aus dem Bereich der Selbstversorgung
- Anleitung der Angehörigen zum gezielten Training von Bewegungssequenzen aus dem Bereich der Selbstversorgung
- gezielte Übungen zur Verbesserung der Blasenkontinenz wie bspw. Übungen des Beckenbodens zum Erhalt bzw. zur Verbesserung der Harnkontinenz – unter Berücksichtigung des Expertenstandards »Förderung der Harnkontinenz in der Pflege«

**Bereich: 5. Umgang mit krankheits-/therapiebedingten Anforderungen und Belastungen**
Hierbei handelt es sich im Wesentlichen um die medizinische Behandlungspflege

**Bereich: 6. Gestaltung des Alltagslebens und sozialer Kontakte**
Hilfen

- zur Förderung eines regelmäßigen Schlaf-/Wachrhythmus durch Verbalisierung der Uhrzeit, Aufforderung zum Aufstehen/Schlafen, Anbieten von schlaffördernden Maßnahmen (Tee, warme Milch), beruhigende Rituale
- bei der Gestaltung des Tagesablaufs durch interne/externe Angebote (Gruppenaktivitäten)
- bei der zwischenmenschlichen Interaktion einschließlich der Unterstützung bei der Pflege von Kontakten außerhalb des direkten Umfelds und Motivierung des Pflegebedürftigen zur Nutzung von Gruppenaktivitäten, zur Intensivierung seiner zwischenmenschlichen Kontakte und von Kontakten außerhalb seines direkten Umfelds
- zur Integration von bedürfnisgerechter Beschäftigung in den Lebensalltag einschließlich Motivierung zur Teilnahme an Beschäftigungsangeboten (Musik, Bas-

telangebote in Pflegeeinrichtungen, Kirchengemeinde, Selbsthilfegruppe etc.)
- zur Durchführung zukunftsgerichteter Aktivitäten

Aufklärung, Beratung, Anleitung der pflegenden Angehörigen

- Aufklärung, Beratung, Anleitung der pflegenden Angehörigen hinsichtlich der Unterstützung des Pflegebedürftigen im Bereich der Gestaltung des Alltagslebens und sozialer Kontakte

**Bereich: 7. Außerhäusliche Aktivitäten**
»Das Modul 7 bzw. der siebte Bereich im neuen Begutachtungsverfahren ist der Bereich außerhäusliche Aktivitäten, die bis auf wenige Ausnahmen (z. B. Begleitung beim Friedhofsbesuch oder – als Bestandteil anderer Leistungsansprüche – Besuch einer Einrichtung der Tages- oder Nachtpflege oder eines Tagesbetreuungsangebotes) nicht der Versorgung im Rahmen des SGB XI zuzuordnen sind« (Wingenfeld und Büscher, 2017, S. 24).

**Bereich: 8. Gestaltung des Alltagslebens und sozialer Kontakte**
Hilfen

- bei instrumentellen Aktivitäten des täglichen Lebens (Einkaufen, Kochen, Arbeiten im Haushalt verrichten, Umgang mit Geld, Umgang mit Behörden/Briefkorrespondenz)
- bei der Aufrechterhaltung einer geeigneten Lebensumgebung (Sauberkeit/Hygiene, Sicherheit, Funktionalität)

Aufklärung, Beratung, Anleitung der pflegenden Angehörigen

- Aufklärung, Beratung, Anleitung des Pflegebedürftigen bei der Nutzung von Dienstleistungen, beim Umgang mit Institutionen und beim Umgang mit Fragen finanzieller Angelegenheiten; keine Rechts-, Finanz- oder Steuerberatung
- Aufklärung, Beratung, Anleitung der Angehörigen bei der Nutzung von Dienstleistungen, beim Umgang mit Institutionen und beim Umgang mit finanziellen Angelegenheiten

Die Zusammenstellung der pflegerischen Hilfen und Maßnahmen in der Struktur der einzelnen Module auf der Basis des neuen Pflegebedürftigkeitsbegriffs zeigt, dass es auf der Ebene der Maßnahmen in hohem Maße Übereinstimmung zu dem gibt, was auch bei den Leistungen zur Teilhabe (insbesondere bei den Leistungen zur sozialen Teilhabe, dort den Assistenzleistungen) getan wird. Eine Unterscheidung scheint noch weniger möglich (Bundesarbeitsgemeinschaft der überörtlichen Träger der Sozialhilfe (BAGüS), 2019) als nach bisherigem Recht. Eine Unterscheidung danach, ob eine Maßnahme »befähigend«, also pädagogisch orientiert und damit der Eingliederungshilfe zuzuordnen ist, oder »kompensatorisch« bzw. »ersetzend« und damit der Pflege zuzuordnen ist, erscheint nach Lektüre dieser Liste wenig überzeugend. Denn auch die befähigenden Assistenzleistungen in der Eingliederungshilfe bestehen wie die Maßnahmen aktivierender Pflege aus Anleitung und Übung (§ 78 Abs. 2, Satz 3 SGB IX); beide Maßnahmen befinden sich damit auf dem qualitativ gleichen Niveau.

Eine begründbare Zuordnung einzelner Maßnahmen zu Leistungen bei Pflegebedürftigkeit oder Leistungen der Eingliederungshilfe scheint somit dann nicht möglich, wenn die Maßnahme selbst, also die konkrete Verrichtung bzw. die konkrete Tätigkeit betrachtet wird. Hier ist in der Tat kein Kriterium erkennbar, das die Zuordnung zu dem einen oder dem anderen Leistungssystem begründen könnte.

*Dies ist jedoch auch nicht gefordert.*

Denn zur Abgrenzung der jeweiligen Leistungen und deren Zuordnung zu einzelnen Leistungssystemen wird regelmäßig auf den gesetzlichen Rahmen und den Zweck der Maßnahme abgestellt (Mrozynski, 2019, § 21a

Rn 27; Schindler, 2018; BSG, Urteil vom 25.01.2017). Letztlich, so auch die Diskussion in der Vertragskommission, kommt es für die Zuordnung einer bestimmten Maßnahme zu den Leistungssystemen der Eingliederungshilfe oder der Pflege neben dem gesetzlichen Rahmen auf die Zweckbestimmung der Maßnahme, damit auf die Intentionen der Beteiligten an.

### Die Zwecke von Leistungen bei Pflegebedürftigkeit und der Eingliederungshilfe

Art und Umfang der Leistungen bei Pflegebedürftigkeit richten sich nach der Schwere der Pflegebedürftigkeit und danach, ob häusliche, teilstationäre oder vollstationäre Pflege in Anspruch genommen wird. (§ 4 Abs. 1 SGB XI).

Häusliche, teilstationäre oder vollstationäre Pflege wird für die Pflegegrade 2–5 gewährt; bei häuslicher und teilstationärer Pflege ergänzen die Leistungen der Pflegeversicherung die familiäre, nachbarschaftliche oder sonstige ehrenamtliche Pflege und Betreuung. Bei teilstationärer und vollstationärer Pflege werden die Pflegebedürftigen von ihren pflegebedingten Aufwendungen entlastet; Unterkunft und Verpflegung tragen sie selbst (§ 4 Abs. 2 SGB XI). Leistungen bei Pflegebedürftigkeit nach SGB XI sind nicht bedarfsdeckend ausgestattet.

Bei häuslicher Pflege werden Pflegesachleistungen gewährt, die sich aus körperbezogenen Pflegemaßnahmen, pflegerischen Betreuungsmaßnahmen sowie Hilfen bei der Haushaltsführung zusammensetzen. Die körperbezogenen Pflegemaßnahmen kompensieren insbesondere Beeinträchtigungen der Selbstständigkeit oder der Fähigkeiten in den Bereichen der Mobilität und Selbstversorgung (GKV-Spitzenverband, 2019, S. 127).

Während die körperbezogenen Pflegemaßnahmen und die Haushaltshilfen bestehende Beeinträchtigungen der Selbstständigkeit oder der Fähigkeiten kompensieren wollen, zielen pflegerische Betreuungsmaßnahmen auf die Bewältigung und Gestaltung des alltäglichen Lebens im häuslichen Umfeld (GKV-Spitzenverband, 2019).

Die Maßnahmen in vollstationärer Pflege gleichen die pflegebedingten Aufwendungen einschließlich der Aufwendungen für die Betreuung und die medizinische Behandlungspflege aus (§ 43 SGB XI).

**Tab. 2.2:** Leistungen bei Pflegebedürftigkeit (GKV-Spitzenverband, 2019)

| Bereiche (Pflegegrad 2 – 5) | Art der Leistung | Bezug | Maßnahmen | Zweck der Maßnahmen |
|---|---|---|---|---|
| Mobilität<br>Selbstversorgung | Häusliche Pflege | Körper | Körperbezogene Pflegemaßnahmen | Beseitigung oder Minderung der Beeinträchtigungen der Selbstständigkeit oder der Fähigkeiten |
| kognitive und kommunikative Fähigkeiten<br>Verhaltensweisen und psychische Problemlagen<br>Gestaltung des Alltagslebens und sozialer Kontakte | | Häusliches Umfeld, Gestaltung von Beziehungen im Haushalt und im engen räumlichen Bezug hierzu | Pflegerische Betreuungsmaßnahmen | Bewältigung und Gestaltung des alltäglichen Lebens im häuslichen Umfeld |

**Tab. 2.2:** Leistungen bei Pflegebedürftigkeit (GKV-Spitzenverband, 2019) – Fortsetzung

| Bereiche (Pflegegrad 2 – 5) | Art der Leistung | Bezug | Maßnahmen | Zweck der Maßnahmen |
|---|---|---|---|---|
| Haushaltsführung (§ 18 Abs. 5a SGB XI) | | Haushalt | Hilfen bei der Haushaltsführung | Beseitigung oder Minderung der Beeinträchtigungen der Selbstständigkeit oder der Fähigkeiten |
| Alle Bereiche | Stationäre Pflege | vollstationäre Pflegeeinrichtung | Pflegebedingte Aufwendungen, einschließlich Aufwendungen für Betreuung und Behandlungspflege | |

Demgegenüber dienen die Leistungen der Eingliederungshilfe anderen Zwecken.

- Die Leistungen zur Beschäftigung zielen darauf ab, die Leistungs- oder Erwerbsfähigkeit der Menschen mit Behinderungen zu erhalten, zu entwickeln, zu verbessern oder wiederherzustellen, die Persönlichkeit der Menschen weiterzuentwickeln und ihre Beschäftigung zu ermöglichen oder zu sichern (§ 56 SGB IX).
- Die Leistungen zur Teilhabe an Bildung zielen auf eine gleichberechtigte Wahrnehmung von Bildungsangeboten (§ 75 SGB IX).
- Die Leistungen zur sozialen Teilhabe wollen eine gleichberechtigte Teilhabe am Leben in der Gemeinschaft ermöglichen oder erleichtern und Leistungsberechtigte zu einer möglichst selbstbestimmten und eigenverantwortlichen Lebensführung im eigenen Wohnraum sowie in ihrem Sozialraum befähigen oder sie hierbei unterstützen (§ 76 Abs. 1 SGB IX). Hierzu gehören u. a. Maßnahmen ersetzender und/oder befähigender Assistenzleistungen für die allgemeinen Erledigungen des Alltags wie die Haushaltsführung, die Gestaltung sozialer Beziehungen und die Freizeitgestaltung (§ 113 Abs. 2 Nr. 2 SGB IX in Vbg. mit § 78 SGB IX).
- Die Leistungen zum Erwerb und Erhalt praktischer Kenntnisse und Fähigkeiten schließlich zielen auf eine Befähigung zur Vornahme lebenspraktischer Handlungen einschließlich hauswirtschaftlicher Tätigkeiten, eine Vorbereitung auf die Teilhabe am Arbeitsleben, eine Verbesserung von Sprache und Kommunikation sowie die Befähigung, sich ohne fremde Hilfe sicher im Verkehr zu bewegen (§ 113 Abs. 2 Nr. 5 SGB IX in Vbg. mit § 81 SGB IX).

Ein Vergleich der Zwecke der jeweiligen Leistungen und Maßnahmen in den einzelnen Leistungssystemen zeigt deren Unterschiedlichkeit bei aller Nähe in den Formulierungen.

- Bei den Leistungen zur sozialen Teilhabe dienen die Assistenzleistungen unter anderem der selbstbestimmten und eigenständigen Bewältigung der allgemeinen Erledigungen des Alltags wie der Haushaltsführung, der Gestaltung sozialer Beziehungen sowie der Freizeitgestaltung einschließlich sportlicher Aktivitäten im eigenen Wohnraum und im Sozialraum.
- Pflegerische Betreuungsmaßnahmen zur Kompensation kognitiver und kommunikativer Beeinträchtigungen der Selbstständigkeit und Fähigkeiten, bei Verhaltensweisen und psychischen Problemlagen sowie zur Gestaltung des Alltagslebens und sozialer Kontakte dienen der Bewältigung und Gestaltung des alltäglichen Lebens.

**Tab. 2.3:** Leistungen der Eingliederungshilfe nach Inhalt und Zweck der Maßnahmen

| Leistung der Eingliederungshilfe | Bezug | Zweck der Maßnahmen |
| --- | --- | --- |
| Leistungen zur Beschäftigung (§ 111 SGB IX) | Arbeitsbereich einer WfbM, anderer Leistungsanbieter; allgemeiner Arbeitsmarkt | … »um die Leistungs- oder Erwerbsfähigkeit der Menschen mit Behinderungen zu erhalten, zu entwickeln, zu verbessern oder wiederherzustellen, die Persönlichkeit dieser Menschen weiterzuentwickeln und ihre Beschäftigung zu ermöglichen oder zu sichern« (§ 56 SGB IX) |
| Leistungen zur Teilhabe an Bildung (§ 112 SGB IX) | Kindertagesstätten, Schulen, Hochschulen, Ausbildungsstellen | Gleichberechtigte Wahrnehmung von Bildungsangeboten (§ 75 SGB IX) |
| Leistungen zur Sozialen Teilhabe (§ 113 SGB IX) | Eigener Wohnraum und Sozialraum | Gleichberechtigte Teilhabe am Leben in der Gemeinschaft ermöglichen oder erleichtern |
| (ersetzende und befähigende) Assistenzleistungen | | Selbstbestimmte und eigenständige Bewältigung der … |
| … zu allgemeinen Erledigungen des Alltags wie die Haushaltsführung | | |
| … zur Gestaltung sozialer Beziehungen | | |
| … zur persönlichen Lebensplanung | | |
| … zur Teilhabe am gemeinschaftlichen und kulturellen Leben | | |
| … zur Freizeitgestaltung einschließlich sportlicher Aktivitäten | | |
| … zur Sicherstellung der Wirksamkeit der ärztlichen und ärztlich verordneten Leistungen | | |
| Leistungen zum Erwerb und Erhalt praktischer Kenntnisse und Fähigkeiten | | Befähigung zur Vornahme lebenspraktischer Handlungen einschließlich hauswirtschaftlicher Tätigkeiten, Vorbereitung auf Teilhabe am Arbeitsleben, Verbesserung von Sprache und Kommunikation … |

Der Unterschied liegt im Detail, ist jedoch deutlich erkennbar:

Bei den pflegerischen Betreuungsmaßnahmen fehlen die Attribute »selbstbestimmt« und »eigenständig«: Selbst bestimmen kann, wer die Wahl hat. Eigenständig ist, wer auf eigenen Füßen steht[24]. D. h. erneut gehen die Assistenzleistungen in ihrem Zweck über die pflegerischen Betreuungsmaßnahmen hinaus. Hier ist der Zweck, das schwierige Verhalten

24 https://www.duden.de/rechtschreibung/eigenstaendig; https://www.wortbedeutung.info/eigenst%C3%A4ndig/; zuletzt geprüft am 10.07.2021

**Tab. 2.4:** Pflegerische Betreuungsmaßnahmen (GKV-Spitzenverband, 2019) und Assistenzleistungen

| Module nach SGB XI | Zweck der pflegerischen Betreuungsmaßnahmen bzw. der Hilfen bei der Haushaltsführung | Zweck der Assistenzleistungen |
|---|---|---|
| kognitive und kommunikative Fähigkeiten<br><br>Verhaltensweisen und psychische Problemlagen<br><br>Gestaltung des Alltagslebens und sozialer Kontakte.<br><br>Haushaltsführung (§ 18 Abs. 5a SGB XI) | Bewältigung und Gestaltung des alltäglichen Lebens im häuslichen Umfeld<br><br>Beseitigung oder Minderung der Beeinträchtigungen der Selbstständigkeit oder der Fähigkeiten | Selbstbestimmte und eigenständige Bewältigung der<br>... allgemeinen Erledigungen des Alltags wie die Haushaltsführung<br>... Gestaltung sozialer Beziehungen<br>... persönlichen Lebensplanung<br>... Teilhabe am gemeinschaftlichen und kulturellen Leben<br>... Freizeitgestaltung einschließlich sportlicher Aktivitäten<br>... Sicherstellung der Wirksamkeit der ärztlichen und ärztlich verordneten Leistungen |

einzustellen, die Situation zu beruhigen; dort geht es darum, der Person Wahlmöglichkeiten zu eröffnen und Verantwortungsübernahme zu ermöglichen.

Außerdem sind die pflegerischen Betreuungsmaßnahmen auf die jeweilige Häuslichkeit bzw. das nähere häusliche Umfeld begrenzt, während die Leistungen zur Sozialen Teilhabe immer auch auf den Sozialraum und gleichberechtigte Teilhabe zielen.

Bei den Hilfen zur Haushaltsführung bzw. der Assistenz zur Bewältigung der Haushaltsführung ist es ebenso: Geht es hier darum, dass die erforderlichen Aufgaben im Haushalt möglichst selbstständig getan werden, steht dort nicht die Verrichtung, sondern die Selbstbestimmung, somit die Auswahl unterschiedlicher Optionen und die Entscheidungen zu deren Umsetzung im Mittelpunkt von Bedarfsermittlung und Bedarfsdeckung.

Die Kompensation von Beeinträchtigungen der Selbstständigkeit und der Fähigkeiten in der Mobilität und der Selbstversorgung im häuslichen Bereich durch körperbezogene Maßnahmen sind regelmäßig keine Assistenzleistungen und insoweit keine Maßnahmen der Eingliederungshilfe. Außerhalb des häuslichen Bereiches können sie als Pflege Teil der Eingliederungshilfe sein und von dieser umfasst werden (s. u.).

### 2.2.2 Zwischenergebnis zum Verhältnis von Eingliederungshilfe und Pflege

Die bisherigen Überlegungen zum Verhältnis von Eingliederungshilfe und Leistung bei Pflegebedürftigkeit haben zum Ergebnis, dass die Zielsetzungen der beiden Leistungssysteme gänzlich unterschiedlich sind. Geht es bei den Leistungen bei Pflegebedürftigkeit im Wesentlichen um die Kompensation von Beeinträchtigungen von Selbstständigkeit und Fähigkeiten in eng umgrenzten Bereichen (Modulen), zielen die Leistungen der Eingliederungshilfe auf die Gewährleistung einer vollen, wirksamen und gleichberechtigten Teilhabe am gesellschaftlichen Leben ab. Die Bedarfsermittlung in der Eingliederungshilfe stellt die Teilhabe und nicht die Beeinträchtigung von Aktivitäten in den Mittelpunkt und umfasst alle Lebensbereiche nach der ICF.

Hieraus folgt:

1. Während die körperbezogenen Pflegemaßnahmen, die pflegerischen Betreuungsmaßnahmen und die hauswirtschaftlichen Hilfen auf die jeweilige Häuslichkeit und das nähere Umfeld beschränkt sind, richtet sich die Eingliederungshilfe explizit auch auf die Gestaltung von Teilhabe im Sozialraum. Auch insoweit sind die Leistungen der Eingliederungshilfe umfassender; sie fördern und fordern die volle und wirksame Teilhabe am Leben der Gesellschaft (Kuhn-Zuber, 2018a).
2. Haben Pflegeleistungen im Vergleich zu den Leistungen der Eingliederungshilfe unterstützende oder begleitende Funktion (Kuhn-Zuber, 2018a), weil die Zwecke der Eingliederungshilfe im Vordergrund stehen, dann sind die Pflegeleistungen Teil der Eingliederungshilfe und werden von dieser umfasst. Dies ist beispielsweise bei den Leistungen zur Beschäftigung, den Leistungen für Bildung oder bei besonderen Regelungen wie bei Leistungen der Eingliederungshilfe in Einrichtungen oder Räumlichkeiten im Sinne des § 43a des Elften Buches in Verbindung mit § 71 Absatz 4 des Elften Buches (§ 103 Abs. 1, Satz 1 SGB IX) der Fall.
3. Als *Teil* der Eingliederungshilfe behalten sie ihren bedarfsbegründenden Bezug zur Selbstständigkeit, ihre Inhalte sowie Art und Umfang ihrer Verrichtungen bei: Sie sind Pflegeleistungen unabhängig davon, welcher Träger sie finanziert. Leistungen der Eingliederungshilfe sind gegenüber Leistungen bei Pflegebedürftigkeit nach dem SGB XI nicht nachrangig (§ 13 Abs. 3, Satz 3 SGB XI), d. h. die beiden Leistungen stehen gleichrangig nebeneinander, weil sie unterschiedlichen Zwecken dienen (Mrozynski, 2019, § 21a Rn27). Dies gilt auch bei einer Erweiterung des Leistungsrahmens durch Inanspruchnahme von Leistungen für Pflegebedürftige nach dem siebten Kapitel SGB XII (Hilfe zur Pflege), die im Rahmen der dort geltenden Voraussetzungen »weitergehende Leistungen als die Pflegeversicherung vorsehen« (§ 13 Abs. 3, Satz 2 SGB XI).
4. Je nach den Besonderheiten des Einzelfalls stehen somit die Leistungen bei Pflegebedürftigkeit nach SGB XI, die Leistungen für Pflegebedürftige nach SGB XII und die Leistungen der Eingliederungshilfe nach SGB IX nebeneinander. Treffen Leistungen für Pflegebedürftige nach SGB XII und Leistungen der Eingliederungshilfe aufeinander, gilt § 103 Abs. 2 SGB IX: In diesem Fall »umfasst« die Eingliederungshilfe auch die Leistungen zur Pflege, solange die Teilhabeziele nach dem Gesamtplan erreicht werden können, womit sich die Aussage von Nr. 2 wiederholt.

## 2.3 Leistungen für Menschen mit Behinderungen und Pflegebedarf in und außerhalb von Einrichtungen oder Räumlichkeiten nach § 43a SGB XI in Verbindung mit § 71 Absatz 4 SGB XI

Mit der Einführung der Pflegeversicherung im Jahr 1994 war die Entscheidung verbunden, dass stationäre Einrichtungen der Eingliederungshilfe die Leistungen der Eingliederungshilfe *und* die Leistungen zur Pflege zu erbringen haben. Die mit den Trägern der Eingliederungshilfe zu verhandelnden Entgelte sollten so ausgestaltet sein, dass die Einrichtungen beide Leistungen in der gebotenen Qualität erbringen konnten.

Im Gegenzug wurden die Träger der Pflegeversicherung verpflichtet, den Trägern der Eingliederungshilfe die pflegebedingten Aufwendungen zu erstatten – jedoch war dieser Erstattungsbetrag von Beginn an »gedeckelt«. Derzeit sollen die Träger der Pflegeversicherung im Einzelfall bis zu 15 % [zuvor: 10 %] der von der Eingliederungshilfe vereinbarten Vergütung, je Kalendermonat jedoch höchstens 266 € zahlen.

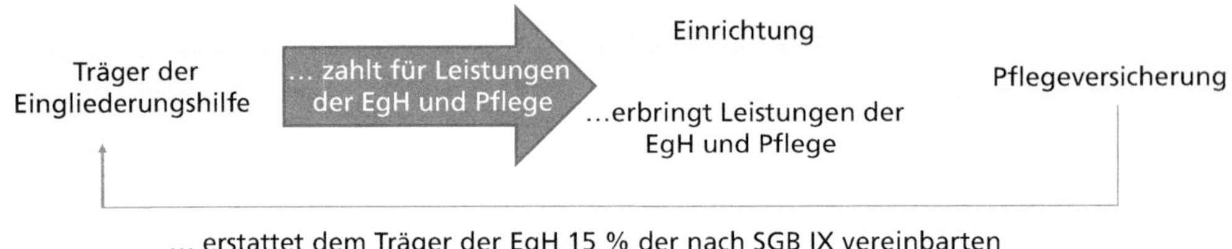


**Abb. 2.1:** Leistungen für Menschen mit Behinderungen und Pflegebedarf in Einrichtungen oder Räumlichkeiten nach § 43a SGB XI in Verbindung mit § 71 Absatz 4 SGB XI

Dies wurde mit dem Bundesteilhabegesetz beibehalten.

Die Vorschrift findet sich in § 103 Abs. 1 SGB IX. Hier heißt es, dass Leistungen der Eingliederungshilfe, die in bestimmten »Einrichtungen oder Räumlichkeiten« erbracht werden, auch die Leistungen zur Pflege »umfassen«. Dies sind die körperbezogenen Pflegemaßnahmen, die Betreuung und die Leistungen der medizinischen Behandlungspflege (§ 43 SGB XI).

»Umfassen« bedeutet, dass die Leistungen zur Pflege Teil der Leistungen der Eingliederungshilfe sind (▶ Kap. 2.2.1) und nicht etwa in den Eingliederungshilfeleistungen aufgehen und bis zur Unkenntlichkeit verschwinden. Pflegeleistungen sind Pflegeleistungen, sie werden in bestimmten Einrichtungen oder Räumlichkeiten als Teil der Eingliederungshilfeleistungen erbracht und von den Trägern der Eingliederungshilfe finanziert, der hierfür einen auf 15 % gedeckelten Pauschalbetrag, höchstens jedoch 266 € je Leistungsberechtigtem und Monat von Seiten der Pflegeversicherung erhält. D. h., die gesetzliche Regelung ist im Kern eine Finanzierungsregelung, die Ansprüche der Menschen mit Behinderung und Pflegebedürftigkeit auf Leistungen der Eingliederungshilfe *und* Leistungen der Pflege jedoch nicht berührt.

Die nachfolgende Abbildung (▶ Abb. 2.2) will die Situation verdeutlichen:

Links findet sich eine Situation in eigener Häuslichkeit. Leistungen der Eingliederungshilfe stehen neben den Leistungen bei Pflegebedürftigkeit nach SGB XI, welche gegebenenfalls durch Leistungen für Pflegebedürftige nach SGB XII ergänzt werden[25]. Nach den Vorstellungen des Gesetzgebers erhält die leistungsberechtigte Person in eigener Häuslichkeit *einen* Bescheid, welcher sowohl die Leistung der Eingliederungshilfe (§ 13 Abs. 4 SGB XI) als auch die Hilfen zur Pflege nach SGB XII (§ 103 Abs. 2 SGB IX) zum Gegenstand hat.

Rechts daneben ist die Situation innerhalb von bestimmten »Einrichtungen und Räumlichkeiten« zu sehen: Auch hier werden Leistungen der Eingliederungshilfe und Leistungen zur Pflege nach SGB XI erbracht. Eine Ergänzung gegebenenfalls nicht bedarfsdeckender Pflegeleistungen durch weitergehende Ansprüche nach SGB XII sieht das Gesetz allerdings nicht vor.

25 Die identische Größe der Kästchen »Eingliederungshilfe« und »Leistungen für Pflege« soll die Gleichrangigkeit der beiden Leistungssysteme ausdrücken, nicht einen gleichen Umfang der Hilfen.

§91 SGB IX: Verhältnis Eingliederungshilfe – Pflege
Bestimmt sich nach §13 Absatz 3 SGB XI -> „Die Leistungen der Eingliederungshilfe für Menschen mit Behinderungen ... bleiben unberührt, sie sind im Verhältnis zur Pflegeversicherung nicht nachrangig, die notwendige Hilfe in den Einrichtungen und Räumlichkeiten nach §71 Ab. 4 ist einschließlich der Pflegeleistungen zu gewähren".

**In eigener Häuslichkeit**

Eingliederungshilfe
ggfls. Pflege nach SGB XII
Pflege nach SGB XI

**Innerhalb von Einrichtungen: einschließlich der Pflegeleistungen zu gewähren**

Eingliederungshilfe
Pflege SGB XI

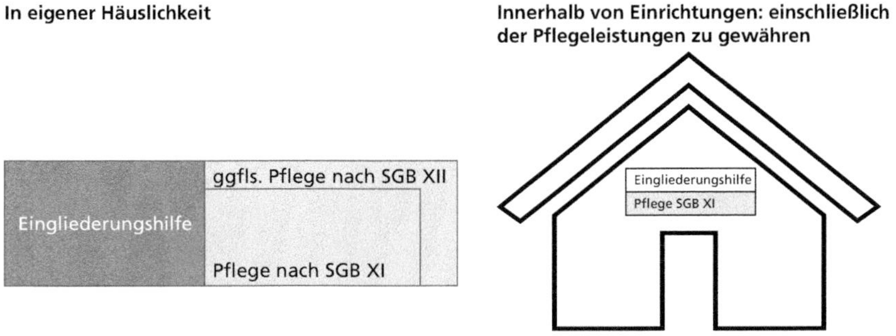

**Abb. 2.2:** Verhältnis von Eingliederungshilfe und Pflege

Während in stationären Einrichtungen die Pflegeleistungen körperbezogene Pflegemaßnahmen, Betreuungsleistungen und medizinische Behandlungspflege beinhalten, stellt sich das Leistungsspektrum in eigener Häuslichkeit erheblich differenzierter dar, wie die nachfolgende Grafik verdeutlichen kann.

Menschen, die in »Einrichtungen und Räumlichkeiten« leben, ist es bis auf einen Teil der Pflegesachleistungen verwehrt, diese Leistungen in Anspruch zu nehmen, sich für Pflegegeld oder eine Kombination von Pflegesachleistung und Pflegegeld zu entscheiden oder einen Pflegedienst auszuwählen wie andere Menschen in der Gemeinde auch.

Dagegen fordert Art. 19 der UN-Behindertenrechtskonvention, dass »gemeindenahe Dienstleistungen und Einrichtungen für die Allgemeinheit auch Menschen mit Behinderung auf der Grundlage der Gleichberechtigung zur Verfügung stehen und diese ihren Bedürfnissen Rechnung tragen«. Fachverbände (Kruse, 2020) und juristische Expertise sehen daher die Regelung (Welti, 2018) kritisch und als nicht mit der Verfassung im Einklang stehend.

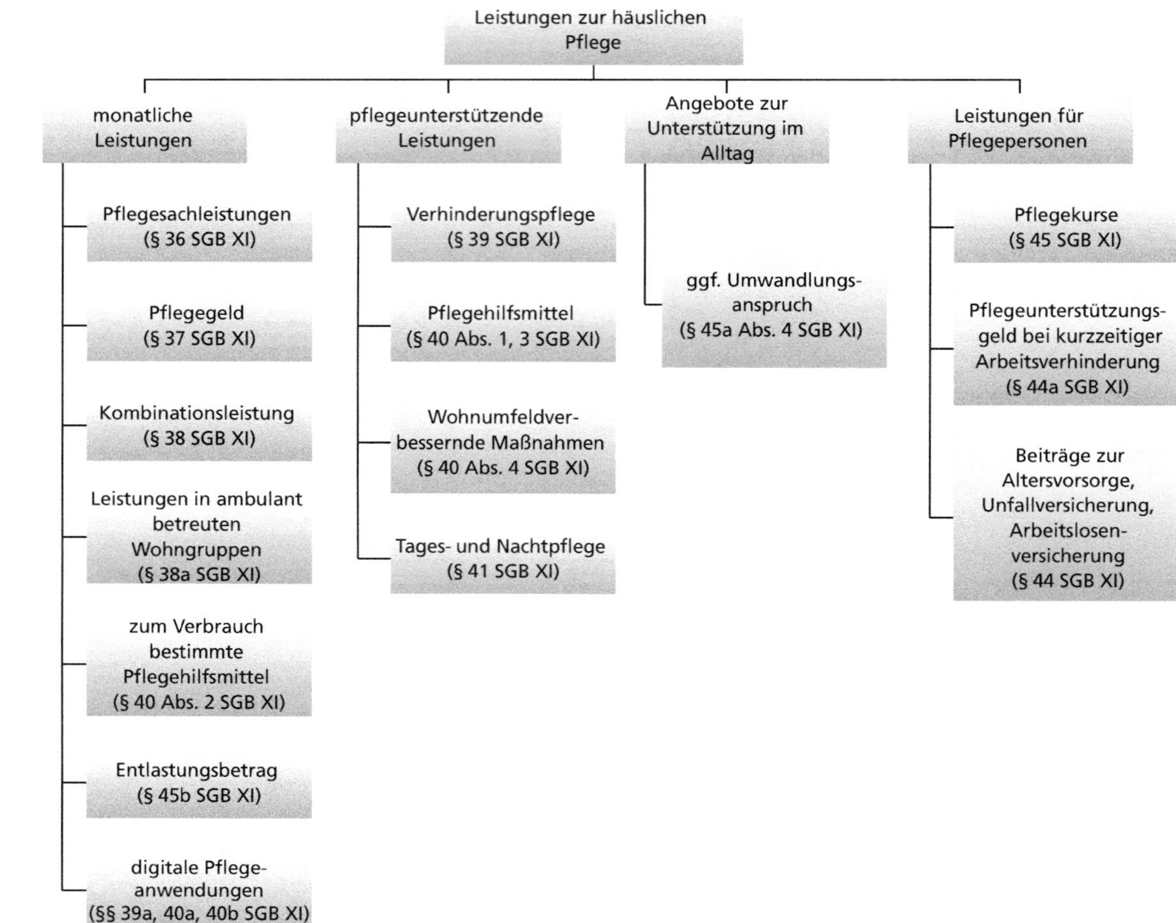


**Abb. 2.3:** Leistungen bei Pflege in eigener Häuslichkeit (Kuhn-Zuber, 2018c, S. 890)

## 2.4 Einrichtungen oder Räumlichkeiten nach § 43a SGB XI in Verbindung mit § 71 Absatz 4 SGB XI und Wohngruppen nach § 38a SGB XI

§ 43a SGB XI regelt die Finanzbeziehungen zwischen den Pflegekassen und den Trägern der Eingliederungshilfen in den Fällen, in denen Berechtigte mit Pflegebedürftigkeit und Behinderung in stationären Einrichtungen leben, in denen »die Teilhabe am Arbeitsleben, an Bildung oder die soziale Teilhabe, die schulische Ausbildung oder die Erziehung von Menschen mit Behinderung im Vordergrund des Einrichtungszwecks« stehen (§ 43a Abs. 1 Satz 1 SGB XI). Diese Regeln gelten auch für Pflegebedürftige »in Räumlichkeiten im Sinne des § 71 Abs. 4 Nummer 3, die Leistungen der Eingliederungshilfe für Menschen mit Behinderungen« erhalten.

Wie diese Räumlichkeiten genau abgegrenzt werden können, ergibt sich zum einen aus dem Gesetz und zum zweiten aus einer Richtlinie der Pflegekassen (§ 71 Abs. 5, Satz 1 SGB XI).

Damit die Regelungen des § 43 a SGB XI gelten, müssen die Räumlichkeiten drei Bedingungen erfüllen:

a) Der Zweck des Wohnens und die Erbringung von Leistungen der Eingliederungshilfe steht im Vordergrund *und*
b) das Wohn- und Betreuungsvertragsgesetz findet Anwendung, d. h. die Verträge zwischen Leistungserbringern und Bewohnern sind so ausgestaltet, dass mit der Überlassung von Wohnraum auch die Erbringung von Leistungen der Eingliederungshilfe verbunden ist, die Verträge also gekoppelt sind, *und*
c) der Umfang der Gesamtversorgung muss regelmäßig einen Umfang erreichen, der weitgehend der Versorgung in einer vollstationären Einrichtung entspricht.

Alle drei Bedingungen müssen kumulativ erfüllt sein, d. h. wenn eine der Bedingungen nicht zutrifft, handelt es sich nicht um eine Einrichtung oder Räumlichkeit nach § 71 Abs. 4 Nummer 3 SGB XI, sondern um eine eigene Häuslichkeit.

Die am 18.12.2019 vom Bundesministerium für Arbeit und Soziales genehmigten Richtlinien beschreiben die Zielsetzungen der gesetzlichen Regelung in bemerkenswerter Klarheit:

> »Um die bisherigen, an der Wohnform orientierten Leistungsansprüche im SGB XI auch unter der personenzentrierten Neugestaltung der Eingliederungshilfe aufrechterhalten zu können, erfasst die Regelung [...] Räumlichkeiten, die dadurch geprägt sind, dass die Bewohnerinnen und Bewohner die Überlassung des Wohnraums sowie die Erbringung von Leistungen der Eingliederungshilfe und gegebenenfalls darüber hinaus erforderliche Leistung zur Pflege oder Betreuung in einer Weise erhalten, die sich im Rahmen einer Gesamtbetrachtung so darstellt, dass die Versorgung durch Leistungserbringer umfassend organisiert wird und *die Mitbestimmungsmöglichkeiten vergleichbar wie in einer stationären Einrichtung eingeschränkt sind*« (GKV-Spitzenverband 18.12.2019, Hervorhebung durch den Autor).

In den Richtlinien wird ausgeführt, dass bei Einrichtungen, die am 31.12.2019 vollstationäre Einrichtungen der Behindertenhilfe gewesen sind »in der Regel davon auszugehen ist, dass der Umfang der Gesamtversorgung dem in einer vollstationären Einrichtungen entspricht, sofern und soweit sie nach dem 31.12.2019 im Wesentlichen die gleichen Leistungen wie zuvor bringen«. Bei bisher ambulanten Wohnformen wird davon ausgegangen, »dass der Umfang der Gesamtversorgung nicht der Versorgung einer vollstationären Einrichtungen entspricht« (GKV-Spitzenverband, 18.12.2019, S. 5). Allerdings sind jeweils nach dem 31.12.2019 eintretende Än-

derung bei der Beurteilung des Sachverhaltes zu berücksichtigen.
Die Regelungen im Einzelnen:

- Zu a): Leistungen der Eingliederungshilfe sind Leistungen
  - zur medizinischen Rehabilitation
  - zur Teilhabe am Arbeitsleben
  - zur Teilhabe an Bildung
  - zur sozialen Teilhabe
- Zu b): Das Wohn- und Betreuungsvertragsgesetz »ist anzuwenden auf einen Vertrag zwischen einem Unternehmer und einem volljährigen Verbraucher, in dem sich der Unternehmer zur Überlassung von Wohnraum und zur Erbringung von Pflege- oder Betreuungsleistungen verpflichtet, die der Bewältigung eines durch Alter, Pflegebedürftigkeit oder Behinderung bedingten Hilfebedarfs dienen« (§ 1 Abs. 1, Satz 1 Wohn- und Betreuungsvertragsgesetz).
- Zu c): Der Umfang der Gesamtversorgung muss *regelmäßig* einen Umfang erreichen, der *weitgehend* der Versorgung einer vollstationären Einrichtung entspricht. Dies hat zur Folge, dass »zeitweise und geringfügige Abweichungen nicht dazu führen, dass Wohnformen [...] aus dem Anwendungsbereich der Regelungen herausfallen« (a. a. O., S. 6). Der Umfang der Gesamtversorgung entspricht einer Versorgung in einer vollstationären Einrichtung, »wenn ein oder mehrere miteinander vertraglich, wirtschaftlich, organisatorisch oder tatsächlich verbundene Leistungserbringer Unterkunft und Verpflegung, Leistungen der Eingliederungshilfe, die räumliche und technische Ausstattung sowie gegebenenfalls allgemeine Pflegeleistungen zur Verfügung stellen« (a. a. O., S. 5).
  1. Unterkunft und Verpflegung: In einer Wohnung im Sinne von § 42 a Abs. 2 Satz 2 SGB XII erfolgt eine Versorgung mit Wasser, Energie sowie Entsorgung von Abwasser und Abfall, der Wohnraum und die Gemeinschaftsräume werden gereinigt, Haushalt und Bettwäsche werden bereitgestellt, instand gehalten und gereinigt, persönliche Wäsche wird gewaschen sowie kleinere Schäden instand gesetzt, Speisen und Getränke werden zubereitet und bedarfsgerecht und zeitlich individuell bereitgestellt. Dies erfolgt auf der Grundlage von Verträgen zwischen Leistungserbringern und Leistungsberechtigten.
  2. Räumliche und sächliche Ausstattung: »Dies umfasst die Bereitstellung, Instandhaltung und Instandsetzung von Wohnraum, Gemeinschafts- und Funktionsräumen einschließlich Inventar«, wobei es unbeachtlich ist, dass Leistungsberechtigte eigenes Mobiliar in die Räumlichkeiten einbringen (a. a. O., S. 7).
  3. Regelmäßige Unterbringung und Versorgung: Dies erfolgt an mindestens fünf Tagen in der Woche und grundsätzlich ganztägig für 24 Stunden. »Die Menschen mit Behinderungen werden zudem unter ständiger Verantwortung geeigneten Personals der Leistungserbringer unterstützt« (a. a. O., S. 7).
  4. Inanspruchnahme: Die tatsächliche Inanspruchnahme der vorgehaltenen Leistungen ist unerheblich. Maßgeblich ist das »vertraglich verpflichtende Vorhalten und Vergüten eines entsprechenden Leistungsangebots, dass im Bedarfsfall in Anspruch genommen werden kann« (a. a. O., S. 7).

Zur Prüfung der Voraussetzungen werden nach den hier zitierten Richtlinien die angebotenen Leistungen herangezogen. Weitere Prüfgrundlagen sind die Vereinbarungen nach §§ 123 SGB IX sowie das Konzept der Leistungserbringer. Ergänzend sollen die zwischen Leistungserbringern und Leistungsberechtigten geschlossenen Verträge über die vertraglichen Leistungen sowie die Inhalte der jeweiligen Teilhabe- bzw. Gesamtpläne herangezogen werden (a. a. O., S. 7).

Das im SGB XI verankerte institutionelle Gegenmodell zur oben skizzierten stationären Vollversorgung mit den damit verbundenen Beschränkungen von Selbstbestimmung und Teilhabe stellen die ambulant betreuten Wohngruppen nach § 38a SGB XI dar. Deren wesentliche Merkmale sind, dass die Mitglieder der Wohngruppe gemeinschaftlich eine Person beauftragen, »unabhängig von der individuellen pflegerischen Versorgung allgemeine organisatorische, verwaltende, betreuende oder das Gemeinschaftsleben fördernde Tätigkeiten zu verrichten oder die Wohngruppenmitglieder bei der Haushaltsführung zu unterstützen« (§ 38 a Abs. 1 Satz 1 Nummer 3 SGB XI), und dass eine Vollversorgung nicht stattfindet, »sondern die Versorgung in der Wohngruppe auch durch die aktive Einbindung ihrer eigenen Ressourcen und ihres sozialen Umfeldes (der Bewohnerinnen und Bewohner) sichergestellt werden kann«. Wer in einer solchen Wohngruppe lebt, erhält zu den übrigen Leistungen bei Pflegebedürftigkeit einen pauschalen Zuschlag in Höhe von 214 € monatlich.

# 3 Pflegerische und haftungsrechtliche Aspekte in der Betreuung von Menschen mit geistigen Behinderungen

Der Anspruch von Menschen mit geistigen Behinderungen auf Pflegeleistungen ist im Sozialrecht verankert. Für Menschen mit Behinderungen ergeben sich, sofern sie in einer besonderen Wohnform leben, Ansprüche auf Pflegeleistungen, die durch die überwiegend pädagogisch ausgebildeten Mitarbeiter der Wohneinrichtung zu erbringen sind:

- Grundpflege (u. a. die fachgerechte Anwendung der gültigen internationalen Expertenstandards wie bspw. Sturz-, Dekubitus- und Kontrakturprophylxe sowie Förderung der Kontinenz und Mobilität)
- die sog. Einfachste Behandlungspflege (u. a. Medikamente verabreichen, Blutdruck messen, Kompressionsstrümpfe anlegen etc.), die auch von pädagogischen Fachkräften zu erbringen ist

Durch den sich zurzeit vollziehenden demografischen Wandel erfolgt eine stetige Zunahme des Anteils pflegebedürftiger Klienten. Infolgedessen sind pädagogische Mitarbeitende in ihren Einrichtungen schon heute mit wachsenden pflegerischen Anforderungen und auch mit einer Zunahme an Todesfällen konfrontiert.

In der Beratung, in Fortbildungen und bei pflegerischen Bedarfsanalysen in Einrichtungen der Behindertenhilfe hat die Autorin die Erfahrung gemacht, dass dem Bereich der Pflege oft nicht die gleiche Aufmerksamkeit und fachliche Anleitung gegeben wird wie der pädagogischen Betreuung. Wenn man Mitarbeiter in Behinderteneinrichtungen fragt, wie sie pflegerisch tätig sind, erhält man Antworten, die sich überwiegend auf das Ausführen ärztlicher Verordnungen beziehen. Ein häufig genanntes Beispiel ist hier die Vergabe von Medikamenten. Obwohl tagtäglich viele pflegerische Assistenzleistungen erbracht werden, kommt es nicht vor, dass berichtet wird: »Wir leiten zur Körper- und Hautpflege an, wir beugen Stürzen vor, fördern die Harnkontinenz, unterstützten die Mobilität und achten auf die Flüssigkeitszufuhr und Ernährung unserer Klienten«.

Neben den pädagogischen Kernaufgaben wird Pflege in Behinderteneinrichtungen häufig irgendwie mitgemacht, ohne dass hier direkt von Pflege gesprochen wird. Pädagogen sind häufig mit pflegerischen Situationen konfrontiert, ohne fachliche Anleitung zu erfahren. Die Pflege wird nach bestem Wissen und Gewissen ausgeführt. Dabei können aus Unwissenheit Fehler unterlaufen. Beispielsweise kann es passieren, dass gesundheitliche Risiken, wie die Entstehung von Dekubiti oder ein Flüssigkeitsdefizit, zu spät erkannt oder Pflegetätigkeiten, wie z. B. der Wechsel von Inkontinenzprodukten, nicht fachgerecht ausgeführt werden.

Diese Erfahrung hat die Autorin dazu veranlasst, gemeinsam mit dem Berliner Träger »Albert Schweitzer Stiftung – Wohnen & Betreuen« ein Instrument zur strukturierenden Pflegebedarfserhebung zu entwickeln und zu erproben. Dieses Instrument unterstützt Mitarbeitende darin, Aspekte der Pflege zu erkennen und herauszuarbeiten, um sie in der Teilhabeplanung (füher bezeichnet als Hilfeplanung ) zu berücksichtigen. Die Internationale Klassifikation der Funktionsfähigkeit, Behinderung und Gesundheit (ICF; ► Kap. 1) wurde als Grundlage für den »Gesprächsleitfaden Pflegeerfassung®« ausgewählt, da die Teilhabeplanung in Deutschland grundsätzlich ICF-basiert erfolgt. Eine Übertragbarkeit auf andere Instrumente ist gegeben.

Der »Gesprächsleitfaden Pflegeerfassung®« eignet sich, um eine strukturierte Erfassung von pflegerischen Assistenzbedarfen im Rahmen der Teilhabeplanung vorzunehmen. Dies ist eine Voraussetzung, um die Pflege systematisch in die pädagogische Leistungspraxis zu integrieren. Neben pädagogischen Entwicklungs- und Stabilisierungszielen werden auch gesundheitsbezogene Erfordernisse über den »Gesprächsleitfaden Pflegeerfassung®« in die ganzheitliche Betrachung des Menschen aufgenommen.

> *Pflege schafft in vielen Fällen erst die Voraussetzung für Teilhabe* und ist daher aus dem ganzheitlichen Betreuungssetting der Eingliederungshilfe nicht wegzudenken. Eine zunehmende Zahl von Klienten kann erst nach grundpflegerischer Assistenz und medizinischer Versorgung (z. B. Medikamentengabe) Alltagsaktivitäten in Angriff nehmen.

Unsere Anliegen ist es, über dieses Fachbuch das Bewusstsein für die Pflege in der Eingliederungshilfe zu fördern und pädagogische Fachkräfte darin zu bestärken, sich fortzubilden, um mehr Handlungssicherheit bei der Pflege von Menschen mit geistiger Behinderung zu erlangen. Der Pflegeempfänger muss darauf vertrauen können, dass die Hilfeleistung, die er empfängt, fachgerecht ausgeführt wird. Pflege ist eine anerkannte Wissenschaft und umfasst Pflegepraxis, Pflegetheorie und Pflegeforschung. Pflege ist eine Profession, die gelernt sein will, und obliegt ausgebildeten Alten- und Gesundheits- und Krankenpflegerinnen sowie ausgebildeten Pflegefachfrauen/Pflegefachmännern.

Die Besonderheit der »Pflege« von Menschen mit Behinderung liegt in dem Verständnis, dass sie nicht im üblichen Sinne »krank« sind, sondern zur Bewältigung ihres Alltags regelmäßig auf pflegerische Assistenzleistungen angewiesen sind. Deshalb konzentriert sich das Buch in erster Linie auf

- die vorbeugende Intervention zur Vermeidung von pflegerischen Risiken,
- die Aufklärung und Hilfe zur Selbsthilfe und
- auf Tätigkeiten, die auch von Mitarbeitern ausgeführt werden dürfen, die über keine pflegerische Ausbildung verfügen.

**Das Verständnis von Pflege im Wandel der Zeit**

Bevor Sie in die Pflegebedarfsanalysen und in die Planung und Dokumentation von Pflege eintauchen, wird Ihnen eine Vorstellung davon gegeben, wie sich das Verständnis von Pflege von 1860 bis heute entwickelt und verändert hat.

Pflege ist ein interaktiver Beziehungsprozess, verbunden mit der Auffassung von sorgender Obhut und Hilfe bei den Aktivitäten des täglichen Lebens.

Erste Auffassungen von Pflege wurden von Florence Nightingale 1860 in ihren »Notes of Nursing« beschrieben und hatten fast ein Jahrhundert lang Bestand, bevor diese von verschiedenen Pflegetheoretikern weiterentwickelt wurden. In Bezug auf die Frage, was unter Pflege zu verstehen ist, vollzog sich die Theoriebildung im Zeitverlauf wie folgt (vgl. Pschyrembel, 2003, S. 490–491):

- Pflege zum Lindern von Schmerzen und Leiden (Nightingale, 1860)
- Pflege als Umgebungsgestaltung. Hier ist das Ziel die Förderung des Wiederherstellungsprozesses durch die pflegerische Sorge für die optimale Umgebung, d. h. Luft, Wasser, Licht, Reinheit, Ernährung, Wärme und Ruhe. Die Gesundung vollzieht der Mensch selbst (Nightingale, 1860).
- Pflege als Beziehung:
  - Pflege vollzieht sich als signifikanter therapeutischer zwischenmenschlicher Prozess (Peplau, 1952)

- Pflege vollzieht sich als zwischenmenschlicher Dialog (Peplau, 1952)
- Pflege als tätige Handlung: Als Funktion der Hilfeleistung für den Einzelnen, ob krank oder gesund, als Durchführung von Handlungen, die der Mensch normalerweise selbst und ohne Unterstützung durchführen würde, wenn er über die nötige Kraft, den Willen und das Wissen verfügte. Ziel ist eine schnellstmögliche Unabhängigkeit des zu Pflegenden (Henderson, 1955; Orem, 1971).
- Pflege als Wissenschaft und Kunst (Pschyrembel, 2003, S. 490–491, zit. n. Rogers, 1963). Ziel ist eine umfassende wissenschaftliche Fundierung der Pflege, um dem Menschen als einmaliges Wesen in der Ausübung (Kunst) der Pflege besser gerecht zu werden.

**Der International Council of Nurses (ICN[26]) definiert Pflege wie folgt:**
»Pflege umfasst die eigenverantwortliche Versorgung und Betreuung, allein oder in Kooperation mit anderen Berufsangehörigen, von Menschen aller Altersgruppen, von Familien oder Lebensgemeinschaften, sowie von Gruppen und sozialen Gemeinschaften, ob krank oder gesund, in allen Lebenssituationen (Settings). Pflege schließt die Förderung der Gesundheit, Verhütung von Krankheiten und die Versorgung und Betreuung kranker, behinderter und sterbender Menschen ein.«

Die heute geltende Definition von Pflege zeigt, dass es um Prävention zur Förderung der Gesundheit und um die Unterstützung bei der Versorgung geht.

Gesundheitsförderung, das aktive Handeln zur Erhaltung und Förderung der Gesundheit, wird immer mehr zum zentralen Thema des Pflegeberufs. Sind die Maßnahmen zur Gesundheitsförderung ausgeschöpft, kann pflegerische Unterstützung, beginnend bei der Anleitung zum eigenen Tun bis hin zur vollständigen Übernahme, notwendig werden.

## 3.1 Haftungsrechtliche Aspekte bei der Übernahme von Pflege

In diesem Kapitel wird dargestellt, wer nach heutiger Rechtslage in Deutschland Pflege übernehmen darf und unter welchen Voraussetzungen Behandlungspflege an pädagogische Fachkräfte delegiert werden kann.

In den Sozialgesetzbüchern V und XI wird der Begriff Pflege eindimensional und funktionell betrachtet. Es erfolgt eine Unterteilung in Grund- und Behandlungspflege[27] (SGB V, § 37, Abs. 1).

### Grundpflege

Unter Grundpflege (auch direkte Pflege) werden alltägliche, sich regelmäßig wiederholen-

26 Der ICN ist ein Zusammenschluss von 128 nationalen Berufsverbänden der Pflege und vertritt weltweit Millionen von Pflegenden.

27 Die Strukturierung in Grund- und Behandlungspflege ist aus pflegewissenschaftlicher Sicht falsch, wird jedoch immer noch zur Unterteilung pflegerischer Tätigkeiten herangezogen.

de Pflegeleistungen verstanden. Diese umfassen unter anderem die Unterstützung bei Nahrungsaufnahme, Körperpflege, Ausscheidungsvorgängen und der Förderung der Mobilität (SGB XI § 14, Abs. 4). Grundpflege darf auch von *nicht pflegefachlich ausgebildeten Personen* durchgeführt werden, sofern diese in die Tätigkeit eingewiesen wurden (SGB XI, § 75 Abs. 2). Für die Pflegepraxis bedeutet die Trennung zwischen Grund- und Behandlungspflege faktisch eine Abwertung der Grundpflege, die sich auch in ihrer Zuweisung an zumeist unerfahrene Pflegende oder ungelernte Aushilfen widerspiegelt. Ein Beispiel für die Folgen nicht fachgerechter Ausführung der Grundpflege ist, dass es immer wieder zu schmerzhaften Entzündungen am Penis kommt, weil die Vorhaut beim Waschen nicht zurückgezogen und der Belag hinter der Eichel nicht entfernt wird.

Die Hilfestellung bei der Grundpflege erfordert vom Mitarbeiter eine **hohe pflegefachliche und soziale Kompetenz** sowie die Anwendung von wissenschaftlich fundierten, pflegerischen Methoden und wird häufig in ihrer **Komplexität** unterschätzt.

## Behandlungspflege

Unter Behandlungspflege (auch spezielle oder medizinische Pflege) werden alle Leistungen verstanden, die vom behandelnden **Arzt angeordnet** werden und den Rahmen der Grundpflege übersteigen. Die Maßnahmen obliegen mit Ausnahme der sog. »Einfachsten Behandlungspflege«[28] dreijährig examinierten Pflegefachkräften, den Pflegefachfrauen/Pflegefachmännern sowie Kinderkrankenpflegern und staatlich anerkannten examinierten Altenpflegern (SGB V, § 37, Abs. 1, 2).[29]

Seit dem 01.01.2010 ist die Personalvereinbarung zum Wohn- und Teilhabegesetz verabschiedet. Bestandteil dieser Personalvereinbarung ist die sogenannte »offene Berufsgruppenliste«. Hiernach werden **Heilerziehungspfleger** nun auch als Pflegefachkräfte in Diensten der Eingliederungshilfe **anerkannt**, sofern diese eine **Nachqualifizierung** durchlaufen. Im Zusammenhang mit der pflegerischen Kompetenz von Heilerziehungspflegern sind Lehrpläne zu entwickeln, um entsprechende Nachqualifizierungen durchzuführen. Von einer rechtlich abgesicherten Erbringung von Behandlungspflege kann dann ausgegangen werden, wenn die erbringende Person im Rahmen ihrer Ausbildung oder einer Nachqualifizierung an staatlich anerkannten Ausbildungsstätten/Fachschulen sowohl theoretisch als auch praktisch in die jeweilige Tätigkeit eingewiesen wurde. Für Träger bedeutet dies, dass diese bspw. bei examinierten Pflegefachkräften davon ausgehen können, dass sie Injektionen vergeben und sterile Verbände anlegen können. Da die Ausbildungen der Altenpflege nicht von Beginn an bundeseinheitlich geregelt war bzw. die Heilerziehungspflege-Ausbildung bisher noch nicht

28 Hierzu »gehören nach Auffassung des Gerichts regelmäßig die Gabe von Tabletten nach ärztlicher Anweisung, das Messen des Blutdrucks oder des Blutzuckergehalts, das Anziehen von Thrombosestrümpfen sowie das An- und Ablegen einfach zu handhabender Stützverbände, das Einreiben mit Salben sowie die Verabreichung von Bädern. Die Hilfeleistung bei der oralen Einnahme von Tabletten nach ärztlicher Anweisung zählt dazu ebenso wie das Herrichten und Verabreichen von Tabletten nach ärztlicher Anweisung« (BSG, Urteil vom 25.02.2015, Seite 158).

29 Die sog. »Einfachste Behandlungspflege« (BSG, Urteil vom 25.02.2015) muss, sofern dies in den Landesrahmenverträgen vereinbart wird, in besonderen Einrichtungen (jedoch nicht in ambulanten Settings) von pädagogischen Mitarbeitern durchgeführt werden. Die Durchführung hat qualitätsgesichert zu erfolgen. »Deshalb sind Anleitung und Schulung der ausführenden MitarbeiterInnen sicherzustellen« (Die Fachverbände für Menschen mit Behinderung 2019).

bundeseinheitlich geregelt ist, gibt es teilweise erhebliche Abweichungen der Lehrpläne. Daher ist bei staatlich anerkannten Altenpflegern und Heilerziehungspflegern individuell zu prüfen, ob die Tätigkeit Teil der theoretischen und praktischen Ausbildung war. Deshalb dürfen bei diesen Berufsgruppen nur die in der Ausbildung theoretisch und praktisch vermittelten behandlungspflegerischen Tätigkeitigkeiten (im Status einer Fachkraft) übernommen werden. Die einfache Aussage, ein Heilerziehungspfleger sei als Pflegefachkraft in der Behindertenhilfe anerkannt, kann nicht dazu berechtigen, medizinische Behandlungspflege auszuüben, ohne vorab eine entsprechende Qualifizierung durchlaufen zu haben.

### Ärztliche Delegation

Träger, die kein examiniertes Pflegepersonal zur Verfügung haben, können medizinische Behandlungspflege auf dem Weg der ärztlichen Delegation von geeigneten Mitarbeitern[30] durchführen lassen. Um dies rechtsicher durchzuführen, weist der anordnende Arzt vorab von ihm ausgewählte, namentlich benannte Mitarbeiter in die Tätigkeit (z. B. eine Insulininjektion) ein und dokumentiert dies schriftlich. Bei dieser Art von Delegation handelt es sich um eine »ad persona« Delegation, was bedeutet, dass die eingewiesene Person diese Tätigkeit nur bei dem benannten Klienten durchführen darf. Da es sich nicht um Pflegefachkräfte handelt, ist es rechtlich nicht zulässig, dass die eingewiesene Person als Multiplikator für Kollegen fungiert oder die beschriebene Tätigkeit bei anderen als den benannten Personen durchführt.

Für den Träger bedeutet dies, dass er mehrere Mitarbeiter einweisen lassen muss, damit die behandlungspflegerische Tätigkeit auch zuverlässig ausgeführt werden kann.

Zu berücksichtigen ist ferner, dass ausgewählte Mitarbeiter die Übernahme von behandlungspflegerischen Maßnahmen ablehnen dürfen, sofern diese nicht Bestandteil ihrer Ausbildung waren.

## 3.2 Generalistische Pflegeausbildung

Die »Generalistische Pflegeausbildung« ist eine neue, reformierte Pflegeausbildung, die die bisherigen Ausbildungen der Alten-, Kranken- und Kinderkrankenpflege verbindet. Mit dem neuen Berufsabschluss »Pflegefachfrau« oder »Pflegefachmann« können die examinierten Fachkräfte in allen Pflegebereichen arbeiten.

Als Grundlage hierfür trat am 1. Januar 2020 das Pflegeberufegesetz (PflBG) in Kraft. Es definiert erstmals Aufgaben (vorbehaltene Tätigkeiten), die nur von Pflegefachkräften ausgeführt werden dürfen. Dies ist ein wichtiger Schritt zur Verbesserung der Versorgungsqualität und zur Stärkung des Berufsbildes der Pflege. Die Regelungen zu den vorbehaltenen Tätigkeiten gelten gleichermaßen für alle künftigen Pflegefachkräfte nach dem Pflegeberufegesetz sowie auch für alle bereits examinierten Pflegefachkräfte (Gesundheits- und Krankenpflegerinnen, Kinderkrankenpfleger und staatlich anerkannte Altenpfleger). Eine Differenzierung zwischen den einzelnen Berufsabschlüssen findet nicht statt.

30 Ein Mitarbeitender ist dann geeignet, wenn er vom Arzt als geeignet eingeschätzt wird und wenn er bereit ist, nach Einweisung in die Tätigkeit die Übernahmeverantwortung für die Durchführung der Tätigkeit zu übernehmen.

Im § 4 des Pflegeberufegesetz (PflBG) heißt es:

1) »Pflegerische Aufgaben nach Absatz 2 dürfen beruflich nur von Personen mit einer Erlaubnis nach § 1 Absatz 1 durchgeführt werden. Ruht die Erlaubnis nach § 3 Absatz 3 Satz 1, dürfen pflegerische Aufgaben nach Absatz 2 nicht durchgeführt werden.
2) Die pflegerischen Aufgaben im Sinne des Absatzes 1 umfassen
   1. die Erhebung und Feststellung des individuellen Pflegebedarfs nach § 5 Absatz 3 Nummer 1 Buchstabe a,
   2. die Organisation, Gestaltung und Steuerung des Pflegeprozesses nach § 5 Absatz 3 Nummer 1 Buchstabe b sowie
   3. die Analyse, Evaluation, Sicherung und Entwicklung der Qualität der Pflege nach § 5 Absatz 3 Nummer 1 Buchstabe d.
3) Wer als Arbeitgeber Personen ohne eine Erlaubnis nach § 1 Absatz 1 oder Personen, deren Erlaubnis nach § 3 Absatz 3 Satz 1 ruht, in der Pflege beschäftigt, darf diesen Personen Aufgaben nach Absatz 2 weder übertragen noch die Durchführung von Aufgaben nach Absatz 2 durch diese Personen dulden.«

Die aufgeführten pflegerischen Kernaufgaben sind ausschließlich Angehörigen der Pflegefachberufe vorbehalten, weil sie hierfür entsprechend qualifiziert sind. Ärzte sind von der Wahrnehmung dieser Aufgaben ausgeschlossen.Verstöße gegen die Vorbehaltsvorschrift können mit Geldbuße geahndet werden. Diese Regelung dient dem Gesundheitsschutz der zu pflegenden Personen und führt ganz nebenbei zur dringend notwendigen Aufwertung des Pflegeberufs.

Für besondere Einrichtungen der Eingliederung bedeutet diese gesetzliche Neuregelung, dass sie jetzt schon für die Pflegeprozesssteuerung und fachliche Überwachung sowie die pflegerische Qualitätssicherung ausschließlich examinierte Pflegefachkräfte einsetzen dürfen.

Hierbei ist zu berücksichtigen, dass die Ausbildung zur Heilerziehungspflege nicht in die Gruppe der sog. Heilberufe fällt und demnach ausgebildete Heilerziehungspfleger die Pflegeprozesssteuerung nicht übernehmen dürfen, während staatlich anerkannte Altenpflegerinnen hierfür benannt werden können.

Ob für den Bereich der Eingliederungshilfe gesetzliche Ausnahmeregelungen, ähnlich der Regelung zur sog. Einfachsten Behandlungspflege, geschaffen werden, ist derzeit noch nicht absehbar.

*Verwendete Literatur:*


- Stellungnahme, Probleme bei der Umsetzung der Vorschrift zur Ausübung vorbehaltener Tätigkeiten (§ 4 Pflegeberufegesetz)-Anmerkun-gen und Lösungsvorschläge, Büscher, Andreas /Igl, Gerhard / Klie, Thomas / Kostorz, Peter / Kreutz, Marcus / Weidner, Frank/ Weiß, Thomas / Welti, Felix, Dezember 2019, https://www.pflegebevollmaechtigter.de/files/upload/pdfs_allgemein/Stellungnahme%20vorbehaltene%20T%C3%A4tigkeiten.pdf, Zugriff: 11.07.21
- Gesetz über die Pflegeberufe 1 (Pflegeberufegesetz - PflBG) https://www.gesetze-im-internet.de/pflbg/__4.html#:~:text=%20Gesetz%20%C3%BCber%20die%20Pflegeberufe%201%20%28Pflegeberufegesetz%20-,als%20Arbeitgeber%20Personen%20ohne%20eine%20Erlaubnis...%20More%20, Zugriff 11.07.21

## 3.3 Anforderungen an die Pflege von Menschen mit geistigen Behinderungen

Menschen mit geistigen Behinderungen durchlaufen entwicklungspsychologisch andere Wege als Menschen ohne geistige Behinderungen. Daher sind »normale« Verhaltensregeln häufig nicht anwendbar. Ein adäquates Verstehen, Einordnen und Reagieren auf Verhaltenweisen geistig behinderter Klienten setzt einen intensiven, teilweise über Monate und Jahre gepflegten **Beziehungsaufbau** zwischen Klient und Mitarbeiter voraus. Die Kommunikation und die Gestaltung des Beziehungsprozesses während der Pflegehandlung erfolgen vielfach auf der nonverbalen Ebene und erfordern von den Mitarbeitern ein hohes Maß an sozialer und kommunikativer Kompetenz sowie eine ausgezeichnete Beobachtungsgabe.

> Von besonderer Bedeutung ist auch die **Interpretation von Symptombildern**, da Symptome häufig in untypischer Weise zum Ausdruck kommen. Die ärztliche Anamnese und Diagnostik ist erschwert, weil diese häufig als Fremdanamnese erhoben werden muss. So ist die Ärztin auf die genaue Beobachtung, fachgerechte Verlaufsdokumentation und Informationsweitergabe aller am Prozess der Betreuung Beteiligten angewiesen.

Weil sich Klienten häufig in verschiedenen Betreuungssettings (z. B. Besondere Wohnangebote, Förderstätte oder Werkstatt, Betreuung durch Angehörige und Therapeuten) bewegen, kommt es bei der Krankheits- und Verhaltensbeobachtung zu Informationsverlusten. »Die richtige Einordnung des Beschwerdebildes wird durch eine duldende Haltung des Menschen mit Behinderungen, die zu einer Diskrepanz von Schwere der Symptome und zugrunde liegenden Beschwerden führt, zusätzlich erschwert« (Nicklas-Faust, 2006, S. 23).

In der Pflege von Menschen mit Behinderungen ist ferner zu berücksichtigen, dass diese einen erschwerten Zugang zur gesundheitlichen Versorgung haben und Krankheiten in anderen Häufigkeiten auftreten. »So stellte sich in einer Untersuchung an Menschen mit geistiger Behinderung heraus, dass diese durchschnittlich an 2,5 gravierenden und 2,9 weniger schwerwiegenden Gesundheitsstörungen litten, die nur etwa zur guten Hälfte bekannt waren und nur zur Hälfte angemessen behandelt waren« (ebd., S. 24).

Im Erkrankungsmuster gibt es laut Nicklas-Faust (2006) deutliche Häufungen für Erkrankungen der Sinnesorgane, neurologische und psychiatrische Erkrankungen. Nach Erfahrung der Autorin hat ein Teil der praktizierenden Ärzte nur unzureichende Kenntnisse und Erfahrungen in Bezug auf Diagnostik und medizinische Versorgung von Menschen mit geistigen Behinderungen.

Pflegenden in der Behindertenhilfe kommt daher eine besondere Rolle in der Krankenbeobachtung und der Einleitung medizinischer und pflegerischer Maßnahmen zu. Laut Nicklas-Faust belegt eine Studie jedoch eine große Diskrepanz zwischen Einschätzung der Betreuungspersonen und den objektiven Untersuchungsbefunden, was einen weiteren Erschwernisfaktor in der Pflege von Menschen mit geistiger Behinderung darstellt (vgl. Nicklas-Faust, 2006).

Die Besonderheit liegt demnach nicht in den Pflegetechniken, sondern in den komplexen Anforderungen, die in der Pflege von Menschen mit geistigen Behinderungen zu berücksichtigen sind.

Daher werden Sie keine neuen Pflegemethoden für den Behindertenbereich in diesem Buch finden. Die Pflegetechniken orientieren sich an aktuellen pflegewissenschaftlichen Erkenntnissen. Beispielsweise wird eine Dekubitusprophylaxe immer nach denselben

Prinzipien – der Druckentlastung, Förderung der Mobilität und Hautpflege – erfolgen. Diese Erfolgsfaktoren zur Gesundheitsförderung sind unabhängig von der geistigen Verfassung der Klienten. Die Unterschiede liegen in den Voraussetzungen zur interaktiven Beziehungsgestaltung. So sind den Möglichkeiten der verbalen Interaktion und Kommunikation, der Schulung und Beratung von Menschen mit Behinderungen durch die kognitiven Möglichkeiten klare Grenzen gesetzt.

Die in diesem Buch beschriebenen Instrumente (wie z. B. der Schmerzerfassungsbogen für Menschen, die sich verbal nicht äußern können) helfen Mitarbeitenden, ihre Klienten besser zu verstehen.

## 3.4 Pflege und Sexualität

### Bedeutung der sexuellen Identität

Es ist heute selbstverständlich, geistig behinderten Menschen dieselben Rechte auf Entfaltung ihrer Persönlichkeit und Sexualität zuzugestehen wie nicht behinderten Menschen. Sexualität bedeutet Beziehungen einzugehen, Zärtlichkeit und Liebe zu geben und zu empfangen sowie Erotik und Selbstbefriedigung auszuleben.

»Die sexuelle Entwicklung ist für Menschen mit geistigen Behinderungen ebenso bedeutungsvoll wie für jeden anderen Menschen« (pro familia, 1998, S. 5).

Medizinisch gesehen gibt es nur wenige schwere geistige Behinderungsformen, die eine Entwicklung sexuellen Begehrens nicht ermöglichen. Dies trifft laut pro familia insbesondere auf Klienten zu, deren genitale Organfunktionen unterentwickelt sind (z. B. Minderwuchs von Genitalien, ausbleibende Regelblutung oder Samenerguss, Fehlen sekundärer Geschlechtsmerkmale wie Schambehaarung). Etwa ab dem sechsten Lebensmonat fangen Kinder an, lustvoll mit ihrem Körper umzugehen. Wir wissen von Menschen mit geistiger Behinderung, dass sich körperliche und sexuelle Fähigkeiten zumeist langsamer entwickeln als bei anderen Menschen und sie mehr ausgeprägte Zuwendung brauchen, damit ihre Empfindungsfähigkeit geweckt wird (vgl. Wagner-Stolp, 2004).

»Die sexuelle Entwicklung verlangt – wie andere Entwicklungsbereiche auch – Anregung und Übung. Wer allzu selten Zärtlichkeit empfängt, der lernt auch nicht zärtlich zu sein; sein Körper wird für sexuelle Reize nicht empfindsam. Es kommt also vor allem auf die liebevollen zärtlichen Körperkontakte an, auf die bereits Babys mit Reaktionen des Wohlfühlens reagieren« (Wagner-Stolp, 2004).

### Beratung im Umgang mit Sexualität

Im alltäglichen Zusammenleben mit geistig behinderten Menschen bereitet der Umgang mit sexuellen Ambitionen der Klienten nach wie vor große Umsetzungsschwierigkeiten. Viele Erzieherinnen, pädagogisch-therapeutische Mitarbeiterinnen und Eltern stoßen an persönliche und fachliche Grenzen, wenn es um die Förderung und Verwirklichung sexueller Selbstbestimmung für Menschen mit einer geistigen Behinderung geht. Das Sexualleben geistig behinderter Menschen löst nach wie vor in ihrem Umfeld häufig Hilflosigkeit und Befangenheit aus (vgl. Walter, 1994).

Schon in einer 1980 veröffentlichten Studie wurde herausgefunden, dass die Sexualität geistig behinderter Menschen und ihr jeweiliges Sexualverhalten in erster Linie abhängig sind von der Toleranzbreite der moralischen Einstellung und den Ge- bzw. Verboten ihrer Eltern und Betreuerinnen (vgl. Walter, 1994).

Es ist eine wichtige Voraussetzung für Mitarbeitende, die Klienten mit geistigen Behinderungen »sexualpädagogisch« zu betreuen und eine entspannte, offene Haltung ihrer eigenen Sexualität gegenüber zu haben. Beratungsinhalte, bei denen sich Mitarbeitende nicht sicher fühlen, können auch an externe Berater (z. B. Psychologen) delegiert werden.

In der pflegerischen Arbeit mit Menschen begegnen Mitarbeitende zwangsläufig auch dem Thema Sexualität und haben die Aufgabe, das Thema in den Alltag zu integrieren, die Klienten bei der Suche nach ihrer sexuellen Identität zu unterstützen, ihnen für Fragen (z. B. Verhütung, körperliche Veränderungen) zur Verfügung zu stehen und auf Befindlichkeiten (z. B. Schamgefühl) Rücksicht zu nehmen. So kann beispielsweise die erste Regelblutung oder der erste nächtliche Samenerguss unaufgeklärte Jugendliche in Angst und Schrecken (z. B. schwer krank zu sein oder zu verbluten) versetzen. Es ist herauszufinden, ob Klienten (in bestimmten Lebensphasen oder grundsätzlich) gleichgeschlechtliche pflegerische Unterstützung wünschen.

## Selbstbefriedigung

**Fallbeispiel**

Bezüglich der Selbstbefriedigung ihres 17-jährigen Sohnes mit Trisomie 21 berichtet eine Mutter wie folgt:

»Tim geht, wenn er aus der Werkstatt nach Hause kommt, stets zunächst in sein Zimmer, legt sich bäuchlings auf den Teppich und fängt an zu rütteln, zu stoßen, er macht beischlafähnliche Bewegungen. Mir ist klar, dass Tim sexuell erregt ist und sich befriedigen will, aber offensichtlich weiß er nicht, wie das geht. Schließlich bleibt er mit knallrotem Gesicht, atemlos, völlig verschwitzt erschöpft liegen. Noch eine Weile danach ist er schlecht gelaunt« (pro familia, 1998, S. 12).

Das Fallbeispiel verdeutlicht, dass Tim Hilfe braucht, um eine Methode der Selbstbefriedigung zu erlernen, die es ihm ermöglicht, diese lustvoll auszuleben. Dies gilt selbstverständlich auch für Mädchen und junge Frauen, die ihre Klitoris auch nicht immer auf Anhieb finden (vgl. pro familia, 1998, S. 12).

Selbstbefriedigung zu erlernen ist nicht nur von Bedeutung, weil darüber Lust empfunden und Aggressionen abgebaut werden können, sondern weil es für einige Menschen mit geistiger Behinderung der einzige Weg ist, sexuelle Befriedigung zu erlangen. Schließlich ist aufgrund vieler sexueller Barrieren (z. B. mangelnde Intimsphäre durch Heimunterbringung, Unterdrückung sexueller Ambitionen durch Eltern und Mitarbeitende) davon auszugehen, dass ein Teil der Menschen mit geistigen Behinderungen nie Geschlechtsverkehr haben kann.

## Schwangerschaftsverhütung

Laut pro familia (1998) ist nicht zu erwarten, dass es schon recht bald nach Beginn der Pubertät zum ersten Geschlechtsverkehr kommt. Menschen mit geistiger Behinderung freuen sich im Allgemeinen recht lange Zeit über Zärtlichkeiten, sollten jedoch frühzeitig über die Möglichkeiten der Schwangerschaftsverhütung aufgeklärt werden. »Wir können zumeist davon ausgehen, dass Menschen, die gelernt haben, einen Geschlechtsverkehr zu vollziehen, auch in der Lage sind, für eine Schwangerschaftsverhütung zu sorgen« (Stolp-Wagner, 2004).

Wobei davor gewarnt werden sollte, dass die diesbezügliche Anleitung so klausuliert erfolgt, dass der Klient sie dann doch nicht versteht. So wurde der Autorin von einem Klienten berichtet, dass ihm die Anwendung von Kondomen praktisch am Besenstiel vorgeführt wurde. Kurz darauf kam es zur Schwangerschaft, obwohl der Besenstiel mit übergezogenem Kondom neben dem Bett stand.

### Sexueller Missbrauch

Mädchen, Frauen, Jungen und Männer mit geistiger Behinderung unterliegen einer höheren Gefahr, Opfer sexuellen Missbrauchs zu werden. Täter haben es leichter, die sexuelle Selbstbestimmung zu verletzen, wenn Opfer sich nicht äußern können und nicht selbstsicher und stark genug sind, Übergriffe auf ihren Körper abzuwehren. Wie in der übrigen Bevölkerung erfolgt der sexuelle Missbrauch von Menschen mit geistiger Behinderung auch überwiegend durch nahestehende Personen. Als Täter kommen Verwandte (Vater, Onkel), aber auch Nachbarn oder enge Bezugspersonen (z. B. Mitbewohner, Mitarbeitende der internen und externen Tagesstruktur) infrage. Als präventive Maßnahmen dienen insbesondere

- die Stärkung der Selbstbestimmung,
- frühzeitige sexuelle Aufklärung,
- die Förderung der sexuellen Entwicklung.

Durch die Auseinandersetzung mit der Problematik des sexuellen Missbrauchs wurde erkannt, dass sexuell auffälliges und nicht altersadäquates Verhalten Folge eines sexuellen Missbrauchs sein kann. Auffälligkeiten können sich beispielsweise in der häufigen Verwendung obszöner sexualisierter Begriffe zeigen (vgl. Enders, 1990). Jedoch können auch Körperschädigungen wie z. B. Hämatome auf den Oberschenkelinnenseiten Hinweise darauf sein. Wird ein Klient beispielsweise vom Fahrdienst nach Hause gebracht und es besteht der Verdacht, dass der Fahrer den Klienten missbraucht haben könnte, ist es wichtig, diesem Verdacht auch nachzugehen. Hierzu gehören sowohl die Sicherstellung des Verdachtsmaterials (Inkontinenzmaterialien und Kleidung, auf denen z. B. Sperma nachgewiesen werden könnte) als auch die Information der Bereichsleitung, um weitere Schritte (z. B. eine Anzeige) einzuleiten.

### Projektion

Nicht selten entwickeln Klienten sexuelle Fantasien bis hin zu klaren erotischen, sexuellen Wünschen, die sich teilweise auch auf ihre Betreuer richten. Sie äußern oder zeigen ihr Bedürfnis nach Berührung, Zärtlichkeit und wollen nicht als Kinder, sondern als sexuelle Wesen wahrgenommen werden. Hier bedarf es einer klaren Abgrenzung der Mitarbeitenden gegenüber den Klienten und eines Verhaltens, das unrealistischen Wunschvorstellungen keine Nahrung gibt.

## 3.5 Alterungsprozess und Umgang mit Sterben und Tod

Alterungsprozesse gehen bei allen Menschen – ob behindert oder nicht behindert – mit körperlichen Veränderungen einher. Folgende Veränderungen sind zu beobachten:

- verminderte körperliche und geistige Leistungsfähigkeit
- Abnutzungserscheinungen der Sinnesorgane (z. B. Seh- und Hörverschlechterung) und der Gelenkfunktionen (z. B. Arthrose)

- vermehrtes Auftreten von langwierigen und/oder chronischen Erkrankungen
- Beeinträchtigung der Beweglichkeit, Mobilitätsverlust
- Nachlassen der Kräfte, schnelle Ermüdbarkeit mit einem erhöhten Bedarf an Ruhepausen
- Ruhe-, Rückzugs- und Schlafbedürfnis auch am Tag.

## Wahrnehmung und Selbstbild

Die Auseinandersetzung mit und die eigene Wahrnehmung des Alternsprozesses verläuft bei Menschen mit geistigen Behinderungen unterschiedlich. Oft wird der eigene körperliche Abbau entweder nicht wahrgenommen oder aber verleugnet, so dass Klienten sich überschätzen und dadurch auch gefährden. Der Lebensradius nimmt ab, sie haben weniger Handlungsmöglichkeiten als früher und können manches nicht mehr selbst tun, die körperlichen Grenzen werden enger (vgl. Ding-Greiner & Kruse, 2010). Unterschiede zeigen sich auch in Bezug auf das Selbstbild und die Verarbeitungsmöglichkeiten altersbedingter Körperveränderungen und Leistungseinbußen. Gruppenleiter, die mit älteren geistig behinderten Klienten das Seminar »Selbstbestimmt älter werden« durchführten, berichten in diesem Zusammenhang von folgender Erfahrung:

> Die Eigenwahrnehmung des biologischen Alters und die soziale Alterseinschätzung der Teilnehmer klaffen teilweise weit auseinander.

Während des Seminars konnte die überwiegende Anzahl der Teilnehmer ihr biologisches Alter exakt angeben, ordnete sich jedoch auf einer Skala der Lebensstadien (Kind – Jugendlicher – junger Erwachsener – Erwachsener – alter Mensch) bei den 20- bis 25-Jährigen ein. Obwohl die älteren Menschen mit geistigen Behinderungen körperlich schon lange erwachsen sind, werden sie von ihrer Umgebung offensichtlich nicht als Erwachsene angesehen und entsprechend behandelt. Das aus der lebenslangen Behandlung als Kind resultierende inkongruente Selbstbild macht es dem älter werdenden Menschen mit geistigen Behinderungen schwer zu verstehen, dass bei ihm altersbedingt körperliche Alterungsprozesse (z. B. Verschlechterung des Hör- und Sehvermögens, Abnahme der Leistungsfähigkeit) einsetzen (vgl. Wunder, 2011).

**Welche Veränderungen kommen auf die Mitarbeitenden und die Einrichtungen zu?**
Kommen die Klienten »in die Jahre«, ist neben pädagogischen Kenntnissen auch Fachwissen auf dem Gebiet der Gesundheits- und Altenpflege und Gerontopsychiatrie notwendig, um adäquat auf altersbedingte Veränderungen eingehen zu können. Es ergeben sich für Mitarbeitende folgende neue Aufgabenstellungen:

- Übernahme einer Lotsenfunktion in Bezug auf gesundheitliche Bereiche (▸ Kap. 3.2 Vorsorgeuntersuchungen)
- Einholung von Expertisen zu pflegerischen Fragen, z. B. Pflegebedarfserhebung, fachlich fundierte Ziel- und Maßnahmenplanung (alternativ Strukturierte Informationssammlung (SIS) und Maßnahmenplanung (entbürokratisierte Variante))
- Ggf. Anwendung von Assessmentverfahren zum Ermitteln pflegerischer Risiken, falls diese nicht schon durch in Augenscheinnahme erkennbar sind (z. B. Dekubitus- und Sturzrisiko, Schmerzerfassung bei Menschen, die sich nicht äußern können, Demenz)
- Begleitung zu oder Anleitung bei der Durchführung prophylaktischer und therapeutischer Maßnahmen

- Umgang mit gerontopsychiatrisch ausgelösten Verhaltensweisen
- Unterstützung bei der Auseinandersetzung mit unheilbaren Erkrankungen
- Begleitung von Klienten und Angehörigen in der Sterbephase
- Einführung von Pflegestandards
- (Vermittlung von) Beratung, Schulung zu gesundheitsbezogenen Fragestellungen

## Umgang mit Sterben und Tod

Das Zuhause von Menschen mit einer geistigen Behinderung ist in vielen Fällen die Wohnstätte oder Wohngruppe, in der die Klienten in familienähnlichen Strukturen leben. Bei Mitarbeitenden besteht überwiegend der Wunsch, dass die Klienten die häusliche Umgebung zum Sterben nicht verlassen müssen. Häufig beginnt die Auseinandersetzung mit dem Thema Sterben jedoch erst in dem Moment, in dem ein Sterbefall absehbar ist.

Mitarbeitende, die völlig unvorbereitet dem Sterbeprozess gegenüberstehen, sind nicht selten überfordert. Gerade wenn es ihre erste Begegnung mit einem Sterbenden ist, wissen sie nicht, wie sie sich verhalten sollen. Sie wissen teilweise nicht, wann der richtige Zeitpunkt gekommen ist, um mit einer Sterbebegleitung zu beginnen und wie diese Phase gestaltet werden kann. Emotional sind sie mit der eigenen Trauer um den lieb gewonnenen Klienten, der Notwendigkeit loszulassen und dem Abschied befasst. Es kann sein, dass sie sich hilflos einem Prozess ausgeliefert sehen, den sie weder zu gestalten wissen noch aufhalten können. Teilweise schätzen Mitarbeitende den Beginn der Sterbephase falsch ein und haben das Gefühl, sie dürften den vermeindlich Sterbenden nicht mehr allein lassen. Infolgedessen kann es vorkommen, dass aus Sorge um das Wohl des Klienten und Unsicherheit im Umgang mit Sterbenden über Wochen und Monate zusätzliche Dienste geleistet werden. Teilweise fällt es Mitarbeitenden schwer loszulassen und sich professionell abzugrenzen, was zu einer Überversorgung von todkranken Klienten führen kann. Verstirbt der Klient nach einer langen Phase der intensiven Sterbebegleitung, fühlen sich die Mitarbeitenden teilweise völlig erschöpft und ausgebrannt. Zudem ist die emotionale Bindung zu den über Jahre oder Jahrzehnte intensiv betreuten Klienten meist sehr hoch und einige Mitarbeitende durchlaufen eine intensive Trauerphase.

Die unvorbereitete Konfrontation mit dem Sterbeprozess ist demnach keine gute Ausgangslage, um eine Sterbebegleitung handlungssicher zu leisten und gut zu bewältigen.

Daher sollten sich Einrichtungen und Mitarbeitende im Vorfeld absehbarer Todesfälle mit folgenden Fragen befassen (Jennessen & Voller, 2007, S. 64):

- »Auf welche Weise werden final erkrankte Bewohner einer Wohneinrichtung in ihrer letzten Lebensphase durch die Mitarbeiter begleitet?
- Wie gehen die Mitarbeiter mit den Herausforderungen der Aufgabe der Sterbebegleitung um?
- Welche Funktion kann ein ambulantes Hospiz in diesem Themenkomplex haben?«

Zur Auseinandersetzung mit diesen komplexen Fragen gehört auch die Auseinandersetzung mit der eigenen Sterblichkeit. Daher sollte das Thema nicht nebenher als letzter Tagesordnungspunkt in einer Dienstbesprechung bearbeitet werden. Es bietet sich vielmehr an, mit fachlich qualifizierten Dozenten im Rahmen von Tagesveranstaltungen an den Themen zu arbeiten. Es gibt bundesweit eine Vielzahl **ambulanter Hospizdienste,** die zum Umgang mit Sterbebegleitung **Seminare** anbieten.

Ambulante Hospizdienste bieten ferner über ehrenamtlich tätige, ausgebildete Mitarbeiter unentgeltlich Besuchsdienste an. Direkt vor Ort unterstützen, begleiten und beraten sie Angehörige und Mitarbeitende.

Ist ein Verbleib in der Häuslichkeit (z. B. aufgrund von umfangreichen behandlungspflegerischen Erfordernissen) nicht möglich, stehen in **stationären Hospizen** Abteilungen zur Verfügung, die Sterbende ganz individuell begleiten.

Mitarbeiter, die Unterstützung und Beratung suchen, können sich z. B. über den »Deutschen Hospiz- und PalliativVerband e. V.« über regionale Beratungsstellen informieren.

### Weiterführende Informationen

Mitglieder des Deutschen Hospiz- und PalliativVerbandes e. V. (DHPV) sind ambulante, teilstationäre und stationäre Hospize sowie Palliativstationen, dies zum größten Teil über die 16 Landesarbeitsgemeinschaften Hospiz bzw. Hospizverbände.

Deutscher Hospiz- und PalliativVerband e. V.
Aachener Str. 5, 10713 Berlin
Tel. 030 82 00 758-0 Fax 030 82 00 758-13
info@dhpv.de www.dhpv.de

### Buchtipp

Bruhn, R., Straßer, B. (Hrsg.) (2014). Palliative Care für Menschen mit geistiger Behinderung. Stuttgart: Kohlhammer.

Dieses praxisorientierte Fachbuch gibt Anregung für die Weiterentwicklung einer Palliative Care und Hospizarbeit für Menschen mit geistiger Behinderung. Im Fokus stehen dabei die medizinisch pflegerische Betreuung, die psychosoziale Begleitung und der Umgang mit schwerer Krankheit, Sterben, Tod und Trauer. Ethische Betrachtungen und Projektberichte runden das Werk ab.

# II Konzeptionelle Ansätze zur Integration von Pflege

Die Entwicklung der letzten Jahre zeigt, dass der Umfang der zu erbringenden pflegerischen Leistungen in Diensten der Eingliederungshilfe stetig ansteigt. Die sich verändernden Bedarfslagen erfordern eine Auseinandersetzung mit Fragen der Erbringungspraxis, Qualitätssicherung und Finanzierung dieser Leistungen. Diese Anforderungen beziehen sich insbesondere auf:

1. die fachgerechte Ausführung von Pflegeleistungen sowie das Erkennen der pflegerischen Bedarfe und Gesundheitsrisiken,
2. die Entwicklung von Leitlinien und Verfahrensanweisungen und
3. die erforderliche Fortbildung von pädagogischem Personal.

**Wie können sich Dienste der Eingliederungshilfe auf die Übernahme pflegerischer Aufgaben vorbereiten?**
Im Rahmen des Qualitätsmanagements sind für die Entwicklung des Bereichs Pflege Ressourcen bereitzustellen, um diesen schrittweise zu entwickeln. Dies kann beispielsweise über eine zeitlich begrenzte Schwerpunktsetzung auf das Thema Pflege erfolgen. Über einen Projektzeitraum von ca. drei Jahren können so benötigte **Leitlinien**, **Verfahrensanweisungen** und **Erfassungsinstrumente** ausgearbeitet und Mitarbeitende gezielt zu pflegerischen Themen geschult werden.

Neben der Qualifizierung der Mitarbeitenden sollten auch konzeptionelle Überlegungen in den Prozess einfließen. Hierzu sollten die zu erwartenden veränderten Anforderungen, die sich aus einer zunehmenden Pflegebedürftigkeit der Klienten ergeben (z. B. Betreuung von multimorbiden Klienten, Menschen mit Demenzerkrankungen), in Hinblick auf die hierfür benötigten Versorgungsstrukturen (z. B. Tagesstruktur, Dienstzeiten, Refinanzierung zusätzlicher Angebote) überdacht werden. Im Folgenden werden die Anforderungen im Einzelnen erläutert:

**Sicherstellung der fachgerechten Ausführung von Pflegetätigkeiten**
Damit pflegerische Assistenz fachgerecht ausgeführt wird und die fachliche Anleitung von Mitarbeitenden ohne pflegerische Ausbildung sichergestellt ist, sind in jedem Arbeitsbereich pflegefachlich qualifizierte Mitarbeiter einzusetzen. In Abhängigkeit von der Größe, Struktur und konzeptionellen Ausrichtung der Einrichtungen ist eine Entscheidung über die grundsätzliche Vorgehensweise zu treffen. Folgende Varianten sind aus Sicht der Autorin praxistaugliche Beispiele hierfür:

- Vorhandene examinierte Pflegefachkräfte, die derzeit nicht im Berufsbild der Pflegefachfrau, Gesundheits- und Kranken-, Kinder- oder Altenpflege arbeiten, durchlaufen eine interne oder externe Qualifizierungsmaßnahme, um ihr Fachwissen auf den neusten wissenschaftlichen Stand zu bringen. Schon während sie sich fachlich auf den neusten Stand bringen, übernehmen sie behandlungspflegerische Maßnahmen und weisen pädagogische Mitarbeiter in grundpflegerische Tätigkeiten ein.
- Pflegefachkräfte (Pflegefachfrauen/männer, Gesundheits- und Kranken- oder Altenpfleger) werden als Multiplikatoren eingestellt, um sich im Schwerpunkt um die pflegerischen Belange der Klienten zu kümmern. Diese Pflegefachkräfte übernehmen alle behandlungspflegerischen Maßnahmen und weisen pädagogische Mitarbeiter in grundpflegerische Tätigkeiten ein.
- In jedem Arbeitsbereich absolvieren alle (oder ein Großteil der) Pädagogen, die sie auf die Übernahme pflegerischer Aufgaben vorbereiten, interne oder externe Qualifizierungsmaßnahmen. Zusätzlich werden je nach Größe der Einrichtung (eine oder mehrere) Pflegefachkräfte eingestellt, die für die Anleitung und Sicherstellung der Pflegequalität verantwortlich sind. Diese »Leiterinnen der Pflege« stehen als Ansprechpartner zur Verfügung und übernehmen eigenverantwortlich die pflegefachliche Aufsicht.

Bei den ersten zwei Varianten ist zu bedenken, dass zwar praktische Probleme auf der operativen Ebene schnell gelöst werden, dass jedoch eine intensive Auseinandersetzung mit dem Thema Pflege den vorhandenen pädagogischen Mitarbeitern nicht angestoßen wird.

Träger, die es als notwendig erachten, dass pädagogische Mitarbeiter ein **neues Berufsverständnis** entwickeln, das die Erbringung von pflegerischen Leistungen als integralen Bestandteil eines ganzheitlichen behindertenpädagogischen Konzepts versteht, sollten ihre pädagogischen Mitarbeiter in der Breite pflegerisch fortbilden.

Kombinationen der vorgestellten Varianten sind möglich. Eine allgemeine Empfehlung – im Sinne einer bestmöglichen Vorgehensweise – kann nicht ausgesprochen werden, da jeder Träger über unterschiedliche Ressourcen und Rahmenbedingungen verfügt.

**Entwicklung von Pflegeleitlinien und Verfahrensanweisungen (Standards)**

Neben dem Einsatz pflegerisch qualifizierten Personals sollten auch Pflegeleitlinien und Verfahrensanweisungen für die praktische Durchführung pflegerischer Maßnahmen erarbeitet werden. Ziel ist es, über die Leitlinien eine fachlich korrekte und einheitliche Vorgehensweise aller Mitarbeitenden im Umgang mit pflegerischen Problemen sicherzustellen. Sind routinemäßige und wiederkehrende Handlungen der Grundpflege, sog. »**Immerso Routinen**«, über hausinterne Standards/Leitlinien beschrieben, reduziert sich der Dokumentationsaufwand in der Planung, weil nicht mehr jeder Teilschritt zu beschreiben ist. In der Planung kann auf die Verfahren verwiesen werden und die Aufzeichnungen im Berichtsblatt können sich ausschließlich auf das Auftreten von Abweichungen konzentrieren (vgl. Beikirch, Kämmer, Roes, Handlungsanleitung Strukturmodell (Version 1.0), 2014, S. 16). Sie sind ein grundlegendes Mittel zur Qualitätssicherung und werden alle zwei Jahre auf Aktualität überprüft (evaluiert). Es wird zwischen Pflegeleitlinien und Verfahrensanweisungen (= Standards) unterschieden. Bei beiden Dokumenten handelt es sich um Prozessbeschreibungen, in denen

- personelle Qualifikation und strukturelle Voraussetzungen,
- der zur fachgerechten Ausführung einzuhaltende Prozessablauf sowie

- erwünschte Prozessergebnisse/angestrebte Ziele beschrieben werden.

a) Verfahrensanweisungen
Für Tätigkeiten, bei denen immer die **gleiche Prozessabfolge** eingehalten werden muss (z. B. bei Medikamentengaben, Insulininjektionen), ist die Entwicklung von Verfahrensanweisungen zu empfehlen. Im Unterschied zu Pflegeleitlinien dienen Verfahrensanweisungen (oder Standards) dazu, deutlich zu machen, dass es sich um eine Prozessabfolge handelt, die immer genau so ausgeführt werden muss, wie es in der Verfahrensanweisung steht. Dies trifft insbesondere auf die **medizinische Pflege** (ärztlich angeordnete Behandlungspflege) zu. Eine abweichende Vorgehensweise ist nur in begründeten Ausnahmefällen zulässig.

b) Leitlinien
Leitlinien zeigen einzuhaltende Grundsätze und pflegewissenschaftlich anerkannte Maßnahmen auf. Im Unterschied zu Verfahrensanweisungen oder Standards werden **verschiedene Möglichkeiten** der Vorgehensweise angeboten. Insofern ermöglichen Leitlinien die Vorgehensweise, die sich individuell an den Wünschen des Klienten orientiert. Die Entwicklung von Leitlinien wird für die Regelung von **grundpflegerischen Tätigkeiten**, die häufig erbracht werden und bei denen die Gefahr von Fehlerquellen als hoch einzuschätzen ist, empfohlen.

**Bildung einer Arbeitsgruppe/eines Qualitätszirkels**
Zur Entwicklung von Pflegeleitlinien und Verfahrensanweisungen (Prozessbeschreibungen) wird eine Arbeitsgruppe/ein Qualitätszirkel aus Mitarbeitenden dem Thema betreffender Arbeitsbereiche sowie einer Pflegeexpertin gebildet. Werden Prozessbeschreibungen erarbeitet, die eine Zusammenarbeit und Klärung der Schnittstellen zu anderen Bereichen erfordern, sind entsprechende Ansprechpartner einzubeziehen. Wird beispielsweise die Leitlinie »Umgang mit Übergewicht« erarbeitet, ist es sinnvoll, neben den pädagogischen Mitarbeitern auch die Hauswirtschafts- und Küchenleiterin einzubeziehen. In Prozessbeschreibungen erfolgen Festlegungen zu folgenden Kriterien:

- Strukturkriterien (welche personellen, strukturellen und materiellen Voraussetzungen sind erforderlich),
- Prozesskriterien (auf welche Weise und Abfolge sind Tätigkeiten/Hilfestellungen auszuführen) und
- Ergebniskriterien (welche Ergebnisse werden angestrebt).

**Einbeziehung aller Mitarbeitenden**
Zwischenergebnisse der zu erarbeitenden Leitlinien/Verfahrensanweisungen werden durch die Mitglieder der Arbeitsgruppe den nicht an der Arbeitsgruppe beteiligten Mitarbeitenden schon während der Entwicklung vorgestellt. Diese Vorgehensweise stellt sicher, dass alle Mitarbeitenden in den Entwicklungsprozess eingebunden sind und ihre Änderungsvorschläge einbringen können. Je intensiver diese Einbindung der Mitarbeiterschaft erfolgt, desto erfolgreicher verläuft die Einführung neu entwickelter Leitlinien.

Nach diesem Abstimmungsprozess ggf. auch Probelauf erfolgt die Freigabe der Leitlinie/Verfahrensanweisung durch die Leitung. Mit der Freigabe werden die Leitlinien/Verfahrensanweisungen zur (rechts)verbindlichen Arbeitsgrundlage aller Mitarbeitenden. Die Prozessbeschreibungen werden eingeführt und im Qualitätshandbuch hinterlegt. Dort können diese jederzeit (z. B. im Rahmen der Einarbeitung, bei aktuell auftretenden Fragen) von Mitarbeitenden eingesehen werden. Für folgende **grundpflegerische Prozesse** wird die Entwicklung von Pflegeleitlinien empfohlen:

- Umgang mit Dehydratation (unzureichender Flüssigkeitsaufnahme)
- Prophylaxe von Dekubitus

- Prophylaxe von Stürzen
- Prophylaxe von Kontrakturen (Gelenkversteifungen)
- Förderung der Harnkontinenz
- Prophylaxe von Intertrigo (Wundliegen Haut auf Haut)
- Umgang mit multiresistenten Keimen MRSA/ESBL und Covidausbrüchen (besondere Wohnformen)

Für folgende **behandlungspflegerische Prozesse** wird die Entwicklung von Verfahrensanweisungen empfohlen:

- Umgang mit Medikamenten und Betäubungsmitteln
- Umgang mit und Fremdeinschätzung von Schmerzen[31]
- Umgang mit Schluckstörungen
- Umgang mit Sondenernährung
- Umgang mit chronischen Wunden

Eine Entwicklung von Leitlinien/Verfahrensanweisungen reicht nicht aus, um den zugrunde liegenden Fortbildungs- und Anleitungsbedarf von Mitarbeitenden zu decken. Vielmehr dienen die Leitlinien der Auffrischung und Sicherung des erlernten Wissens.

Es empfiehlt sich, die pflegerischen Standards mit den durch Expertinnen der Eingliederungshilfe entwickelten »Fachlichen Standards zur Teilhabe von Menschen mit kognitiver Beeinträchtigung« zu verbinden (siehe Buchtipp).

**Buchtipp:**
Deutsche Heilpädagogische Gesellschaft: Standards zur Teilhabe von Menschen mit kognitiver Beeinträchtigung und komplexem Unterstützungsbedarf. Stuttgart: Kohlhammer, 2021, 121 Seiten, € 29,00; ISBN 978-3-17-039520-6

31 Der Umgang mit Schmerzen wurde aufgenommen, weil Schmerzen ein umgehendes Handeln erfordern.

**Fortbildung des Personals**
Da die überwiegende Zahl der Mitarbeiter keine umfängliche Pflegeausbildung hat, bestehen bei der Ausführung pflegerischer Tätigkeiten Unsicherheiten und teilweise Unkenntnis bezogen auf die qualifizierte Erbringung von Pflegeleistungen.

Die Schulung aller betreuenden Mitarbeiter zu pflegerischen Themen ist daher von zentraler Bedeutung, damit Mitarbeiter in die Lage versetzt werden, gesundheitliche Risiken frühzeitig zu erkennen und prophylaktisch tätig zu werden. Dies ist insbesondere deshalb wichtig, da gerade Menschen mit kognitiver Beeinträchtigung und Einschränkungen der Kommunikation einen erschwerten Zugang zur ärztlichen Versorgung haben. Aufgabe von Bezugsassistenten ist es auch, in pflegerischen Belangen das »Sprachrohr« der Klienten zu werden, Ärzte auf Risiken aufmerksam zu machen und entsprechende Therapien einzufordern.

**Auswahl der Fortbildungsthemen**
Die Fortbildungen sollen sich auf alle pflegerischen Themen erstrecken. Pflegefachliche Fortbildungen

- dienen dem Aufbau und Erhalt von pflegefachlicher Kompetenz durch kontinuierliche Aktualisierung des Wissensstands,
- umfassen dabei auch den Erwerb notwendiger pflegerechtlicher Kenntnisse,
- verbessern kommunikative und soziale Kompetenzen,
- ermöglichen die Reflexion von Falldarstellung und
- fördern den Erfahrungsaustausch unter Kollegen.

**a) Grundpflege**
Der Fortbildungsschwerpunkt sollte auf grundpflegerischen Themen, zu denen auch die Entwicklung von Leitlinien empfohlen wurde, liegen. Darüber hinaus sollte zu folgenden Themen geschult werden:

- Körper- und Hautpflege
- Inkontinenzversorgung
- Beratung zu und Umgang mit pflegerischen Hilfsmitteln
- Hygienevorschriften zum Fremd- und Eigenschutz
- Umgang mit freiheitsentziehenden Maßnahmen
- (eigener) Umgang mit Sterben, Tod und Sterbebegleitung

**b) Prophylaxen**
Ein weiteres wichtiges Schulungsthema stellen die Prophylaxen in der Pflege dar. Die Kenntnis der Prophylaxen versetzt die Mitarbeiter in die Lage, Risiken systematisch zu erkennen. Neben den Themen, die bei der Entwicklung von Leitlinien benannt wurden, sind folgende Prophylaxen relevant:

- Soor und Parotitis (Entzündungen im Mundraum)
- Aspiration (Nahrungsmittel gelangen in die Lunge)
- Pneumonie (Lungenentzündung)
- Thrombose (Blutgerinnsel)
- Obstipation (Verstopfung)

**c) Behandlungspflege**
Bei der Behandlungspflege kommen neben bereits benannten Themen insbesondere Schulungen zum pflegerischen Umgang mit Erkrankungen infrage. Ausgewählt werden Themen zu Erkrankungen, die beim jeweiligen Träger gehäuft auftreten:

- Folgeerkrankungen von und Ernährung bei Diabetes mellitus
- Umgang mit Anfallserkrankungen
- Umgang mit Verdauungsstörungen (z. B. Diarrhoe (Durchfall))
- Umgang mit Pilzinfektion
- Umgang mit Hauterkrankungen (z. B. Schuppenflechte)

**d) Gesetzlich vorgeschriebene Pflichtfortbildungen**
Alle Mitarbeitenden, die mit pflegerischen Arbeiten betraut werden, unterliegen einer gesetzlichen Fortbildungsverpflichtung.

- Erste Hilfe (Auffrischung im Abstand von zwei Jahren)
- Belehrung zum Infektionsschutz (jährlich)
- Belehrung zum Brandschutz

**e) Pflegerische Teilhabeplanung und Dokumentation**
Im Fortbildungsprogramm muss eingeplant werden, dass Mitarbeitende in der pflegerischen Ziel- und Maßnahmenplanung und in der fachgerechten Dokumentation und Berichterstattung geschult werden müssen.

Um pflegerische Leistungen fachgerecht zu planen und zu dokumentieren, bedarf es einer Überprüfung und Anpassung bzw. Weiterentwicklung des vorhandenen Dokumentationssystems. Aufzunehmen sind beispielsweise:

- Protokolle zur Überwachung der Nahrungs- und Flüssigkeitszufuhr
- Assessmentinstrumente zur Fremderfassung von Schmerzen, ggf. auch zur Erfassung von Dekubitus- und Sturzrisikofaktoren
- Sturzereignisprotokolle
- Überwachungsprotokolle (z. B. Anfallskalender, Vitalzeichen)

Schließlich sollte im Fortbildungsprogramm auch immer die **Wunschliste** der Mitarbeitenden Berücksichtigung finden.

**Wie kann sichergestellt werden, dass pflegerische Risiken frühzeitig erkannt werden?**
Es wird empfohlen, die Erhebung des Pflegebedarfs anhand des Gesprächsleitfaden Pflegeerfassung® als Qualitätssicherungsinstrument konzeptionell zu verankern. Alle Klienten sollten mindestens einmal jährlich visitiert und beraten werden. Dies trägt dazu bei,

gesundheitliche Risiken von Klienten zu erkennen und Fehler in der Erbringung von pflegerischen Leistungen im Vorfeld zu vermeiden bzw. aufzudecken. Nach Erfahrungen der Autorin hat es sich bewährt, trägerintern ein Team aus Mitarbeitern (pflegerisch ausgebildeten Fachkräften) zu bilden, das intern Pflegeerfassungen durchführt. Dieses Team ist vorab in der Pflegeerfassung und Pflegefachberatung zu schulen und pflegefachlich durch eine examinierte Pflegefachkraft anzuleiten.

Der Umgang mit dem Gesprächsleitfaden Pflegeerfassung® wird im folgenden Kapitel (► Kap. 4) dargestellt.

# 4 Einführung in das Instrument Gesprächsleitfaden Pflegeerfassung®

Der Gesprächsleitfaden Pflegeerfassung® ergänzt die ICF-basierte Teilhabeplanung mit pflegerelevanten Problemlagen (Pflegediagnosen) für Menschen mit geistiger und mehrfacher Behinderung und wird als Screening-Instrument eingesetzt. Pflegerische Risiken und Erfordernisse werden dabei über die Beschreibung von Pflegediagnosen den jeweils zutreffenden Domänen der Teilhabe zugeordnet.

Der Gesprächsleitfaden Pflegeerfassung® ist auch zur Feststellung des individuellen Teilhabebedarfs für alle Teilhabeplanverfahren anwendbar.

Die **Pflegediagnosen** sind den Lebensbereichen thematisch zugeordnet (▸ Tab. 4.1). Die Erweiterung der Items hat folgende Grundstruktur:

1. Bezeichnung der Pflegediagnose
2. Symptome, anhand derer die beschriebene Pflegediagnose gestellt werden kann
3. Ursachen, die das jeweilige pflegerische Problem auslösen können (z. B. Erkrankungen, die als typischer Auslöser der jeweiligen Pflegephänomene in Frage kommen)

Die Ausführlichkeit der Beschreibung wurde gewählt, um pädagogischem Personal mit geringen pflegerischen Vorerfahrungen das Erkennen von Pflegediagnosen zu erleichtern.

> Ziel dieser Erfassung ist es, strukturiert pflegerische Erfordernisse von Klienten der Eingliederungshilfe zu erkennen und in die Teilhabeplanung zu integrieren. Damit erübrigt sich die Führung einer **Pflegeplanung** neben der Teilhabeplanung.

### Zuordnung der Pflegediagnosen zu den Domänen der Teilhabe der ICF

In Tabelle 4.1 sind insgesamt 25 pflegerelevante Problemlagen (Pflegediagnosen der Grundpflege) den Lebensbereichen der ICF zugeordnet. Ergänzend dazu werden acht häufig auftretende, **medizinische Pflegeerfordernisse** (Behandlungspflege), auf deren mögliche Anzeichen hin Klientinnen zu beobachten sind, mit aufgenommen.

Die Zuordnung der pflegerelevanten Problemlagen (Pflegediagnosen) entspricht der Reihenfolge des Aufbaus des **Gesprächsleitfaden Pflegeerfassung®.**

Wie aus der zweiten Spalte der Tabelle 4.1 ersichtlich ist, wurden dem Bereich Ernährung (ICF-Domäne/Lebensbereich 5 Selbstversorgung) insgesamt sechs Pflegediagnosen zugeordnet. Die beschriebenen Diagnosen enthalten die gängigsten pflegerelevanten Problemlagen von Assistenznehmerinnen im Bereich Ernährung. Die Vorstellung der Struktur des Gesprächsleitfadens Pflegeerfassung® erfolgt anhand der ersten drei Pflegediagnosen.

**Tab. 4.1:** Zuordnung der Pflegediagnosen zu den Domänen der Teilhabe (ICF)

| Domäne | Pflege-Phänomen | Beispielhafte ICF-Bezüge |
|---|---|---|
| 1 Lernen und Wissensanwendung und 3 Kommunikation | | |
| 1 Bewusste sinnliche Wahrnehmungen | Eingeschränkte Sprachfähigkeit | d330 Sprechen |
| | Eingeschränkte Hörfähigkeit | d115 Zuhören<br>d 310 Kommunizieren als Empfänger gesprochener Mitteilungen |
| | Eingeschränkte Sehfähigkeit | d110 Zuschauen<br>d315 Kommunizieren als Empfänger non-verbaler Mitteilungen<br>d320 Kommunikation als Empfänger von Mitteilungen in Gebärdensprache<br>d325 Kommunizieren als Empfänger schriftlicher Mitteilungen |
| | Eingeschränktes Tast- und Berührungsempfinden | d120 Andere bewusste sinnliche Wahrnehmungen |
| | Verwirrtheit | d120 Andere bewusste sinnliche Wahrnehmungen<br>d155 Sich Fertigkeiten aneignen<br>d160 Aufmerksamkeit fokussieren<br>d163 Denken<br>d175 Probleme lösen<br>d177 Entscheidungen treffen<br>d310-d325 Kommunizieren als Empfänger<br>d330-d345 Kommunizieren als Sender |
| 4 Mobilität | | |
| | Eingeschränkte körperliche Mobilität<br>Kontrakturrisiko<br>Sturzrisiko | d410-d420 Die Körperposition ändern und aufrecht erhalten<br>d430-d445 Gegenstände tragen, bewegen und handhaben<br>d450-d465 Gehen und sich fortbewegen<br>d470-d480 Sich mit Transportmitteln fortbewegen |
| 5 Selbstversorgung | | |
| Körperpflege | Unterstützungsbedarf bei der Körperpflege | d510 Sich waschen<br>d520 Seine Körperteile pflegen |
| | Hautschädigung | d520 Seine Körperteile pflegen<br>d410-d420 Die Körperposition ändern und aufrecht erhalten |
| Ausscheidungen | Unterstützungsbedarf bei der Ausscheidung | d 530 Die Toilette benutzen |
| | Stuhlinkontinenz | |
| | Einnässen (Enuresis)<br>Einkoten (Enkopresis) | |

**Tab. 4.1:** Zuordnung der Pflegediagnosen zu den Domänen der Teilhabe (ICF) – Fortsetzung

| Domäne | Pflege-Phänomen | Beispielhafte ICF-Bezüge |
|---|---|---|
| | Harninkontinenz | d 530 Die Toilette benutzen<br>d560 Trinken<br>d570 Auf seine Gesundheit achten |
| | Verdacht auf Belastungs-inkontinenz | d 530 Die Toilette benutzen<br>d570 Auf seine Gesundheit achten |
| | Verdacht auf Drangin-kontinenz | |
| | Verdacht auf Inkontinenz durch chronische Harnre-tention | |
| | Obstipation<br>Diarrhoe | d 530 Die Toilette benutzen<br>d550 Essen<br>d560 Trinken<br>d570 Auf seine Gesundheit achten |
| *Ernährung* | *Überernährung oder Adipositas*<br>*Unterernährung*<br>*Irritation der Mundschleimhaut*<br>Flüssigkeitsmangel<br>Schluckstörung<br>Risiko der Aspiration | *d550 Essen*<br>*d560 Trinken*<br>*d570 Auf seine Gesundheit achten* |
| Medizinische Pflege: Achten Sie auf Anzeichen folgender häufig auftretender Pflegeerfordernisse, auf deren mögliche Anzeichen hin eine ärztliche Abklärung erfolgen sollte. | Schlafstörung<br>Akuter Schmerz<br>Chronische Schmerzen<br>Juckempfinden (Pruritus)<br>Eingeschränkte Selbstreinigungsfunktion der Atemwege<br>Venöse Durchblutungs-störung<br>Periphere arterielle Durchblutungsstörung<br>Flüssigkeitsansammlung im Gewebe (Ödeme) | d570 Auf seine Gesundheit achten |

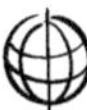

**Zusatzmaterial**

Der **vollständige** Gesprächsleitfaden Pflegeerfassung®, der insgesamt 32 Pflegediagnosen umfasst, kann zusammen mit dem Protokoll Pflegeerfassung hier (https://dl.kohlhammer.de/978-3-17-041552-2) heruntergeladen werden.

In den Kapiteln zu den Pflegethemen (► Teile III–V des Buchs) sind alle im Gesprächsleitfaden Pflegeerfassung® behandelten Pflegediagnosen der Grund- und Behandlungspflege abgedruckt und ausführlich mit möglichen Zielen und pflegerischen Maßnahmen sowie Fallbeispielen beschrieben.

## Auszug aus dem Gesprächsleitfaden Pflegeerfassung®

**Domäne 5 Selbstversorgung**
Ernährung

**Überernährung oder Adipositas:** Dem Körper wird über die Nahrung mehr Energie zugeführt, als dieser benötigt.

**Bezug zu: d550** Essen, **d560** Trinken, **d570** Auf seine Gesundheit achten

**Mögliche Symptome:**

- Übergewicht: BMI liegt über 25. Ab einem Lebensalter von ca. 60 Jahren werden höhere BMI-Werte toleriert (Klärung mit dem Arzt)
- Adipositas: BMI liegt über 30.
- Fehlende Ausdauer, Kraftlosigkeit
- Verlust von Selbstvertrauen, negatives Selbst- und Körperbild, depressive Verstimmung

**Mögliche Ursachen:**

- Familiäre Disposition, genetische Ursachen, niedriger Sozialstatus, anerzogene Überernährung
- Lebensstil (z. B. Bewegungsmangel), Fehlernährung (z. B. zu viel, zu oft, zu fettig, zu süß, vermehrter Konsum zuckerreicher Getränke)
- Essen als Reaktion auf auslösende Faktoren außer Hunger (z. B. Langeweile, Stress- und Konfliktsituationen, traurige Stimmung)
- Übertriebene Sorge, zu wenig Essen zu erhalten
- Ständige Verfügbarkeit von Nahrung
- Immobilität, Nikotinverzicht, Schlafmangel, Stress
- Depressive Erkrankungen
- Essstörungen (z. B. wiederkehrende Essanfälle (Binge-Eating-Disorder), Night-Eating-Disorder)
- Endokrine Erkrankungen (z. B. Hypothyreose, Cushing-Syndrom)
- Medikamente (z. B. Antidepressiva, Neuroleptika, Antiepileptika, Antidiabetika, Cortison, Verhütungsmittel, blutdrucksenkende Mittel)

**Untererernährung:** Die tägliche Nahrungsaufnahme entspricht nicht dem Energiebedarf des Körpers, es kommt zur Gewichtsabnahme.
**Bezug zu: d550** Essen, **d560** Trinken, **d570** Auf seine Gesundheit achten

**Mögliche Symptome:**

- Unzureichender Ernährungs- und Allgemeinzustand, Körpergewicht entspricht nicht der Körpergröße (Body-Mass-Index), BMI ≤ 18,5 (ärztliche Abklärung erforderlich)

**Mögliche Ursachen:**

- Fehlendes Interesse, Appetitlosigkeit oder Abneigung/Ablehnung der Nahrung
- Verdauungs- und Ernährungsschwierigkeiten, Unverträglichkeiten, erschwertes Kauen (Zahnprobleme), Schluckstörungen, Entzündung der Mundschleimhaut, vermindertes Geschmacksempfinden und/oder Geruchsempfinden
- Appetitlosigkeit (z. B. bei Nikotinkonsum, Einnahme von Medikamenten)
- Erhöhter Nährstoffbedarf z. B. bei Demenzerkrankung, erhöhter Muskelaktivität bei Spastikern, motorische Unruhe
- Erkrankungen, z. B. Tumore, Erkrankung des Magen-Darm-Traktes
- Kognitive Einschränkungen z. B. bei Depression, Verwirrtheit (Denkstörung auf hirnorganischer Grundlage)
- Mangelnde Berücksichtigung von Ernährungsvorlieben
- Mangelnde Hilfestellung beim Essen

**Irritation der Mundschleimhaut:** Veränderung der Schleimhäute in der Mundhöhle und/oder an den Lippen, teilweise begleitet von Schmerzen/Schluckbeschwerden
**Bezug zu: d550** Essen, **d560** Trinken, **d570** Auf seine Gesundheit achten

**Mögliche Symptome:**

- Schmerzen und/oder unangenehmes Gefühl im Mund und beim Schlucken
- Zunge und/oder Lippen sind belegt, trocken, rissig
- verminderter Speichelfluss, Mundgeruch, Rückgang von Zahnfleisch
- Mundschleimhaut und/oder Lippen zeigen Bläschen, weiße Beläge, Abschuppung, Blutungen, Verletzungen (z. B. Fissuren: Risse, Einschnitte)

**Mögliche Ursachen:**

- Flüssigkeitsdefizit, Mangelernährung, Nahrungskarenz (eine Zeit lang nichts gegessen oder getrunken), geringe Luftfeuchtigkeit
- Unzureichende Mundhygiene (z. B. bei Ernährung über Magensonde), Mundatmung (die Luft wird nicht in der Nase gefiltert), beeinträchtigter Zahnstatus
- Nebenwirkungen von Medikamenten (z. B. Mundtrockenheit bei Psychopharmaka), Immunschwäche, Infektionen oder Selbstverletzung

## 4.1 Pflegediagnosen

Pflegediagnosen sind Beschreibungen konkreter **pflegerischer Einschätzungen** von klientenbezogenen gesundheitlichen Verhaltensweisen. Sie dienen der systematischen Erfassung und Beurteilung von Klientenreaktionen auf Gesundheitsprobleme. Um eine Pflegediagnose zu erstellen, läuft ein diagnostischer Prozess ab. Dieser beinhaltet die Informationssammlung, deren Analyse und Interpretation sowie die Verknüpfung der Daten zur Pflegediagnose.

Pflegediagnosen sind ein hilfreiches Instrument um die pflegerischen Aufgabenbereiche und Interventionsmöglichkeiten zu ordnen und klärend darzustellen. Durch eine Vereinheitlichung der Fachsprache erleichtern sie die Kommunikation von Pflegenden sowohl auf nationaler als auch auf internationaler Ebene und ermöglichen ein nachvollziehbares, vergleichbares Handeln (vgl. Stefan et al., 2003, S. 3).

### Geschichtliche Entwicklung von Pflegediagnosen

Anfang der 1970er Jahre schloss sich eine Gruppe von Krankenschwestern zusammen und ermittelte die häufigsten Pflegeprobleme der Praxis. Aus diesem Erfahrungsaustausch heraus gründeten die beteiligten Krankenschwestern 1973 die Fachgesellschaft NANDA (North American Nursing Diagnosis Association) mit dem Zweck, ausgehend von Pflegeproblemen Pflegediagnosen zu entwickeln und zu veröffentlichen. Seitdem werden in regelmäßigen Abständen NANDA-Konferenzen abgehalten, um die Entwicklung und weltweite Verbreitung von Pflegediagnosen zu fördern.

Bei der Entwicklung der Pflegediagnosen fließen internationale pflegewissenschaftliche Forschungsergebnisse ein. Diese Vielzahl von derzeit 244 Pflegediagnosen (Stand 2021) deckt das gesamte Pflegespektrum aller Lebensaltersspannen sowie körperlicher und psychischer Phänomene ab.

### Aufbau und Anwendung von Pflegediagnosen

Pflegediagnosen werden zur Erstellung von Pflegeplänen angewendet. Der Erstellung des Pflegeplans liegt die Problemidentifikation, die mithilfe der Pflegediagnose fachsprachlich umgesetzt wird, zugrunde. Die Pflegediagnostik beginnt mit der Sammlung von Informationen und mit einer einschätzenden Beurteilung über bestehende pflegerelevante Probleme und Risiken (Pflegediagnosen).

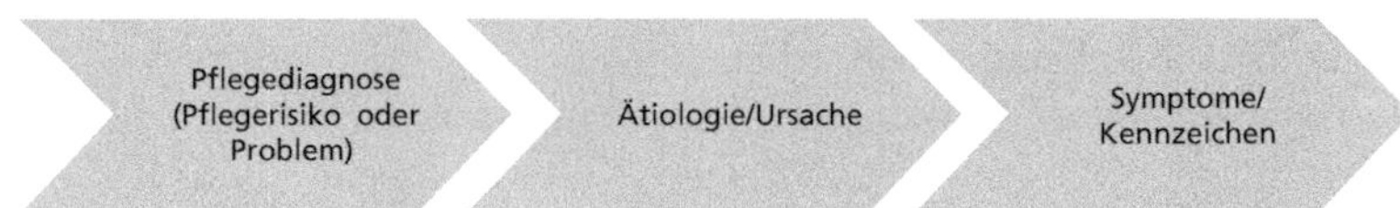


**Abb. 4.1:** Pflegediagnostik Schritt 1 Risiko- und Problemanalyse

Die einzelnen Bestandteile werden im Folgenden gesondert erläutert.

- Pflegediagnose
  Der gesamte diagnostische Prozess zur Ermittlung einer Pflegediagnose wird nach der **PÄS-Struktur** wie folgt in drei Teile gegliedert:

  **P** = Pflegediagnose **Was** ist das Problem?
  **Ä** = Ätiologie/Ursache **Warum** besteht das Problem?
  **S** = Symptome/Kennzeichen **Wie** zeigt sich dieses Problem?

Auf die Problemanalyse folgen die Entwicklung von Pflegezielen sowie die Festlegung notwendiger Pflegemaßnahmen, mit denen die Ziele verfolgt werden.

- Pflegeergebnis/Pflegeziel
  Ein Pflegeergebnis oder Pflegeziel beschreibt den Zustand oder das Verhalten des Klienten, das durch die geplanten Maßnahmen erreicht werden soll. Dieses Ziel muss konkret formuliert und messbar definiert sein. Beispiele: Die Tagestrinkmenge soll eine Flüssigkeitszufuhr von 1.500 ml nicht unterschreiten, Herr K. strebt an, bis zum 30. Mai sein Körpergewicht von derzeit 80 kg auf 78 kg zu reduzieren.
- Pflegemaßnahme/Pflegeintervention
  Pflegemaßnahmen bilden die Brücke zwischen Pflegeproblemen und angestrebten Pflegeergebnissen (Pflegezielen).
  Synonym zu Pflegemaßnahmen wird auch der Begriff »Pflegeinterventionen« gebraucht. Pflegemaßnahmen sind sozusagen die **Handlungsanweisung** für die Pflegenden und beschreiben den Weg der angestrebten Zielerreichung. Um eine Pflegemaßnahme zu beschreiben, sind Angaben zu folgenden sechs W-Fragen zu machen:
  W = Was ist zu tun?
  W = Wie ist es durchzuführen?
  W = Wie viel/wie oft ist es zu tun?
  W = Wann ist es zu tun?
  W = Womit ist es zu tun?
  W = Wer soll es ausführen?

## Unterscheidung von ärztlicher und pflegerischer Diagnostik

Es gibt Pflegediagnosen, die eindeutig und ausschließlich dem Aufgabengebiet von Pflegekräften zugeordnet werden. Beispiele hierfür sind die Pflegediagnosen »Unterstützungsbedarf bei den Ausscheidungen« und »Unterstützungsbedarf bei der Körperpflege«. Es wird nicht vom Arzt erwartet, dass er die Inkontinenzversorgung oder die Unterstützung bei der Körperpflege übernimmt. Schwieriger gestaltet sich die Abgrenzung von Pflegediagnosen, die gleichzeitig auch medizinischen Diagnosen entsprechen (z. B. Dranginkontinenz, Obstipation, Schluckstörungen).

Bei diesen Pflegediagnosen ist es wichtig, pflegerische und medizinische Diagnosen und Maßnahmen abzugrenzen. Die Abgrenzung erfolgt durch die Frage, was ärztlicherseits und was pflegerisch zu veranlassen ist. Während der Arzt die medizinische Diagnose stellt und die medizinische Behandlung einleitet sowie überwacht, übernimmt die Pflegefachkraft pflegerische Maßnahmen, mit denen die Folgen oder Symptome von Erkrankungen kompensiert werden könnten.

Eine Verbesserung des Gesundheitszustands wird im **Zusammenspiel** von pflegerischen und medizinischen Maßnahmen erreicht. Daher ist die fortlaufende Kommunikation und enge Zusammenarbeit zwischen Ärzten und Betreuern von großer Bedeutung.

**Fallbeispiel**

Ein Klient ist aufgrund eines Apoplexes (Schlaganfall) (ärztliche Diagnose) halbseitig gelähmt und kann seine linke Körperhälfte nicht bewegen. Aus dieser Erkrankung resultieren folgende Einschränkungen der Selbstpflegekompetenzen, die als **Pflegediagnosen** definiert werden:

- Eingeschränkte Mobilität mit dem Risiko zu stürzen und Kontrakturen (Gelenkversteifungen) zu bilden
- Harn- und Stuhlinkontinenz mit dem Risiko, dass Hautschäden oder ein Dekubitus (Druckgeschwür) eintreten
- Unterstützungsbedarf bei der Körperpflege und beim An- und Ausziehen
- Schluckstörungen mit dem Risiko der Aspiration

**Behandlung**
Die Ärztin und die Pflegefachkraft stellen unabhängig voneinander die Diagnose: **Schluckstörung mit dem Risiko der Aspiration** (Nahrungspartikel gelangen in die Lunge).

Gemeinsam verfolgen sie das Ziel, dass der Klient trotz der Schluckstörung ausreichend isst und trinkt, ohne zu aspirieren.

**Maßnahmen**
Auf der Maßnahmenebene erfolgt eine zumeist **klare Aufgabenteilung** beider Professionen.

Die **Ärztin** verordnet eine logopädische Therapie und ein Präparat zum Andicken von Flüssigkeiten und legt in Abhängigkeit von der Schwere der Schluckstörung fest, welche Nahrungsmittel (Konsistenzen) der Klient im Moment oral zu sich nehmen darf.

Die **Pflegefachkraft** übernimmt die Aufgabe, darauf zu achten, dass der Klient nur Speisen bekommt, die er gut schlucken kann, und dass er trotz der Schluckstörung ausreichend isst und trinkt. Abgeleitet vom Ziel werden pflegerische Maßnahmen geplant, mit denen dieses Ziel erreicht werden soll. Eine zielführende Maßnahme ist die Umstellung auf breiige Kost, da diese besser geschluckt werden kann.

Die Pflegefachkraft leitet ferner präventive Maßnahmen zur Vermeidung einer Aspiration ein. Als Maßnahmen kommen verschiedene vorbeugende Interventionen infrage, die dazu beitragen, die Schluckkontrolle zu erleichtern. Eine vorbeugende Maßnahme ist das Andicken von Flüssigkeiten, damit der Klient die Schluckkontrolle behält und während des Essens keine Nahrung in die Lunge gelangt.

Mit den Pflegediagnosen »Risiko der Aspiration«, »Sturzrisiko«, »Kontrakturrisiko« und »Risiko für Hautschäden« wird demnach beschrieben, dass ein potenzielles Risiko besteht. Symptome sind noch nicht aufgetreten und sollen durch die Einleitung präventiver Maßnahmen weiterhin ausbleiben.

Dem Sturzrisiko wird beispielsweise mit der Hilfestellung beim Transfer begegnet und dem Kontrakurrisiko mit Bewegungsübungen. Dem Risiko für Hautschäden und Dekubitus wird mit einer Inkontinenzversorgung, Hautpflege und Förderung der Mobilität entgegengewirkt. Des Weiteren unterstützen die Pflegekräfte den Klienten bei der Körperpflege und beim Anziehen.

Im Beispiel wird deutlich, dass Auslöser für pflegerische Maßnahmen häufig Erkrankungen sind, die die **Selbstpflegekompetenzen** von Klienten schwächen. Mit pflegerischen Maßnahmen werden die eingeschränkten Selbstpflegekompetenzen kompensiert bzw. deren Wiedererlangung gefördert. Im Fokus von Pflegefachkräften liegt (anders als beim Arzt) also nicht die medizinische Diagnose, sondern deren Auswirkungen auf die Selbstpflegekompetenzen des Klienten.

In der folgenden Abbildung werden die unterschiedlichen Methoden ärztlicher und pflegerischer Diagnostik verdeutlicht (► Abb. 4.2).

In der Mitte ergibt sich eine Schnittmenge von Tätigkeiten, die sowohl von Ärzten als auch von Pflegefachkräften wahrgenommen werden.

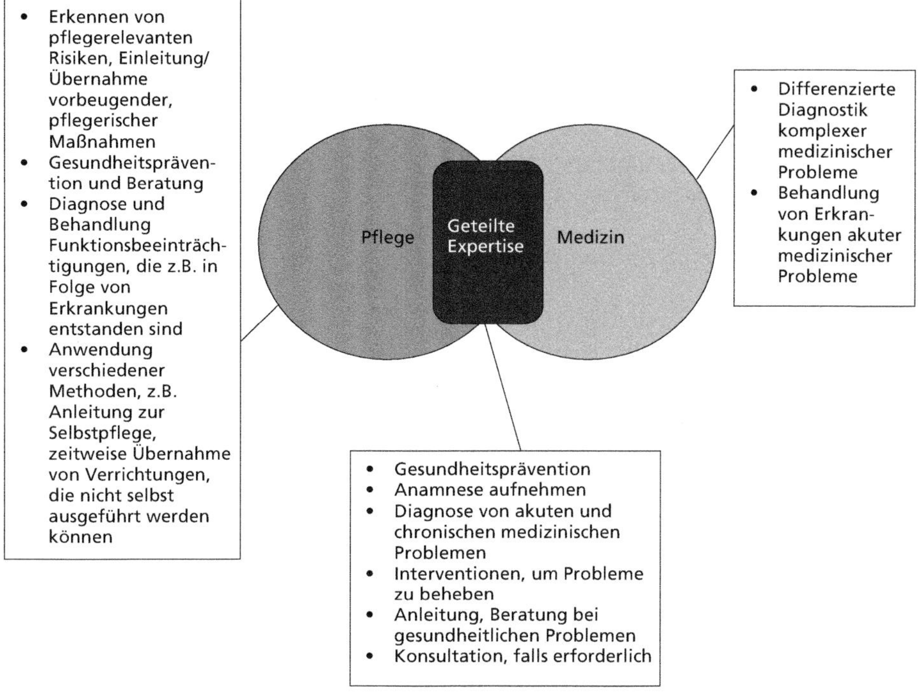


**Abb. 4.2:** Unterschiede zwischen pflegerischer und ärztlicher Diagnostik

## 4.2 Pflegeprozess

Der Pflegeprozess ist eine Hilfestellung zur Strukturierung von Handlungsabläufen in der Pflege. Mithilfe des Pflegeprozesses werden Pflegemaßnahmen auf Basis von Pflegediagnosen entwickelt. Die Pflegemaßnahmen werden fortlaufend überprüft und ggf. angepasst.

Der Regelkreis des Pflegeprozesses lässt sich mit den **Abläufen zur Erstellung von Teilhabeplanungen** vergleichen. Auch in der Teilhabeplanung erfolgt die Erhebung der Anamnese und Biografie, die Entwicklung von Teilhabezielen als auch die Planung von Assistenzleistungen. Ebenso wie im Pflegeprozess wird eine Evaluierung der Maßnahmen durchgeführt. In der Abbildung 4.3 wird die Abfolge dieses Regelkreises dargestellt (▸ Abb. 4.3).

1. Ermittlung des Pflegebedarfs (Pflegebedarfsanalyse mit dem Gesprächsleitfaden)
   Informationen über Ressourcen und Probleme werden gesammelt, analysiert, interpretiert und gebündelt, um daraus eine oder mehrere Pflegediagnosen zu formulieren. Der Hilfebedarf aus Sicht des Klienten spielt dabei eine zentrale Rolle. Es erfolgt eine Ersteinschätzung pflegerischer Risiken.
2. Festlegung der Maßnahmen auf Grundlage der Pflegebedarfsanalyse
   Die mit dem Klienten besprochenen Pflegemaßnahmen werden schriftlich in der

Maßnahmenplanung/Tagesstrukturierung festgelegt.

3. Durchführung der Pflege
   Die Maßnahmen werden von allen Beteiligten praktisch umgesetzt. Wird von der Tagesplanung abgewichen oder treten Besonderheiten auf, wird dies im Berichtsblatt dokumentiert.
4. Pflegeevaluation (Überprüfen) und Anpassung der Maßnahmen:
   In individuell festgelegten zeitlichen Abständen werden die Maßnahmen hinterfragt und überprüft, inwieweit sie durchführbar sind bzw. weiter verbessert werden können. Dazu werden Fallbesprechungen durchgeführt und Berichtsblätter ausgewertet. Wurden in der Evaluationsphase Änderungsbedarfe festgestellt, weil die ergriffenen Maßnahmen nicht ausreichten oder erfolglos waren, sich die Situation des Klienten inzwischen verändert hat oder auch neue wissenschaftliche Erkenntnisse vorliegen, fließen diese neuen Erfahrungen in den Prozess mit ein und starten den Kreislauf erneut.

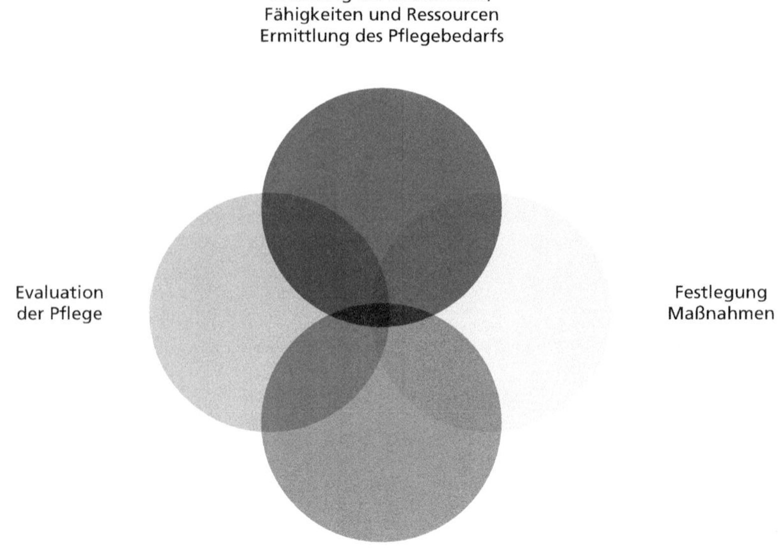


**Abb. 4.3:** Vierphasiges Pflegeprozessmodell in Anlehnung an das 4-Phasen-Modell der WHO (1987) und das Strukturmodell zur Entbürokratisierung (Beikirch E., Kämmer K., Roes M., 2014)

# 5 Erläuterungen der Arbeitsweise mit dem Gesprächsleitfaden Pflegeerfassung®

Der Pflegebedarf wird einmal jährlich (und bei Änderungen des Assistenzbedarfs, z. B. nach Krankenhausaufenthalt) erhoben. Die Durchführung erfolgt durch Pflegefachkräfte, die das Beratungsgespräch mit dem Klienten und einer Bezugsbetreuerin führen.

Das Ergebnis kann in einem separaten Protokoll dokumentiert oder direkt in die Teilhabeplanung integriert werden (siehe Protokoll »Pflegeerfassung«). Die Bezugsbetreuerin ist für die Umsetzung der ermittelten pflegerischen Hilfebedarfe (das heißt für deren Einarbeitung in die Teilhabeplanung und die praktische Umsetzung) zuständig. Die Pflegebedarfsanalyse umfasst fünf Schritte (▸ Tab. 5.1).

**Tab. 5.1:** Erläuterung zu den Einzelschritten der Pflegebedarfsanalyse

| Schritt | Aufgaben | Dokumente | Beteiligte |
|---|---|---|---|
| 1. Vorbereitung der Pflegebedarfsanalyse | Terminabsprache | • Einverständniserklärung Klient (nur bei externen Beratern) | • Klient ggf. gesetzliche Betreuer<br>• Bezugsbetreuer |
| Bestandsaufnahme | Analyse der Teilhabeplanung | • aktuelle Teilhabeplanung<br>• Protokoll Pflegebedarfsanalyse | • Pflegefachkraft<br>• Bezugsbetreuer |
| Screening | Gespräch und Inaugenscheinnahme zur Pflegebedarfsermittlung | • Gesprächsleitfaden Pflegeerfassung<br>• Protokoll Pflegebedarfsanalyse | • Klient<br>• Bezugsbetreuer<br>• Pflegefachkraft |
| Erstellung des Beratungsprotokolls | Empfehlungen schriftlich fixieren | • Protokoll Pflegebedarfsanalyse | • Beratender Mitarbeiter |
| Abarbeitung der Empfehlung | Empfehlungen umsetzen | • Ausgefülltes Beratungsprotokoll Pflegebedarfsanalyse | • Bezugsbetreuer<br>• Klient (ggf. Angehörige)<br>• Therapeutisches Team |

## Integration in die Teilhabeplanung

Die ausgesprochenen Empfehlungen werden vom Bezugsbetreuer in Absprache mit behandelnden Ärzten und dem Betreuungsteam (unter Beteiligung interner und externer Therapeuten, ggf. auch Angehörigen) beraten und in die vorhandene Teilhabeplanung integriert. Ermittelte Pflegediagnosen werden mit der Maßnahmenplanung in die Teilhabeplanung dort aufgenommen, wo sie thematisch passend erscheinen (▸ Tab. 4.1).

## 5.1 Fallbeispiel Protokoll »Pflegebedarfsanalyse«

Im folgenden Fallbeispiel wird eine Pflegebedarfsanalyse anhand eines Fallbeispiels dargestellt.

**Fallbeispiel Pflegebedarfsanalyse von Frau N. aus Walddorf**
Die Auswertung der Teilhabeplanung von Frau N. ergab folgende pflegerelevanten Informationen (siehe Protokoll Pflegebedarfsanalyse):

Frau N. ist 37 Jahre alt und seit ihrer Geburt aufgrund einer frühkindlichen Hirnschädigung geistig und körperlich behindert und sprachunfähig. Ferner leidet sie unter Bluthochdruck, der medikamentös behandelt und über Blutdruckkontrollen überwacht wird. Die Verständigung erfolgt über Gesten und Piktogramme. Sie lebt in ländlicher Umgebung in einer besonderen Wohnform für Menschen mit geistigen Behinderungen.

**Mobilität**

- Durch eine rechtsbetonte Tetraparese und beidseitige Spitzfüße ist sie nicht gehfähig und verbringt ihren Tag meistens im Therapierollstuhl. Sie hält sich gern in Gesellschaft auf. Ihre Muskulatur ist durch Spastik ständig angespannt, was neben der Bewegungseinschränkung auch zu Schluckstörungen führt.
- Zur Kontrakturprophylaxe werden die Arme und Beine von den Mitarbeitern mindestens drei Mal täglich im Rahmen der Grundpflege passiv bewegt.

**Ernährung**

- Mit einem BMI von 17 befindet sich die Klientin im Risikobereich Unterernährung.
- Das Essen wird passiert. Da Flüssigkeiten teilweise aus dem Mund herauslaufen, wird ein Schnabelbecher verwendet. Da die Flüssigkeitsaufnahme oral nicht ausreicht, wird über eine Magensonde (PEG-Sonde) weitere Flüssigkeit zugeführt. Medikamente werden ebenfalls über die Sonde verabreicht. Die Sondeneinstichstelle wird alle drei Tage neu verbunden und die Halteplatte der Sonde täglich mobilisiert, damit diese nicht einwächst. Durch eine ausgeprägte Mundatmung hat sie einen sehr trockenen Mund, ihre Lippen sind spröde.

**Ausscheidung**

- Frau N. ist harn- und zeitweise auch stuhlinkontinent und wird mit Inkontinenzhosen versorgt. Zusätzlich erfolgt ein Toilettentraining. Während das Toilettentraining bezogen auf die Harninkontinenz keine Effekte erzielt, kann die Stuhlinkontinenz über Toilettentraining fast vollständig kompensiert werden.
- Einer Obstipationsneigung wird mit Abführtees (Sennesblättertee) und der täglichen Gabe von eingeweichten, passierten Backpflaumen und Buttermilch erfolgreich begegnet. Sofern diese Maßnahmen nicht ausreichen, besteht eine Bedarfsmedikation für ein Abführmittel.

Das Protokoll Pflegebedarfsanalyse sieht für das Fallbeispiel wie folgt aus.

## Protokoll Pflegebedarfsanalyse

<table>
<tr><td>Wohngruppe</td><td colspan="5">Walddorf Gruppe 1</td></tr>
<tr><td>Name des Klienten</td><td colspan="2">Frau N.</td><td>Pflegegrad</td><td>ja ☒</td><td>nein ☐</td></tr>
<tr><td>Alter</td><td>37 Jahre</td><td colspan="3" rowspan="2">Anwesende mit Nennung der Beziehung zum Klienten</td><td>Bezugsbetreuerin Frau C.</td></tr>
<tr><td>Datum</td><td>02.03.2022</td><td>Mutter Frau N.</td></tr>
<tr><td rowspan="5">Medizinische Hauptdiagnosen (ärztlich diagnostiziert)</td><td colspan="5">• Frühkindliche Hirnschädigung</td></tr>
<tr><td colspan="5">• Rechtsbetonte Tetraparese</td></tr>
<tr><td colspan="5">• Bluthochdruck</td></tr>
<tr><td colspan="5"></td></tr>
<tr><td colspan="5"></td></tr>
<tr><td>Behinderung</td><td colspan="5">Von Geburt an geistig und körperlich schwerstbehindert</td></tr>
<tr><td>Größe</td><td>1,56 cm</td><td>Gewicht</td><td>41 kg</td><td>BMI</td><td>17</td></tr>
<tr><td>Tägliche Trinkmenge</td><td colspan="5">500 ml sowie 1.000 ml über die PEG-Sonde</td></tr>
</table>

**Abb. 5.1:** Protokoll Pflegebedarfsanalyse für das Fallbeispiel von Frau N. aus Walddorf

### Bestandsaufnahme – Analyse der aktuellen Teilhabeplanung (ohne den Klienten)

Welche Leistungen werden derzeit im Bereich der medizinischen und pflegerischen Versorgung erbracht und sind Bestandteil der Teilhabeplanung ?

### Ausführen ärztlicher oder therapeutischer Verordnungen

- Welche Maßnahmen werden von Mitarbeitern durchgeführt?
- Besteht bei der Durchführung ärztlich angeordneter Maßnahmen Beratungsbedarf (z. B. in Bezug auf die Vorhaltepflicht für Bedarfsmedikamente oder die Einnahmevorschriften von Medikamenten)?
- Besteht ein Bedarf für Krankengymnastik oder Logopädie? Wurden diese Leistungen ärztlich verordnet? Wenn nein, Empfehlung hier oder im Screening aussprechen.

1. Medikamente bestellen, richten
2. Medikamente mörsern und über die PEG-Sonde verabreichen
3. 
4. 

**Empfehlung:** Isoptin® RR Retardtabletten (Wirkstoff Verapamil) umstellen. Beim Mörsern wird die Retardierung zerstört, deshalb auf nicht retardiertes Isoptin® zurückgreifen und ggf. das Dosisintervall anpassen. Hierzu ist umgehend mit der behandelnden Ärztin Rücksprache zu halten.

**Absprache und Durchführung von Arztterminen**
Unterstützung bei der Arztwahl, Terminvereinbarung, Aufsuchen von Arztpraxen in Begleitung, Gespräch mit dem Arzt, Organisation von regelmäßigen Vorsorgeuntersuchungen, Transport, Einlösen von Rezepten und Verordnungen.

- Ist in der Teilhabeplanung benannt, wie häufig ein Arzt aufgesucht wird?
- Ist der Zeitaufwand pro Arztbesuch mit Vor- und Nachbereitung beschrieben?
- Ist die Notwendigkeit der Begleitung des Klienten durch Personal zu Arztbesuchen in der Teilhabeplanung begründet?
- Werden die empfohlenen Vorsorgeuntersuchungen wahrgenommen?

**Empfehlungen:** Der durchschnittliche, monatliche Zeitaufwand für die Begleitung zu Arztbesuchen ist in der Teilhabeplanung zu benennen. Ferner ist darzulegen, wieso die Begleitung von zwei Mitarbeitern erforderlich ist.

**Welche ärztlich verordneten Maßnahmen werden von Mitarbeitern durchgeführt?**

- **Ärztlich angeordnete Maßnahmen:** Maßnahmen bspw. bei Epilepsie, Injektionen, Einreibungen, Inhalationen, Einläufe, Klistiervergabe, Kompressionsstrümpfe, Versorgung von Wunden, Dekubitusversorgung, medizinische Bäder, spezielle Hautpflege (z. B. bei Neurodermitis, Versorgung von Pilzinfektionen), Umgang mit Sondenernährung (z. B. PEG-Verbandwechsel und Mobilisation der Halteplatte).
- Besteht bei der Durchführung ärztlich angeordneter Maßnahmen Beratungsbedarf?
- **Besteht ein Bedarf für Krankengymnastik oder Logopädie?** Wurden diese Leistungen ärztlich verordnet? Wenn nein, Empfehlung hier oder im Screening aussprechen.

1. Kontrakturprophylaxe
2. Obstipationsprophylaxe
3. Umgang mit Sondennahrung (Flüssigkeitszufuhr und Medikamente)
4. Zweimal wöchentlich PEG-Verbandwechsel
5. Mobilisation der PEG-Sonde (Sonde leicht bis zum Widerstand ziehen und im Anschluss etwas zurückschieben.)
6.

**Empfehlungen:** Die Desinfizierung der Einstichstelle erfolgt beim PEG-Verbandwechsel nur sofern Entzündungszeichen (z. B. Rötungen) ersichtlich sind. Bei reizloser Haut kann auf einen Verbandwechsel verzichtet werden.

Die Mobilisation der Sonde erfolgt auf ärztliche Anordnung. Je nach verwendetem System und Hersteller gibt es Unterschiede in der Handhabung und Pflege.

**Beobachtung und Überwachung des Gesundheitszustands**
Beobachtung bei Erkrankungen, Vitalzeichen-Kontrolle und Dokumentation, Gewichtskontrolle, Überwachung bei chronischen Erkrankungen z. B. Diabetes mellitus, Epilepsie (Anfallsdokumentation), Blutdruckmessen, Blutzuckerüberwachung, Beobachtung des allgemeinen Gesundheitsbefindens

**Welche Maßnahmen werden aktuell von Mitarbeitern durchgeführt?** Besteht bezogen auf die fachgerechte Durchführung Beratungsbedarf?

1. Blutdruckkontrolle (jeweils dienstags)
2. Empfohlene Vorsorgeuntersuchungen werden wahrgenommen
3.
4.
5.
6.

**Empfehlungen:** Es ist in der Teilhabeplanung nicht benannt, welche Blutdruckwerte noch zu tolerieren und bei welchen Werten die Ärztin zu informieren ist. Daher wird empfohlen, die individuellen Toleranzwerte bei der Ärztin zu erfragen und diese in die Teilhabeplanung mit aufzunehmen.

**Gesundheitsfördernder Lebensstil**

- Beratung, Motivation, Vermittlung zu Gesundheitsfördermaßnahmen (z. B. Beratungsstellen/Selbsthilfegruppen zum Thema gesunde Ernährung, Alkohol- bzw. Nikotinentzug).
- Unterstützung bei der Auswahl von Kursangeboten (z. B. zu körperlichem Training).

**Welche Maßnahmen werden aktuell von Mitarbeitern vermittelt, zu welchen Themen wird beraten?**

1.
2.
3.

**Empfehlungen:**

**Tab. 5.2:**

| Item | Pflegediagnose, Probleme und Ressourcen | Ziele | Maßnahmen |
|---|---|---|---|
| 8 | **Untergewicht**<br><br>• BMI liegt mit 17 im Risikobereich Untergewicht.<br>• Die Klientin wirkt augenscheinlich jedoch nicht unterernährt und weist kleine Fettposter unter der Haut auf. | • Gewicht von derzeit 41 kg bleibt stabil. *(Hier ist ein pflegerisches Ziel sinnvoll, damit eine Messgröße für den Erfolg der Interventionen vorhanden ist.)* | • wöchentliche Verlaufsbeobachtung des Gewichts für drei Monate, dann Auswertung.<br>• Bei Gewicht unter 40 kg Rücksprache mit der Hausärztin zur Einleitung von Maßnahmen zum Gewichtsaufbau. |
| 8 | **Schluckstörungen und Risiko der Aspiration**<br><br>• Die Schluckstörung und Aspirationsgefahr zeigen sich daran, dass Speisereste und Flüssigkeiten aus dem Mund laufen und die Klientin sich häufig verschluckt.<br><br>Die Klientin<br><br>• trinkt aus einem Schnabelbecher<br>• ist abgelenkt, wenn andere Menschen hinzukommen<br>• isst und trinkt gern<br>• hat eine PEG-Sonde, über die Medikamente und ergänzend zur oralen Aufnahme Flüssigkeit verabreicht wird | • Vermeidung einer Aspiration<br>• Sicherstellung einer ausreichenden Nahrungs- und Flüssigkeitszufuhr | • Ärztliche Verordnung über Schlucktraining durch eine Logopädin einholen. (Mitarbeiter sollte den Therapien möglichst beiwohnen, um sich zeigen zu lassen, wie die Hilfestellung bei der Nahrungsaufnahme erfolgt)<br>• Ärztliche Hilfsmittelverordnung über einen Nasenbecher ist einzuholen. Schnabelbecher mit Tülle darf bei Klienten mit Schluckstörungen nicht angewendet werden, weil beim Trinken der Kopf in den Nacken gelegt wird. (Der Kehldeckel öffnet sich → Aspirationsgefahr)<br>• Getränke vor der Verabreichung mit Andickmittel andicken (Verordnung vom Arzt oder selbstgemacht), damit die Schluckkontrolle erleichtert wird.<br>• Für Ruhe und Konzentration beim Essen und Trinken sorgen. Die Nahrungs- und Flüssigkeitsaufnahme soll im Tagesraum ggf. etwas abseits der Gruppe in einer ruhigen Ecke erfolgen. Ist die Klientin abgelenkt, Nahrungs- und Flüssigkeitsaufnahme unterbrechen.<br>• Nackenkopfstütze bei der Nahrungsaufnahme an den Therapierollstuhl anbringen, um das Zurücklegen des Kopfes beim Essen zu verhindern. Der Kopf sollte bei der Nahrungs- und Flüssigkeitsaufnahme möglichst leicht nach vorn geneigt sein.<br>• Nach jeder Nahrungsaufnahme Mundpflege und Mundreinigung, um Speisereste zu entfernen (→ Aspirationsgefahr) |

**Tab. 5.2:** – Fortsetzung

| Item | Pflegediagnose, Probleme und Ressourcen | Ziele | Maßnahmen |
|---|---|---|---|
| 8 | **Irritation der Mundschleimhaut**<br>Die Klientin<br>• hat trockene Mundschleimhaut und spröde Lippen,<br>• hat regelmäßig Soorpilzinfektionen, was durch eine trockene Raumluft begünstigt wird. (auf Wunsch der Klientin wird das Zimmer tagsüber und nachts beheizt),<br>• atmet ausschließlich über den Mund und<br>• lässt Mundpflege zu. | • Die Mundschleimhaut ist feucht und die Lippen sind geschmeidig. *(Dieses Ziel zu beschreiben stellt keinen Mehrwert dar und könnte auch entfallen.)* | • Mundpflege: Den Mundraum tagsüber alle zwei Stunden, nachts nur in Wachphasen mit getränkten Tupfern befeuchten. Bei den Mundpflegeflüssigkeiten Vorlieben beachten, z. B. Lieblingstee oder mit Mundpflegeprodukten (z. B. fertige Mundpflegesticks)<br>• Die Tupfer dürfen nicht so stark getränkt sein, dass die Klientin sich verschluckt.<br>• zweimal täglich Lippenpflege z. B. mit panthenolhaltigem Lippenpflegeprodukt.<br>• Borken mit Butter oder Honig benetzen, einwirken lassen und dann vorsichtig ablösen.<br>• Raumluft befeuchten (z. B. nasse Handtücher aufhängen, an der Heizung ein Gefäß mit Wasser anbringen)<br>• Ärztliche Anordnung für eine Bedarfsmedikation bei Soorpilzbefall einholen. |
| 10 | **Harn- und Stuhlinkontinenz**<br>• Trotz bestehender Versorgung mit Inkontinenzprodukten läuft Urin häufig in die Kleidung.<br>• Inkontinenzhose ist zu groß und liegt nicht körpernah an.<br>• Toilettentraining am Vormittag zeigt beim Abführen Erfolge. | • Haut und Bekleidung bleiben trocken. *(Dieses Ziel zu beschreiben stellt keinen Mehrwert dar und könnte auch entfallen.)* | • Umstellung von Inkontinenzhose auf Vorlagenversorung → Zusammenarbeit mit Inkontinenzberater der Lieferfirma.<br>• Produkte zum »Schiffchen« knicken, köpernah mit einer Netzhose fixieren.<br>• Wechsel der Produkte, wenn der Nässeindikator anzeigt. |

| | Monat | Jahr |
|---|---|---|
| **Die Umsetzung der geplanten Maßnahmen wird angestrebt/erfolgt bis:** | 4 | 2022 |
| Die nächste Pflegebedarfsanalyse ist geplant für: | 3 | 2023 |

| | |
|---|---|
| 02.03.2022 A. Schulze Höing | |
| Datum/Unterschrift<br>Pflegefachkraft | Datum/Kenntnisnahme Unterschrift<br>Mitarbeiter/Bezugsbetreuer |

**Screening, ob weitere Pflegediagnosen bestehen (gemeinsam mit dem Klienten).** Im zweiten Schritt erfolgt mithilfe des Gesprächsleitfadens Pflegeerfassung® eine systematische Erhebung zur Identifikation noch nicht beschriebener Pflegediagnosen. Pflegediagnosen werden (nur wo es sinnvoll erscheint) mit Zielen[32] sowie mit Maßnahmen geplant und im Anschluss in die aktuelle Teilhabeplanung übernommen.

Das Beratungsprotokoll verbleibt bis zur Umsetzung der Empfehlungen in der Klientendokumentation. Es kann als **Anlage zum Teilhabeplanverfahren** als Nachweis der Pflegetätigkeiten verwendet werden.

Das erledigte Protokoll wird in der Klientenakte abgelegt und bei **Folgeberatungen zur Verlaufsbeurteilung** erneut eingesehen. Auf dieses Weise wird die gesundheitliche Entwicklung (bspw. schleichender Gewichtsaufbau) im Verlauf mehrerer Jahre beurteilt.

## 5.2 Ausfüllanleitung Protokoll »Pflegebedarfsanalyse«

Im Protokoll Pflegebedarfsanalyse werden die Ergebnisse der Pflegebedarfserhebung protokolliert und bei Folgeberatungen erneut eingesehen. Das Protokoll wurde so aufgebaut, dass die Angaben zur Pflege und Gesundheitsförderung, die schon in der aktuellen Teilhabeplanung beschrieben sind, in das Protokoll »Pflegebedarfsanalyse« als erstes unter **Bestandsaufnahme** aufgenommen werden. Die Ergebnisse werden im Teil 1 des Protokolls »Pflegebedarfsanalyse« festgehalten und bilden die Grundlage für die Überprüfung, ob weitere Pflegediagnosen zutreffen (Screening), die noch nicht Teil der Teilhabeplanung sind. Da es sich um eine **Dokumentenprüfung** handelt, ist der Klient im ersten Schritt noch nicht involviert.

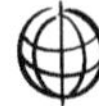

**Zusatzmaterial**

Das Protokoll »Pflegebedarfsanalyse« kann hier (https://dl.kohlhammer.de/978-3-17-041552-2) heruntergeladen werden.

### Bestandsaufnahme

**a) Protokoll »Pflegebedarfsanalyse« – Ausführen ärztlicher Verordnungen**

**Vorgehen bei der Bearbeitung des Protokolls**
Anhand der aktuell vorliegenden Teilhabeplanung ist aufzuführen, welche ärztlich angeordneten Maßnahmen von Mitarbeitern durchgeführt werden.

**b) Protokoll »Pflegebedarfsanalyse« – Arztbesuche**
Dieser Bereich erstreckt sich nicht nur auf Situationen akuter Erkrankung; hier ist auch die Teilnahme an regelmäßigen Vorsorgeuntersuchungen zu berücksichtigen.

32 Seit Einführung der entbürokratisierten Pflege verzichtet die Pflege auf die Definition von Zielen. Erfolgt die Pflege nicht verrichtungsorientiert, sondern verfolgt ein pädagogisch intendiertes Ziel, ist das damit verbundene Teilhabeziel zu definieren.

**Vorgehen bei der Bearbeitung des Protokolls Schritt 1: Bestandsaufnahme**
Anhand der aktuell vorliegenden Teilhabeplanung ist zu überprüfen, ob

- die durchschnittliche Häufigkeit von Arztbesuchen und
- der personelle und zeitliche Aufwand zur Begleitung realistisch dargestellt und begründet ist.

Sofern dies nicht der Fall ist, sind diese Angaben bei der Überarbeitung der Teilhabeplanung zu ergänzen.

**Überlegungen zu Arztbesuchen**
Manche Klienten gehen sehr gern zum Arzt, andere haben Angst und vermeiden Arztbesuche solange es geht. Ebenso verhält es sich mit der Mitarbeiterschaft. Manche Mitarbeiter sind vorschnell bereit, Arztbesuche zu übernehmen, um Konflikte mit Klienten und Angehörigen zu vermeiden oder auch weil dies als angenehmer empfunden wird als eine gesamte Gruppe zu betreuen. Nicht jeder Arztbesuch ist notwendig. Die Begleitung zu Arztbesuchen kann auch durch Angehörige erfolgen oder Ärzte können gebeten werden, Hausbesuche durchzuführen.

Empfohlene Vorsorgeuntersuchungen sollten allen Klienten, die dies wünschen, ermöglicht werden.

Oft sind Arztbesuche schwer zu organisieren und binden personelle Ressourcen, die begrenzt zur Verfügung stehen. Manchmal bedeutet der Ruf nach einem Arzt, dass die Klientin **Aufmerksamkeit** und Zuwendung wünscht oder nicht in die Werkstatt gehen möchte. Sollte der Verdacht bestehen, dass es um Zuwendung geht oder dass es sich um eine leichte Gesundheitsstörung handelt, gilt der Grundsatz »tun Sie etwas«. Trost und Zuwendung, eine Wärmflasche, ein wohltuender Tee oder ein zusätzliches Schläfchen haben schon so manches Missbefinden behoben.

Bei einigen Beschwerden kann ein oder zwei Tage abgewartet werden, ob eine Besserung eintritt und vielleicht schon telefonisch Kontakt mit dem Arzt aufgenommen werden.

**Telefonische Notfallanweisungen**
Die telefonische Notfallanweisung wird nach dem **vug-Prinzip** (vorgelesen und genehmigt) wie folgt in die Dokumentation aufgenommen:

- Der Mitarbeiter schreibt auf, was der Arzt angeordnet hat, und liest dies dem Arzt noch einmal vor, um sicherzustellen, dass alles richtig notiert wurde.
- Die Anordnung wird mit
  - dem Vermerk »vug« (vorgelesen und genehmigt),
  - dem Datum und der Uhrzeit,
  - dem Namen des Arztes und
  - dem Handzeichen des Mitarbeiters

  in das ärztliche Verordnungsblatt aufgenommen. Eine höhere Rechtssicherheit wird durch eine Bestätigung der Anordnung per Fax (mit Stempel, Datum, Unterschrift der Ärztin) erreicht.

**Festlegung einer Bedarfsmedikation**
Beim wiederholten Auftreten ein und derselben Gesundheitsstörung (z. B. Pilzinfektion der Füße, Menstruationsbeschwerden) kann die eindeutige Festlegung einer **Bedarfsmedikation** einen Arztbesuch entbehrlich machen. Hierbei ist zu berücksichtigen, dass

- die genaue Indikation,
- die Lokalisation,
- die maximale Einzeldosis und
- die Höchstdosis innerhalb von 24 Stunden

vom Arzt eindeutig definiert sein müssen. Sofern Ärzte nicht alle Angaben machen, müssen Mitarbeitende so lange nachfragen, bis die Angaben vollständig vorliegen.

**Arztbesuche systematisieren**
Einrichtungsträger, die Kooperationsvereinbarungen mit Ärzten und Fachärzten treffen,

können sicherstellen, dass regelmäßig Hausbesuche durchgeführt oder Sprechstunden beim Träger abgehalten werden. Des Weiteren wird empfohlen, dass Einrichtungsträger Verfahrensanweisungen entwickeln, die den Mitarbeitenden einen Ermessensspielraum in der Entscheidung für oder gegen einen Arztbesuch zugestehen. Ferner kann es sinnvoll sein, auch die Angehörigen in Arztbesuche einzubinden bzw. auch ihnen gegenüber klar zu regeln, unter welchen Voraussetzungen Arztbesuche von Mitarbeitern der Einrichtung durchgeführt werden. Derartige Regelungen sind dann hilfreich, wenn Mitarbeitende das Gefühl haben, sie müssen zum Arzt gehen, um sich abzusichern, obwohl sie die Situation so einschätzen, dass sie keine ärztliche Vorstellung erfordert.

Tritt eine akute gesundheitliche Störung auf, die eine umgehende Arztvorstellung erfordert, wird dies von Mitarbeitenden, die ihre Klienten gut kennen, meist adäquat eingeschätzt.

**c) Protokoll »Pflegebedarfsanalyse« – Beobachtung und Überwachung des Gesundheitszustands**

**Vorgehen bei der Bestandsaufnahme**

Anhand der aktuell vorliegenden Teilhabeplanung ist zu überprüfen, ob

- empfohlene Vorsorgeuntersuchungen eingehalten wurden und
- die Vitalwerte entsprechend ärztlicher Anordnung erhoben und dokumentiert wurden.

**Krank durch Vorsorge?!**

Häufige Arztbesuche bringen viele Einrichtungen an die Grenze des Machbaren. In der Wissenschaft wird derzeit intensiv über Sinn und Zweck von Vorsorgetests diskutiert. Umstritten ist demnach der Nutzen der Blut- und Tastuntersuchung auf Prostatakrebs, das Hautkrebs- und Mammographiescreening. Sinnvoll erscheinen hingegen die Vorsorge auf Gebärmutterkrebs, der jährliche Abstrich beim Gynäkologen und die zahnärztliche Vorsorge zu sein (vgl. Maroldt, 2014, S. 42). Renommierte dänische Forscher haben Studiendaten des Nordic Cochrane Centre in Kopenhagen mit mehr als 182.000 Teilnehmern ausgewertet: Die meisten Tests nützen nichts, es gibt nur wenige Ausnahmen.

Ab dem 35. Geburtstag wird derzeit noch von Krankenkassen empfohlen, am Früherkennungsprogramm teilzunehmen, obwohl der Check-up offenbar weniger als erhofft bringt. Man kann den Wert von Vorsorgeuntersuchungen sicherlich nicht auf Aussagen über Sterberaten reduzieren, dennoch wurde ermittelt, dass genauso viele Teilnehmer, die regelmäßig die kostenlosen Vorsorgeuntersuchungen wahrnahmen, wie Studienteilnehmer ohne Check-up starben (vgl. Maroldt, 2014, S. 42 ff., Spiegel Online, 2014). Bei aller Kritik an Vorsorgeuntersuchungen hat selbstverständlich ein guter, persönlicher Kontakt zur Ärztin den Vorteil, dass auch über Vorsorgeuntersuchungen eine Vertrauensbasis aufgebaut wird, auf die im Ernstfall zurückgegriffen werden kann.

Der Anstieg der ärztlichen Diagnostik kann dazu führen, dass bei Patienten teilweise Therapien eingeleitet werden, weil Befunde fälschlicherweise als pathogen (krankmachend) eingestuft werden.

> »Amerikanische Experten warnen davor, dass die Diagnose Schilddrüsenkrebs zu häufig gestellt wird. Die Folge dieser ›Überdiagnosen‹ sind überflüssige und im schlimmsten Fall sogar schädliche Behandlungen. In der Schweiz ist ein ähnlicher Trend festzustellen. Zahlen des Bundesamtes für Statistik zeigen: 2001 wurden in der Schweiz 645 Schilddrüsen entfernt. Zehn Jahre später sind es bereits 1.679 Operationen. Die Sterberate hat sich in dieser Zeitspanne jedoch nur unwesentlich verringert, nämlich von 0,6 Schilddrüsenkrebs-Toten pro 100.000 Einwohner auf 0,5 Tote pro 100.000 Einwohner. Spezialisten sehen darin einen klaren Hinweis darauf, dass zunehmend unnötige Operationen durchgeführt werden« (vgl. Hilfiker, 2013).

Alle in Deutschland angebotenen Früherkennungsuntersuchungen stehen derzeit auf dem Prüfstand, Nutzen und Risiko der Vorsorgeuntersuchungen werden stärker hinterfragt als bisher. Verfolgen Sie Forschungsergebnisse, sprechen Sie auch über eventuelle Risiken von Vorsorgeuntersuchungen, bevor Sie Klienten und Angehörigen Untersuchungen empfehlen, die ihnen vielleicht mehr Schaden als Nutzen bringen.

**e) Protokoll »Pflegebedarfsanalyse« – Gesundheitsfördernder Lebensstil**
Beratung, Motivation, Vermittlung zu externen Gesundheitsfördermaßnahmen. Unterstützung bei der Auswahl von Kursangeboten (z. B. zu körperlichem Training).

**Vorgehen bei der Bestandsaufnahme**
Anhand der aktuell vorliegenden Teilhabeplanung ist zu überprüfen, ob

- Beratung, Motivation, Vermittlung zu Gesundheitsfördermaßnahmen (z. B. Beratungsstellen/Selbsthilfegruppen zum Thema gesunde Ernährung, Alkohol- bzw. Nikotinentzug) erfolgen und/oder
- Unterstützung bei der Auswahl von Kursangeboten (z. B. zu körperlichem Training) gegeben wird.

Sofern dies erforderlich ist, jedoch bisher nicht erfolgte, sind Verbesserungshinweise aufzunehmen.

# 6 Dokumentation von Pflege und Aktenführung

Die Teilhabeplanung sowie deren Dokumentation dienen in erster Linie der **Arbeitsorganisation** und dem **Leistungsnachweis** der Betreuung des Assistenznehmers. Erst in zweiter Linie kommt ihnen eine Bedeutung als Bemessungsgrundlage der Einstufung zu.

> Als Arbeitsgrundlage für den Betreuungsprozess ist die Teilhabeplanung gemeinsam zu entwickeln, in der Handakte jederzeit einsehbar vorzuhalten und fortlaufend zu aktualisieren.

Teilhabeplanungen gehören in die Wohnbereiche und nicht in Ordner und Schränke von Bereichsleitungen.

Die Feststellung der Art des Umfangs sowie der zeitlichen Aspekte des individuellen Teilhabebedarfs begründen den notwendigen Einsatz von Personal.

Für Menschen mit geistiger Behinderung, die nicht die Fähigkeit haben, sich mit ihren eigenen Wünschen und Erwartungen zu Wort zu melden, hat die Dokumentation der Teilhabeplanung eine besondere Bedeutung. Dieser Personenkreis ist darauf angewiesen, dass die Mitarbeitenden ihre individuellen Wünsche, Gewohnheiten und Vorlieben herausfinden, beobachten und in der Dokumentation nachvollziehbar darstellen. Um ein Höchstmaß an einheitlicher Handlungsweise von Mitarbeitern mit unterschiedlichen fachlichen und persönlichen Hintergründen zu gewährleisten, müssen Ziele und Methoden abgestimmt und für alle an der Betreuung Beteiligten vereinbart und dokumentiert werden. Zusammengefasst geht es um:

- die Planung und Organisation der Assistenzleistungen,
- den Nachweis tatsächlich erbrachter Leistungen,
- die Begründung geplanter, jedoch nicht erbrachter Leistungen,
- die Überprüfung des Zielerreichungsgrades sowie
- die entwicklungsbezogenen Fortschreibung der Teilhabeplanung.

## Gesetzliche Anforderungen

Der Gesetzgeber fordert im Sozialrecht die Erstellung von Förderplänen und Klientendokumentationen.

Diese gesetzlichen Regelungen werden durch die vereinbarten Verpflichtungen zur Qualitätssicherung in den Rahmenverträgen der Bundesländer konkretisiert. Qualitätsanforderungen umfassen Kriterien der Struktur-, Prozess- und Ergebnisqualität.

Die Leistungsabsprache ist regelmäßig gemeinsam zu überprüfen und muss fortgeschrieben werden. Die Auswertung, Beratung und Fortschreibung vereinbarter Ziele und Maßnahmen ist nur möglich, wenn diese in schriftlicher Form über eine Klientendokumentation nachvollziehbar dargelegt werden.

## 6.1 Anforderung an eine pflegefachliche, entbürokratisierte Dokumentation

Das entscheidende Kriterium für das Maß notwendiger Dokumentation liegt im **praktischen Nutzen und in der Auswertung** gesammelter Daten. Eine Ausnahme bilden gesetzliche Anforderungen, die erfüllt werden müssen.

> **Grundsätzlich gilt:** Dokumentieren Sie nichts, von dem Sie nicht wissen, wer es wann und wozu auswertet. Ausnahme: Für alle Maßnahmen der Behandlungspflege (medizinische Pflege) sind lückenlos auf die ausführende Person rückverfolgbare Nachweise zu führen.

Kriterien und Fragestellungen zur Auswahl von Informationen sind:

- Ist die Information für den Betreuungsprozess von Relevanz?
  - Relevant sind alle Informationen, die Mitbetreuende wissen müssen (z. B. welche Allergien vorliegen, welche externen Therapeuten den Klienten betreuen, wie die Angehörigen heißen und wie diese zu erreichen sind).
  - Nicht relevant sind alle Informationen, die weder praktisch genutzt noch ausgewertet werden und deren Erfassung nicht begründet werden kann. Z. B. Wechselintervalle von Inkontinenzmaterial, Überwachung der Stuhlausscheidung oder des Gewichtsverlaufs, ohne dass hierfür eine Indikation (Ernährungs- oder Verdauungsstörung) vorliegt.
- Über welchen Zeitraum wird die Information gesammelt? Beispielsweise kann es sinnvoll sein, nach Einzug einer Klientin für drei Tage die Flüssigkeitsaufnahme zu dokumentieren. Im Anschluss wird das Protokoll ausgewertet und nur weitergeführt, falls die Gefahr eines Flüssigkeitsdefizits besteht.
- Besteht der Bedarf, bestimmte Informationen im Verlauf zu beobachten, um sie zu einem späteren Zeitpunkt auszuwerten (z. B. Informationen zur Verfolgung von Betreuungszielen, Gewichtsverläufe, Ernährungsprotokolle bei Verdacht auf Lebensmittelallergien, Dokumentation der Toilettengänge, um gezielt Toilettentraining anzubieten)?
- Besteht Dokumentation- bzw. Nachweis- oder Überwachungspflicht (z. B. Aufzeichnungen zu ärztlich angeordneten Maßnahmen wie Medikamenten- und Betäubungsmittelvergabe, Vitalzeichenüberwachung, Sturzprotokolle, Schmerzprotokolle, der Führung von Anfallskalendern)?

Im Jahr 2013 hat eine Studie unter Leitung von Frau Elisabeth Beikirch zur Erprobung einer zuvor entwickelten, entbürokratisierten Pflegedokumentation stattgefunden.

Das inzwischen in Deutschland verankerte Verfahren begrenzt die Pflegedokumentation auf das fachlich und rechtlich notwenige Maß, um so die zeitlichen Ressourcen für direkte Betreuung und Pflege zu erhöhen (vgl. Beikirch et al., 2014, S. 7). Der Abschlussbericht des Projekts »Praktische Anwendung des Strukturmodells – Effizienzsteigerung der Pflegedokumentation in der ambulanten und stationären Langzeitpflege« liegt vor und bestätigt die Machbarkeit und Rechtssicherheit der erprobten Pflegedokumentation in entbürokratisierter Form.

## 6.2 Grundsätze fachgerechter Dokumentation

Die Klientendokumentation hat rechtliche Bedeutung. Daher sind u. a. folgende Formalien zu berücksichtigen:

- **Personenbezogene Informationen** über persönliche, gesundheitliche und medizinische Belange sind vertraulich zu behandeln. Für alle an der Betreuung Beteiligten besteht zum Schutz der Persönlichkeitsrechte des Klienten Schweigepflicht. Sofern ein Klient (sein gesetzlicher Betreuer) wünscht, dass Mitarbeitende gegenüber Dritten (z. B. Ärzten, Kostenträgern, Behörden) Auskunft erteilen, muss er zunächst den Mitarbeitenden von seiner Schweigepflicht entbinden. Diese Entbindung von der Schweigepflicht sollte schriftlich erfolgen. Es wird empfohlen, schon beim Einzug des Klienten das Thema anzusprechen und entsprechende Einverständniserklärungen vorzuhalten.
- Der **Datenschutz** ist zu gewährleisten. Die Klientendokumentation muss vor unberechtigtem Zugriff geschützt in einem verschließbaren Schrank, Raum oder Wagen aufbewahrt werden.
- Alle Eintragungen in die Dokumentation müssen zeitnah, das heißt während des Dienstes und nicht etwa Tage danach erfolgen. Eine Vordokumentation geplanter Leistungen darf nicht erfolgen, weil dies (kostenträgerseitig) als Leistungsbetrug gewertet werden kann.
- Zur Dokumentation werden **dokumentenechte Stifte** (z. B. Kugelschreiber) verwendet. Nicht verwendet werden dürfen Bleistifte und Tipp-Ex. Zur besseren Übersichtlichkeit und Orientierung können in jeder Schicht verschiedene Farben verwendet werden. Üblich ist die Verwendung folgender Farben: Frühdienst (FD) = blau oder schwarz, Spätdienst (SD) = grün, Nachtdienst (ND) = rot.
- **Fehleintragungen** sind dadurch kenntlich zu machen, dass sie leserlich durchgestrichen werden und mit Datum und Handzeichen des Korrigierenden versehen werden.
- Es gilt das Gebot der **Dokumentationswahrheit** (§§ 268/269 Bürgerliches Gesetzbuch), der historisch richtigen und vollständigen Darstellung sowie das Verbot der schriftlichen Lüge.
- Folgende Prinzipien sind bei der Formulierung von Eintragungen zu berücksichtigen:
  **Strukturdisziplin** = logisch, nachvollziehbar, lückenlos, handlungsleitend
  **Sprachdisziplin** = verständlich, aussagefähig, eindeutig
  **Schreibdisziplin** = lesbar, keine unlesbaren Streichungen
- Auf allen Blättern ist der Name des Klienten, die Blattnummer (fortlaufend) sowie das Jahr zu notieren.
- **Leistungsnachweise** für die Behandlungspflege sind generell per Datum und Unterschrift bzw. Handzeichen zu kennzeichnen. Zur Sicherstellung der Rückverfolgbarkeit der Handzeichen ist ein Handzeichenverzeichnis zu erstellen, in dem alle Mitarbeiter (auch Leasing- und Aushilfskräfte) mit Vor- und Zunamen und ihrer beruflichen Qualifikation aufgeführt sind. Erfolgt eine Assistenz zu zweit, wird die Tätigkeit auch von beiden Mitarbeitern im Leistungsnachweis abgezeichnet. Leistungsnachweise für die Grundpflege sind nicht notwendig, es sei denn eine entsprechende Nachweisführung wurde mit dem Kostenträger ausdrücklich vereinbart.
- **Gruppenereignisse** sind jeweils in der Klientenakte der betroffenen Person zu schildern. Es ist darauf zu achten, dass weitere Klienten nicht mit Vor- und Zunamen in fremden Klientenakten benannt werden.

## Verlaufsdokumentation – Berichte – Übergabebuch

Das Übergabebuch war früher ein Mitteilungsbuch, in das alle organisatorischen und klientenbezogenen Informationen einer Schicht eingetragen wurden, die bei der mündlichen Übergabe an die nächste Schicht weitergegeben werden sollten. Es war also ein Teil des Dokumentationswesens, aus dem aber nur einzelne, aus dem Zusammenhang der Gesamtdokumentation abgekoppelte Berichte über die Befindlichkeit einzelner Klienten zu entnehmen waren. Die Dokumentation klientenbezogener Informationen ist heutzutage nur noch in der jeweiligen Klientenakte zulässig. Die Führung von **Übergabebüchern** ist rechtlich nicht mehr zulässig, sofern darin neben organisatorischen Belangen auch klientenbezogene Befindlichkeiten notiert werden.

An die Stelle des Übergabebuchs sind Berichtsblätter zur Verlaufsdokumentation, die für jeden Klienten zu führen sind, getreten. Die Berichtsblätter bilden die Schnittstelle zu allen anderen Dokumentationsblättern und dienen der Erfassung der momentanen Situation des Klienten. Im Sinne einer Verlaufsdokumentation wird im Berichtsblatt aktuell Bezug auf die Befindlichkeit genommen.

Hier werden die Besonderheiten des Tages oder der Nacht notiert, die für die kontinuierliche Betreuung und Kommunikation der Mitarbeitenden untereinander im Schichtdienst erforderlich sind.

Um übergaberelevante Informationen nicht zu vergessen, bietet es sich an, mit farbigen »Reitern« der Signalleiste von Dokumentationsmappen zu arbeiten. Bei Änderungen, die allen mitgeteilt werden müssen, kann bspw. der rote Reiter an das Übergabe-Erfordernis erinnern. Den Farben kann jeweils ein Thema zugeordnet werden, bspw. blau für neue ärztliche Verordnungen, gelb für Fragen an die Ärztin etc.

> **Fallbeispiel**
> Ist in der Nacht Durchfall aufgetreten, wird die Befindlichkeit des Klienten beschrieben, damit zum Frühstück die Anpassung der Ernährung erfolgt.

**Ausdrucksweise beim Verfassen von Berichten**

Das Verfassen von Berichten fällt einigen Mitarbeitenden anfangs besonders schwer. Neben der Frage, was zu dokumentieren ist, bedarf es etwas Übung, bis es gelingt, in kurzen, knapp gefassten Aussagen die wesentlichen Gesichtspunkte zusammenzufassen. Zum Schreiben von Berichten bedarf es der Anleitung/Schulung durch erfahrene Fachkräfte. Wer noch wenig Erfahrung hat, sollte Unterstützung beim Formulieren einfordern.

Grundsätzlich sind Begriffe zu vermeiden, die nicht eindeutig sind und damit Interpretationsspielraum lassen. Es sollen Tatsachen beschrieben und nicht Behauptungen und Zuschreibungen notiert werden.

**Beispiele:**

- »aggressiv«
  Wie verhält sich ein Mensch, wenn er aggressiv ist? Statt der Behauptung »Herr M. war heute sehr aggressiv« ist der genaue Hergang zu beschreiben. Beispielsweise »Herr M. schlug mit dem Stock nach mir«, »Herr M. hat mich gekniffen« oder »Herr M. schrie mich an«. Diese Sätze geben objektiv den tatsächliche Hergang wieder.
- »desorientiert«
  Statt der Behauptung »Herr M. war desorientiert« wird dargestellt, welche Symptome beobachtet wurden, die auf eine Desorientierung des Klienten schließen lassen. Die Beschreibung der Situation und Handlung »Herr M. sprach mich als Mutter an«, »Herr

M. sagte, er müsse heute in den Kindergarten« lassen eine eigene Bewertung des Sachverhalts zu.

- »viel/wenig«
  Mengenangaben sind von der individuellen Sichtweise der Person abhängig. Die Aussage »Herr M. hat viel getrunken und wenig gegessen« ist unspezifisch. Deutlicher kann der Eintrag wie folgt formuliert werden: »Herr M. aß zum Frühstück eine halbe Scheibe Brot und trank 250 ml Tee.«

## 6.3 Auswahl und Aufbau des Dokumentationssystems

Steht die Auswahl eines Dokumentationssystems an, ganz gleich ob handschriftlich oder als EDV-Version, ist es von entscheidender Bedeutung, die Mitarbeitenden der praktischen Arbeit einzubeziehen. Vorgefertigte Systeme müssen an die Bedingungen der Klienten und der Organisation angepasst werden können.

Um auf die Dokumentation nicht mehr Zeit als unbedingt erforderlich anzuwenden, ist es notwendig, vorab genau zu überlegen, was an welcher Stelle dokumentiert wird. Hier bedarf es einer intensiven Kommunikation zwischen Mitarbeitern der Betreuung und denen des Qualitätsmanagements des Träges, um einheitliche Formulare zu entwickeln, die dem Anspruch einer fachgerechten, rechtssicheren Dokumentation gerecht werden. In der Praxis ergeben sich Umsetzungsschwierigkeiten, wenn Systeme mit Formularen überfrachtet werden, die nicht zur Arbeitsoptimierung beitragen.

### EDV-gestützte Dokumentation oder handschriftliche Dokumentation?

Die Auswahl und Einführung von EDV-gestützten Dokumentationssystemen ist gegenüber der handschriftlichen Dokumentation meist langwieriger und zeitintensiver. Träger, die erfolgreich von handschriftlichen auf ein EDV-gestütztes Dokumentationssystem umgestiegen sind, freuen sich zumeist über die Arbeitserleichterung. Wobei zu berücksichtigen ist, dass EDV-Dokumentationen die handschriftliche Aktenführung nicht vollständig ersetzen. Je nach technischer Ausstattung des Arbeitsbereichs werden neben der EDV-Dokumentation Trink-, Ernährungs- und Positionierungspläne häufig klientennah geführt. Um bei einem Strom- oder EDV-Ausfall dokumentationsbereit zu sein, empfiehlt es sich, Handmappen vorzuhalten, da es keine Lücken in der Dokumentation geben darf.

Es gibt Träger, die eine EDV-Dokumentation wählen, weil bei der Führung der Papierdokumentation Schwierigkeiten bestehen und sie hoffen, diese würden mit der EDV-Dokumentation überwunden. Die Praxis zeigt jedoch: Was auf dem Papier nicht funktioniert, funktioniert auch im EDV-System nicht.

Haben Mitarbeitende den Sinn einer Dokumentation und den Regelkreis der Weiterentwicklung der Teilhabeplanung nicht verinnerlicht, wird ein EDV-gestütztes Dokumentationssystem nur schwer anzuwenden sein.

Nach Erfahrungen der Autorin wird die Einführung eines EDV-Systems häufig in ihrer Komplexität unterschätzt. Es wird daher empfohlen, eine EDV-Einführung strategisch und in Projektschritten zu planen. In der Vorbereitungsphase sollte ein Pflichtenkatalog erstellt werden, in diesem wird in Stichworten niedergeschrieben, was das System im Einzelnen leisten muss. Diese Kataloge sind überaus hilfreich, wenn es um die Auswahl eines Produkts geht.

Vor der Auswahl eines Systems ist es empfehlenswert, nicht nur erstaunt der reibungslosen Verkaufspräsentation der Anbieter von EDV-gestützten Systemen zu lauschen, sondern in einen **Erfahrungsaustausch** mit vergleichbaren Institutionen einzutreten. Anbieter können Kunden und Neuinteressenten zusammenbringen. Beim Erfahrungsaustausch in einer vergleichbaren Einrichtung können auch Schwachstellen der Systeme in Erfahrung gebracht werden.

Die Bedingungen für eine Einführung sind erschwert, sofern es Mitarbeitende gibt, die mit dem Umgang von EDV-Systemen noch nicht vertraut sind. Diese müssen vorab im Umgang mit der EDV geschult werden.

Der Schulungs- und Finanzierungsaufwand sowie die laufenden Kosten müssen vorab kalkuliert werden. Die Schulung sollte kurz vor der Einführung beginnen. Interne Multiplikatoren sind in ausreichender Anzahl zu schulen. Darüber hinaus müssen externe Ansprechpartner des Vertragspartners während der gesamten Einarbeitungsphase (z. B. über eine Hotline) zur Verfügung stehen.

Obwohl es Anbieter von EDV-Systemen immer wieder bagatellisieren, kommt es gelegentlich zu Systemausfällen, die von Stunden bis hin zu mehreren Tagen anhalten können. Für den Fall eines Ausfalls des EDV-Systems ist zu bedenken, dass zur Überbrückung handschriftliche Klientenakten geführt werden müssen. Diese sind für EDV-Ausfälle vorzuhalten.

## 6.4 Führung und Archivierung von Klientenakten

Die Dokumente werden im Verlauf der Betreuung üblicherweise auf drei Akten verteilt:

- **Klientenakte** als Arbeitsinstrument für die tägliche Betreuungsarbeit
- **Ergänzungs- oder Stammakte** für Dokumente und Schriftverkehr
- **Archivakte** zur Archivierung von aktuell nicht verwendeten Dokumenten

Sofern die Dokumente frei nach Belieben irgendwo abgelegt bzw. Werte und Informationen dort eingetragen werden, wo es gerade mal als richtig angesehen wird, entsteht ein heilloses Durcheinander und die Übersicht ist nicht gewährleistet.

Die Formulare und Dokumente sollten in **immer gleicher Weise** geführt und in vorab festgelegter Reihenfolge abgelegt werden.

Es bietet sich an, die Dokumentation so aufzubauen, dass die aktuellen und die am häufigsten benötigten Dokumente oben liegen. Vor dem Hintergrund der Vielfalt der verschiedenen konzeptionellen Ansätze ist es nicht möglich, eine Empfehlung – im Sinne einer einheitlichen Musterdokumentation – zur Ausgestaltung des Förder- und Betreuungsprozesses zu geben. Es bleibt jedem Träger überlassen, die Dokumentation an der von ihr ausgewählten konzeptionellen Orientierung auszurichten (vgl. Grundsatzstellungnahme Pflegeprozess und Dokumentation, 2005, S. 7).

Im Folgenden werden einige allgemeine Anforderungen an die inhaltliche Gestaltung der drei Aktentypen formuliert, die unabhängig von der jeweiligen Ausrichtung der Einrichtung gelten.

**1. Klientenakte**

Die Klientenakte beinhaltet alle Informationen, die für die aktuelle Betreuungsarbeit benötigt werden:

- Stamm- und biografische Angaben
- gesetzliche Betreuungsvollmachten und Kontaktpersonen
- Vorerkrankungen und aktuelle Diagnosen
- Allergien
- eingebundene externe Dienste und Therapeuten
- Materialien, die für den Klienten aufbewahrt werden (z. B. Versicherungskarte, Personalausweis, Impfausweis)
- Aufzeichnungen und Nachweise (z. B. Entwicklungsbericht, Basisbogen, Leistungsnachweise der Behandlungspflege, Verlaufsdokumentation, Medikamentenverordnung und -vergabe)
- Bestattungswünsche bzw. Verweis auf Vorverträge

**2. Stamm- oder Ergänzungsakte**

Die Stammakte oder Ergänzungsakte enthält alle Informationen und Dokumente (wie z. B. Gutachten, Schriftverkehr mit Kostenträgern oder gesetzlichem Betreuer), die dem Klienten zuzuordnen sind, jedoch in der täglichen Betreuungsarbeit nicht eingesehen werden müssen. Sofern die Dokumente mit den Betreuungsleistungen in Verbindung stehen, kann von einer **Archivierungspflicht** ausgegangen werden.

Um die Stammakten möglichst übersichtlich zu halten, werden bei Bedarf aktuell nicht mehr relevante Unterlagen aussortiert und in der Archivakte eingelagert.

Gehaltsnachweise und Kontoauszüge, die stellvertretend aufbewahrt werden, können dem Klienten oder gesetzlichen Betreuer von Zeit zu Zeit gegen eine Empfangsbestätigung ausgehändigt werden.

Dokumente, die Eigentum des Klienten sind, werden bei Auszug oder Umzug dem Klienten mitgegeben bzw. im Todesfall dem Erben ausgehändigt. Sollte zur Zeit des Erbfalls kein Verwandter vorhanden sein, sind die Dokumente dem Nachlassgericht (Amtsgericht) zu übergeben.

**3. Archivakte**

Zur Dokumentation gehört auch eine fachgerechte Archivierung, die eine Rückverfolgbarkeit und Auffindbarkeit relevanter Informationen über Jahre hinweg sicherstellt. Die korrekte Archivierung ist von hoher Bedeutung, da in gerichtlichen Verfahren noch Jahre nach Vorfällen beispielsweise Unterlagen zum Hergang von Stürzen oder medizinischen Therapien angefordert werden.

Alle abgeschlossenen Dokumente, die in der Klienten- und Ergänzungsakte aktuell nicht mehr benötigt werden, sind personenbezogenen nach der trägerinternen festgelegten Systematik in der Archivakte aufzubewahren.

Die Verpflichtung zur ordnungsgemäßen Führung und Archivierung von Förder- und Teilhabeplanungen einschließlich deren Umsetzung ergibt sich aus landesspezifischen Wohn- und Betreuungsgesetzen sowie aus § 199 BGB. Die Aufbewahrungsfristen variieren je nach Einrichtungstyp und Dokumentenart von 5 bis zu 30 Jahren. Nach Fristablauf sind die Unterlagen zu vernichten. Die ordnungsgemäße Vernichtung der Dokumente erfordert eine Entsorgung, die die Unkenntlichmachung der Dokumente (z. B. Reißwolf, Aktenvernichtungsagenturen) sicherstellt. Die Archivierungsfrist beginnt am Ende des Kalenderjahrs, in dem die letzte Eintragung erfolgte.

# III Praktische Ausübung von Pflege

# 7 Ernährung

## 7.1 Einführung in den Bereich Ernährung

Ein gesundes und ausgewogenes Ernährungs- und Trinkverhalten sollte für alle Klienten, unabhängig vom Körpergewicht, angestrebt werden. Es geht um Hilfestellungen, die einer Fehl-, Mangel-, Unter- oder Überernährung sowie einer Dehydratation (Unterversorgung mit Flüssigkeit) entgegenzuwirken. Viele Klientinnen benötigen kontinuierlich Anregungen und Hilfestellungen, damit sie z. B. nicht dauerhaft übermäßig viel essen und/oder zu wenig trinken. Für manche Klienten ist die Ernährung ein gänzlich unbelastetes Thema und bedarf keinerlei Unterstützung.

> Die Mitarbeiter tragen in Bezug auf die Ernährung die Verantwortung für die Schaffung eines gesundheitsförderlichen Umfelds.

Das bedeutet u. a., sich in diesem vielschichtigen Prozess nicht ausschließlich auf das körperliche Wohlbefinden und organische Überleben zu beschränken. Aspekte der Bildung und sozialen Teilhabe sind in die Arbeit mit dem Klienten zu integrieren.

Das Thema Ernährung wird sehr umfassend abgehandelt und bezieht auch die Überwachung des Ernährungszustands und die Sondenernährung mit ein.

### 7.1.1 Ernährungsgewohnheiten

Einige von Ihnen werden schon einmal versucht haben, ihre Ernährungsgewohnheiten umzustellen. Sollten Sie dazu gehören, werden Sie höchstwahrscheinlich die Erfahrung gemacht haben, dass sich Erfolge meist nur kurzfristig einstellen und es nicht lange dauert, bis alte Gewohnheiten wieder überhand nehmen. Die Änderung der Ernährungsgewohnheiten bedeutet häufig jahrelange harte Arbeit und kann nur gelingen, wenn das Umfeld förderlich auf das Vorhaben ausgerichtet ist.

> »Die psychologische Erforschung des menschlichen Essverhaltens hat gezeigt, dass nicht der Nährstoffbedarf, sondern die Essensbedürfnisse die entscheidenden Einflussfaktoren sind, die menschliches Essverhalten regulieren. Daher haben weder rationale Informationen noch Wissensvermittlung über Ernährung Einfluss auf das emotionale Essverhalten. Essverhalten wird in der Kindheit erlernt [...] Ein Blick in die Küchen unseres Globus lässt schnell erkennen, dass Kinder lernen, alles zu essen und auch zu mögen, was auf der Welt essbar ist. Gemeinsam ist ihnen nur die Vorliebe für süß. Aber die Vorliebe für Regenwürmer, Spaghetti oder Hunde, die lehrt sie die Esskultur der Religion, in der sie aufwachsen« (Pudel, 2007, S. 166).

Haben Sie vor, das Essverhalten von Klientinnen zu beeinflussen, sollten Sie dauerhaft eine gesunde Ernährung in die Gruppe bringen und sich für die nachhaltige Veränderung der Esskultur einsetzen.

**Fallbeispiel**
Frau E. ist 40 Jahre alt und lebt in einer Wohngemeinschaft. Von 8:00–15:00 Uhr geht sie zur Arbeit in die Werkstatt. Sie ist 165 cm groß, wiegt 80 kg und hat einen BMI von 29,4, was bedeutet, dass sie übergewichtig ist. Frau E. frühstückt nicht zuhause, weil sie der Bus schon um 7:15 Uhr abholt und sie in der Werkstattkantine vor Arbeitsbeginn noch geschmierte Brötchen und Gebäck kaufen kann. Dazu trinkt sie einen Fertigcappuccino oder Vollmilch. Zum Mittagessen gibt es in der Kantine Hausmannskost mit großen Fleischportionen, reichhaltigen Soßen und Gemüsebeilagen sowie täglich ein Dessert zum Nachtisch. Frau E. geht dort gern zum Essen, weil es leckerer schmeckt und sie, so oft wie sie will, nachnehmen kann, ohne dass ihr jemand reinredet. Die Kantine schließt um 14:00 Uhr. Um 13:45 Uhr werden die bis dahin nicht verkauften geschmierten Brötchen und übrig gebliebenen Kuchen an die Klienten verschenkt. Frau E. kann einfach nicht nein sagen, wenn die Mitarbeiter der Küche mit einem Tablett zu ihr kommen. In der Kantine werden neben Mineralwasser, was kostenfrei angeboten wird, für 50 Cent Limonade, Cola, Fertigcappuccino, Kaffee, Tees und Vollmilch verkauft. Nach der Arbeit kommt Frau E. immer satt in die Wohngruppe zurück. Die Mitarbeiter bieten Frau E. am Nachmittag und abends viel Obst und Gemüse an, um die üppige Ernährung in der Werkstatt auszugleichen.

Das Fallbeispiel verdeutlicht, dass eine Gewichtszunahme auch über Überflussbedingungen in einer Umgebung erklärt werden kann, in der ständige Essensanreize es schwer machen, sich zu entziehen. Im Fallbeispiel zeigt sich ferner der geringe Einfluss der Mitarbeitenden der Wohngemeinschaft, wenn es nicht gelingt, in Verhandlungen mit Kooperationspartnern (oder eigenem Träger) Sorge dafür zu tragen, dass sich die Esskultur außerhalb der eigenen vier Wände verändert.

»So, wie überprüft wird, ob die Hygienevorschriften in öffentlichen Küchen eingehalten werden, so sollte auch überprüft werden, was in welcher Zusammenstellung in die Töpfe öffentlicher Küchen gelangt. Besonders dort, wo sich das Essverhalten aus dem familiären Rahmen in öffentliche Küchen verlagert, liegt in der bedarfsgerechten Gestaltung von Speiseangeboten eine realisierbarere Chance zur Änderung des Ernährungsverhaltens.« (Pudel, 2007, S. 165)

Für eine gesunde und ausgewogene Ernährung zu sorgen, gehört inzwischen zu den Basisstandards von Konzeptionen der Eingliederungshilfe, dies wird aber nach Erfahrung der Autorin in der praktischen Umsetzung teilweise grob vernachlässigt. Obwohl landesweit die Zunahme von Adipositas beklagt wird, werden in den Küchen, Cafeterias und Werkstätten überwiegend süße und fettreiche Speisen angeboten. Die Einhaltung von fünfstündigen Essabständen ist eher die Ausnahme als die Regel. Vielmehr wird mehrmals gefrühstückt und in kurzen zeitlichen Abständen üppige Mittagsmahlzeiten mit Nachtisch und süßen Getränken angeboten. Es ist an Ihnen das zu ändern.

### 7.1.2 Beurteilung des Ernährungszustands

Ausgangspunkt für die Beurteilung einer angemessenen Energie-, Nährstoff- und Flüssigkeitszufuhr ist die Erfassung des Ernährungszustands. Der Ernährungszustand kann grob in unter-, normal- oder überernährt unterteilt werden. Vertrauen Sie erst einmal der Inaugenscheinnahme und Ihrem gesunden Menschenverstand, wenn Sie einen neuen Klienten aufnehmen. Welchen Eindruck haben Sie vom Ernährungszustand? Gibt es bezüglich des Gewichtsverlaufs oder der Ess- und Trinkgewohnheiten Vorinformationen durch Angehörige, die ihre Einschätzung untermauern? Sitzt die Kleidung locker oder eng am Körper?

> Die Inaugenscheinnahme gibt erste wichtige Anhaltspunkte zur Einschätzung des Ernährungszustands, ersetzt jedoch keine objektiven Messdaten und eignet sich nicht zur Verlaufskontrolle.

**Verlaufskontrolle des Ernährungszustands**
Zur Verlaufskontrolle des Ernährungszustands eignen sich mehrere Methoden.

> Die einfachste Methode ist die Beurteilung des Gewichtsverlaufs. Aus Sicht der Autorin ist das die Methode, die am besten funktioniert und die geringsten Fehlerquellen aufweist. Um Gewichtsschwankungen tatsächlich zu bemerken, setzt diese Methode allerdings voraus, dass der aktuell ermittelte Wert mit den vorhergegangen Werten verglichen wird. In der Praxis erfolgt dies häufig nicht.

Wer differenzierte Werte ermitteln möchte, der kann entweder den **BMI** (**Body-Mass-Index**) oder den **WHtR** (**Waist to Height Ratio**) ermitteln.

Viel verwendet und in den letzten Jahren hoch gepriesen wurde die klinische Beurteilung des Ernährungszustands mittels Ermittlung des Body-Mass-Indexes. Bevor in Details gegangen wird, sollte vor allem vor **Rechenfehlern** und **falschen Schlussfolgerungen** gewarnt und darauf hingewiesen werden, dass Mediziner der Münchner Ludwig-Maximilians-Universität (LMU) in einer Studie aus dem Jahr 2010 zeigten, dass der bislang als A und O geltende Body-Mass-Index (BMI) wenig aussagt über Krankheitsrisiken durch Übergewicht. Viel wichtiger scheint dagegen zu sein, wo sich das Fett am Körper sammelt. Laut den Medizinern spielt der Taillenumfang eine wesentlich größere Rolle. Demnach ist nicht die Menge, sondern die Verteilung des Körperfetts für Herzkrankheiten und andere Leiden entscheidend. Für ihre Studie beobachteten die LMU-Forscher knapp 11.000 Probanden bis zu acht Jahre lang. Neben dem BMI wurden noch weitere Werte gemessen: Das Verhältnis von Körpergröße zu Taillenumfang wurde hierbei als wesentlicher Indikator für gesundheitsschädigendes Übergewicht ermittelt. Die Zahl (kurz WHtR) ergibt sich, wenn man den Taillenumfang durch die Körpergröße teilt. »Je höher der WHtR, desto größer das Risiko«, beobachteten Forschungsleiter Schneider und seine Kollegen mit Blick auf Herzinfarkt und Schlaganfall (Schneider et al., 2010).

Anders als man es beim BMI unterstelle, sei Fett nicht gleich Fett, erläutert Schneider (2010). Es gäbe »gutes Fett« an Hüften (»Birnentyp«), Oberschenkeln und Gesäß, das das Risiko für Herz-Kreislauf-Erkrankungen nicht erhöhe. Es könne sogar schützen. Das »böse Fett« um den Bauch (»Apfeltyp«) könne dagegen schädliche Fettsäuren und andere Stoffe in den Körper abgeben, die unter Umständen Entzündungen hervorriefen (vgl. Schneider et al., 2010).

**Risiko für Herz-Kreislauf-Erkrankungen nach Fettverteilungsmuster**
Der »Apfeltyp« hat einen dicken runden Bauch und gilt als gesundheitlich gefährdeter als der »Birnentyp« (► Abb. 7.1).

**Ermittlung und Bewertung des WHtR (Waist-to-Height-Ratio)**
Grundsätzlich sollte der WHtR zwischen 0,32 und 0,50 und nicht über 0,53 liegen. Eine geringe Abweichung von diesen Werten ist noch unbedenklich, bei größeren Differenzen steigen gesundheitliche Risiken.

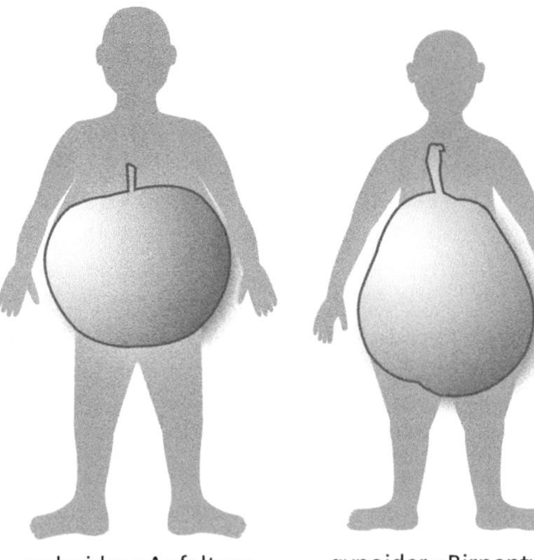


**Abb. 7.1:**
Apfel- und Birnentyp

Bei unter 40-Jährigen sollte dieser WHtR einen Wert von maximal 0,5 haben. Ähnlich wie beim BMI werden auch beim WHtR bei Älteren etwas höhere Werte, nämlich bis zu 0,6, noch toleriert. Ein WHtR von 0,53 entspricht normalerweise etwa einem BMI von 25 (vgl. Schneider et al., 2010).

**Sie können den WHtR ganz einfach selbst bestimmen:** Messen Sie den Bauchumfang morgens an der breitesten Stelle des Bauches (gewöhnlich auf Höhe des Bauchnabels). Berechnet wird er dann folgendermaßen:

$$WHtR = \frac{\text{Bauchumfang in cm}}{\textit{Körpergröße in cm}}$$

Dazu ein Berechnungsbeispiel:
Eine Frau ist 168 cm groß und hat einen Bauchumfang von 83 cm.
83 cm/163 cm = 0,49
Ihr WHtR beträgt 0,49 und liegt damit im physiologischen Bereich.
Ihr Mann ist 183 cm groß und hat einen Bauchumfang von 105 cm.
105 cm/183 cm = 0,57
Der WHtR beträgt 0,57 und liegt somit nicht mehr im gesundheitlich unbedenklichen Bereich.

Wer keinen Taschenrechner zur Hand hat, kann im Internet einen WHtR-Rechner finden, z. B. unter: http://www.umstellung.info/gesundheit/das-richtige-gewicht/gewichtsrechner/whtr-rechner/

**Ermittlung und Bewertung des BMI**

Der BMI (Body-Mass-Index) ist ein **allgemeiner Richtwert** zur Beurteilung, ob ein Gefährdungspotenzial wie Unter- oder Übergewicht vorliegen könnte. Individuelle Abweichungen sind je nach Lebensalter und Konstitution, ohne dass eine Gesundheitsgefährdung vorliegt, möglich. War eine Klientin von der Konstitution immer sehr schlank, ist es durchaus möglich, dass sie einen BMI hat, der im Risikobereich Unterernährung liegt, obwohl die Klientin gut ernährt und kerngesund ist.

Die Ermittlung des BMI ist dann hilfreich, wenn der Verdacht auf Unter- oder Überernährung besteht und die Werte zur Verlaufsüberwachung genutzt werden. Bei Klientinnen mit größeren Gewichtsschwankungen sollte der BMI ungefähr monatlich, bei Klienten mit konstanten Gewichtsverläufen vierteljährlich ermittelt werden. Fragen Sie hierzu im Zweifelsfall den behandelnden Arzt.

Da viele Klienten im Krankenhaus abnehmen, wird empfohlen (insbesondere beim Risiko für Unterernährung) den BMI vor geplanten Krankenhausaufenthalten und nach Entlassungen zu ermitteln und mit vorangegangenen Werten zu vergleichen. Diese Vorgehensweise ermöglicht die zeitnahe Einleitung von Maßnahmen zur Gewichtsstabilisierung und stellt gleichzeitig eine rechtliche Absicherung dar.

Je weiter der BMI in den Bereich des Übergewichts abfällt, desto höher kann das Risiko für Begleiterkrankungen und damit das allgemeine Krankheitsrisiko sein.

**BMI-Berechnung**

Der BMI berechnet sich aus dem Körpergewicht [kg] dividiert durch das Quadrat der Körpergröße [$m^2$]. Die Formel lautet:

$$BMI = \frac{\text{Körpergewicht}}{\textit{Körpergröße zum Quadrat}}$$

Die Einheit des BMI ist demnach kg/$m^2$. Der BMI wird rechnerisch oder mit einer Tabelle/Drehscheibe (diese werden von Pharmaunternehmen unentgeltlich über Apotheken ausgegeben) ermittelt. Im Internet finden sich ebenfalls unentgeltliche Programme zur Errechnung des BMI. Sollten Sie Klienten haben, die amputiert sind, empfiehlt es sich, den BMI über Programme im Internet errechnen zu lassen. Dies ist z. B. unter www.bmi-rechner.net/bmi-amputation.htm möglich.

Rechenbeispiel: Der Klient ist 63 kg schwer und 1,66 m groß:

$$\frac{\text{Körpergewicht}}{\textit{Körperlänge}\,(m^2)} \quad \frac{63\text{ kg}}{(1{,}66\,m \times 1{,}66\,m)} = \text{BMI } 22{,}8$$

Tab. 7.1: Gewichtsklassifikation bei Erwachsenen anhand des BMI (nach WHO, 2000)

| BMI | Einteilung | Risiko für Begleiterkrankungen |
|---|---|---|
| < 18,5 | Untergewicht | niedrig, Gefahr der Kachexie |
| 18,5–24,9 | Normalgewicht | durchschnittlich |
| 25–29,9 | Übergewicht (Gefahr der Fettleibigkeit) | gering erhöht |
| 30,0–40,0 | Adipositas (Fettleibigkeit) | erhöht bis hoch |
| ≥ 40 | Adipositas per magna (sehr große Fettleibigkeit) | sehr hoch |

**Methoden zur Ermittlung der Körpergröße**

Wie sich unschwer aus den Berechnungen erkennen lässt, erfordert die Ermittlung des BMI und des WHtR die Ermittlung der exakten Körpergröße. Diese Ermittlung findet üblicherweise im Stehen statt. Praktische Probleme ergeben sich bei Personen mit deutlichen Haltungsschäden durch skoliotische Veränderungen der Wirbelsäule, bei immobilen Personen und bei Personen mit Kontrakturen oder Amputationen. Ist aufrechtes Stehen nicht möglich, kann die Messung bei Personen, die ausgestreckt liegen können, auch im Liegen mithilfe eines Maßbandes durchgeführt werden.

Kann die Körpergröße nicht ermittelt werden, werden in der Praxis häufig Angaben aus dem Personalausweis übernommen. Dies stellt eine Fehlerquelle dar, da die Angaben aus Personalausweisen teilweise nicht auf einer verlässlichen Messung beruhen oder nicht mehr zutreffen, weil die Person durch den Alterungsprozess inzwischen kleiner geworden ist.

**Ermittlung des Körpergewichts**
Zu berücksichtigen ist, dass das Wiegen immer zur gleichen Tageszeit in vergleichbarer Bekleidung (z. B. morgens nüchtern in Schlafanzug mit Hausschuhen) erfolgen sollte. Gewichtsschwankungen zwischen 1–2 kg ergeben sich bei Frauen durch die veränderte Hormonlage in der Zeit unmittelbar vor der Periode. Durch die Störung des Wasserhaushalts (z. B. über die Bildung von Ödemen bzw. beim Vorliegen von Herz-Kreislauf-Erkrankungen wie einer Herzinsuffizienz) kann es zu erheblichen Gewichtsschwankungen von mehreren Kilogramm kommen. Manchmal werden Herz-Kreislauf-Erkrankungen erst über Gewichtsschwankungen erkannt. Die Ermittlung des Körpergewichts sollte im Rahmen der Beurteilung des Ernährungszustands erfolgen und immer ausgewertet, d. h. mit vorausgegangen Werten verglichen, werden. Klienten, die ihr Gewicht über lange Zeiträume konstant halten, brauchen nicht wöchentlich oder monatlich gewogen werden. Das in der Praxis beobachtete, wöchentliche Wiegen von ganzen Bewohnergruppen (teilweise mit Aushang der Gewichtsverläufe!), ist weder medizinisch-pflegerisch zu rechtfertigen noch ethisch vertretbar. Möchte ein Klient nicht gewogen werden, ist dies zu akzeptieren und entsprechend in der Dokumentation zu vermerken.

### 7.1.3 Überwachung von Nahrungs- und Trinkmenge

Besteht Verdacht auf Unter- oder Überernährung, ist es notwendig, den Gewichtsverlauf und das **Ess- und Trinkverhalten** zu beobachten, um Ansatzpunkte für den individuellen Förderbedarf zu finden. Ein differenziertes Ernährungsprotokoll wird tageweise zu Analysezwecken oder fortlaufend zur Überwachung tatsächlich aufgenommener Speisen und Getränke geführt. In der Analyse geht es darum Ess- und Trinkgewohnheiten sowie Vorlieben, Abneigung und Essabstände der Klienten zu erkennen. Ernährungsprotokolle eignen sich insbesondere für Klientinnen, deren BMI im Risikobereich Unterernährung liegt. Eine Datenerhebung über ein Protokoll ist aber nur dann sinnvoll, wenn diese auch ausgewertet und Maßnahmen abgeleitet werden. Dokumentieren Sie keine Daten, von denen Sie nicht vorab wissen, wann und auf welche Weise diese ausgewertet werden.

Haben Sie beispielsweise ermittelt, dass eine Klientin in großen zeitlichen Abständen isst, könnten Sie ihr hochkalorische Zwischen- und/oder Spätmahlzeiten anbieten, um das Gewicht zu steigern. Trinkprotokolle werden geführt, sofern Klienten Schwierigkeiten haben, eine Mindesttrinkmenge von 20 ml pro Kilogramm Körpergewicht aufzunehmen oder wenn eine Begrenzung der Trinkmenge (z. B. bei Nierenerkrankungen) ärztlich angeordnet wurde.

**Berechnung der Trinkmenge**
Bevor in die Berechnung eingestiegen wird, sind zwei Begriffe zu unterscheiden.

- **Flüssigkeitsbedarf:** Der Flüssigkeitsbedarf setzt sich aus der Trinkmenge und der über Nahrung aufzunehmenden Flüssigkeit zusammen.
- **Trinkmenge:** Die Trinkmenge bezeichnet die tägliche Trinkmenge, die über Getränke gedeckt wird.

Es sollte eine tägliche **Aufnahme von ca. 1,5 l Flüssigkeit** sichergestellt werden. Je höher das Gewicht, desto höher sollte die Trinkmenge sein, weil mit steigender Körpermasse natürlich auch mehr Zellen mit Flüssigkeit zu versorgen sind. Sicherlich gibt es immer Klienten, die aus unterschiedlichen Gründen die empfohlene Flüssigkeitszufuhr nicht erreichen und bei denen man sich schon freut, wenn sie 800–1.000 ml täglich trinken. Bei

Klienten, die weniger als 1,5 l Flüssigkeit pro Tag aufnehmen, ist es erforderlich, eine individuell festgelegte Mindesttrinkmenge vom behandelnden Arzt anordnen zu lassen. Die Einhaltung der ärztlich angeordneten Trinkmenge ist zu kontrollieren und es ist zu klären, unter welchen Voraussetzungen der Arzt zu informieren ist. Praktisch kann das wie folgt umgesetzt werden.

- Der Arzt ordnet eine Mindesttrinkmenge von 1.000 ml an.
- Es erfolgt eine Festlegung, was passiert, wenn die Trinkmenge nicht eingehalten wird. Diese könnte wie folgt aussehen: Die Mitarbeiter müssen den Arzt informieren, falls der Klient an drei Tagen in Folge weniger als 850 ml getrunken hat.

Bei Klienten, die schlecht trinken, besteht ansonsten die Gefahr, dass die Trinkmenge unbemerkt so weit abfällt, dass eine **Dehydratation** (Austrocknung) entsteht, wodurch die Organfunktionen und die Bewusstseinslage erheblich beeinträchtigt werden können.

Damit die Gefahr des Flüssigkeitsmangels früh genug erkannt wird, sollte für alle Klienten die **Mindesttrinkmenge** festgelegt werden. Die Festlegung bedeutet jedoch nicht, dass bei allen Klienten auch eine Überwachung der Trinkmenge erforderlich ist. Es empfiehlt sich, wenn eine Klientin neu aufgenommen wird zu Analysezwecken in den ersten zwei bis drei Tagen die Trinkmenge zu beobachten und ggf. ein Trinkprotokoll zu führen, um zu beurteilen, ob Rücksprache mit dem Arzt notwendig ist. Die dauerhafte Überwachung der Trinkmenge sollte nur auf ärztliche Anordnung erfolgen und ist nur erforderlich, wenn die Gefahr besteht, dass ohne Überwachung gesundheitsschädigende Folgen drohen.

**Berechnungsmethoden**

Zur Berechnung der erforderlichen Flüssigkeitsmenge werden zwei Methoden vorgestellt. Es wird die gesamte Flüssigkeitsmenge berechnet, die sowohl über Getränke als auch über Lebensmittel aufgenommen wird. Zur Orientierung kann bei einer üblichen Nahrungszusammensetzung davon ausgegangen werden, dass durchschnittlich 1/3 der notwendigen Flüssigkeit über die Nahrung aufgenommen wird. Dieser Anteil ist bei der Berechnung abzuziehen.

Berechnungsvariante 1:

- 30 ml je kg Körpergewicht abzüglich 1/3 für über Nahrung aufgenommene Flüssigkeiten.

Berechnungsvariante 2 (Chidester & Spangler, 1997):

- 100 ml je kg für die ersten 10 kg Körpergewicht,
- 50 ml je kg für die zweiten 10 kg Körpergewicht,
- 15 ml für jedes weitere kg Körpergewicht

abzüglich 1/3 für über Nahrung aufgenommene Flüssigkeiten.

**Begrenzung der Trinkmenge**

Die erste Berechnungsvariante ist einfach zu merken und leicht durchführbar, hat aber den Nachteil, dass diese für Klienten, die weniger als 50 kg wiegen, nicht anwendbar ist, da die empfohlene Flüssigkeitszufuhr von 1.500 ml nicht erreicht wird. Aus diesem Grund wird die Anwendung der zweiten Berechnungsvariante empfohlen. Hier wird auch bei stark untergewichtigen Personen eine Flüssigkeitszufuhr über 1.500 ml (1.500 ml werden bereits bei 20 kg Körpergewicht erreicht) erzielt.

Bei Vorliegen bestimmter Grunderkrankungen (z. B. bei Leberinsuffizienz mit Aszites, bei Ödemen, Niereninsuffizienz, Dialysetherapie oder Herzinsuffizienz) ist die Begrenzung der Flüssigkeitszufuhr erforderlich, um den Organismus zu entlasten. Begrenzungen der Flüssigkeitszufuhr sind ärztlich anzuordnen und die Einhaltung zu überwachen. Ob zur Überwachung der Begrenzung der Trinkmenge ein Protokoll notwendig ist, hängt vom Einzelfall ab. Ein anfangs geführtes Protokoll kann evtl. dann wieder abgesetzt werden, wenn die Begrenzung der Trinkmenge ohne Schwierigkeiten eingehalten wird. Besprechen Sie diese Entscheidungen im Einzelfall mit dem behandelnden Arzt.

**Fallbeispiel**

Da Frau J. zu Verstopfung neigt und mehrere Medikamente einnehmen muss, soll sie eine Tagesmindesttrinkmenge von 1.500 ml einhalten. Sie wohnt in einem Wohnheim und geht von 9:00 bis 14:00 Uhr zur Arbeit in die Werkstatt. Damit sie das Trinken über den Tag nicht vergisst, wird ihr um 9:00 Uhr eine Trinkflasche mitgegeben. Im Trinkprotokoll wird die Trinkflasche mit 750 ml unter »eingeschenkt« notiert. Wenn sie zurückkommt, wird überprüft, wie viel sie getrunken hat. Am 01.05. waren es 500 ml (siehe Trinkprotokoll vom 01.05.2015). Der Rest aus der Trinkflasche (250 ml) wurde ihr noch am Nachmittag angeboten. Die Führung der Trinkmenge in den Kategorien 1. »eingeschenkt« und 2. »getrunken« erleichtert die Übersicht und macht es möglich, auch die Trinkmenge von mitgegebenen Getränken über mehrere Aufenthaltsorte (zuhause und in der Werkstatt) und Dienste (im Protokoll vom Früh- zum Spätdienst) darzustellen. In den meisten Trinkprotokollen fehlt die Spalte »eingeschenkt«, was eine Fehlerquelle darstellt, weil häufig nur auf die Bereitstellung von Getränken, aber nicht auf die tatsächlich ausgetrunkenen Mengen geachtet wird. In der Auswertung des ersten Tages wird vom Nachtdienst festgestellt, dass die Mindesttrinkmenge um 100 ml unterschritten wurde. Der Nachtdienst berät sich deswegen mit dem Frühdienst über zusätzliche Zeiten, in denen Getränke angeboten werden können. Um die Trinkmenge zu erhöhen, wird sich darauf geeinigt am folgenden Tag (02.05.) schon morgens vor dem Frühstück eine Tasse Tee (150 ml) anzubieten und abends um 21:00 Uhr einen Becher Wasser (200 ml) ans Bett zu stellen sowie Frau J. ans Trinken zu erinnern. Ferner werden die Kollegen von der Werkstatt über das Problem informiert und gebeten, Frau J. daran zu erinnern, ihre Trinkflasche auszutrinken. In der Auswertung des zweiten Tages hat Frau J. eine Trinkmenge von 1.800 ml erreicht.

Das Fallbeispiel verdeutlicht, dass allgemein darauf zu achten ist, dass Verantwortlichkeiten für das Erreichen der Trinkmenge und für die Auswertung der Trinkprotokolle festgelegt werden müssen. Praktikabel ist es, wenn der Spät- oder Nachtdienst die Trinkprotokolle auswertet und den Frühdienst informiert, sofern die Trinkmenge unterschritten wurde. Jeder Eintrag im Trinkprotokoll ist mit Uhrzeit (nicht Dienstzeit), dem jeweiligen Angebot und dem Handzeichen einzutragen. Erst wird notiert, was angeboten (eingeschenkt) wurde und im Anschluss wird, nachdem sich der Mitarbeiter davon überzeugt hat, welche Menge getrunken wurde, die tatsächliche Trinkmenge notiert. Wird die Trinkmenge unterschritten, muss umgehend darüber nachgedacht werden, wie der Klient dazu animiert werden kann, in den folgenden Tagen wieder mehr zu trinken.

In einigen Fällen ist es sinnvoll, die Trinkmenge vorab zu planen. Hierzu werden die Vorlieben und Wünsche analysiert und überlegt, wie die Klienten die Trinkmenge am besten über den Tag verteilt erreichen. Einige Klienten haben eine höhere Bereitschaft zu trinken, wenn sie mit anderen zusammen essen. Mit anderen Klienten kann man wiederum »individuelle Rituale« entwickeln, wie die erste Tasse Tee, die bei Ankunft des Frühdienstes angeboten wird. Auf diesem Weg kann auch für jeden Dienst festgelegt werden, wie viel die Klientin trinken soll. Sofern im Spätdienst beispielsweise 500 ml getrunken werden sollen, ist es die Aufgabe der Mitarbeiter darauf zu achten, dass die Klientin bis zum Abend auch 500 ml trinkt.

**Tab. 7.2:** Beispiel für ein Trinkprotokoll

| **Trinkprotokoll über zwei Tage** | | | | | |
|---|---|---|---|---|---|
| Name: Frau Jacke | | | Gruppe: Sonnenschein | | |
| Mindesttrinkmenge (ml/Tag): 1.500 ml | | | Begrenzung der Trinkmengen (ml/Tag): | | |
| Datum: 01.05.2015 | | | | | |
| **Frühdienst** | **Uhrzeit** | **Angebot** | **eingeschenkt (in ml)** | **getrunken (in ml)** | **HZ** |
| | 8:00 | Kaffee | 200 | 200 | S.H. |
| | | Wasser | 200 | 100 | S.H. |
| | 9:00 | Trinkflasche | 750 | | S.H. |
| **Spätdienst** | **Uhrzeit** | **Angebot** | **eingeschenkt (in ml)** | **getrunken (in ml)** | **HZ** |
| | 15:00 | Trinkflasche | | 500 | B.R. |
| | | Rest Trinkflasche | 250 | 100 | B.R. |
| | 16:00 | Kaffee | 200 | 200 | B.R. |
| | 18:00 | Tee | 300 | 300 | B.R. |
| **Nacht** | | | | | |
| Gesamtmenge (in ml) | | | | **1.400** | E.B. |
| | | | | ja / nein | |
| Trinkmenge eingehalten? | | | | ☐ / ☑ | E.B. |
| Handlungsbedarf (Info an Team/Arzt) | | | | ☐ / ☑ | E.B. |

| **Datum: 02.05.2015** | | | | | |
|---|---|---|---|---|---|
| **Frühdienst** | **Uhrzeit** | **Angebot** | **eingeschenkt** | **getrunken** | **HZ** |
| | 6:00 | Tee | 150 | 150 | S.H. |
| | 8:00 | Kaffee | 200 | 200 | S.H. |
| | | Wasser | 200 | 100 | S.H. |
| | 9:00 | Trinkflasche | 750 | | S.H. |
| **Spätdienst** | 15:00 | Trinkflasche | | 750 | B.R. |
| | 16:00 | Kaffee | 200 | 200 | B.R. |
| | 18:00 | Tee | 300 | 300 | B.R. |
| **Nacht** | 21:00 | Wasser ans Bett | 200 | 100 | E.B. |
| | Gesamtmenge (in ml) | | | **1.800** | E.B. |

**Tab. 7.2:** Beispiel für ein Trinkprotokoll – Fortsetzung

| | ja | nein | |
|---|---|---|---|
| Trinkmenge eingehalten? | ☑ | ☐ | E.B. |
| Handlungsbedarf (Info an Team/Arzt) | ☐ | ☑ | E.B. |

### Überwachung der Nahrungsmenge

Zwei Varianten der Überwachung der Nahrungsmenge werden vorgestellt:

- Das Ernährungs- und Trinktagebuch zur Analyse des Essverhaltens
- Das Ernährungsprotokoll zur Überwachung der tatsächlich zugeführten Portionsgrößen.

### 1. Ernährungs- und Trinktagebuch

Mit der Führung eines Ernährungs- und Trinktagebuchs können Sie Ihren Klienten helfen, sich über das eigene Trink- und Essverhalten klar zu werden. Für die Führung des Ernährungs- und Trinktagebuchs ist es wichtig, dass jede Mahlzeit, jede Zwischenmahlzeit, jedes Getränk und alles, was zwischendurch genascht wird, auch ins Tagebuch kommt. Die Menge der Lebensmittel sollte möglichst genau ausgewiesen werden (z. B. 3 Kartoffeln, 1 mittelgroßes Fischfilet, 2 EL Blattsalat mit Essig- und Öl-Dressing, eine Hand voll Weintrauben, 1 Tasse Tee, ein Glas (200 ml) mit Vollmilch).

Zur Führung des Ernährungs- und Trinktagebuchs können Sie pro Tag ein DIN A4-Blatt im Querformat verwenden und sich eine einfache Tabelle anlegen. Neben den Fakten können Sie auch unter Bemerkungen geäußerte oder klar erkennbare Essmotive wie z. B. Hunger, Langeweile, Gewohnheit, Kummer, Stresssituation, Überredung durch Mitbewohner, eintragen. Ebenfalls können unter Bemerkungen Nebenbeschäftigungen während der Mahlzeit aufgeführt werden wie z. B. Fernsehen. Ein Ernährungs- und Trinktagebuch könnte wie folgt aufgebaut werden.

**Tab. 7.3:** Ernährungs- und Trinktagebuch

| **Ernährungs- und Trinktagebuch** | | | |
|---|---|---|---|
| **Datum:** | | **Name:** | |
| **Beobachtungszeitraum:** | | | |
| **Uhrzeit** | **Mengenangabe** | **Was wurde gegessen/ getrunken?** | **Bemerkung/Essmotiv** |
| | | | |

Anhand des Tagebuchs können Sie sehen, wie viel, wie oft und was der Klient im Beobachtungszeitraum gegessen und getrunken hat. Es wird empfohlen, das Tagebuch mehrere

Tage in Folge zu führen, da allein der Umstand, dass alles notiert wird, erst einmal zur Anpassung des Essverhaltens führen könnte. Mit folgenden Fragen, können Sie die Analyse des Ess- und Trinktagebuchs durchführen:

- War die Auswahl der Lebensmittel vielseitig oder eher einseitig?
- Haben energiereiche oder ballaststoffreiche Nahrungsmittel überwogen?
- Wie hoch war der Anteil an Obst und Gemüse?
- Wurde regelmäßig gegessen und getrunken?
- Wird in Stresssituationen gegessen?
- Wurde zwischendurch gegessen und wenn ja, wie oft und was?
- Was und wie viel wurde getrunken?
- Wurden kalorienreiche Getränke bevorzugt?
- Wurden Getränke gesüßt und wenn ja, in welcher Stärke und womit?

Aufbauend auf der Analyse des über das Ernährungs- und Trinktagebuch gewonnenen Wissens können Sie dem Klienten Lösungsvorschläge für eine gesündere Ernährung unterbreiten und Alternativen aufzeigen. Beispielsweise kann vor der Mahlzeit, gemeinsam mit dem Klienten ein gesunder Abendbrotteller zusammengestellt werden.

Zur Auswertung von Ernährungsprotokollen können Sie sich an den Ernährungsempfehlungen vom Verband für Ernährung und Diätetik e. V. (VFED) oder der Deutschen Gesellschaft für Ernährung (DGE) orientieren. Über beide Verbände können kostengünstig Broschüren und Schaubilder sowie allgemeine als auch spezielle Ernährungsempfehlungen und Leitlinien (z. B. zur Ernährung bei Erkrankungen wie Diabetes mellitus) bezogen werden. Viele Informationen werden unentgeltlich über das Internet zur Verfügung gestellt.

Das Ernährungsdreieck des VFED hebt die Bedeutung von Bewegung gut hervor und gibt empfohlene Portionsgrößen an (▸ Abb. 7.2).

**2. Ernährungsprotokoll**

Durch die Überwachung der Ernährung soll Unter- oder Mangelernährung frühzeitig erkannt werden und damit die Möglichkeit zu einer adäquaten Reaktion geschaffen werden. Ein Instrument für die Überwachung der Ernährungsmenge ist das Ernährungsprotokoll. Dieses kann als qualitatives oder quantitatives Protokoll geführt werden:

- Im **qualitativen Ernährungsprotokoll** wird über den Tag hinweg alles aufgeschrieben, was tatsächlich verzehrt wurde (z. B. ein Brot mit Butter und Käse zum Frühstück). Diese Protokollform kann z. B. eingesetzt werden, wenn die tatsächlich verzehrten Nährwerte ermittelt werden sollen oder wenn nach
  - Ernährungsvorlieben,
  - Unverträglichkeiten oder
  - Ursachen für Gewichtsabnahmen gesucht wird.
- Im **quantitativen Ernährungsprotokoll** werden keine konkreten Mengen festgehalten, sondern nur die verzehrte Menge in Bezug zur üblichen Gesamtmahlzeit angegeben. Quantitativ zu erheben bedeutet, die (ungefähre) Portionsgröße der zugeführten Mahlzeit zu dokumentieren. Eine Differenzierung nach Nährwerten oder Nahrungskomponenten erfolgt nicht. Diese Vorgehensweise bietet sich bspw. bei untergewichtigen Klienten an, wenn ermittelt werden soll, ob regelmäßig gegessen wird oder ob zu bestimmten Zeiten eine höhere Bereitschaft besteht, größere Portionen zu essen. Es wird notiert, wie viel der Klient von **seiner üblichen Verzehrmenge** gegessen hat (bspw. volle, halbe, dreiviertel Portion). Bei dieser Vorgehensweise wird die verzehrte Nahrungsmenge in Relation zur üblichen Verzehrmenge des Klienten gesetzt. In der Auswertung können Zeiträume ermittelt werden, in denen eine höhere Bereitschaft zur Nahrungsaufnahme zu erwarten ist.

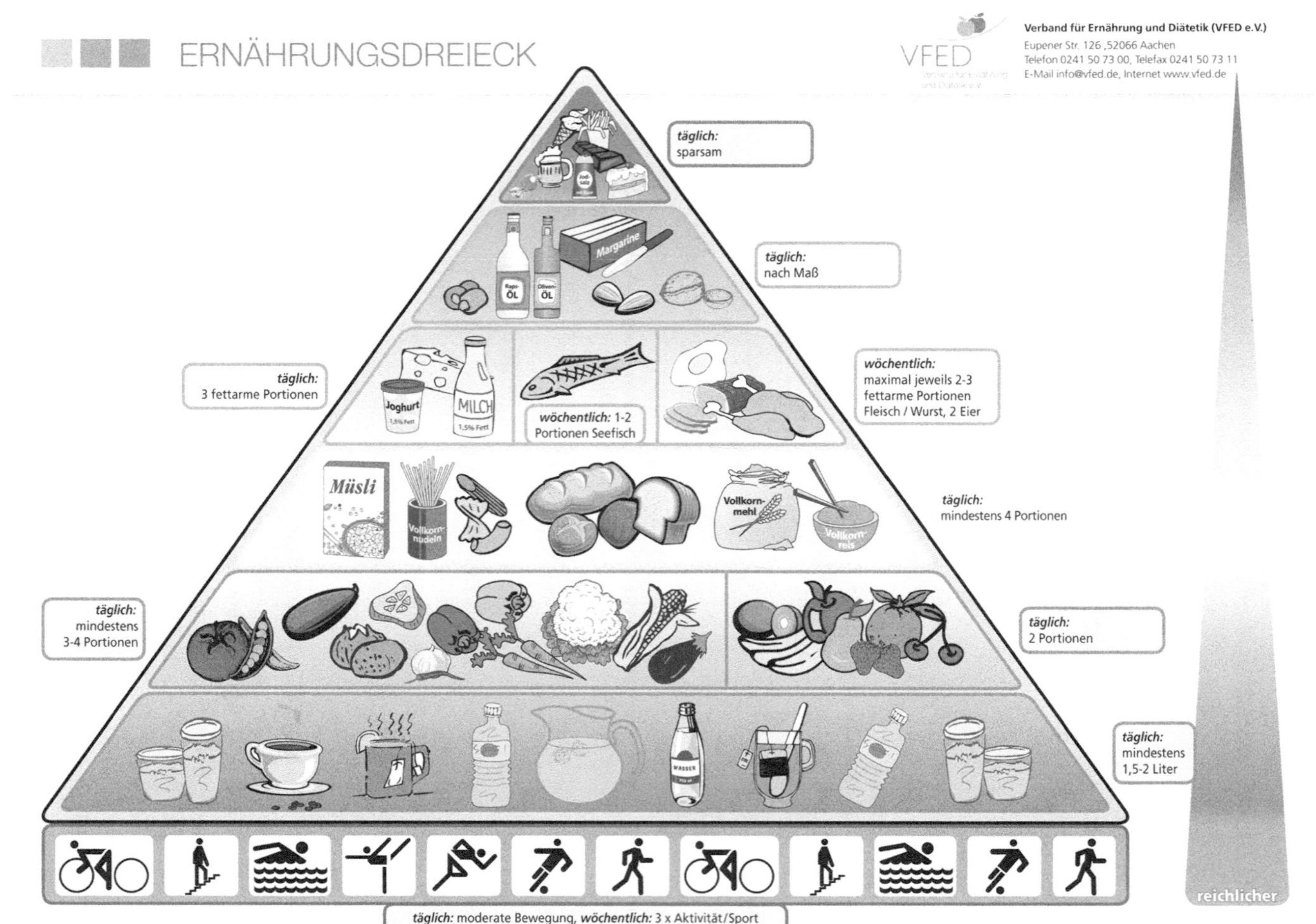


**Abb. 7.2:** Ernährungsdreieck (Quelle: Verband für Ernährung und Diätetik e. V. www.vfed.de)

Beobachtungen des Ernährungsverhaltens bieten sich beispielsweise nach Medikamentenumstellungen an, sofern die jeweiligen Medikamente als Nebenwirkung den Appetit hemmen und/oder zu Schluckproblemen führen können. Dies ist bei einer Reihe von Medikamenten der Fall. In diesem Zusammenhang sollten Sie bei Medikamenten gegen Anfallsleiden und bei Psychopharmaka besonders aufmerksam sein und die Beipackzettel der Medikamente lesen, um Nebenwirkungen frühzeitig zu erkennen und einzuordnen (► Tab. 7.4).

Bei Klienten mit ausgeprägten Schluckproblemen besteht die Gefahr, dass rapide oder schleichende Gewichtsabnahmen sowie Flüssigkeitsdefizite auftreten. Um diesen Prozess möglichst früh zu erkennen, ist es sinnvoll, darauf zu achten, ob z. B. nach Medikamentenneueinstellungen übliche Portionen gegessen und getrunken werden. Ernährungsprotokolle sollten in Absprache mit dem behandelnden Arzt geführt werden. Der Arzt legt auch den Beobachtungszeitraum fest und entscheidet nach der Protokollauswertung darüber, ob z. B. die Medikamente reduziert oder umgestellt werden. Ist dies nicht der Fall, weil z. B. die Notwendigkeit besteht, ein Medikament gegen Epilepsie fortlaufend in hoher Dosierung einzunehmen, müssen pflegerische Maßnahmen ergriffen werden, um die bedarfsgerechte Ernährung und Flüssigkeitszufuhr sicherzustellen. Dies kann beispielsweise über das Angebot von hochkalorischer Zusatznahrung erfolgen. Diese Zusatznahrung ist in unterschiedlichen Varianten und Geschmacksrichtungen verfügbar, so dass hier die Möglichkeit besteht, auf Vorlieben der Klienten einzugehen. Die ärztliche Verordnung von Trink- und Zusatznahrung ist nach strenger Indikationsstellung bei der Diagnose Kachexie, Schluckstörungen sowie bei psychiatrischen Erkrankungen möglich.

**Tab. 7.4:** Bespiele für Nebenwirkungen von Medikamenten

| Wirkstoffgruppe | Anwendung | Mögliche Nebenwirkungen in Bezug auf die Ernährung |
|---|---|---|
| Topiramat Handelsname: Topamax®[33] | Epilepsie, Migräne | Appetitlosigkeit oder Appetitsteigerung |
| Wirkstoffgruppe Flupentixol (Flupentixol® Deanxit) | Schizophrenien; bei Psychosen, die mit Autismus, Negativismus, Apathie und gesenkter Stimmungslage einhergehen | Zungen-Schlund-Krämpfe, Schiefhals, Kiefermuskelkrämpfe (Muskelverkrampfungen, die auch den Hals und Kopfbereich betreffen, können Schluckstörungen verursachen) |
| Haloperidol (ursprünglicher Handelsname: Haldol®) | Antipsychotikum, Angst, Denk- und Bewusstseinsstörungen | Schluck- und Schlundkrämpfe |

## Essen darreichen

Die Organisation der pflegerischen Handlung »Essenreichen« sollte beziehungsorientiert und nicht verrichtungsorientiert erfolgen. Empfehlenswert ist es, eine Kontinuität in der Beziehung zu gewährleisten. Feste Bezugspersonen können sich auf den Menschen und seine Art zu essen und zu kommunizieren

33 Die häufigste Nebenwirkung sind Kribbelempfindungen, besonders in Armen und Beinen (Parästhesien). Diese verschwinden jedoch in der Regel nach einiger Zeit; eine kaliumreiche Ernährung (Bananen, Trockenobst) kann die Parästhesien lindern.

einstellen und individuelle Fähigkeiten und Probleme schneller erkennen. Wenn die Klientin nicht essen möchte, darf sie nicht zum Weiteressen gezwungen oder zur Nahrungsaufnahme überlistet werden. Finden Sie heraus, warum die Klientin die Mahlzeit zurückweist. Bestehen Probleme mit der Nahrungsaufnahme, besteht zum Zeitpunkt des Angebots noch kein Appetit oder entsprechen die angebotenen Speisen oder Getränke nicht den Vorlieben?

Nähere Ausführung zur Einstimmung auf die Mahlzeit, Schluck-vorbereitung und zum Thema Nahrung und Getränke darreichen sind bei der Pflegediagnose Schluckstörungen beschrieben (► Kap. 5.6).

**Hilfsmittel im Bereich der Ernährung**

Die Logopädin Evelyn Franke sammelt seit Jahren Erfahrungen im Umgang mit Schluckstörungen. Sie hat u. a. eine Veröffentlichung zum Thema »Umgang mit Schluckstörungen bei Menschen mit Down-Syndrom« gemacht. Den sehr lesenswerten Artikel finden Sie im Internet unter http://www.alzheimerforum.de. In der Suchfunktion Franke eingeben.

Auf der Homepage www.hospiz-stuttgart.de finden Sie ferner unter Akademie, Veröffentlichungen, Stichwort Palliativ-Care-Tipps die lesenswerte Broschüre »Palliative-Care-Tipps (8): Guten Appetit – Hilfen bei der Nahrungsaufnahme« als Download, die gegen eine Schutzgebühr von 2,50 Euro versendet wird: https://www.elisabeth-kuebler-ross-akademie.de/palliative-care-tipps/. Die Autorinnen Evelyn Franke, Susanne Haller und Dr. Annedore Napiwotzky beschreiben, auf was es bei der Nahrungsaufnahme bei Menschen ankommt, die unter Appetitlosigkeit oder Kau- und Schluckstörungen leiden und was es für Hilfsmittel gibt, um die Nahrungsaufnahme zu erleichtern.

Generell ist zu sagen, dass Hilfsmittel und damit auch spezielle Löffel und Trinkgefäße dem aktuellen Bedarf anzupassen sind, so dass keine pauschalen Empfehlungen gegeben werden können.

### 7.1.4 Diabetes mellitus

Der Diabetes mellitus gehört mit rund sechs Millionen Betroffenen und mit vermutlich ebenso vielen Menschen mit unerkanntem Diabetes zu den größten Volkskrankheiten in Deutschland. Schätzungen der Vereinten Nationen gehen davon aus, dass bis zum Jahr 2025 die Zahl der weltweit an Diabetes erkrankten Menschen von jetzt 250 Millionen um mehr als 50 % ansteigen wird. Diabetes wurde von den Vereinten Nationen als erste, nicht durch eine Infektion ausgelöste Erkrankung zu einer globalen Bedrohung der Menschheit erklärt (vgl. Deutsches Zentrum für Diabetesforschung, 2014).

Da die stetige Zunahme von Diabetes mellitus Typ 2 durch Überernährung in Kombination mit Bewegungsmangel ausgelöst wird, ist die dringlichste Aufgabe, ein Auftreten der Erkrankung durch **gezielte Prävention** zu verhindern. Dies wird erreicht, indem alle Klienten zur gesunden Ernährung angeregt und im Alltag zur Bewegung animiert werden.

Das Thema Ernährung bei Diabetes mellitus wird aufgegriffen, da sich die **Ernährungsempfehlung** für Diabetiker seit dem Jahr 2005 weitreichend geändert hat. Typ-1-Diabetiker erhielten eine streng einzuhaltende Diät verbunden mit dem Verbot von Zucker und einer genauen Berechnung von Broteinheiten (BE). Die Lebensmittelindustrie entwickelte spezielle Diabetiker-Lebensmittel mit Zuckeraustauschstoffen, z. B. Fructose. Aufgrund von Studienergebnissen werden diese Spezialprodukte von den Fachgesellschaften nicht mehr empfohlen, was die Lebensmittelindustrie jedoch nicht davon abhält, diese Produkte weiterhin zu vermarkten (vgl. Toeller, 2005).

Da die Autorin im Kontakt mit Mitarbeitern erlebt hat, dass häufig Unsicherheiten im Umgang mit Diabetes mellitus bestehen, wird hier ein kurzer Überblick gegeben.

Es werden **Typ-1-Diabetes mellitus**, **Typ-2-Diabetes mellitus und Diabetes insipidus** unterschieden. Der Typ 1 tritt meistens vor dem 35. Lebensjahr auf. Am höchsten ist die Neuerkrankungsrate bei Kindern zwischen 11 und 13 Jahren. Deshalb wurde der Typ-1-Diabetes früher auch als jugendlicher Diabetes bezeichnet.

Der Typ 2 betrifft über 90 % aller Diabetiker. Der Typ-2-Diabetes tritt häufig nach dem 40. Lebensjahr auf. Der Typ-2-Diabetes wurde früher als Altersdiabetes bezeichnet. Diabetes insipidus stellt eine selten auftretende Sonderform des Diabetes dar.

Während Diabetiker vom Typ 1 lebenslang insulinpflichtig sind, müssen Diabetiker vom Typ 2 ihre Ernährung umstellen, um nicht insulinpflichtig zu werden. Das Behandlungsziel bei der Ernährung von Diabetikern ist, einen möglichst **konstanten Blutzuckerspiegel** zu erreichen, damit Blutzuckerschwankungen (Zustände von Unter- oder Überzuckerung) vermieden werden. Blutzuckerschwankungen gefährden die Gesundheit und leisten vermeidbaren Folgeerkrankungen Vorschub. Zu nennen sind u. a.:

- Polyneuropathie (Schädigung mehrerer Nervenbahnen, die Sensibilitätsstörungen an Armen und Beinen hervorrufen)
- Durchblutungsstörungen (in Folge dessen bspw. Wundheilungsstörungen, Diabetisches Fußsyndrom)
- Sehstörungen bis hin zur Erblindung
- Herz-Kreislauferkrankungen

Bei insulinpflichtigen Diabetikern wird die zu spritzende Insulinmenge auf die ermittelten Kohlenhydrateinheiten (oder Broteinheiten BE) abgestimmt. Es ist zu berücksichtigen, dass, nachdem Insulin gespritzt wurde, auch im Anschluss (unter Einhaltung des insulinabhängigen Spritz-Ess-Abstandes) gegessen werden muss, um nicht in eine Unterzuckerung zu geraten.

**Sonderform: Diabetes insipidus**

Es gibt immer wieder Klienten, die plötzlich auffällig viel trinken, weil das gegen eine Harnausscheidung wirkende antidiuretische Hormon (ADH) nicht bei ihnen anschlägt. Bei dieser Erkrankung sind die Nieren nicht in der Lage, die Flüssigkeit den Erfordernissen des Organismus entsprechend einzubehalten. Da der Organismus infolgedessen viel Wasser verliert, kommt es zum Austrocknen des Körpers und der Schleimhäute, was ein starkes Durstgefühl verursacht. Die Klienten versuchen diesen Mangel mit Tagestrinkmengen bis zu 10 l zu kompensieren. Dieses Trinkverhalten könnte ein erstes Anzeichen von Diabetes insipidus sein und erfordert deswegen die ärztliche Abklärung (vgl. Allolio et al., 2009).

### Ernährung bei Diabetes mellitus

In den Praxisleitlinien der Deutschen Diabetes-Gesellschaft werden folgende Ernährungsempfehlungen gegeben:

> **Merke:** Beim Diabetiker Typ 1 und 2 ist die Einhaltung einer ausgewogenen, zucker- und fettarmen Mischkost (wie sie von der Deutschen Gesellschaft für Ernährung empfohlen wird) in der Regel ausreichend (vgl. Kellerer & Danne, 2010).

Die Nahrung sollte abwechslungsreich und reich an wasserhaltigen Nahrungsmitteln (z. B. Tomaten, Gurken, Salat) sowie komplexen Kohlenhydraten (z. B. Vollkornprodukte, Obst, Reis, Kartoffeln) sein. Das häufig erlebte Vorenthalten von Kohlenhydraten wie Kartoffeln, Nudeln und Reis sind also völlig inadäquat. Diese Lebensmittel machen satt und »Dickmacher« sind meist die fettreichen Beilagen und Soßen.

Die Tagestrinkmenge sollte ca. 1,5–2 l betragen und über zuckerfreie Getränke gedeckt werden. Alkohol sollte nur in kleinen Mengen getrunken werden. Trockene Wein- und Sektsorten sowie Schorlen sind zu bevorzugen. Liköre, süße Wein- und Sektsorten,

Mixgetränke mit Sirup können zur Entgleisung des Blutzuckers führen.

Bei Klienten, die unter starken Blutzuckerschwankungen leiden, wird empfohlen, die Nahrung auf fünf bis sechs Mahlzeiten zu verteilen. Bei gefährdeten Klienten sollten kleine Zwischenmahlzeiten wie ein zweites Frühstück, eine Nachtmahlzeit und evtl. eine Spätmahlzeit angeboten werden. (Ob Zwischenmahlzeiten notwendig und sinnvoll sind, ist im Einzelfall mit der behandelnden Ärztin abzuklären, da dies auch von der medikamentösen Einstellung abhängt.) Als Zwischenmahlzeit eignen sich beispielsweise: Äpfel, Joghurt, Gemüse, Buttermilch, Saftschorlen.

Blutzuckerschwankungen kann unterstützend über eine Ernährung nach dem Konzept des Glykämischen Index (GI) entgegengewirkt werden. Das Konzept wird kurz vorgestellt.

**Ernährung nach dem Konzept des Glykämischen Index (GI)**

Der Glykämische Index (GI) klassifiziert kohlenhydrathaltige Lebensmittel nach ihrer blutzuckersteigernden Wirkung nach einer Mahlzeit. Das GI-Konzept wurde als Ernährungskonzept für Diabetiker von Forschern in den USA entwickelt. Ausgangspunkt ist das Wissen, dass kohlenhydrathaltige Lebensmittel/Getränke bzw. Mahlzeiten unseren Blutzuckerspiegel nach dem Essen unterschiedlich rasch und hoch ansteigen lassen. Zwischen den Mahlzeiten fällt die Blutzuckerkurve wieder ab, was bedeutet, dass der Zucker (die Glukose) vom Körper verwertet wurde und das Blut wieder verlassen hat. Bei einigen Lebensmitteln erfolgt die aus den Lebensmitteln gewonnene Freisetzung der Glukose schnell und steil, bei anderen langsamer.

Der GI wird in einer Skala von 0 bis 100 angegeben, wobei der Referenzwert 100 die Wirkung von Glukose oder Weißbrot angibt. Kohlenhydrathaltige Lebensmittel, die einen schnellen und/oder hohen Blutzuckeranstieg auslösen, haben einen hohen GI. Lebensmittel, nach deren Verzehr sich der Blutzuckerspiegel geringfügig bzw. langsam erhöht, haben einen niedrigen GI.

Wird Zucker (Glukose) aus der Nahrung ins Blut transportiert, steigt der Blutzuckerspiegel. Die Bauchspeicheldrüse bekommt das Signal, das Hormon Insulin auszuschütten. Seine Aufgabe ist es, den Zucker (Glukose) aus dem Blut in die Zellen zu bringen. Hier wird er verwertet, d. h. Insulin senkt den Blutzuckerspiegel auf ein normales Maß ab. Darüber hinaus sorgt Insulin für die Speicherung von Fett und verhindert den Abbau von bereits gespeichertem Fett.

Isst man Lebensmittel bzw. eine Mahlzeit mit hohem GI, wird auch viel Insulin ausgeschüttet. Diese hohe Insulinmenge sorgt für eine schnelle und (zu) starke Absenkung des Blutzuckerspiegels, wodurch es kurzfristig zu einer Unterzuckerung kommen kann. Diese wiederum weckt das Verlangen nach schnell verfügbaren Kohlenhydraten: Heißhunger auf etwas Süßes entsteht, die Konzentrationsfähigkeit und Energie lassen nach. Isst man nun infolge des Heißhungers abermals ein Lebensmittel mit einem hohen GI, jagt das den Blutzuckerspiegel erneut in die Höhe. Es kommt zu einem ständigen starken Auf und Ab der Blutzuckerkurve.

**Zusammenfassende Einschätzung zum GI-Konzept**

Das GI-Konzept ist zwar schon über 30 Jahre alt, aber noch nicht hinreichend in Langzeitstudien wissenschaftlich bestätigt worden und wird deswegen noch nicht von der Deutschen Gesellschaft für Ernährung empfohlen.

Einig sind sich Ernährungsexperten darüber, zu empfehlen, ballaststoffreiche Nahrungsmittel und Vollkornprodukte zu bevorzugen, da diese den Blutzuckerspiegel nur langsam ansteigen lassen.

Eine Ernährung, die reich an Kohlenhydraten aus Lebensmitteln mit niedrigem bis mittlerem GI ist, hält die Blutzuckerschwankungen gering Bei einer optimalen Ernährungsweise werden täglich 45–60 % der Energie aus Kohlenhydraten gewonnen (vgl. Homepage des Europäischen Informationszentrums für Lebensmittelsicherheit, ernährungsbedingte Krankheiten, Diabetes). Die Kohlenhydrate (im Rahmen einer Diabeteskost oder »gesunden Ernährung«) zugunsten von eiweißreichen Lebensmitteln immer weiter zu reduzieren, ist völlig inadäquat und kann zu nachhaltigen Verdauungsproblemen führen.

**Achtung:** Sofern Sie sich mit weiterführender Literatur zum GI befassen, werden Sie auf unterschiedliche Einschätzungen zu den GI-Werten einzelner Lebensmittel treffen. Lassen Sie sich davon nicht irritieren. Der GI ist nur ein Richtwert.

Weiterführende Informationen zur Ernährung nach dem GI Konzept bieten:

- Europäisches Informationszentrum für Lebensmittel (http://www.eufic.org/index/de)
- GLYX Institut (http://www.glyx-institut. http://www.glyx-institut.de).

## 7.1.5 Sondenernährung

Ist ein Mensch nicht in der Lage, seine benötigte Nahrung im vollen Umfang oral aufzunehmen (z. B. bei Störung des Schluckreflexes oder infolge von Lähmungserscheinungen), ist eine künstliche Ernährung (enterale Ernährung) über Ernährungssonden angezeigt.

**Sondenarten**

- Nasensonden: Die Sonde wird durch die Nase in den Magen eingeführt. Die transnasale Sonde ist nur für kürzere Zeiträume der künstlichen Ernährung geeignet.
- PEG-Sonde (Perkutane endoskopisch kontrollierte Gastrostomie): Diese häufig genutzte Sondenlage Magensonde wird während einer Magenspiegelung in den Magen oder Dünndarm (PEJ) gelegt. Sie gewährleistet die physiologischste Zufuhr und Verdauung der Sondennahrung. Sofern die Magenentleerung gestört ist oder eine erhöhte Aspirationsgefahr besteht, wird die Sonde in den Dünndarm vorgeschoben.
- Feinnadel-Katheter-Jejunostomie (FKJ). Diese selten verwendete Sondenform wird mittels eines kleinen operativen Eingriffs oral gelegt und bis in den Dünndarm eingeführt.

**Fallbeispiel**

Herr A. erleidet während der Arbeit in der Werkstätte einen Schlaganfall und wird ins Krankenhaus eingewiesen. Infolgedessen ist er halbseitig gelähmt und kann nicht mehr sprechen. Zur Sicherstellung seiner Ernährung wurde ihm im Krankenhaus eine PEG-Ernährungssonde gelegt. Der Allgemeinzustand von Herrn A. hat sich stabilisiert, nur das Schlucken und Sprechen fällt ihm noch schwer. Nach erfolgtem Kostaufbau steht die Entlassung an. Am Donnerstag erhält die Wohngruppe einen Anruf, in dem mitgeteilt wird, dass Herr A. am Freitag mit der PEG-Sonde entlassen wird. In der Wohngruppe arbeiten keine Pflegefachkräfte. Für die Mitarbeiter ist es das erste Mal, dass diese mit einer PEG-Sonde konfrontiert sind.

Es kann schnell passieren, dass ihre Klienten nach Krankenhausentlassungen mit einer Ernährungssonde in die Wohnstätte entlassen werden. An dieser Stelle müssen Sie sehr achtsam sein und eine kurzfristige Entlassung solange ablehnen, bis die Mitarbeiter (nachweislich durch Teilnehmerlisten) durch eine Ernährungsberaterin[34] in den Umgang mit

34 Unternehmen, die Klienten mit Sondennahrung und entsprechenden Ernährungspumpen beliefern, übernehmen auch unentgeltlich die Einweisung der Mitarbeiter.

der Ernährungssonde sowohl theoretisch als auch **praktisch** eingewiesen wurden. Lässt sich eine Entlassung nicht verschieben, sollte für die Übergangszeit ein ambulanter Pflegedienst mit der PEG-Versorgung beauftragt werden.

Praktisch heißt das, dass die Entlassung des Klienten mit der Einweisung der Mitarbeiter durch die Ernährungsberaterin vorab koordiniert werden muss. Stellen Sie sicher, dass die Ernährungsberaterin für Rückfragen, die sich nach der Einweisung ergeben, verlässlich erreichbar ist. Zu bedenken ist ferner, dass eingewiesene Mitarbeiter (sofern sie keine Pflegefachkräfte sind) Kollegen nicht im Umgang mit der PEG-Sonde schulen dürfen. Die Einweisung in den Umgang mit der Sondenernährung ist so häufig durch die Ernährungsberaterin zu wiederholen, bis alle Mitarbeiter, die dies durchführen sollen, theoretisch und praktisch eingewiesen sind. Vorsicht ist geboten, da es sich bei dem Umgang mit Ernährungssonden um einen risikobehafteten Prozess handelt.

**Verabreichung von Sondennahrung**

Sondenkost stellt laut dem Robert Koch-Institut (RKI)[35] für viele Mikroorganismen ein gutes Nährmedium dar. In den folgenden Ausführungen zur Verabreichung von Sondenkost wurden, neben den praktischen Erfahrungen, auch die Anforderungen des RKI berücksichtigt.

- Sondennahrung sollte bei Zimmertemperatur gelagert und verabreicht werden.
- Schützen Sie die Sondenkost vor direkter Sonneneinstrahlung.
- Eine Erwärmung ist nur erforderlich, wenn die Nahrung zu kalt gelagert wurde und erfolgt nach Herstellerangaben. Bei der Erwärmung sollte die Temperatur 40 ° C nicht übersteigen, da sonst die Eiweiße zerstört werden. Wird die Nahrung zu kalt verabreicht, kann es zu Durchfällen und Bauchschmerzen kommen.
- Vor Verabreichung der Nahrung bzw. vor Spülen der Sonden ist eine hygienische Händedesinfektion erforderlich.
- Angebrochene Sondenkost ist innerhalb von 24 Stunden zu verbrauchen
- Ein steriles Überleitungssystem wird an den Ernährungsbeutel angeschlossen und mit Nährlösung gefüllt. Befindet sich keine Luft mehr im Überleitungssystem, kann mit der Zufuhr der Nahrung begonnen werden.
- Beim Anstöpseln der Sondennahrung an die Adapter der Überleitsysteme muss hygienisch gearbeitet werden. Überleitungssysteme, auch Plastikbeutel mit angeschweißten Überleitsystemen, müssen nach Herstellerangaben gewechselt werden.
- Bei der Gabe mittels Ernährungspumpe wird die Menge (Flussrate) eingestellt. Wird die Nahrung mit zu hoher Flussrate verabreicht, besteht die Gefahr der Aspiration (Einatmen der Nahrung in die Lunge) und des Durchfalls.
- Die Verabreichung von Sondennahrung und Flüssigkeit kann auch über Bolusgaben erfolgen. Hier erfolgt die Verabreichung über eine Spritze, die am Adapter angesetzt wird. Zu beachten ist, dass Bolusgaben nur langsam eingespritzt werden dürfen und die Spritze nach jedem Gebrauch weggeworfen wird.

  Das formaljuristisch korrekte Entsorgen der Spritzen nach jeder Nahrungsgabe stellt Einrichtungen in der praktischen Umsetzung vor Probleme, weil die Ärzte nicht immer ausreichend Einmalmaterial

35 Die Kommission für Krankenhaushygiene und Infektionsprävention des Robert Koch-Instituts gibt auf aktuellem Stand der Wissenschaft Empfehlungen für Hygienemaßnahmen heraus. Diese Empfehlungen dienen dem Gesundheitsschutz der Klienten und sollten bei der Behandlung und Pflege zur Verhütung von Infektionen eingehalten werden. Alle aktuellen Empfehlungen des RKI zum Infektionsschutz sind im Internet unter www.rki.de einzusehen oder herunterzuladen.

verordnen. Daher gibt die Autorin (nach Absprache mit einer Hygieneexpertin) die Empfehlung, die Spritzen zur Nahrungsgabe notfalls nach jedem Gebrauch in der Geschirrspülmaschine bei mindestens 60 °C zu reinigen.

- Zur Aspirationsprophylaxe muss der Klient während der Sondierung und im Anschluss 30 Min. aufrecht sitzen bzw. der Oberkörper mindestens um 30° besser 45° erhöht liegen.

**Verabreichung von Arzneimitteln über eine PEG**

Leider unterlaufen auch Ärzten bei der Verordnung von Medikamenten immer wieder Fehler, indem Medikamente verordnet werden, die nicht über die Sonde zu verabreichen sind oder, die obwohl in flüssiger Form verfügbar, in Tablettenform verordnet werden. Medikamente mit retard- oder magensaftresistentem Überzug dürfen nicht zerkleinert und über die PEG verabreicht werden. Im Zweifelsfall sollte mit der Apothekerin oder dem Arzt Rücksprache gehalten werden. Auf die Einhaltung folgender Grundsätze ist bei der Vergabe der Medikamente zu achten:

- Die Einhaltung der Vergabezeiten (z. B. nüchtern oder zu den Mahlzeiten) ist zu gewährleisten.
- Stellen Sie die Sondenkost während der Vergabe von Medikamenten ab.
- Arzneimittel nicht in die Sondennahrung mischen.
- Zur Applikation von Medikamenten sollten Sie 20 ml Einmalspritzen verwenden.
- Vor jeder Applikation eines Medikamentes ist mit ca. 20 ml zu spülen. Zum Spülen wird in der Regel stilles Mineralwasser oder frisches, abgekochtes Leitungswasser verwendet. (Auf Tee ist nach Möglichkeit zu verzichten, da es durch Fruchtsäure/Gerbstoffe in Verbindung mit Nahrungsresten im Schlauch zu Eiweißausflockungen und damit zu Verstopfung der PEG kommen kann.)
- Jedes Arzneimittel ist separat zu verabreichen.
- Feste Arzneistoffe (nach ärztlicher Anordnung) fein mörsern und vor der Vergabe mit 10–15 ml Wasser aufschwemmen. Ziehen Sie die aufgelösten Medikamente nacheinander in einer Spritze auf und verabreichen Sie diese langsam.
- Nach jeder Applikation eines Medikaments ist mit ca. 20 ml Wasser nachzuspülen.
- Lassen Sie die Sondenkost nach Vergabe der Medikamente wieder laufen.
- Dokumentieren Sie die Medikamentengabe.
- Spritze, nachdem alle Medikamente verabreicht wurden, entsorgen.

**PEG-Verbandwechsel**

Nachdem eine PEG im Krankenhaus gelegt wurde, ist der Verbandwechsel in den ersten 10 bis 14 Tagen steril durchzuführen. Dieser Verbandwechsel sollte in diesem Zeitraum nur von Pflegefachkräften durchführt werden, da steril gearbeitet werden muss. Sofern pädagogische Mitarbeiter sich dennoch entscheiden, dies zu tun, kann diese Aufgabe (mit Einverständnis des jeweiligen Klienten bzw. seines gesetzlichen Betreuers für Gesundheitsfürsorge) im Rahmen einer ärztlichen ad persona Delegation vom behandelnden Arzt delegiert werden. Voraussetzung hierfür ist die praktische und theoretische Einweisung und Anleitung von namentlich benannten Mitarbeitern durch den Arzt oder einen vom Arzt beauftragten Wundmanager. Die Autorin empfiehlt, den Verbandwechsel in den ersten 14 Tagen nach Neuanlage durch einen ambulanten Pflegedienst durchführen zu lassen, da die Infektionsgefahr in dieser Zeit am höchsten ist. Bei reizlosen Wundverhältnissen ist der Verbandwechsel nur ca. 2–3-mal pro Woche durchzuführen. Nach vollständiger Abheilung des Stomakanals (etwa zwei Wochen nach Neuanlage) ist ein Verband häufig nicht mehr erforderlich.

### Mobilisation der Sonde und Verbandwechsel

Es ist zu gewährleisten, dass die Sonde nach Herstellervorgabe mobilisiert wird. Hierfür die Sonde im Einstichkanal etwas vor- und zurückschieben und dann leicht bis zum spürbaren Widerstand vorsichtig anziehen, ohne starken Zug auszuüben.

> Sofern es sich um eine **PEJ-Sonde** (wird in bis in den Dünndarm vorgeschoben) handelt, darf die Mobilisierung der Sonde nicht durchgeführt werden.

### Schutzverband nach Abheilung des Stomakanals

Sollten nach Abheilung des Stomakanals weiterhin Verbandwechsel ärztlich angeordnet sein, sind folgende Grundsätze zu beachten:

- Hände desinfizieren, Einmalhandschuh anziehen.
- Erst nach vollständiger Abheilung des Stomakanals dürfen unsterile Verbandmaterialien verwendet werden.
- Für trockene und keimarme Wundverhältnisse ist gesorgt.
- Die Einstichstelle wird mit einer Kompresse mit Wasser (und ggf. milder Seife) gesäubert (Wischrichtung von innen nach außen).
- Die verheilte Einstichstelle wird **nicht** desinfiziert.
- Die Einstichstelle muss vollkommen trocken sein, bevor diese mit einer Kompresse abgedeckt wird.

Pflegefehler und Fehlerquellen sind:

- Die Sondeneinstichstelle wird desinfiziert, obwohl der Stomakanal nicht entzündet ist. Eine Hautdesinfektion erfolgt im Rahmen der Wundversorgung immer nur anlassbezogen (d. h. sofern Entzündungszeichen erkennbar sind).
- Wenn der Verband angelegt wird, bevor die Haut trocken ist, können unter dem Verband Entzündungen entstehen.
- Haut- oder Wundschutzsalben werden ohne ärztliche Anordnung aufgetragen, es entsteht am Sondeneintritt Feuchtigkeit, die zu Entzündungen führen kann.

> Die klassischen fünf Entzündungszeichen sind: Rötung, Überwärmung, Schwellung, Schmerz und eingeschränkte Funktion.

### Kostaufbau

Die Anlage einer Ernährungssonde erfolgt überwiegend, weil die Betroffenen nicht ausreichend Nahrung und/oder Flüssigkeit aufnehmen können. In den meisten Fällen kann ein **oraler Kostaufbau**, mit dem Ziel eine ausreichende orale Ernährung wieder sicherzustellen, erfolgen.

Zur **Erhaltung des Schluckreflexes** und um an der mit dem Essen verbundenen Lebensqualität teil zu haben, ist es wünschenswert, neben der Sondennahrung weitere Nahrung oral aufzunehmen. Je nach gesundheitlicher Situation und ausschließlich nach ärztlicher Anordnung können sondenernährte Klienten in kleinen Mengen breiige Nahrung (wie z. B. Pudding, Joghurt) zu sich nehmen. Kommt ein Klient wieder zu Kräften, gelingt häufig ein schrittweiser Kostaufbau, bis die Sondenernährung nur noch als Ergänzung notwendig ist bzw. ganz eingestellt werden kann. Mit dem behandelnden Arzt/der Logopädin ist zu klären, wie weit der Geschmacksinn angeregt werden kann. Die Anregung des Geschmacksinns kann z. B. durch Mundpflege mit geschmacklichen Zusätzen entsprechend individueller Vorlieben (z. B. Honig, Milch) erfolgen. Sofern ärztlicherseits nichts dagegen spricht, kann z. B. als Ersatz für Kuchen ein Stück geraspelte Schokolade auf die Zunge gelegt werden. Im Anschluss ist eine **Mundpflege durchzuführen**, damit keine Nahrungsreste eingeatmet werden.

Erfolgt die Ernährung ausschließlich über eine Sonde, muss die Mundpflege mindestens fünfmal täglich erfolgen. Die Annahme, dass wer nicht isst, auch keine Mundpflege durchführen muss, ist falsch. Wie die Mundpflege durchzuführen ist, wird in Kapitel 5.4 beschrieben.

### Weiterführende Literatur

Zimmermann, B. (2011). Enterale Ernährung und Medikamentengabe über die Sonde. Stuttgart: Kohlhammer.

## 7.2 Pflegediagnose Überernährung

Die Pflegediagnose Überernährung ist im Gesprächsleitfaden Pflegeerfassung® wie folgt dargestellt (► Kasten 7.1).

**Kasten 7.1:** Pflegediagnose Überernährung im Gesprächsleitfaden Pflegeerfassung®

**Überernährung oder Adipositas:** Dem Körper wird über die Nahrung mehr Energie zugeführt, als dieser benötigt.

**Mögliche Symptome:**

- Übergewicht: BMI liegt über 25. Ab einem Lebensalter von ca. 60 Jahren werden höhere BMI-Werte toleriert (Klärung mit dem Arzt)
- Adipositas: BMI liegt über 30
- Fehlende Ausdauer, Kraftlosigkeit
- Verlust von Selbstvertrauen, negatives Selbst- und Körperbild, depressive Verstimmung

**Mögliche Ursachen:**

- Familiäre Disposition, genetische Ursachen, niedriger Sozialstatus, anerzogene Überernährung
- Lebensstil (z. B. Bewegungsmangel), Fehlernährung (z. B. zu viel, zu oft, zu fett, zu süß, vermehrter Konsum zuckerreicher Getränke)
- Essen als Reaktion auf auslösende Faktoren außer Hunger (z. B. Langeweile, Stress- und Konfliktsituationen, traurige Stimmung)
- Übertriebene Sorge, zu wenig Essen zu erhalten
- Ständige Verfügbarkeit von Nahrung
- Immobilität, Nikotinverzicht, Schlafmangel, Stress
- Depressive Erkrankungen
- Essstörungen (z. B. wiederkehrende Essanfälle (Binge-Eating-Disorder), Night-Eating-Disorder)
- Endokrine Erkrankungen (z. B. Hypothyreose, Cushing-Syndrom)
- Medikamente (z. B. Antidepressiva, Neuroleptika, Antiepileptika, Antidiabetika, Cortison, Verhütungsmittel, blutdrucksenkende Mittel)

### Ziele im Rahmen der Teilhabeplanung

In der Leitlinie Prävention und Therapie der Adipositas wird darauf hingewiesen, dass die Behandlungsziele immer realistisch und den individuellen Bedingungen und Wünschen angepasst sein müssen. Da die Adipositas als chronische Erkrankung mit hohem Rückfallrisiko anzusehen ist, kommt es darauf an, über die eigentliche Phase der Gewichtsabnahme hinaus langfristig eine gesunde und ausgewogene Ernährung sicherzustellen.

Um eine Überforderung der Klienten zu vermeiden, soll eine Stabilisierung des Gewichts bzw. eine mäßige Gewichtssenkung um 5 bis 10 % dem Streben nach Ideal- oder Normalgewicht vorgezogen werden. Folgende Ziele innerhalb von sechs bis zwölf Monaten hinsichtlich der Gewichtsabnahme können angestrebt werden:

- BMI 25 bis 35 kg/m$^2$: > 5 % des Ausgangsgewichts
- BMI > 35 kg/m$^2$: >10 % des Ausgangsgewichts

Folgende Ziele können im Einzelnen definiert werden (vgl. Hauner et al. 2007):

- Langfristige Senkung des Körpergewichts,
- Verbesserung adipositas-assoziierter Risikofaktoren und Krankheiten,
- Verbesserung des Gesundheitsverhaltens (energieadäquate Ernährung, regelmäßige Bewegung auch für Rollstuhlfahrer),
- Stärkung der Selbstmanagementfähigkeit und Stressverarbeitung,
- Steigerung des Wohlbefindens.

Teilziele (vgl. Stefan et al., 2009, S. 121): Der Klient

- ist bereit bestehende Ernährungsgewohnheiten zu hinterfragen,
- ist bereit, neue Lebensmittel zu probieren,
- zeigt Interesse/Bereitschaft zur Mitwirkung an der Zubereitung von Mahlzeiten,
- nimmt Ernährungsberatung in Anspruch,
- nimmt sich ausreichend Zeit zum Essen,
- setzt geplante Veränderung der Ernährungsgewohnheiten um,
- reduziert den Einkauf/Verzehr von z. B. Süßigkeiten, Limonaden,
- kennt Grundregeln der gesunden Ernährung,
- nimmt Hunger- und Sättigungsgefühl wahr,
- nimmt Mahlzeiten in Gesellschaft ein,
- hilft (gern) beim Kochen mit.

### Maßnahmen/Erfolgsfaktoren zur Reduzierung von Übergewicht

#### 1. Teilhabeziele entwickeln und vereinbaren

- Die Mitarbeiter unterstützen die Klienten unabhängig von eigenen Ernährungsphilosophien und Diäterfahrungen.
- Die Teilhabeziele und Maßnahmen werden mit dem Klienten vereinbart. Alle Teammitglieder halten sich an die vereinbarte Vorgehensweise und leben eine gesunde Ernährungsweise vor. Über eine im Team abgestimmte und gezielte Förderung eröffnen die Mitarbeiter den Klienten Möglichkeiten, Vorlieben zu entwickeln und/oder eine Balance zu finden. Dazu gehört auch, dass Mitarbeiter bei Mahlzeiten im Gruppendienst ihrer Vorbildfunktion gerecht werden.
- Unterstützen Sie den Klienten dabei, sich realistische Ziele zu setzen und von »Alles-oder-Nichts-Vorsätzen« Abstand zu nehmen. Eine Klientin, die sich beispielsweise vornimmt, »nie wieder Kuchen zu essen«, kann dies oft nicht einhalten, was zu einer Gegenregulation führen und in einer frustrierenden »Fressattacke« münden kann. Besser ist es, die Klientin dabei zu unterstützen, sich über einen überschaubaren Zeitraum (z. B. eine Woche) realistische Ziele zu setzen (z. B. »Ich versuche statt

täglich nur zweimal pro Woche ein kleines Stück Kuchen zu essen«).

## 2. Ernährungsberatung

- Schreiben Sie den Klienten nicht vor, wann und was sie zu essen haben. Klienten sollten nicht hungern oder reglementiert werden und keine Kalorien zählen. Stattdessen unterstützen Sie diese, ihr Essverhalten zu reflektieren und lustvoll zu verbessern.
- Die Esskultur orientiert sich an den Empfehlungen der Deutschen Gesellschaft für Ernährung und bezieht die individuellen Bedürfnisse und die Biografie der Klienten ein.
- Das Angebot sollte so ausgerichtet werden, dass wasser- und ballaststoffreiche Lebensmittel, die viel Platz im Magen wegnehmen (wie z. B. Salat und Gemüse), überwiegen. Ballaststoffreiche Lebensmittel sättigen gut und ein gefüllter, gedehnter Magen gibt einen deutlich spürbareren Reiz zur Beendigung der Mahlzeit. Eine gute Möglichkeit ist es, vor dem Hauptgericht als Vorspeise einen großen Salat- oder Rohkostteller zu reichen.
- Wenn Süßspeisen verlangt werden, sind gesunde und kalorienarme Alternativen vorzuschlagen. Als Alternative zur Eiscreme bietet sich z. B. Sorbet an. Werden entsprechende Vorschläge abgelehnt, sollten Sie darauf hinwirken, dass kleine Portionsgrößen gewählt werden. Das XXL-Glas Schokoladencreme verführt dazu, zu viel zu nehmen.
- Insgesamt sollte das Angebot an Nahrungsmitteln nicht zu sehr ausufern und für die Klienten überschaubar bleiben. Wird gekocht, sind die Mengen angemessen zu kalkulieren. Übrig gebliebene Lebensmittel verführen dazu, weiter zu essen, obwohl die Sättigung eingetreten ist. Gibt es beispielsweise Frikadellen, ist es psychologisch günstiger mehrere kleine als nur wenige große herzustellen. Die Klienten können die Menge dadurch besser einteilen.
- Eine langfristige Ernährungsumstellung kann nur funktionieren, wenn Sie auch Raum für die Geburtstagseinladung und die Weihnachtsgans lässt. Klienten sollten keine teuren Diätprodukte kaufen. Der zentrale Satz lautet: »Alles, aber in Maßen.« Es ist eine Überforderung für den Klienten selbst darauf zu achten, die Mahlzeiten vor der Weihnachtsgans oder dem Geburtstagskuchen weniger umfangreich zu gestalten. Menschen, die gern große Mengen essen, sind unabhängig von ihrem Sättigungsgrad bereit, dies auch mehrmals täglich zu wiederholen. Mitarbeiter sollten die Klienten vor oder nach Festessen dahin führen, zum Ausgleich leichtere Kost zu sich zu nehmen.
- Circa ab dem 40. Lebensjahr verlangsamt sich der Stoffwechsel, was zu einem reduzierten Kalorienverbrauch führt. Bei konstantem Essverhalten kann alleine dieser Umstand zu einem schleichenden Aufbau von Übergewicht führen.

## 3. Einkauf, Zubereitung und Einbeziehung

- Die Klienten sind gemäß ihrer individuellen Fähigkeiten am gesamten Prozess gemeinsamer Mahlzeiten im Sinne von Mitbestimmen und Mitmachen einzubeziehen. Dies betrifft die Erstellung des Speiseplans, den Einkauf und die Zubereitung der Lebensmittel, die Gestaltung des Esstischs, als auch das Aufräumen nach der Mahlzeit. Angebote der Selbstbestimmung, Selbstwahrnehmung und der Kommunikation sind mit dem eigentlichen Zweck der Nahrungsmittelaufnahme abzustimmen. Reflektieren Sie, wer in ihrer Gruppe entscheidet, was eingekauft und gekocht wird und wer die Mahlzeiten zubereitet. Wenn überwiegend die Lieblingsessen der Mitarbeiter gekocht werden, stimmt die Herangehensweise nicht.
- Sollten Ernährungsgewohnheiten gesundheitsschädlich (z. B. zu zuckerreich) oder einseitig sein, ist der Klient dahingehend

zu beraten, seine Lebensmittelauswahl umzustellen oder zu erweitern. Zeigen Sie gesunde Alternativen auf und akzeptieren und beachten Sie gleichzeitig individuelle Vorlieben. Beraten Sie die Klientin z. B. bei der Auswahl des Kuchens dahingehend, anstelle von Nussecken oder Sahnetorten auch einmal Obstkuchen oder Pfannkuchen auszuprobieren. Somit nimmt sie weniger Fett auf, ohne auf Kuchen zu verzichten. Beachten Sie dabei jedoch, Ihrer Klientin nicht zu Lebensmitteln zu raten, die diese nicht mit Genuss isst. Es ist es besser, gelegentlich mit Genuss in Maßen ungesunde Lebensmittel zu konsumieren, als freudlos gesunde Lebensmittel zu sich zu nehmen.

- Werden Weißmehlprodukte bevorzugt, regen Sie an, Vollkornprodukte zu probieren. Um schrittweise an vollwertige oder noch nicht bekannte Lebensmittel heranzuführen, könnte z. B. vereinbart werden, Fleisch und Gemüse, Fisch- oder Getreidebuletten im Wechsel zu kochen.

**4. Gestaltung von Mahlzeiten**

- Bieten Sie vor den Mahlzeiten kalorienfreie Getränke an. Führen Sie Ihre Klienten an die Vielfalt verschiedener Teesorten heran und/oder bieten Sie auch Saftschorlen an. Hochwertige Früchtetees schmecken oft ungesüßt. Abzuraten ist von Getränken mit künstlichen Süßstoffen[36], weil diese das Verlangen nach noch mehr Süße weiter konditionieren können.
- Die Gestaltung der Mahlzeiten sollte als genussvolles, wiederkehrendes Ritual mit klarer Gliederung und nachvollziehbarem Ablauf kreiert werden. Auf eine entspannte und ruhige Atmosphäre und einen ansprechend gedeckten Esstisch ist zu achten. Die Tischgemeinschaft ist nach Möglichkeit so einzurichten, dass auch Klienten, denen z. B. unbeabsichtigt Essen aus dem Mund läuft oder die abstoßende Tischmanieren haben, in die Tischgemeinschaft integriert werden. Auf Sympathien und Antipathien ist zu achten.
- Achten Sie darauf, dass Klienten nicht nebenbei (z. B. vor dem Fernseher) essen. Gehört »Knabbern« zum gemütlichen Abend dazu, sollten alternative Angebote zu hochkalorischen Chips, Flips und Crackern gemacht werden. Appetitlich angerichtetes rohes Gemüse (z. B. mit selbst gemachten Dips), getrocknete Apfelringe, ein Obstteller oder auch mal Salzstangen oder selbst gemachtes salziges Popcorn belasten den Organismus nicht so sehr.

**5. Bewegungsförderung und Stressbewältigung**

> Langfristiges Abnehmen ohne Bewegung funktioniert nicht. Entwickeln Sie nach Möglichkeit für jeden Klienten ein individuelles Trainingsprogramm, das an sein Körpergewicht, sein Alter sowie sein Fitness- und Mobilisationsgrad angepasst ist.

- Wenn ein Mitglied der Gruppe gehunfähig ist, sollten nicht auch alle anderen Klienten mit dem Fahrstuhl fahren. Bedienen Sie Klienten nicht. Beteiligen Sie Klienten bei der Hausarbeit und lassen Sie Klienten Besorgungen machen. Beziehen Sie auch Hometrainer und Fahrräder, Dreiräder oder Tandems mit ein. Ein Training mit Hanteln kann ebenfalls in Bewegungspläne mit einbezogen werden. Die Durchführung von regelmäßigen Tanzabenden oder Diskos kann die Freude an der Bewegung wecken.
- Unterstützen Sie ihre Klienten bei der Entspannung und Stressbewältigung. Stress, Einsamkeit und Probleme führen bei vielen Menschen zu einer erhöhten Nahrungsauf-

36 Süßstoff wird in der Schweinezucht als Appetitanreger verwendet. Gesundheitliche Schäden von Süßstoffen sind wissenschaftlich noch nicht zweifelsfrei ausgeschlossen.

nahme. Viele Einrichtungen verfügen schon über Snoezelräume oder arbeiten mit speziell geschulten Tieren wie Therapiehunden, um die Klientinnen beim Stressabbau zu unterstützen und die Entspannung zu fördern.

**Fallbeispiel**

Bei Herrn B. liegt eine Trisomie 21 vor. Er ist schon immer phlegmatisch, war aber bisher nicht übergewichtig. In den letzten Monaten fiel den Mitarbeitern auf, dass Herr B. stetig an Gewicht zugenommen hat und zunehmend depressiv wirkt. Die Mitarbeiter konnten sich die Gewichtszunahme bei Herrn B. nicht erklären, da nicht erkennbar war, dass er übermäßig viel gegessen hatte. Diätetische Maßnahmen wurden eingeleitet, griffen jedoch nicht. Die erkennbar fortschreitende depressive Stimmungslage veranlasste die Mitarbeiter Herrn B. dem Neurologen/Psychiater vorzustellen. Dieser erkannte über eine Blutuntersuchung, dass eine Schilddrüsenunterfunktion vorliegt, was sowohl die Gewichtszunahme durch den reduzierten Stoffwechsel als auch die depressive Stimmungslage begründete. Nachdem Herr B. jeden Morgen sein Schilddrüsenhormon in Tablettenform (L-Tyroxin®) einnimmt, hat er erfolgreich abgenommen und ist wieder guter Dinge.

Das Fallbeispiel zeigt, dass eine Gewichtszunahme nicht immer auf Überernährung zurückzuführen ist. »Gerade bei Menschen mit geistiger Behinderung treten gehäuft Schilddrüsenunterfunktionen auf« (Nicklas-Faust, 2006, S. 25). Anfangs sind die Beschwerden oft nicht auffallend, da sich eine Schilddrüsenunterfunktion in der Regel schleichend entwickelt. Symptome können z. B. Leistungsminderung, Müdigkeit und eine depressiv veränderte Stimmungslage sein. Zur Behandlung muss lebenslang (morgens mindestens 30 Min. vor der ersten Mahlzeit) ein Schilddrüsenhormon eingenommen werden. Sofern das Essverhalten die Gewichtzunahme nicht begründet, muss immer an eine nicht erkannte Erkrankung (z. B. übermäßige Wassereinlagerung infolge von angeborenen Herzfehlern) gedacht werden.

## Vertiefendes Fachwissen Überernährung

### Überernährung und Adipositas

Bei einem BMI von 25,0 bis unter 30,0 spricht man von Übergewicht und ab einem BMI von ≥ 30,0 von Adipositas (Fettleibigkeit).

Laut der Deutschen Gesellschaft für Adipositas sind rund zwei Drittel (67 %) der Männer und die Hälfte (53 %) der Frauen übergewichtig (BMI ≥ 25 kg/m2). Ein Viertel der Erwachsenen ist stark übergewichtig (adipös; BMI ≥30 kg/m2), das sind 23 % der Männer und 24 % der Frauen. Bei Kindern und Jugendlichen liegt der Anteil der Übergewichtigen bei 15,4 % und davon sind 5,9 % adipös. In der Gruppe der 14- bis 17-Jährigen liegt die Häufigkeit von Adipositas bei der Gruppe aus sozial benachteiligten Familien mit 14 % fast dreimal so hoch wie in Familien mit hohem Sozialstatus. Kinder und Jugendliche mit Migrationshintergrund sind überproportional häufig von Übergewicht betroffen.

Die Prävalenz von Adipositas nimmt mit dem Alter zu. Die Prävalenz von Adipositas ist wesentlich geringer bei Personen mit hohem sozioökonomischem Status. Die Prävalenz von Adipositas hat in den letzten zwei Dekaden weiterhin zugenommen, besonders bei Männern und im jungen Erwachsenenalter (vgl. https://adipositas-gesellschaft.de/ueber-adipositas/praevalenz/).

Gemäß der Leitlinie Prävention und Therapie der Adipositas (2014) ergeben sich folgende Indikationen für eine Behandlung übergewichtiger/adipöser Menschen:

- BMI ≥ 30 oder
- Übergewicht mit einem BMI zwischen 25 und 29,9 sowie gleichzeitiges Vorliegen

- übergewichtsbedingter Gesundheitsstörungen (z. B. Bluthochdruck, Diabetes mellitus Typ 2),
- eines abdominalen Fettverteilungsmuster,[37]
- von Erkrankungen, die durch Übergewicht verschlimmert werden oder
- eines hohen psychosozialen Leidensdrucks.

**Ein paar Gedanken zu Diäten**

In Studien wurde belegt, dass übergewichtige Menschen eher von Außenreizen und weniger von Innenreizen beeinflusst werden und ihre inneren Sättigungssignale weniger deutlich als normalgewichtige Personen wahrnehmen. Stress ist ein weiterer Faktor, der zu einer erhöhten Nahrungsaufnahme führt, ohne dass dies bewusst wahrgenommen wird. Menschen, die unter Einfluss von Stress zu viel Nahrung aufnehmen, verlassen den Tisch häufig mit dem Gefühl, nicht viel gegessen zu haben.

Nicht zu unterschätzen ist der Einfluss des von den Eltern erlernten Essverhaltens. Eltern, die selbst unter Essstörungen leiden, leben keine Modelle mit Vorbildcharakter vor. Wurde in der Kindheit Überernährung »erlernt«, ist es für Klienten äußerst schwer, sich emotional auf ein verändertes Essverhalten einzustimmen. Ein Wechsel der Gewohnheiten ist umso schwerer, je länger die Gewohnheit bestanden hat. Es ist ein schwieriger und langwieriger Prozess, jahre- oder jahrzehntelange Ernährungsgewohnheiten zu ändern. Diäten sind als Maßnahme ungeeignet, weil diese so konzipiert sind, dass das Essverhalten nur für den Zeitraum der Diät radikal geändert wird. Im Anschluss werden die alten Essgewohnheiten wieder aufgenommen und das Gewicht steigt wieder an. Teilweise wird über Diäten die Zufuhr von Fett so weit reduziert, dass der Körper auf »Sparmodus« umstellt und weniger Kalorien verbrennt. Eine Fettzufuhr unter zwei Teelöffeln pflanzlicher Fette (wie z. B. Oliven- oder Sonnenblumenöl, Nüsse) pro Tag bringt laut den Weight Watchers[38] die Fettverbrennung zum Erliegen. Deshalb können auch diejenigen nicht abnehmen, die zu wenig Fett essen. Ein weiteres Problem ist, dass mit einer Diät Verzicht und Einschränkungen assoziiert werden, weswegen es auch so schwer fällt, diese durchzustehen. Häufig wird nicht bedacht, dass für jedes abgenommene Kilo der Grundumsatz sinkt. Das bedeutet, dass der Körper an Masse verloren hat und damit der zukünftige Bedarf an Nahrung zur Erhaltung des neuen, geringeren Körpergewichts sinkt. Wenn eine Person abgenommen hat, muss diese (aufgrund des entsprechend reduzierten Grundumsatzes) auch nach der Gewichtsabnahme etwas weniger essen, um das erreichte Gewicht zu halten.

Die richtigen **Probleme** fangen folglich erst nach der Diät an, weil es meist nicht gelingt, das erreichte Gewicht zu halten und der Klient in einen frustrierenden »Diätteufelskreis« hineingerät.

Sofern Sie ihre Klienten rational über ihren Bedarf an Nährstoffen aufklären, sollten Sie sich im Klaren darüber sein, dass Sie über die Ernährungsaufklärung nur den »Kopf« erreichen, aber nicht »den Bauch«.

37 Man unterscheidet einen weiblichen Fettverteilungstyp (hüft- und oberschenkelbetont »Birnenform«) von einem männlichen Fettverteilungstyp (stamm- oder bauchbetont »Apfelform«). Menschen mit bauchbetonter Fettverteilung leiden häufiger an Diabetes, Bluthochdruck, Fettstoffwechselstörungen oder Arteriosklerose als Menschen mit hüftbetonter Fettverteilung.

38 Das Programm der Weight Watchers versteht sich als Ernährungsumstellung und ausdrücklich nicht als Diät. Weight Watchers orientiert sich an den Empfehlungen der Deutschen Gesellschaft für Ernährung sowie aktuellen Erkenntnissen aus der Ernährungswissenschaft.

**Merke:** Die Steigerung des Ernährungswissens ist wünschenswert, ändert das Essverhalten jedoch nicht (vgl. Pudel, 2007). Im Gegenteil kann es dazu führen, dass, was immer gegessen wurde, nun mit schlechtem Gewissen gegessen wird. Das kann bedeuten, dass darüber Essstörungen Vorschub geleistet wird.

## 7.3 Pflegediagnose Unterernährung

Die Pflegediagnose Unterernährung ist im Gesprächsleitfaden Pflegeerfassung® wie folgt dargestellt (▸ Kasten 7.2).

Im Zusammenhang mit Unterernährung sind folgende Fachbegriffe voneinander abzugrenzen: Mangelernährung, Unterernährung und Kachexie.

**Definitionen**
(vgl. Roche Lexikon Medizin, 2003)
**Mangelernährung** ist die Bezeichnung für eine ungenügende oder falsch zusammengestellte Ernährung infolge von

- mangelhafter Nahrungsaufnahme (Unterernährung), z. B. durch Hungern (Nahrungskarenz), Schluckstörungen oder
- gestörter Verdauungsleistung (Malassimilation), das heißt verminderte Nährstoffausnutzung aufgrund unterschiedlichster Störungen im Verdauungstrakt z. B. bei entzündlichen Darmerkrankungen oder Verwertungsstörung, bei Überfunktion der Schilddrüse (Hyperthyreose), Diabetes mellitus oder
- einseitiger Ernährung mit unzureichendem Gehalt an Eiweiß, Vitaminen und/oder Mineralien, v. a. Spurenelemente.

Eine mangelernährte Klientin kann normal, über- oder untergewichtig sein. Häufig sind mangelernährte Klienten untergewichtig.

**Kasten 7.2:** Pflegediagnose Unterernährung im Gesprächsleitfaden Pflegeerfassung®

**Unterernährung:** Die tägliche Nahrungsaufnahme entspricht nicht dem Energiebedarf des Körpers, es kommt zur Gewichtsabnahme.

**Mögliche Symptome:**

- Unzureichender Ernährungs- und Allgemeinzustand, Körpergewicht entspricht nicht der Körpergröße (Body-Mass-Index), BMI $\leq$ 18,5 (ärztliche Abklärung erforderlich)

**Mögliche Ursachen:**

- Fehlendes Interesse, Appetitlosigkeit oder Abneigung/Ablehnung der Nahrung
- Verdauungs- und Ernährungsschwierigkeiten, Unverträglichkeiten, erschwertes Kauen (Zahnprobleme), Schluckstörungen, Entzündung der Mundschleimhaut, vermindertes Geschmacksempfinden und/oder Geruchsempfinden
- Appetitlosigkeit (z. B. bei Nikotinkonsum, Einnahme von Medikamenten)

- Erhöhter Nährstoffbedarf z. B. bei Demenzerkrankung, erhöhter Muskelaktivität bei Spastikern, motorische Unruhe
- Erkrankungen, z. B. Tumore, Erkrankung des Magen-Darm-Traktes
- Kognitive Einschränkungen z. B. bei Depression, Verwirrtheit (Denkstörung auf hirnorganischer Grundlage)
- Mangelnde Berücksichtigung von Ernährungsvorlieben
- Mangelnde Hilfestellung beim Essen

**Unterernährung** bezeichnet die unzureichende, den Energiebedarf des Organismus nicht deckende Ernährung. Der daraus resultierende Zustand ist gekennzeichnet durch

- Abbau von Körpersubstanz (erst Fettgewebe, dann Muskulatur),
- verringerte Leistungsfähigkeit.

**Kachexie** (**Auszehrung**) ist eine krankhafte, sehr starke Abmagerung (BMI unter 16), verbunden mit allgemeinem Kräfteverfall bis hin zur Bewusstseinstrübung infolge von:

- Tumorerkrankungen
- akuten und chronischen Infektionskrankheiten (z. B. Tuberkulose)
- Stoffwechselstörungen (v. a. Leber- und Nierenerkrankungen)
- altersbedingter Appetitlosigkeit
- zerebralen Erkrankungen (z. B. Demenz, Parkinson-Krankheit)
- Unter- und Mangelernährung

### Ziele im Rahmen der Teilhabeplanung

Folgende Ziele können im Einzelnen definiert werden:

- ausreichende Zufuhr von Nährstoffen, Vitaminen und Spurenelementen, um den Tagesbedarf zu decken
- Stabilisierung des Körpergewichts (bzw. langfristige Steigerung des Körpergewichts)
- Verbesserung unterernährungsassoziierter Risikofaktoren und Krankheiten wie z. B. Mangelerscheinungen, Schwäche, Wundheilungsstörungen
- Verträglichkeit von angebotenen Speisen und Getränken
- Klient ist in der Lage nach Gebisssanierung wieder ausreichend Nahrung zu sich nehmen
- Verbesserung des Gesundheitsverhaltens (energieadäquate Ernährung, regelmäßige Bewegung, um den Appetit zu fördern)
- Steigerung der Freude am Essen

Teilziele: Der Klient

- ist bereit, bestehende Ernährungsgewohnheiten zu hinterfragen
- ist bereit, neue Lebensmittel zu probieren
- zeigt Interesse/Bereitschaft zur Mitwirkung an der Zubereitung von Mahlzeiten
- nimmt Ernährungsberatung in Anspruch
- nimmt sich ausreichend Zeit zum Essen
- setzt geplante Veränderungen der Ernährungsgewohnheiten um
- reduziert den Verzehr von z. B. ballaststoff- und wasserreichen Lebensmitteln, die schnell sättigen (sofern dies nicht zur Verstopfung führt)
- kennt fettreiche Lebensmittel, die dazu beitragen das Gewicht zu steigern
- nimmt Mahlzeiten in Gesellschaft ein
- hilft (gern) beim Kochen mit
- nimmt pro Tag mindestens eine warme Mahlzeit ein

### Maßnahmen/Erfolgsfaktoren zur Erhöhung des Gewichts

- Klärung der Ursachen, die dem unzureichenden Ernährungszustand zugrunde liegen, ggf. Einleitung logopädische oder zahnärztliche Behandlung zur Verbesserung der Mundmotorik und/oder des Kau- und Schluckvermögens
- Ermittlung von Lieblingsspeisen und Lieblingsgetränken
- Verträglichkeitsliste erstellen (für Klientinnen, bei denen Nahrungsmittelunverträglichkeiten vorliegen)
- Wunschkost anbieten (es ist sinnvoll, eine Liste mit bevorzugten Speisen zu erstellen)
- Ernährungsprotokoll erstellen und analysieren, zu welchen Zeitpunkten/in welchen Situationen mehr gegessen wird
- zusätzliche Angebote wie Zwischen- und Spätmahlzeiten einplanen (besteht die Gefahr, dass Mitarbeitende vergessen, die zusätzlichen Mahlzeiten anzubieten, sollte ein Essensplan erstellt werden)
- ans Essen erinnern, ohne zu drängen, und Essen appetitlich zubereiten
- bei Störungen des Geschmacksinns verstärktes Würzen von Speisen
- für eine entspannte Essensatmosphäre in angenehmer Gesellschaft sorgen
- nicht zu große Portionen anbieten, weil diese entmutigen könnten
- Ermittlung, ob Hilfsmittel oder Hilfestellung beim Essen benötigt werden (z. B. mundgerechte Zubereitung, Wärmeteller)
- wöchentliche Gewichtskontrollen inkl. Auswertung des Gewichtsverlaufs
- Ernährungsberatung organisieren
- nach Absprache mit der Ärztin/den Angehörigen/der Betreuerin Nahrungsergänzung durch hochkalorische Kost organisieren (sofern diese nicht über die Krankenkasse verordnungsfähig ist, ist hier die Kostenfrage zu klären)
- Zusammenarbeit mit den behandelnden Ärztinnen und der Lieferapotheke zur Überprüfung der Medikamente auf appetithemmende Nebenwirkungen (zunehmend verfügen Apotheken über Softwareprogramme, die klientenbezogenen Wechselwirkungen und Kontraindikationen von verordneten Medikamenten elektronisch ermitteln und Ärzte informieren)

**Fallbeispiel**

Frau K. leidet unter Epilepsie, ist schwerst immobil und stark untergewichtig. Sie hat ausgeprägte Spastiken und ist Raucherin. Weil ihre Versorgung so aufwändig ist, wird sie morgens als Letzte versorgt und anschließend aus dem Bett geholt. Dies hat zur Folge, dass sie erst um 9:30 Uhr ihr Frühstück bekommt. Den Vormittag verbringt sie gern auf dem Moto Med Bewegungstrainer (elektronisch unterstützendes Trainingsgerät). Da alle anderen Bewohner der Gruppe übergewichtig sind und die Mitarbeiter auf gesunde Ernährung großen Wert legen, bekommt Frau K. zum Frühstück ebenfalls fettarme Lebensmittel. Damit sie nicht weiter an Gewicht abbaut, hat der Arzt mit hochkalorischer Zusatznahrung (Trinkpäckchen) verordnet. Sie trinkt die Zusatznahrung, nachdem sie bei einem Becher Kaffee eine Zigarette geraucht hat, direkt vor dem Mittagessen. Danach ist sie meistens schon »pappsatt« und lehnt weitere Nahrung ab.

Was läuft im Fallbeispiel falsch? Im Beispiel der untergewichtigen Frau K. ist zu bedenken, dass mehrere Faktoren das Untergewicht begünstigen.

- Als Erstes sind die Medikamente gegen Epilepsie zu nennen, die ermüden und den Appetit hemmen.
- Ferner ist der Abstand zwischen den Mahlzeiten zu groß. Zwischen der letzten Mahlzeit am Abend und der ersten Mahlzeit am Morgen sollten nicht mehr als zwölf Stunden liegen. Sofern untergewichtige Klienten erst im Laufe des Vormittags zum Frühstücken kommen, ist es

notwendig, ihnen vorab eine Frühmahlzeit anzubieten, selbst wenn diese im Bett gegessen wird.

- Untergewichtigen Klienten sollte auch eine Spätmahlzeit vor dem Schlafengehen angeboten werden.
- Bei den Lebensmitteln sollte darauf geachtet werden, dass der Fettgehalt nicht reduziert ist. Sofern zur Nahrungsergänzung Trinknahrung verordnet ist, sollte diese möglichst nach der regulären Mahlzeit und nicht vorher angeboten werden.
- Untergewichtigen Klienten vor der Mahlzeit Getränke anzubieten, kann schon sättigen bzw. den ersten Appetit nehmen.
- Rauchen ist ein weiterer Appetithemmer, deswegen sollte nach den Mahlzeiten geraucht werden.
- Auch wenn Bewegung gut ist, sollte sportliche Aktivität zeitlich auf ca. 30 Min. begrenzt werden, damit nicht zu viele Kalorien verbrannt werden.

## Vertiefendes Fachwissen Unterernährung

Unterernährung entsteht, wenn ein Mensch dauerhaft weniger Joule[39] (veraltet Kalorien) zu sich nimmt, als er verbraucht. Der genaue Nährstoffbedarf (Leistungsumsatz) ist jedoch abhängig von Größe, Geschlecht, Alter und Tätigkeit des Menschen wie auch von den klimatischen Verhältnissen. Unterernährung ist bekanntermaßen ein Problem der Entwicklungs- und Schwellenländer und tritt in Industrieländern überwiegend im Zusammenhang mit hohem Alter und Erkrankungen auf. Auch in der Behindertenhilfe liegt der Fokus eher auf der Überernährung, weil viele Klienten davon betroffen sind. Dass die Unterernährung für einige Klienten mit geistigen Behinderungen ein ernsthaftes Problem darstellt, darf dabei nicht übersehen werden. Liegen Krankheitsbilder vor, die den Antrieb und/oder Muskeltonus und damit den Kalorienverbrauch steigern (beispielsweise Spastiken, Parkinson-Syndrom oder Demenz), erhöht sich das Risiko.

### Faktoren, die zur Nahrungsaufnahme animieren

Der Körper sendet über Appetit, Hunger- und Durstgefühl Botschaften, die zur Nahrungs- und Flüssigkeitsaufnahme animieren. Essen und Trinken sind demnach natürliche Vorgänge, die bei gesunden Menschen keiner besonderen Regelung bedürfen. Bei Menschen, die beispielsweise an Demenz erkranken, geistig behindert, psychisch krank oder hochbetagt sind, kann es zu einer Unterbrechung dieser natürlichen Steuerung kommen. Betroffene vergessen hierdurch zu essen und zu trinken.

Neben der veränderten Wahrnehmung von Hunger und Durst spielen auch soziale Bedingungen wie Wohlbefinden in der Gruppe, psychischer Stress, aber auch körperliche Probleme (z. B. Kau- und Schluckstörungen) eine Rolle. Im Bereich von Wohnformen ohne ständige Mitarbeiterpräsenz kann es ferner zu Problemen bei der Beschaffung und Zubereitung von Nahrung kommen.

»Eine anhaltende unzureichende Ernährung bewirkt die Abnahme der Körpermasse, Auszehrung und einen offensichtlichen Verlust an Unterhautfettgewebe und Muskelmasse. Weitere Anhaltspunkte bei der Identifikation von Unterernährung sind:

- schlaffe Hautfalten an Gesäß und Abdomen
- markant hervorstehende Knochen wo sich normalerweise Fettpolster und Muskeln befinden« (Grundsatzstellungnahme MDS:

---

39 Joule (J) ist die Einheit für Energie. Sie ersetzt seit 1977 die Einheit Kalorien. Ab 2010 darf lt. EU-Richtlinie der Energiegehalt von Lebensmitteln nur noch in der Einheit Joule angegeben werden. Im allgemeinen Sprachgebrauch wird besonders bei Nährwertangaben immer noch häufig die Einheit Kalorien verwendet. 1 Joule ist die Energie, die benötigt wird, um 100 g um 1 Meter nach oben zu bewegen. 4,18 Joule entspricht 1 Kalorie.

Ernährung und Flüssigkeitsversorgung älterer Menschen, 2003, S. 44).

Die Nahrungsaufnahme wird (laut Huhn, 2010) hauptsächlich von drei Faktoren beeinflusst:

1. **Wahrnehmung von Hungergefühl:** Dies erfolgt aus einem Zusammenspiel von Informationen der Hormone und Fettzellen, die über unser Gehirn koordiniert werden und zur Nahrungsaufnahme animieren oder diese bremsen, sofern genügend Nährstoffe im Blut angekommen sind. Liegt eine Störung der Wahrnehmung in Bezug auf das Gefühl von Hunger vor, können Klienten ihren Nahrungsbedarf nicht einschätzen oder empfinden Sättigung, obwohl noch nicht genügend Nährstoffe aufgenommen wurden.
2. **Appetit:** Entscheidend für die Auslösung von Appetit ist ein intakter Geruchssinn. Hat der Klient gestern noch eingesehen, dass er auf dem Weg von der Werkstatt nach Hause am Imbiss keine Bratwurst essen soll, kann er beim leckeren Grillgeruch hingegen nicht widerstehen. Der Geruchssinn beeinflusst im erheblichen Maße die Essenslust, lässt jedoch häufig im Alter nach, was ein Auslöser für Unterernährung sein kann. Gerüche sind ferner mit Erinnerungen verknüpft. Ist der Geruch an die Erinnerung an ein positives Ereignis gebunden (z. B. gebrannte Mandeln an die Freuden der Kirmes), so animiert dieses Gefühl zusätzlich zur Nahrungsaufnahme. Gerüche, die von uns als unangenehm wahrgenommen werden, sind im Umkehrschluss Appetitverderber und können im negativsten Fall sogar Übelkeit auslösen. Weitere den Appetit beeinflussende Faktoren sind die aktuelle Stimmungslage, die Darreichung der Speisen (ein liebevoll gedeckter Tisch mit schön angerichteten Speisen animiert eher zum Essen als ein Burger aus der Pappbox). »Die Bedeutung des Geruchssinns ist offenbar sehr hoch, wie die Ausstattung mit Riechzellen (ca. 30 Millionen) vermuten lässt. Bei der Alzheimer-Demenz scheint die Störung der Geruchswahrnehmung zu den ersten Symptomen der Erkrankung zu gehören und ist bei diesen Personen besonders ausgeprägt. Wichtig ist der Zusammenhang immer dann, wenn während der Essenseinnahme andere Gerüche, als durch die Speisen ausgelöst, auftreten, wie etwa Seifendüfte oder Reinigungs- und Desinfektionsmittel (auch an den Händen beim Reichen der Nahrung)« (Huhn, 2010, S. 112). Für die Betroffenen wird es dann schwierig, den Speisengeruch ausreichend wahrzunehmen. Ob wir viel oder wenig von der gut riechenden Bratwurst essen, hängt schließlich vom Geschmack ab. Unser **Geschmackssinn** kann die Komponenten süß, salzig, bitter und sauer differenzieren und lässt häufig im Alter oder beim Vorliegen demenzieller Erkrankungen nach. Weitere negative Einflussfaktoren des Geschmackssinns sind Nebenwirkungen von Medikamenten. Viele Tabletten belasten den Magen und führen zu Appetitlosigkeit, Sodbrennen und Magenbe schwerden. Mangelnde Mundpflege kann zu einem schlechten Geschmack im Mund führen und so die Freude am Essen verderben.
3. **Nahrungsbedürfnis:** »Das Nahrungsbedürfnis ist entscheidend für die aufnehmende Nahrungsmenge. Das Nahrungsbedürfnis wird gestört durch:
   - abnehmende Freude am Essen,
   - Speisen, die nicht schmecken oder nicht dem eigenen Geschmack und den eigenen Vorstellungen entsprechen, und
   - durch überwiegende Einschränkung von Alltagsaktivitäten, die Appetit und Nahrungsaufnahme fördern, wie selbst Einkaufen, Kochen, Essen in schöner Umgebung.

»Eine verminderte Speichelproduktion, zum Teil auch durch Medikamente ausgelöst, verändert die Empfindung für feste Speisen im Mund (wirken wie ›Sand im Mund‹). Das Kauen ist häufig durch fehlende Zähne oder schlecht sitzende Prothesen erschwert. Dies verstärkt

> die Vorliebe für weiche und zuckerhaltige Speisen und lässt als Folge **Vitaminmangel** entstehen. Vitamin B-Mangel wiederum führt zu Appetitlosigkeit und Übelkeit, Müdigkeit und Antriebsarmut. Vitamin C-Mangel beeinträchtigt den Zustand des Zahnfleisches, was den Teufelskreis schließt« (vgl. Huhn, 2010, S. 115).

Die beschriebenen Faktoren verdeutlichen die Bedeutung, die eine optimale Gestaltung der Ernährung zur Vermeidung von Unterernährung hat. Dabei kommt der Stimulationskraft von Speisen eine große Rolle zu: Eine appetitliche Präsentation, Geschmack und Gerüche sind wichtig für die Anregung aller Sinne. Mit Lieblingsessen sowie Speisen aus der Familienzeit gelingen positive Gefühlsassoziationen. Ebenso wichtig ist der Erhalt von Kompetenzen: selbstständig essen, zum Beispiel mit Fingerfood, Mithilfe bei der Vorbereitung, Tisch decken. Es ist notwendig ausreichend Zeit: einzuplanen, sofern Klienten langsamer essen und/oder sich leicht ablenken lassen (vgl. Huhn, 2010). Unterernährung ist häufig kein Problem von zu wenig Angebot, sondern eher von

- einer Auswahl, die ohne Berücksichtigung von Vorlieben und Abneigungen von Speisen und Getränken erfolgt,
- einer Zubereitung, die nicht auf die Störungsbilder der Klienten abgestimmt ist,
- einer fantasielosen Präsentation der Speisen, die den Appetit eher hemmt als anregt.

## 7.4 Pflegediagnose Irritation der Mundschleimhaut

Die Pflegediagnose Irritation der Mundschleimhaut ist im Gesprächsleitfaden Pflegeerfassung® wie folgt dargestellt (► Kasten 7.3).

**Kasten 7.3**: Pflegediagnose Irritation der Mundschleimhaut im Gesprächsleitfaden Pflegeerfassung®

**Irritation der Mundschleimhaut:** Veränderung der Schleimhäute in der Mundhöhle und/oder an den Lippen, teilweise begleitet von Schmerzen/Schluckbeschwerden.

**Mögliche Symptome:**

- Schmerzen und/oder unangenehmes Gefühl im Mund und beim Schlucken
- Zunge und/oder Lippen sind belegt, trocken, rissig
- verminderter Speichelfluss, Mundgeruch, Rückgang von Zahnfleisch
- Mundschleimhaut und/oder Lippen zeigen Bläschen, weiße Beläge, Abschuppung, Blutungen, Verletzungen (z. B. Fissuren: Risse, Einschnitte)

**Mögliche Ursachen:**

- Flüssigkeitsdefizit, Mangelernährung, Nahrungskarenz (eine Zeit lang nichts gegessen oder getrunken), geringe Luftfeuchtigkeit
- Unzureichende Mundhygiene (z. B. bei Ernährung über Magensonde), Mundatmung (die Luft wird nicht in der Nase gefiltert), beeinträchtigter Zahnstatus
- Nebenwirkungen von Medikamenten (z. B. Mundtrockenheit bei Psychopharmaka), Immunschwäche, Infektionen oder Selbstverletzung

### Ziele im Rahmen der Teilhabeplanung

Übergeordnetes Ziel: Der Klient hat eine gesunde und intakte Mundschleimhaut.

Teilziele (vgl. Stefan et al., 2009, S. 238): Der Klient

- äußert Interesse an der Mundpflege,
- lässt Mundpflege zu,
- hat den Wunsch, die Mundpflege zu verbessern,
- erlernt Techniken der Mundpflege,
- ergreift präventive Maßnahmen (z. B. besucht zweimal jährlich den Zahnarzt zur Kontrolle, lässt professionelle Zahnreinigung durchführen).

### Maßnahmen/Erfolgsfaktoren zur Wiederherstellung der Mundschleimhaut

**1. Feuchthalten der Mundschleimhaut**
In der Regel wird die Wiederherstellung der Mundschleimhaut durch Feuchthalten (z. B. durch häufiges schluckweises Trinken von Wasser) und Reinigen, d. h. durch die regelmäßige Mundpflege, erreicht.

**2. Mundpflege**
Im Regelfall versteht man unter Mundpflege das täglich mindestens zwei- bis dreimalige Zähneputzen und Ausspülen der Mundhöhle mit Wasser. Durch Bürsten und Massieren des Zahnfleischs, der Zähne und evtl. sanftes Abbürsten der Zunge werden Speisereste und bakterienhaltige Beläge entfernt. Zur Mundpflege gehört auch die Lippenpflege. Sofern Lippen trocken oder spröde werden sollten diese mit pantenolhaltiger Lippenpflege (z. B. Bepanthen Lippencreme®) eingecremt werden.

**Durchführung der Mundpflege mit Unterstützung**
Bevor eine stellvertretende Übernahme der Mundpflege erfolgt, ist vorab zu überprüfen, ob die Selbstpflegekompetenzen der Klienten ausreichen, um die Mundpflege selbstständig durchzuführen. Bei einigen Klienten reicht eine Modifikation des Zahnbürstengriffs aus, um die selbstständige Handhabung der Zahnbürste zu erhalten. »Dazu sind ein wenig Phantasie und Geschick notwendig. Möglichkeiten hierzu sind beispielsweise das Umwickeln des Griffes mit einem Waschlappen, das Aufstecken von Schaumgummi, das Anwenden eines Klettverschlusses oder einer Griffverlängerung mit individuell angepassten Biegungen. Daneben kann bei eingeschränkter Geschicklichkeit die Verwendung einer elektrischen Zahnbürste hilfreich sein« (Gottschalck, 2004, S. 346).

**Materialien und Vorbereitung**
Folgende Materialien sind bereitzuhalten:

- Zahnbürsten mit kurzem Kopf, weichen, abgerundeten Nylonborsten und einem langen, gut zu haltenden Griff (evtl. Kinderzahnbüsten verwenden)
- fluoridhaltige Zahnpasta (da diese Karies deutlich reduziert)
- Einmalhandschuhe
- ein Handtuch zum Schutz des Klienten bereitlegen
- Mundpflegeset mit Tupfern, Kochsalzlösung, Abwurf klientenbezogen verwenden, mit einem Tuch abdecken und Materialien regelmäßig auffüllen

**3. Anregung des Speichelflusses**
Der Speichelfluss kann mit vielen Produkten angeregt werden.

- Speichelersatzprodukte stehen als Flüssigkeit, Spray oder Gel zur Verfügung und eignen sich, wenn nicht getrunken werden kann. Die Wirkung erreicht jedoch nicht jene des natürlichen Speichels und ist auch nur von kurzer Dauer (weniger als eine Stunde; vgl. Gottschalck, 2004, S. 345).
- Lutschen von Bonbons. Klienten mit natürlichen Zähnen sollten zucker- und

(zitronen-)säurehaltige Bonbons meiden, um die Zähne zu schonen. Empfehlenswert sind Produkte mit dem Qualitätssiegel »Zahnmännchen«.
- Kauen von zuckerfreien Kaugummis. Auf die Zusammensetzung des Kaugummis sollte geachtet werden. Verfügbar sind beispielsweise fluoridhaltige (antikariogene Wirkung), carbamidhaltige (Säure neutralisierend) und zinkhaltige (Mundgeruch reduzierend) Produkte. Kaugummis ergänzen die tägliche Mundhygiene, ersetzen aber nicht das Zähneputzen.

**4. Ausreichende Flüssigkeitszufuhr**
Für die Wiederherstellung der Mundgesundheit ist eine ausreichende Flüssigkeitszufuhr von mindestens 1–1,5 Liter pro Tag eine wichtige Voraussetzung.

**5. Erhöhung der Luftfeuchtigkeit**
Besonders in beheizten Räumen wird es häufig als angenehm empfunden, wenn die Luft befeuchtet wird. Dies kann z. B. über Wasserbehälter an der Heizung oder Luftbefeuchter erfolgen.

**6. Medizinische Maßnahmen**
Medizinische Maßnahmen sollten erst eingeleitet werden, falls sich schmerzhafte Veränderungen trotz intensiver Mundpflege innerhalb von wenigen Tagen nicht bessern.

**Fallbeispiel**
Frau Z. biss immer fest ihre Zähne zusammen, sobald sie eine Zahnbürste auf ihren Mund zukommen sah. Das Zähneputzen war mit viel Überredungskunst nur an den Frontzähnen möglich. Da Frau Z. Lollis und Zitronebonbons sehr gern mag, kamen Mitarbeitende auf die Idee Lemonsticks erst zum Lutschen anzubieten und dann Zahnputzbewegungen in begleitender Handführung zu integrieren. Im nächsten Schritt erzählten die Mitarbeiter während des Zahnputzrituals, was anfangs mit dem Lemonstick und später dann mit der Zahnbürste erfolgte, die Geschichte um den Kampf gegen die bösen Zahnzwerge. Über diesen Weg wurde innerhalb von drei Monaten erreicht, dass die Klientin erst das Zähneputzen zuließ und dann sogar bereit war, das selbstständige Zähneputzen zu erlernen.

Um den Klienten bei der Überwindung von Ängsten zu helfen, bedarf es individueller Lösungen, viel Fantasie und Geduld. Im Fallbeispiel lag der Schlüssel zum Erfolg in der biografischen Anknüpfung. Die Freude am Lutschen von Lollis wurde die Brücke zur Überwindung von Abwehrreaktionen in Bezug auf Mundpflege.

## Vertiefendes Fachwissen Irritation der Mundschleimhaut

### Befindlichkeiten im Zusammenhang mit der Mundpflege

»Unser Mund ist nicht nur eine muskelumspannte Körperöffnung, mit der wir unsere Nahrung aufnehmen, sondern ein vielseitiges Instrument unseres menschlichen Daseins« (Hockauf, 2005, S. 29). Mithilfe des Mundes teilen wir uns sprachlich mit und können durch ihn auch mimisch und emotional kommunizieren, indem wir z. B. erst flirten und uns nach gelungener Kontaktaufnahme küssen.

Wie Studienergebnisse belegen, bestehen zum Thema Mundpflege bei Pflegenden viele Vorurteile: »geht nicht«, »ist eklig«, »kostet viel Zeit« (vgl. Benz 2006, S. 64). Nähern Sie sich einer Klientin mit der Einstellung, gleich eine unangenehme oder gar ekelige Mundpflege durchführen zu müssen, wird ihre Klientin diese Stimmung aufnehmen und sicherlich nicht den Mund öffnen. Mundpflege braucht sehr viel Fingerspitzengefühl und eine behutsame Annäherung. Eklig ist ein Mund nur, solange er nicht regelmäßig gepflegt wird, sich Bakterien an Zähnen und Prothesen munter vermehren und für entsprechenden Mundgeruch sorgen.

Der Mund ist eine der intimsten und empfindlichsten Stellen unseres Körpers. Die Einstimmung auf die Mundpflege kann genussvoll und spielerisch erfolgen. Bestreichen Sie die Lippen zu Beginn mit etwas Honig, steigt die Bereitschaft aufseiten der Klientin, den Mund zu öffnen. Sie dürfen sich weiter in diesen intimen Bereich vorwagen. Durch solche oder ähnliche Vorgehensweisen können vorliegende Abwehrhaltungen schrittweise überwunden werden.

**Förderung einer intakten Mundschleimhaut**

Die Erhaltung einer intakten belagfreien Mundschleimhaut hängt wesentlich von deren Feuchtigkeitszustand ab. Zu bedenken ist, dass es auch bei einem ausgeglichenen Flüssigkeitshaushalt (z. B. bei Sondenernährung) zur Mundtrockenheit kommen kann. Mundtrockenheit ist nicht nur unangenehm und schmerzhaft, sondern kann auch Rissbildung (Rhagaden und Aphthen) begünstigen. Diese kleinen, teilweise mit dem Auge kaum sichtbaren Risse stellen eine Eintrittspforte für Krankheitserreger dar, verursachen Schmerzen und können sich entzünden.

Bemerkenswert ist in diesem Zusammenhang eine Studie, in der die Folgen von Mundtrockenheit untersucht wurden. Wie Hockauf berichtet, konnte in einer Einzelfallstudie bei einem Menschen im Zustand des Wachkomas beobachtet werden, dass bei einsetzender Mundtrockenheit der Betroffene sein Mimikspiel vollkommen einstellte, obwohl eine ausreichende Körperflüssigkeitsbilanz erzielt wurde (vgl. Hockauf, 2005, S. 30).

**Erhöhter Mundpflegebedarf**

Neben der regulären Mundpflege entsteht bei Gefahr, dass die Mundschleimhaut »austrocknet«, ein erhöhter Bedarf. Die Mundpflege sollte dann tagsüber im Abstand von ca. 1–2 Std. erfolgen, wenn Folgendes vorliegt:

- eine ausgeprägte Mundatmung
- Flüssigkeitsmangel
- überwiegende Sondenernährung
- Schluckschwierigkeiten mit Aspirationsgefahr (▸ Kap. 5.7)
- Einnahme von Medikamenten, die Mundtrockenheit hervorrufen
- Klienten, die unter Angstzuständen leiden (Angst kann Mundtrockenheit verstärken)

**Durchführung der Inspektion der Mundhöhle**

Eine wichtige Prävention (Vorbeugung) ist die regelmäßige Inspektion der Mundhöhle und deren Dokumentation. So können Irritationen der Mundschleimhaut rechtzeitig festgestellt und behandelt werden. Lassen Sie sich von einem Zahnarzt, einer Zahnarzthelferin oder Pflegefachkraft in die Beurteilung der Mundhöhle einweisen.

Bevor Sie beginnen, ist der Klient über die Maßnahme zu informieren, das Einverständnis einzuholen und zum Schutz ein Handtuch umzulegen. Im Anschluss daran werden die Einmalhandschuhe angezogen. Mithilfe eines Mundspatels und einer Taschenlampe wird die Mundhöhle inspiziert. Dabei ist der Zustand der Mundschleimhaut, der Zunge, der Zähne und der Lippen einschätzen. Bei Auffälligkeiten Rücksprache mit dem Arzt oder Zahnarzt halten.

In Tabelle 7.5 wird der Status des gesunden dem Status der krankhaft veränderten Mundhöhle gegenüber gestellt.

**Tab. 7.5:** Kriterien zur Beurteilung der Mundhöhle

| Kategorie | Normaler Zustand | Veränderter Zustand |
|---|---|---|
| Lippen | • rosig, intakt<br>• geschmeidig | • trocken, aufgesprungen<br>• Bläschen, Läsionen (kleinste Verletzungen) |
| Zähne | • sauber, glänzend<br>• fester Sitz | • stumpf, belegt<br>• locker |
| Zahnprothese | • fester, angenehmer Sitz | • zu locker<br>• zu fest (Druckstellen) |
| Zahnfleisch | • rosig, straff<br>• feucht<br>• intakt | • geschwollen, gerötet, blass, trocken<br>• Blutung – nach mechanischer Einwirkung<br>• Blutung – spontan |
| Wangentaschen und Gaumen | • rosig, feucht<br>• glatt, intakt | • trocken, gerötet<br>• Läsionen, Aphthen[40], Beläge: weiß, gelb, braun |
| Zunge | • rosig, geschmeidig<br>• intakt | • aufgeraut, furchig<br>• Läsionen, Aphthen<br>• Beläge: weiß, gelb, braun |
| Mundboden | • feucht<br>• intakt | • trocken<br>• Läsionen<br>• Beläge: weiß, gelb, braun<br>• Blutungen |
| Speichel | • dünnflüssig, ausreichend | • zähflüssig<br>• verminderter oder vermehrter Speichelfluss |
| Rachen | • rosig, feucht<br>• intakt | • gerötet<br>• Schlucken erschwert oder nicht möglich |
| Stimme | • klar | • belegt, heiser<br>• Sprechen erschwert oder nicht möglich |
| Schmerzen | • keine | • verbale Schmerzangabe<br>• Verhalten, dass auf Schmerzen schließen lässt |

## 7.5 Pflegediagnose Gefahr von Flüssigkeitsmangel

Die Pflegediagnose Gefahr von Flüssigkeitsmangel ist im Gesprächsleitfaden Pflegeerfassung® wie folgt dargestellt (▸ Kasten 7.4).

40 Aphthen sind bis zu einem Zentimeter große, scharf begrenzte, rötliche Schädigungen der Mundschleimhaut. Die betroffenen Stellen brennen stark und schmerzen vor allem beim Essen.

**Kasten 7.4:** Pflegediagnose Gefahr von Flüssigkeitsmangel im Gesprächsleitfaden Pflegeerfassung®

**Flüssigkeitsmangel:** Flüssigkeitsmangel im Organismus durch Flüssigkeitsverlust oder eingeschränkte/zu wenig Flüssigkeitszufuhr. Flüssigkeitsmangel kann entstehen, wenn weniger als 20 ml/pro kg Körpergewicht pro Tag getrunken werden.

**Mögliche Symptome:**

- Obstipation
- Verminderte Urinausscheidung bei zunehmender Harnkonzentration
- Müdigkeit, Schwäche, Schwindel durch niedrigen Blutdruck
- Mundtrockenheit, rissige Lippen, raue, borkige Zunge
- Weiße Belege auf der Zunge (z. B. durch Pilze)
- Beeinträchtigte Orientierung bis hin zu akuter Verwirrtheit
- Herabgesetzter Hautturgor (»stehende« Hautfalten), trockene Schleimhäute
- Verworrene Sprache

**Mögliche Ursachen:**

- Trinkmenge unter 20 ml je kg Körpergewicht
- Eingeschränkte Motivation zum Trinken (z. B. nicht erkennbare Einsichtsfähigkeit oder altersbedingt fehlendes bzw. vermindertes Durstgefühl, durch Medikamente wie Psychopharmaka, Antidepressiva)
- Schluckstörung, körperliche Einschränkungen, die das Trinken erschweren
- Eingeschränkte Mobilität
- Der Versuch, geringere Urinmengen zu produzieren (z. B. bei Inkontinenz)
- Flüssigkeitskarenz (z. B. wegen vorliegender)
- Mangelndes Wissen bezüglich des Flüssigkeitsbedarfs
- Kognitive Beeinträchtigung (z. B. Hirnleistungsstörung, Verwirrtheit)
- Erhöhter Flüssigkeitsverlust (z. B. Fieber, Erbrechen, Diarrhoe (Durchfall), entwässernde Medikamente)
- Sprachbarrieren

## Ziele im Rahmen der Teilhabeplanung

Übergeordnete Ziele:

- Die Gefahr einer Dehydratation ist frühzeitig erkannt.
- Der Klient erlangt einen ausgewogenen Flüssigkeitshaushalt.

Teilziele (vgl. Stefan et al., 2009, S. 92): Der Klient

- versteht die Notwendigkeit ausreichend zu trinken,
- nimmt die vereinbarte Flüssigkeitsmenge zu sich,
- kann mit Hilfsmitteln (z. B. Trinkhalterung, Trinkbecher) umgehen,
- weist einen verbesserten Flüssigkeitshaushalt auf.

## Maßnahmen/Erfolgsfaktoren zur Steigerung der Trinkmenge

### 1. Ermittlung des Flüssigkeitsbedarfs

- Der Bedarf an Flüssigkeit steht in Abhängigkeit zum Körpergewicht. Übergewichtige Menschen haben einen höheren Flüssigkeitsbedarf, da der Köper mehr Volumen hat. Der Richtwert für eine Mindesttrinkmenge wird mit 20 ml pro Kilogramm Körpergewicht angegeben. Ein zusätzlicher Bedarf ergibt sich durch verstärkten Flüssigkeitsverlust, z. B. durch starkes Schwitzen, Erbrechen oder Durchfall.

### 2. Erkennen gefährdeter Klienten

- Der Klient wird über die Gefahren eines Flüssigkeitsdefizits aufgeklärt und die angestrebte (oder ärztlich angeordnete) Tagesmindesttrinkmenge wird vereinbart.
- Um gefährdete Klienten frühzeitig zu erkennen, hat es sich bewährt, in den ersten Tagen nach dem Einzug für **alle** Klienten ein Trinkprotokoll zu führen und täglich auszuwerten. Trinkt der Klient in der ersten Woche ausreichend, besteht meist kein Risiko. Sofern innerhalb des ersten Monats ein Gewichtsverlust erfolgt, sollte die Tagestrinkmenge erneut überwacht werden. Die weitere Beobachtung erstreckt sich ausschließlich auf die Klienten, die täglich weniger als 20 ml pro Kilogramm Körpergewicht trinken und daher als gefährdet einzustufen sind.

### 3. Analyse der Ursachen

Wie bei der Behebung vieler Störungsbilder ist der erste Anknüpfungspunkt immer die Biografie mit der Frage, welche Trinkgewohnheiten und Vorlieben bestehen. Die biografische Anknüpfung weist Ihnen den Weg zu den Ursachen, die dem Flüssigkeitsmangel zugrunde liegen. Häufig lässt sich nicht eine einzelne Störung als Ursache ausmachen, sondern mehrere Störungen bedingen einander. Wird nicht getrunken, weil das Wissen um die Wichtigkeit der Flüssigkeitszufuhr fehlt? Kommen über den Tag verteilt zu wenige Mitarbeiter zum Klienten, die Getränke anbieten? Oder werden Getränke angeboten, die die Klientin nicht mag? Wird nur zuhause, aber nicht während der Arbeit getrunken?

Da meist mehrere Ursachen gleichzeitig zu berücksichtigen sind, sollte die Steigerung der Trinkmenge auf der Maßnahmenebene ebenfalls auf verschieden Ebenen ansetzen.

### 4. Sicherstellung einer ausreichenden Trinkmenge (vgl. DGE, 2011)

- Wunschgetränke werden erfragt und gezielt angeboten.
- Besonders geeignete Getränke sind:
  - Trinkwasser, Mineralwasser, stilles Wasser
  - Verdünnte Obstsäfte (Schorlen)
  - Früchte- und Kräutertees
- Zusätzlich können in Maßen Kaffee, schwarzer Tee und Bier und Wein(-schorlen) angeboten werden.
- Sofern kein Übergewicht besteht (oder droht), auch Suppen, Milch- und Buttermilchgetränke sowie Obst-, Gemüse- und Multivitaminsäfte.
- Individuelle Tagestrinkpläne erstellen und Getränke nach Plan über den Tag verteilt anbieten und die Klienten zum regelmäßigen Trinken ermuntern. Im Nachtdienst werden nicht schlafenden Klienten ebenfalls Getränke angeboten.
- Geeignete Hilfsmittel zum Trinken werden angeboten (z. B. Nasenbecher, Strohhalm, Andicken der Getränke bei Schluckstörungen).

### 5. Ausgleich bei Flüssigkeitsverlusten (vgl. DGE, 2011)

- Bei starkem Schwitzen (im Sommer, bei Fieber, in überheizten Wohnräumen, bei körperlicher Aktivität), bei Durchfall, Erbrechen und Einnahme von Laxanzien oder Diuretika steigen die Wasserverluste an. Diese Verluste müssen durch vermehrte Flüssigkeitsaufnahme, d. h. über die o. g. Mengen hinaus, wieder ausgeglichen werden. Wird ein hoher Flüssigkeitsverlust nur mit Tees und Leitungswasser ausgeglichen, kann es zu einer hypotonen Hyperhydratation (Überwässerung bei Natriummangel) kommen. Um Elektrolytverluste auszugleichen ist darauf zu achten, dass neben Tees auch natriumhaltige Getränke, wie natriumhaltige Mineralwasser oder Gemüsebrühen angeboten werden.

- Bei »Trinkmuffeln«, die gern essen, kann ein Flüssigkeitsdefizit auch über die Erhöhung der Zufuhr von wasserreichen Nahrungsmitteln (Gurken, Tomaten, Melonen, Suppen) ausgeglichen werden.

**6. Führung von Trinkprotokollen** (▶ Kap. 5.1.2)

- Bei Verdacht einer Dehydratationsgefahr werden Trinkprotokolle geführt. Die Auswertung erfolgt täglich durch den Nacht- oder Spätdienst/die Nachtbereitschaft.
- Bei Unterschreitung der festgelegten Mindesttrinkmenge um mehr als 300 ml informiert der Nachtdienst den Tagdienst. Wird die Mindesttrinkmenge drei Tage in Folge unterschritten, ist der Arzt zu informieren, es sei denn es bestehen andere Absprachen/Anordnungen.

**Fallbeispiel**

Frau E. ist eine Frau, die klare Strukturen liebt und besonderen Wert auf schöne Haare legt, aber ausschließlich Kaffee trank. In ihrem Tagesablauf hat sie eigene Rituale entwickelt, die sie täglich wiederholt, ohne dass sich für Mitarbeitende die Sinnhaftigkeit bestimmter Tätigkeiten erschlossen hätte. Ein Ritual verläuft wie folgt: Wenn sie nach Hause kommt, trinkt sie erst einen Becher Kaffee und schaut dann nach, ob die Mülltonnen auf dem Hof voll sind.

Mitarbeitende überlegten sich, wie sie Frau E. dazu bringen könnten, zum Kaffee ein Glas Wasser zu trinken, und führten folgendes Ritual täglich durch: Zum Kaffee stellten sie Frau E. immer ein Trinkglas Mineralwasser dazu. Das Anbieten des Wassers wurde immer mit dem gleichen Initialsatz gereicht: »Ein Glas Wasser zum Kaffee erhält Haut und Haar gesund und schön.« Nach wenigen Tagen trank Frau E. immer das angebotene Mineralwasser zum Kaffee.

Das Fallbeispiel verdeutlicht, dass es über eine biografische Anknüpfung und mit etwas Fantasie gelingen kann, Klienten gesundheitsfördernde Verhaltensweisen nahe zu bringen.

### Vertiefendes Fachwissen Gefahr von Flüssigkeitsmangel

In Bezug auf die Unterversorgung mit Flüssigkeit werden zwei Begriffe unterschieden, die das Ausmaß des Flüssigkeitsdefizits beschreiben:

1. **Dehydratation:** Durch Flüssigkeitsmangel wird als erstes die Dehydratation ausgelöst. Unter Dehydratation wird ein Flüssigkeitsdefizit bei (noch) normaler Elektrolytkonzentration verstanden. Sofern das Flüssigkeitsdefizit nicht ausgeglichen wird, kann sich aus der Dehydratation eine Exsikkose entwickeln.
2. **Exsikkose** (lat. siccus = trocken): Unter Exsikkose wird die Austrocknung durch Abnahme des Körperwassers verstanden. Als Folge von Dehydratation kommt es zu einer Störung des Wasser- und Elektrolythaushalts.

**Hinweis:** Exsikkose rechtfertigt eine Krankenhausaufnahme. Teilweise wird Exsikkose als Verdachtsdiagnose gestellt, um Klienten zur diagnostischen Abklärung im Krankenhaus aufzunehmen. In Entlassungsbriefen taucht dann die Exsikkose wieder auf, was zu Konflikten mit Angehörigen führen kann, weil der Einrichtung fälschlicherweise vorgeworfen wird, nicht für ausreichend Flüssigkeit Sorge getragen zu haben. Es wird empfohlen, in solchen Fällen für Klarstellung zu sorgen.

Ein in den Jahren 2000–2002 von Ä. Jahncke-Latteck und P. Weber durchgeführtes Projekt »Qualität in der Pflege« zur pflegerischen Bedarfsanalyse beim Hamburger Träger »Leben mit Behinderungen« hat gezeigt, dass der Flüssigkeitsmangel eines der vordringlichsten und am häufigsten auftretenden Pflegeprobleme in Einrichtungen der Behindertenhilfe darstellt. Der behinderte Mensch ist aufgrund körperlicher, seelischer und geistiger Einschränkungen nicht oder nur bedingt in der Lage, seinen physiologischen Flüssigkeitsbedarf zu decken. Er ist deswegen bei der Flüssigkeitsaufnahme und der Überwachung der Tagestrinkmenge von anderen Personen abhängig.

Der Mensch kann längere Zeit ohne feste Nahrung auskommen, sofern der Körper ausreichend Reserven hat. Beim Thema »Flüssigkeitsmangel« ist das Problem jedoch viel brisanter, da hier das Defizit automatisch auch Mineralien (Natrium, Chlorid, Kalium, Magnesium usw.) und Spurenelemente (Zink, Kupfer usw.) betrifft. Liegt ein deutlicher Flüssigkeitsmangel vor, kann es zur lebensbedrohlichen Exsikkose kommen. Eine Vermeidung bzw. Behebung der Problematik ist stark abhängig vom Umfeld. Aus Unwissenheit (in Bezug auf die Bedeutung der Flüssigkeitszufuhr), aber auch aus Zeitnot oder weil Klientinnen es ablehnen, ausreichend zu trinken, wird keine ausreichende Flüssigkeitszufuhr gewährleistet.

Eine Dehydratation kann sich beispielsweise mit Kopfschmerzen und Schwindelgefühl ankündigen und sich zur akuten Verwirrtheit steigern. Im Extremfall kann die Dehydratation bis hin zur massiven Stoffwechsel- und Kreislaufentgleisung durch Exsikkose führen. Teilweise werden diese Symptome erkannt, aber nicht mit der tatsächlichen Ursache, dem Flüssigkeitsmangel, in Verbindung gebracht. In Angesicht der Schwere der Problematik ist hohe Aufmerksamkeit des betreuenden Teams erforderlich. Im Zweifelsfall ist ein zusätzlicher Becher Tee nie verkehrt.

## 7.6 Pflegediagnose Schluckstörungen

Die Pflegediagnose Schluckstörungen ist im Gesprächsleitfaden Pflegeerfassung® wie folgt dargestellt (► Kasten 7.5).

In der Arbeit mit Behinderten hat man es häufig mit zwei Gründen für Schluckstörungen zu tun: Da ist einerseits das Verschlucken zu nennen, was durch eiliges Herunterschlingen von Nahrungsmitteln verursacht wird und deren Gründe im psychosozialen Bereich zu suchen sind. Hat der Klient Sorge, zu wenig Essen zu bekommen? Könnte er fürchten, dass andere ihm etwas wegessen? Wieso entwickelt der Klient so eine Gier nach Essen und kann sich keine Zeit lassen? Diese Form der Schluckstörung unterscheidet sich andererseits von der **organisch bedingten Schluckstörung**, der eine physiologische Störung des Schluckprozesses (z. B. durch eine Lähmung nach Schlaganfall oder bei Kauproblemen) zugrunde liegt. Mit der Pflegediagnose Schluckstörungen sind in erster Linie organisch bedingte Schluckstörungen gemeint. Trotzdem ist auch das Schlingen beim Essen nicht ohne Gefahr für den Klienten und muss pädagogisch begleitet werden. Eilig heruntergeschlungene Nahrungsmittel können zum Tod durch Ersticken (Bolustod) führen. Typischerweise ersticken Klienten an großen Fleischbrocken, Bratwürsten, Pommes frites, Rollmöpsen, Kartoffel- oder Karottenstücken, Obst (wie z. B. zu großen Apfelspalten, Weintrauben), Süßigkeiten oder Nüssen. Aber auch Gegenstände, die in den Mund genommen werden, können zur Erstickung führen. Beispiele hierfür sind: Zahnprothesen, Münzen, Knöpfe und Spielzeug (wie z. B. Legosteine und Würfel). Die Pflegediagnosen »Risiko der Aspiration« (► Kap. 7.7) und »Schluckstörungen« stehen im ursächlichen Zusammenhang.

**Kasten 7.5:** Pflegediagnose Schluckstörungen im Gesprächsleitfaden Pflegeerfassung®

**Schluckstörung:** Zustand mit Gefahr der Aspiration, bei dem der Klient nicht in der Lage ist, ungehindert zu schlucken, um Flüssigkeit oder feste Nahrung zu sich zu nehmen.

**Mögliche Symptome:**

- Speichel oder Essensreste fließen aus dem Mund, Ansammlung von Speiseresten in den Wangentaschen und am Gaumen
- Mund wird nicht geöffnet, Essen und Trinken wird eingeschränkt oder verweigert
- Gewichtsverlust
- Nicht erkennbare Einsichtsfähigkeit (z. B. bei Demenz)
- Häufiges Verschlucken, Husten, Würgen, mehrfaches Nachschlucken
- Schmerzen beim Schlucken
- Luftnot
- Inspiratorische Atemgeräusche (beim Einatmen) und/oder krampfhaftes Einatmen oder nach Luft ringen

**Mögliche Ursachen:**

- Beeinträchtigtes Kauvermögen (z. B. Seitenungleichheit in der Funktionsfähigkeit der Mundmotorik bei spastischer Lähmung, schlecht sitzende Zahnprothese)
- Gestörter oder nicht vorhandener Schluckreflex (z. B. bei Schlaganfall, Tumoren)
- (Teilweise erstes, erkennbares) Anzeichen von Demenz
- Beeinträchtigte Bewusstseinslage (z. B. ungenügende Wachheit, Konzentration)
- Schluckerschwerende Sitzhaltung (z. B. nach hinten gestreckter Kopf)
- Zu schnelles Essen oder Herunterschlingen von Essen, ohne zu kauen

## Ziele im Rahmen der Teilhabeplanung

Übergeordnetes Ziel: Der Klient schluckt Flüssigkeiten und feste Nahrung beschwerdefrei.

Teilziele: Der Klient

- ist über die Gefahren durch Schluckstörungen informiert und wird motiviert im Rahmen seiner Fähigkeiten aktiv an der Vermeidung von Schluckstörungen mitzuarbeiten,
- nimmt eine geeignete Essposition ein (aufrechte Haltung, Füße haben Boden-

kontakt, der Kopf ist nach vorn gebeugt),
- wendet geeignete Essenstechniken entsprechend des individuellen Teilhabebedarfs an,
- isst langsam und kaut ausreichend,
- kann willkürlich schlucken,
- kann reflektorisch schlucken,
- kann ohne Husten und Würgen feste Nahrung und/oder Flüssigkeiten schlucken.

Mitarbeiterbezogen ergeben sich folgende Ziele (vgl. Stefan et al., 2009, S. 126–127): Mitarbeitende

- erkennen frühzeitig eine mögliche Aspirationsgefahr,
- unterbrechen die Gabe von Getränke und Speisen, sofern Aspirationszeichen erkennbar sind,
- kennen Hilfsmittel zur Unterstützung der Nahrungs- und Flüssigkeitsaufnahme,
- kennen geeignete Notfallmaßnahmen.

### Maßnahmen beim Vorliegen von Schluckstörungen

**1. Diagnostik und Einleitung einer Schlucktherapie**
Haben Sie den Verdacht, dass bei einem Klienten eine Schluckstörung vorliegt, muss diese umgehend durch den Arzt diagnostiziert werden. Streng genommen dürfen bei Verdacht auf eine Schluckstörung keine Getränke und keine Nahrungsmittel gereicht werden, weil unklar ist, ob diese teilweise in die Lunge gelangen.

Die Behandlung von Schluckstörungen sollte durch ein interdisziplinäres Team aus Logopädin, Ärztin und betreuender Bezugsbetreuerin erfolgen. Bei Unter- oder Mangelernährung ist es ggf. sinnvoll, auch eine Ernährungsfachkraft hinzuzuziehen.

Die Logopädin führt (nach ärztlicher Verordnung) eine Schlucktherapie, mit dem Ziel, die beschwerdefreie Nahrungsaufnahme zu fördern, durch. Ebenfalls werden durch sie die Art und das Ausmaß der Schluckstörung bestimmt und die Mitarbeiter werden bei der Nahrungsassistenz und Hilfsmittelauswahl beraten. Die Bezugsbetreuerin sollte sich daher immer terminlich mit der Logopädin abstimmen, um sich in die Hilfestellung bei der Verabreichung von Nahrung und Flüssigkeiten einweisen zu lassen.

**2. Sitzhaltung und Atmosphäre**
Eine aufrechte Sitzposition mit leicht nach vorn gebeugtem Kopf fördert den Schluckvorgang. Die Körperhaltung sollte eher vornübergebeugt als aufrecht sein. Das Kinn wird leicht in Richtung Brust geneigt. Sitzt der Klient, sollten die Füße ebenen Bodenkontakt haben und eine Hüftabknickung von 90 Grad bestehen. Ggf. werden Zwischenräume vom Rumpf und Becken mit Lagerungshilfsmittel ausgefüllt, um dem Rumpf Stabilität und Symmetrie zu geben. Bei Rollstuhlfahrern ist die Sitzhöhe und die Nackenstütze (falls möglich) entsprechend anzupassen oder der Klient auf einen Stuhl umzusetzen.

**3. Schluckvorbereitung**

- Dem Klient muss Gelegenheit gegeben werden, sich auf das Essen und Trinken einzustimmen, z. B. indem Sie ihm die Speisen erklären, ihn daran riechen und – vor allem bei eingeschränkter Wahrnehmung – auch anfassen lassen.
- Überprüfung des Zahnersatzes auf festen Halt
- Vor jeder Nahrungseingabe überprüft der Mitarbeiter, ob der Schluckreflex intakt ist:
  - Klienten zum Schlucken auffordern oder
  - Bewegung des Kehlkopfes verfolgen oder
  - Löffeltest (mit einem Teelöffel sanft auf die Zungenmitte drücken. Löst dies Kehlkopfbewegung aus, ist der Schluckreflex intakt.)

**4. Auswahl geeigneter, leicht zu schluckender Lebensmittel und Getränke**
Siehe Lebensmittelauswahl bei Schluckstörungen auf den folgenden Seiten in diesem Kapitel.

**5. Nahrung anreichen**

- Eine entspannte Atmosphäre hilft, sich auf den Schluckakt zu konzentrieren.
- Unterhaltungen oder Ablenkung durch andere Geräusche sollten beim Essen vermieden werden. Es ist zu überlegen, Klienten mit Schluckstörungen bei den Mahlzeiten von der Gruppe zu separieren, um die volle Konzentration auf das Schlucken zu ermöglichen.
- Setzen Sie sich zum Anreichen des Essens hin, damit Ihnen der Klient auf Augenhöhe begegnen kann und den Kopf nicht heben muss, sondern die Nahrung mit vorn übergebeugtem Kopf aufnehmen kann. Muss der Klient zu Ihnen aufsehen, überstreckt er den Kopf nach hinten, was die Gefahr der Aspiration erhöht.
- Versuchen Sie, Ihre Hilfestellungen an den Essrhythmus Ihres Klienten und seine (nicht Ihre!) bevorzugte Speisereihenfolge anzupassen. Es darf nicht darum gehen, dass der Teller möglichst schnell leer gegessen ist.
- Vor dem Anreichen des Essens sollte der Mund ganz leer sein, außerdem ist darauf zu achten, dass ausreichend Zeit zum Nachschlucken gegeben wird.
- Nach der Mahlzeit sollte der Klient 30 Minuten lang aufrecht bleiben, um Reflux (Essen läuft vom Magen zurück und gelangt in die Speise- oder Luftröhre) und Aspiration zu vermeiden.
- Bei hemiplegischen Klienten wird die Nahrung von der betroffenen Seite aus angereicht, um die Wahrnehmung der gelähmten Seite zu fördern. Je nach Eigenaktivität der Klienten unterstützende Handführung anbieten.

**6. Getränke anreichen**

- Getränke sollten bei Menschen mit Schluckstörungen vor oder nach dem Essen gereicht und aufgrund der Aspirationsgefahr keinesfalls zur Beschleunigung der Nahrungsaufnahme genutzt werden.
- Um den eigenständigen Umgang mit Trinkgefäßen zu fördern, sollten diese nicht zu voll gefüllt werden.

**7. Auswahl eines geeigneten Trinkgefäßes**

- Verwenden Sie Becher mit großem Durchmesser, so dass der Kopf beim Trinken nicht nach hinten überstreckt wird.

**Merke:** Von der Verwendung von **Schnabelbechern** ist möglichst abzusehen, da ein nach hinten geneigter Kopf die Schutzfunktion des Kehlkopfs außer Kraft setzt und die Flüssigkeit ungeschützt in die Luftröhre fließen kann (▶ Abb. 7.3). Erschwertes Schlucken ergibt sich zusätzlich, weil Schnabelbecher den Saug- und den Beißreflex provozieren.

Es sind Nasenbecher/Dysphagietassen zu verwenden, so dass der Kopf beim Trinken nicht nach hinten überstreckt wird, weil die Nase im Weg ist (▶ Abb. 7.4).

**Nasenbecher (Dysphagietassen)**
Sofern das Schlucken beeinträchtigt ist, können Nasenbecher über eine Heilmittelverordnung verordnet werden. Vor dem Einsatz von Nasenbechern sollte versucht werden, ob die Klienten durch einen Halm saugen können. Ob Trinkhalme die Schluckkontrolle erleichtern, muss im Einzelfall (mit einer kleinen Menge Wasser) ausprobiert werden. Wer durch einen Trinkhalm trinkt, stellt mundmotorisch die Zunge schon gut zum Schlucken ein und braucht kein spezielles Trinkgefäß.

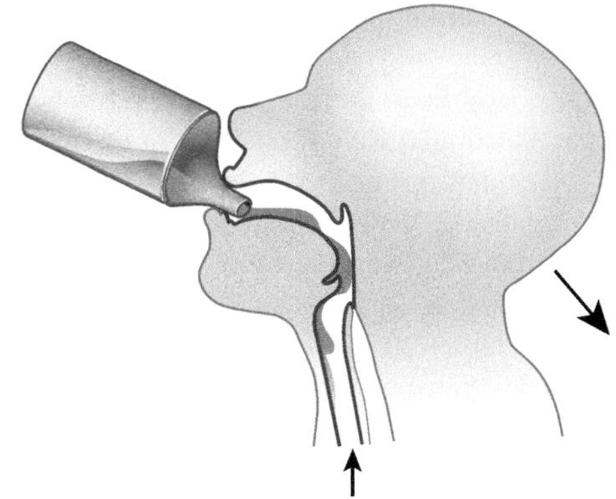

**Abb. 7.3:** Trinken aus dem Schnabelbecher

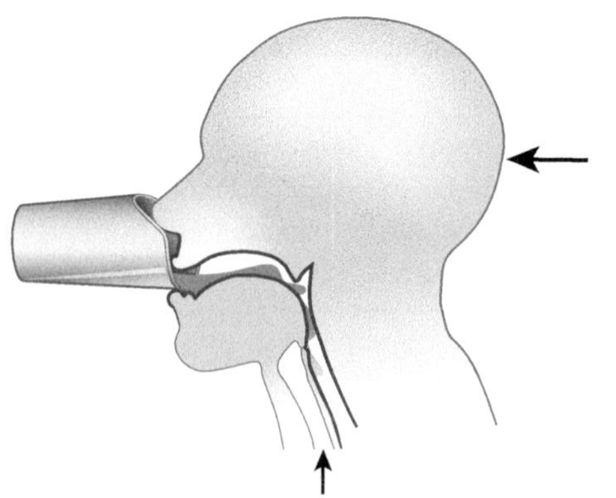

**Abb. 7.4:** Trinken aus dem Nasenbecher

**8. Überwachung des Ernährungszustands**
Es ist darauf zu achten, ob ausreichend getrunken und gegessen wird. Um unerwünschte Gewichtsabnahmen zu erkennen und ggf. Gegenmaßnahmen einzuleiten, sollte das Gewicht wöchentlich kontrolliert werden.

**Fallbeispiel**
Herr H. hat eine leichte Schluckstörung, was daran zu erkennen ist, dass er häufig nachschlucken muss und sich manchmal verschluckt. Mitarbeitende bereiten ihm zum Frühstück immer ein Schokoladencreme-Brot vor und schneiden es in mundgerechte Stücke, damit Herr H. sie besser schlucken kann. Herr H. aß selbstständig, nahm immer mehrere Stückchen auf einmal und schob sie sich zeitgleich in den Mund. Die Brotstücke verklebten im Gaumen. Infolgedessen verschluckte er sich häufig an diesen unzerkauten und viel zu großen Happen und bekam kurze Hustenanfälle. Eines Tages blieb ihm ein Bissen buchstäblich im Hals stecken. Nur mit Mühe konnte er den Speisebolus wieder herauswürgen. Die Mitarbeitenden bekamen Angst, weil sie fürchteten, er würde ersticken und weil sie nicht wussten, was sie tun sollten. Seit diesem Vorfall überwachen die Mitarbeitenden Herrn H. beim Essen, achten darauf, dass er immer nur ein Stück Brot nimmt und verfolgen die Kehlkopfbewegung beim Schluckakt. Nur wenn eindeutig zu erkennen war, dass geschluckt wurde, darf Herr H. das nächste Stück nehmen.

Das Fallbeispiel verdeutlicht, dass auch bei leichten Schluckstörungen ein Überwachungserfordernis bestehen kann. Dies trifft ebenfalls auf Klienten zu, die Essen in großen Stücken herunterschlingen.

## Vertiefendes Fachwissen Lebensmittelauswahl und Notfallmaßnahmen bei Schluckstörungen

Der zentrale Erfolgsfaktor für die Vermeidung von Schluckstörungen ist die optimal an die Fähigkeiten des schluckgestörten Klienten angepasste Auswahl von Lebensmitteln und Getränken. Dazu gibt es allgemeine Empfehlungen, die sich auf die Auswahl von Lebensmitteln beziehen, die üblicherweise gut geschluckt werden können. Diese können als Orientierung für Menschen mit leichten Schluckstörungen dienen. Des Weiteren werden Schluckkostformen vorgestellt, die bei akuten und ausgeprägten Schluckstörungen in zwei Stufen (Schluckkost 1–2) schrittweise nach Anleitung durch Logopäden aufgebaut werden. Je nach Störungsbild ergeben sich für den Einstieg unterschiedliche Empfehlungen.

Was gegessen und getrunken werden darf, ist immer einzelfallbezogen mit der Logopädin bzw. mit der behandelnden Ärztin zu klären. Die Festlegung der Speisen sowie der Art und Weise der oralen Nahrungs- und Flüssigkeitsaufnahme darf nicht nach dem Motto »Versuch und Irrtum« durchprobiert werden, sondern wird individuell, entsprechend des Störungsbilds, vorgegeben.

Je nach Art und Ursache der Störung lassen sich bestimmte Konsistenzen von Flüssigkeiten oder Speisen besser und andere schlechter schlucken. Liegt eine akute Schluckstörung vor, sind dünnflüssige Getränke oft problematisch, da sie im Mundraum schwer kontrolliert werden können. Getränke sind mit entsprechenden verordnungsfähigen Pulvern anzudicken. Das Andicken von Getränken und flüssigen Speisen erleichtert das Schlucken erheblich. Anfangs lassen sich breiige oder puddingartige Speisen oft am einfachsten schlucken. Eine hohe Energiedichte der Nahrung ist von Vorteil, da Klienten mit Schluckstörungen oft nur geringe Mengen an Nahrung aufnehmen können und es zu Mangelerscheinungen kommen kann, falls zu wenig Nährstoffe und Flüssigkeiten zugeführt werden. Zur Nahrungsergänzung können hochkalorische, geschmacksneutrale Pulver (z. B. Resource®) zur Anreicherung der normalen Kost verordnet werden.

**Merke:** Unbedingt vermieden werden sollte das Mixen aller Speisen zu einem Brei, weil einzelne Speisekomponenten sich getrennt von anderen Speisekomponenten viel besser schlucken lassen.

Ist die Schluckstörung akut oder sehr ausgeprägt, kann es sein, dass oral keine Nahrungsmittel gegeben werden dürfen und die Ernährung und Flüssigkeitszufuhr ausschließlich über eine Sonde erfolgen muss. Nach Training des Schluckreflexes verbessert sich die Situation meistens. In diesen Fällen erfolgt die Ernährung anfangs ausschließlich über Sondennahrung und wird, sofern dies gefahrlos möglich ist, über orale Nahrung ergänzt.

**Klienten mit leichten Schluckstörungen**

Glücklicherweise hat nicht jeder Klient gleich eine so ausgeprägte Schluckstörung, dass nur noch breiige Konsistenzen geschluckt werden können. Es gibt auch einige Klienten, die in der Regel eine gemischte Vollkost vertragen, jedoch zeitweise (je nach Tagesform) oder dauerhaft dazu neigen, sich zu verschlucken. Bei Klienten, bei denen nur leichte Schluckstörungen vorliegen, kann vorsichtig ausgetestet werden, was gut und was nicht so gut geschluckt werden kann. Es ist zu empfehlen, eine »Positivliste« und eine »Negativliste« mit den jeweiligen Nahrungsmitteln anzulegen. Über dieses Vorgehen kann sichergestellt werden, dass alle Mitarbeiter (auch Aushilfskräfte) wissen, was angeboten werden sollte.

Folgende Konsistenzen sind schwer zu schlucken:

**Merke:** Besonders schwer zu schlucken sind Mischungen aus festen und flüssigen Lebensmitteln, wie z. B. Eintöpfe, da der flüssige Anteil (z. B. die Brühe) schon unkontrolliert in den Rachen läuft, während der Klient noch das Fleisch und das Gemüse kaut.

- Gemischte Konsistenzen (z. B. Schokolade mit Zusätzen wie Nüssen oder Krokant, Saft mit Fruchtfleisch)
- Nüsse, Rosinen, Kokosflocken, Streusel etc.
- Speisen, die Zusätze in Form von kleinen Stückchen enthalten (z. B. Eis mit Schokoladensplittern, Joghurt mit Müsli, Quark mit Fruchtstücken, Pudding mit

Nüssen, Soßen mit groben Einlagen, Käse oder Wurst mit Paprikastücken, Stollen oder Früchtebrot)
- Vollkornprodukte wie Vollkornbrötchen und Müsli
- Schwer zu einem Speisebolus (»Speisebreihäppchen«) formbare Lebensmittel (z. B. Reis (außer -brei), Graupen, frittierte oder klebrige Lebensmittel)
- Salat, insbesondere Rohkost, Krautsalat, Rucolasalat
- Faseriges Gemüse (wie z. B. grüne Bohnen oder Spargel)
- Mischgemüse und Hülsenfrüchte (wie z. B. Linsen, Erbsen)
- Unzerkleinerter roher Schinken, Wurstsalat, Salami
- Kleine Pilzstückchen, frische Kräuter
- Krümelige Lebensmittel (z. B. Salzgebäck, Knäckebrot, Plätzchen)
- Panierte Lebensmittel (z. B. Schnitzel, Fischstäbchen)
- Lebensmittel mit einem hohen Säureanteil (z. B. rohe Mandarinen oder Apfelsinen, Himbeeren, Kirschen, Stachelbeeren oder Johannisbeeren)
- Obst und Gemüse mit Haut und Kernen
- Schleimige oder schleimbildende Lebensmittel (z. B. dicke Haferflockensuppe, Milch)
- Lebensmittel mit harten Krusten und Rändern (wie z. B. kross gebackene Brötchen und Brot, getoastetes Brot)
- Kohlensäurehaltige Getränke

Was angeboten werden kann, ist in den Schluckstufen 1 und 2 beschrieben.

**Geeignete Lebensmittel bei akuten Schluckstörungen sind:**

**Schluckkost Stufe 1:** Anzuwenden bei akuten Schluckstörungen

- Obstpüree, z. B. zerdrückte reife Banane
- Kartoffelpüree, Gemüsepüree, Fleischpüree, der so fein ist, dass dieser durch ein Sieb gegeben werden kann
- Suppen breiig, glatt jedoch nicht flüssig, z. B. Spargelcremesuppe oder Puddingsuppe
- Pudding
- Eingeweichtes Weißbrot mit Streichbelag, ohne Rinde

**Schluckkost Stufe 2:** Anzuwenden, wenn alle Nahrungsmittel der Stufe 1 wieder gut geschluckt werden können.

Zusätzlich zu den in Stufe 1 genannten Lebensmitteln dürfen folgende Lebensmittel angeboten werden:

- Weiches Brot ohne Rinde
- Glatte Streichwurst
- Glatter Frischkäse
- Gelee
- Weichgekochte mehlige Kartoffeln
- Stärkeklöße
- Fleischpüree
- Gemüse: Möhren, Broccoli, Zucchini (alles so weich gekocht, dass die Speisen am Gaumen zerdrückbar sind)
- Gebundene glatte Soßen
- Grießbrei
- Schlagsahne
- Frisches Obst: Banane
- Kuchen glatt, feucht, ohne Stücke (z. B. Käsekuchen ohne Boden)
- Milchprodukte werden mit folgenden Einschränkungen empfohlen:
  - für Klienten, die nicht verschleimt sind und
  - die nicht mehr aspirieren, da das denaturierte Eiweiß in den Bronchien Entzündungen auslösen kann.

**Notfallmaßnahmen bei Verschlucken von Fremdkörpern**

»Ein Fremdkörper, der in der Luftröhre steckt, verursacht starken bis sehr starken Hustenreiz, begleitet von einem pfeifenden Atemgeräusch. Befinden sich Fremdkörper in der Speiseröhre, treten Schluckbeschwerden oder Brechreiz auf. Durch den Sauerstoffmangel kann es zur Blau-Violett-Färbung der Gesichtsfarbe und der Lippen kommen.

Erstickungsanfälle können zu Schock und Ohnmacht führen, da kein oder zu wenig Sauerstoff in das Gehirn gelangt. Anzeichen hierfür sind:

- Blässe
- Angst, Nervosität, Panik, Zittern
- Kalter Schweiß
- Schwindel
- Puls wird schwach und rast
- Blutdruck fällt
- Atem verlangsamt sich und wird schwach
- Bewusstlosigkeit

**Es besteht akute Lebensgefahr.**

**Erste Hilfe leisten:**
Der Betroffene kann noch sprechen/sich bemerkbar machen:

- lassen Sie ihn kräftig husten, um den Fremdkörper zu entfernen
- versuchen Sie, den Fremdkörper aus dem Mund- und Rachenraum zu entfernen
- manchmal hilft auch das Erzeugen eines Brechreizes bei der Entfernung des Gegenstandes

Es wird versucht, krampfhaft zu atmen, ohne dass ein Atemstoß erfolgt.

Achtung: Akute Erstickungsgefahr!

- Sofort Notarzt/Rettungsdienst alarmieren
- Den Oberkörper des Betroffenen vornüberbeugen
- Mit kräftigen Schlägen der flachen Hand zwischen die Schulterblätter den Betroffenen zum Husten zu bringen, um den Fremdkörper zu entfernen
- Hilft dies nicht oder sitzt die Person, können Sie ggf. den Heimlich-Handgriff anwenden:[41]
  - Sich hinter die Person stellen, mit beiden Armen den Oberkörper umfassen, eine Faust ballen und auf den Oberbauch oberhalb des Bauchnabels und unterhalb des tastbaren Endes des Brustbeines legen
  - Die Faust mit der anderen Hand ergreifen
  - Ruckartig mit Kraft zurück und nach oben in die Magengrube pressen. Das Pressen muss in einer Aufwärtsbewegung erfolgen.
  - Löst sich der Fremdkörper nicht, dann muss der Notarzt gerufen werden
- Löst sich der Fremdkörper, ist darauf zu achten, dass der Betroffene ihn nicht sofort wieder in den Mund steckt
- Bei Atemstillstand bis zum Eintreffen des Rettungsdienstes lebensrettende Maßnahmen durchführen« (vgl. Universitätsklink Leipzig, 2009).

**Informationsmaterial**
Interessantes Informationsmaterial zum Thema Schluckstörungen bei älteren Menschen (z. B. Broschüren zum kostenfreien Download) bietet die gemeinsame Homepage des Bundesministeriums für Ernährung, Landwirtschaft und Verbraucherschutz und der Deutschen Gesellschaft für Ernährung »In Form Deutschlands Initiative für gesunde Ernährung und mehr Bewegung« unter http://www.fitimalter-dge.de.

## Weiterführende Literatur

Burger-Gartner, J., Heber, D. (2011). Schluckstörungen im Alter. Hintergrundwissen und Anwendung in der Praxis. Stuttgart: Kohlhammer.

41 Die Anwendung dieser Technik ist wegen hoher innerer Verletzungsgefahr umstritten, war zeitweise in Deutschland verboten und ist derzeit Teil der Erste-Hilfe-Ausbildung (Malteser Deutschland, Stand 2021). Meiner persönlichen Erfahrung nach konnten im Bereich der EGH schon einige Klienten vor dem Ersticken gerettet werden, ohne dass dies Verletzungen nach sich zog.

## 7.7 Pflegediagnose Risiko der Aspiration

**Kasten 7.6:** Pflegediagnose Risiko der Aspiration im Gesprächsleitfaden Pflegeerfassung®

**Risiko der Aspiration:** Risiko, dass feste oder flüssige Substanzen und/oder Sekrete aus dem Magen-Darm-Trakt oder dem Mund-Rachen-Raum in die Luftröhre oder Bronchien gelangen.

**Mögliche Symptome:**

- Die Pflegemaßnahmen dienen der Prävention, daher sind keine Symptome vorhanden. Liegen Risiken vor, sind Maßnahmen zur Aspirationsprävention zu planen.

**Mögliche Ursachen:**

- Schluckstörungen (z. B. verminderter Husten- und Würgereflex)
- Sondenernährung
- Medikamentenverabreichung
- Beeinträchtigter Bewusstseinszustand
- Situationen, bei denen eine Oberkörperhochlagerung nicht möglich ist (z. B. Essen oder Trinken im Liegen)

**Einführung in das Thema Aspiration**

Aspiration beschreibt das Eindringen von flüssigen oder festen Stoffen in die Atemwege während des Einatmens. Es kann sich dabei um Nahrung und Getränke, Speichel, Mageninhalt, Blut oder Fremdkörper wie z. B. Schmutzpartikel, Insekten, abgebrochene Zähne handeln. Die größte Gefahr zu aspirieren besteht für Klienten mit Schluckstörung, da über das Verschlucken Nahrung in die Atemwege gelangen kann. Je nach Größe des aspirierten Gegenstands oder Menge der aspirierten Flüssigkeit oder Nahrung können Symptome auftreten, die vom leichten Abwehrreflex bis zur extremen Atemnot reichen und schlimmstenfalls zum Ersticken führen.

Als gefährlich einzustufen ist auch die **Aspiration von Magensaft**. Dabei läuft Mageninhalt bei liegenden Klienten zurück und gelangt über die Speiseröhre in die Luftröhre. Um dies zu verhindern, sollten gefährdete Klienten nach jeder Mahlzeit noch mindestens 30 Min. in aufrechter Position verbleiben, bevor sie sich beispielsweise zum Mittagsschlaf flach ins Bett legen. Wer sich direkt hinlegt, sollte dies mit erhöhtem ca. 30°–45° erhöhtem Oberkörper tun. Durch die säurehaltigen Sekrete und Verdauungsenzyme können die Membranen der Speise- und Luftröhre geschädigt werden. Die Aspirationsprophylaxe umfasst alle Maßnahmen, die die Gefahr einer Aspiration vermindern.

**Stumme Aspiration**

Eine stets unterschätzte Gefahr stellen kleinste Essensreste, die sich nach dem Essen noch im Mundraum befinden, dar. Diese können durch Aspiration in die Luftwege gelangen und dort eine entzündliche Reaktion des Lungengewebes, die Aspirationspneumonie (Lungenentzündung durch Verschlucken), auslösen.

Bei Klienten, die nicht in der Lage sind abzuhusten oder bei denen Bewusstseins- und/oder Sensibilitätsstörungen vorliegen, ist eine Aspiration ohne Abwehrreaktionen möglich (stumme Aspiration). Circa jede zweite Aspiration verläuft stumm, d. h. ohne sichtbare Abwehrreflexe. So kann es passieren, dass bei einem abwehrgeschwächten Klienten ein Getränk verabreicht wird, fälschlicherweise der Eindruck entsteht, alles gelange in den Magen, obwohl ein Teil der Flüssigkeit über die Luftröhre in die Bronchien eingeatmet wird.

### Ziele im Rahmen der Teilhabeplanung

Übergeordnetes Ziel: »Erhält die Fähigkeit, Flüssigkeiten und Nahrungsmittel beschwerdefrei zu schlucken und bleibt aspirationsfrei« (Stefan et al., 2009, S. 510).

Teilziele: Die Klientin

- ist über die Gefahren durch Aspiration informiert und motiviert im Rahmen ihrer Fähigkeiten aktiv an der Vermeidung von Aspirationen mitzuarbeiten,
- kann eine aufrechte Sitzposition halten,
- positioniert sich zur Nahrungs- und Flüssigkeitsaufnahme aufrecht,
- bleibt nach jeder Nahrungs- und Flüssigkeitsaufnahme noch mindestens 30 Min. in aufrechter Körperhaltung.

### Maßnahmen/Erfolgsfaktoren zur Vermeidung von Aspirationen

Folgende Voraussetzungen müssen erfüllt sein, um eine Aspiration beim Essen zu vermeiden: Die Klientin

- muss in der Lage sein, ihren Speichel zu schlucken,
- benötigt einen intakten Hustenreflex, um die unteren Atemwege zu schützen,
- muss in der Lage sein, mindestens 15 Min. wach zu bleiben. Dieser häufig vernachlässigte Faktor ist von hoher Wichtigkeit, weil aktives Schlucken Aufmerksamkeit und Konzentration über die Gesamtlänge einer Mahlzeit erfordert. Es ist zwar möglich, Menschen im somnolenten (schläfrigen) Bewusstseinszustand Nahrung zu verabreichen, dies darf jedoch nicht praktiziert werden, weil die Gefahr der Aspiration zu hoch ist.

Weitere Maßnahmen sind:

- Unterstützung beim Schlucken von Speisen und Getränken (► Kap. 7.6)
- Mundpflege: Eine gute Mundpflege ist für Klienten mit Abwehrschwäche oder reduziertem Allgemeinzustand nach jeder Mahlzeit geradezu lebenswichtig (► Kap. 7.4).
- Nach einer Mahlzeit (auch während und nach der Gabe von Sondennahrung) wird die Hochlagerung 30 Min. beibehalten, um einen Reflux (Rückfluss) von Nahrung aus dem Magen zu vermeiden.
- Wenn der Klient an einer starken Verschleimung der Atemwege leidet und das Sekret nicht abhusten kann, kann es nach ärztlicher Anordnung von Krankengymnasten mit Vibrationstechniken in Kombination mit atemerleichternden Positionierungen gelöst werden. Eingewiesene Mitarbeiter können dies dann fortführen.
- In nahrungsfreien Intervallen oder bei vermehrtem Speichelfluss wird der Klient möglichst mit dem Oberkörper erhöht oder in Seitenlage gelagert. In der Seitenlage:
  - muss der Kopf brustwärts gebeugt sein,
  - kann ein unter den Mundwinkel gelegtes Tuch den Speichel auffangen.

**Fallbeispiel**
Bei Herrn M. wurde eine Pflegefachberatung durchgeführt. Wie sich während der Beratung herausstellte, lag der Verdacht auf eine akute Aspirationspneumonie vor. Im Rahmen der Pflegebedarfserhebung wurden bei Herrn M. die Pflegediagnosen Flüssigkeitsmangel und

Schluckstörungen erkannt, die im ursächlichen Zusammenhang mit der Aspirationspneumonie stehen. Die beratende Pflegekraft hat dann im Rahmen einer kurzfristig anberaumten Fallbesprechung zu Maßnahmen der Pneumonie- und Aspirationsprophylaxe beraten und eine ärztliche Vorstellung veranlasst. Beratungsinhalte waren u. a.:

- Lagerungstechniken, die die Belüftung der Atemwege fördern,
- Umgang mit Hilfsmitteln, die das tiefe Durchatmen fördern,
- praktische Beispiele zur Intensivierung der Atmung (z. B. Wegpusten eines Tischtennisballs oder Blatts),
- Auswahl und Zubereitung von leicht zu schluckenden Lebensmitteln, um ein Verschlucken zu verhindern,
- Körperhaltung, die den Schluckvorgang unterstützt.

Trotz der Umsetzung der Maßnahmen kam es nach wie vor zu Aspirationen. Um weitere Gesundheitsschäden durch Aspirationen zu vermeiden, wurde als letzte Möglichkeit mit dem behandelnden Arzt, den Angehörigen und dem gesetzlichen Betreuer die vorübergehende Anlage einer PEG-Sonde vereinbart. Innerhalb von drei Monaten nach PEG-Anlage verbesserte sich der Allgemeinzustand von Herrn M. deutlich. Der Klient war wacher und nahm seither wieder aktiver am Leben teil. Sein Flüssigkeitshaushalt war ausgeglichen, die Aspiration, trotz zusätzlich oraler Ernährung, deutlich minimiert. Inzwischen kann Herr M. wieder besser schlucken und über die PEG-Sonde wird nur noch Flüssigkeit verabreicht, wenn über den Tag hinweg nicht ausreichend Flüssigkeit getrunken wurde.

Das Fallbeispiel verdeutlicht, dass gerade bei der Arbeit mit Behinderten, wo eine Atmosphäre von Häuslichkeit und Normalität wichtig ist, der Gedanke an eine Sondenversorgung erst einmal befremdlich ist. Sondenernährung erscheint auf den ersten Blick vielleicht inhuman und ethisch nicht vertretbar. Der beschriebene Fall zeigt jedoch, dass ein von Aspirationen geschwächter Mensch über eine zeitweise stattfindende Ernährung per Sonde wieder zu Kräften kommen kann.

> Ethisch nicht vertretbar ist die Anlage der Sondenernährung bspw., wenn das Thema Ernährung damit aus dem Fokus gerät und eine Anregung des Geschmackssinns und die Förderung des Schluckreflexes nicht mehr erfolgen.

# 8 Körperpflege

Die Unterstützung bei der Körperpflege bietet dem Klienten Gelegenheit zur Kontakt- und Beziehungsaufnahme. Eine respektvolle und wertschätzende Haltung unter Wahrung der Intimsphäre ist der Rahmen für eine wohltuende Körperpflege und somit für einen guten Start in den Tag.

## 8.1 Einführung in die Körperpflege

Trotz des Umstands, dass es bei den individuellen Schamgrenzen eine große Spannbreite sowohl beim Klienten als auch beim Mitarbeiter gibt, sollten sich Mitarbeiter bewusst sein, dass die Assistenz bei der Körperpflege immer ein Eingriff in die Intimsphäre von Klienten darstellt. Diese Grenzüberschreitung gelingt in einer Atmosphäre des Vertrauens und begründet sich in einem ausbalancierten Verhältnis von Nähe und Distanz. Mitarbeitende sollten sich einerseits gegenüber Klienten professionell abgrenzen, um keine unrealistischen Erwartungen nach Nähe zu schüren und andererseits eine Interaktionsebene finden, die über das verrichtungsorientierte Abarbeiten von Körperpflege hinausgeht. Es geht darum,

- Sensibilität für die individuellen Wünsche zu entwickeln,
- Möglichkeiten und Grenzen der Selbstbestimmung des Klienten zu erkennen und
- die individuellen Fördermöglichkeiten auszuschöpfen.

Im Kapitel 8.2 wird das Konzept der **Basalen Stimulation®** +- vorgestellt, welches bei der Körperpflege von schwerst-mehrfach Behinderten angewendet werden kann. Dieses Konzept ist nicht nur auf die Körperpflege bezogen, sondern ist im Rahmen von Alltagsgestaltung sehr gut für Menschen mit Wahrnehmungsstörungen geeignet.

**Biografische Anknüpfung und Reihenfolge der Körperpflege**

Die Körperpflege ist meist ein fester Orientierungspunkt innerhalb der Tagesstruktur des Menschen. Ein wahrnehmungsgestörter Mensch sollte deshalb zu Zeiten gewaschen werden, die ihm vertraut und angenehm sind. Zur Förderung der Wahrnehmung wird von Peter Nydahl (2008) empfohlen, dem Waschritual immer einen gleichbleibenden Ablauf zu geben, der anhand von individuellen Gewohnheiten und Vorlieben des Klienten (und nicht des jeweiligen Mitarbeiters) entwickelt wird. Hierzu ist es notwendig, biografisch anzuknüpfen und beispielsweise Angehörige über bisherige Gewohnheiten und Vorlieben zu befragen. Sofern Klienten nicht zu ihren Wünschen befragt werden können, kann es leicht passieren, dass die Mitarbeitenden ihre bevorzugten Körperpflegerituale unreflektiert auf Klienten übertragen. So verwundert es nicht, dass wahrnehmungseingeschränkte Klienten mit Verwirrung reagieren, wenn ihnen von den Mitarbeitenden unterschiedliche Abläufe der Körperpflege vorgegeben werden. »Dass die Körperpflege stets ›von oben nach unten‹ erfolgen muss, gilt schon lange nicht mehr« (Nydahl, 2008, S. 10). Rehabilitation stellt einen Lernprozess dar, der klare Strukturen mit wiederkehrenden Lernprozessen benötigt. Wenn der Lernstoff – in diesem Fall das Ritual der Körperpflege – jeden Tag anders strukturiert wird, wird das Lernen erschwert bzw. unmöglich gemacht. »Die gleichbleibende Strukturierung ist also ein wichtiges Element für die Rehabilitation und die Wiedererlangung der Selbstständigkeit« (Nydahl, 2008, S. 11). Die Lösung liegt laut Nydahl in einer guten Kommunikation und sensiblen Beobachtung der Reaktionen von wahrnehmungseingeschränkten oder sprachunfähigen Klienten. Informationen und Beobachtungen können im Team zusammengetragen werden. In einer Fallbesprechung empfiehlt es sich, dass sich Mitarbeitende im Kollegenkreis so auf eine gemeinsame Vorgehensweise und Reihenfolge bei der Körperpflege einigen.

Peter Nydahl hat hierzu einen Dokumentationsbogen für die Strukturierung des Körperpflegerituals entwickelt. »Der Bogen lässt sich leicht ausfüllen: Auf ihm sind die einzelnen Elemente der Grundpflege dargestellt. Jedes Element besitzt ein Kästchen, in dem eine Zahl zur Nummerierung eingetragen werden kann. Die hierdurch festgelegte Reihenfolge ermöglicht eine einheitliche Vorgehensweise. Der Körperwaschung selbst sind noch einige Kreise zugeordnet, mit deren Hilfe die Reihenfolge der Tätigkeiten beim Waschen dokumentiert werden kann. Ebenso gibt es die Möglichkeit anzukreuzen, ob die Pflege morgens und/oder abends durchgeführt werden soll. Am Ende des Bogens können Besonderheiten als Freitext vermerkt werden, beispielsweise »›Nach dem Wecken noch 10 Minuten ruhen lassen‹ oder ›Ganzkörperwaschung nur jeden zweiten Tag‹« (Nydahl, 2008, S. 11).

**Vorbereitung der Körperpflege**
**Häufigkeit**

Nicht jeder Klient liebt die Körperpflege. Und eine tägliche Durchführung der Körperpflege ist nicht in jedem Fall notwendig. Den Mitarbeitenden sollte bewusst sein, dass Waschen die Hauteigenschaften nicht verbessert. Durch häufiges Waschen und langen Wasserkontakt, vor allem mit Seifen, wird die Haut trockener und reduziert ihre Schutzeigenschaften. Es ist darauf zu achten, dass die Haut nicht unnötig strapaziert wird.

**Wie häufig sollte eine Körperpflege durchgeführt werden?**

**Ein Ausflug in die Vergangenheit**

Sprechen wir mit hochbetagten Menschen, die noch zur Kriegsgeneration gehören, so wird von Körperpflegeritualen berichtet, die von Mangel an Wasser, Heizmaterial und Pflegeprodukten geprägt waren. So bekam beispielsweise ein Kind aus einer wohlhabenden Landwirtsfamilie einmal pro Woche ein Vollbad, das im gleichen Wasser erst die Eltern und nachfolgend alle fünf Geschwister nacheinander genossen. Morgens und abends mussten die »Katzenwäsche« am kalten Waschtisch und die Zahnpflege genügen. Der Blick zurück macht deutlich, dass sich unsere Körperpflegegewohnheiten im Laufe des letzten Jahrhunderts erheblich gewandelt haben. Es ist ein Fortschritt, dass fließend kaltes und warmes Wasser quasi unbegrenzt zur Verfügung steht. Ein Nachteil ist, dass wir unserer Haut mit veränderten Dusch- und Badegewohnheiten durch häufiges Waschen und die Verwendung von Pflegeprodukten mit diversen Chemikalien teilweise bis zur Grenze der Gesundheitsgefährdung belasten.

Tagesablauf
In welcher Reihenfolge pflegen Sie sich?

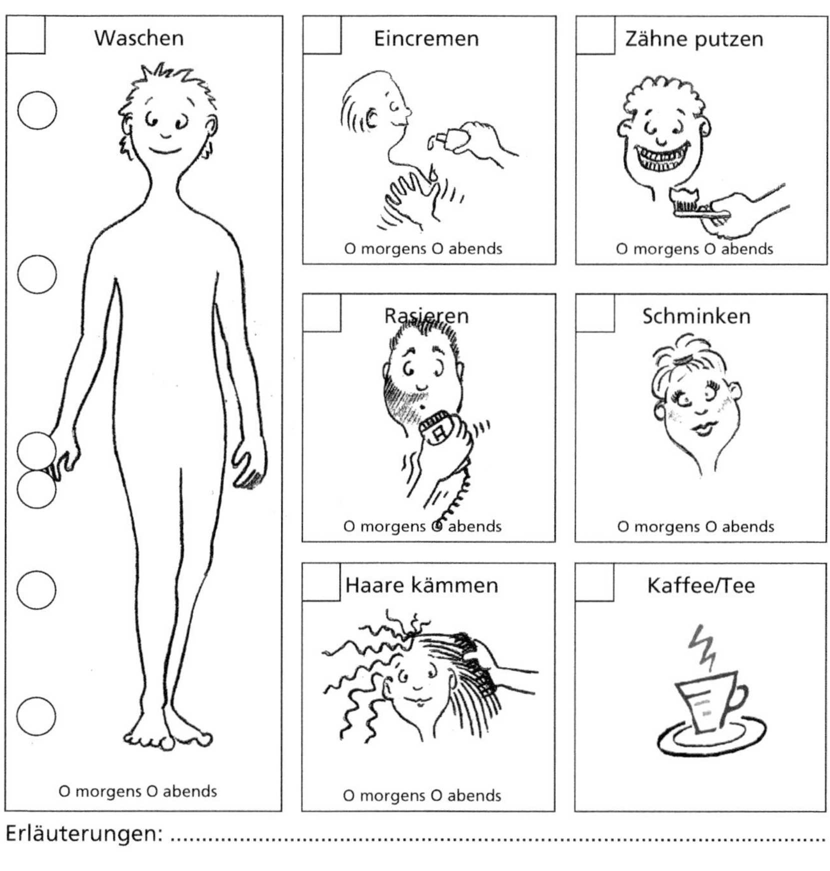


Erläuterungen: ..................................................................................................

..................................................................................................

..................................................................................................

Hintergrund: dieser Bogen ist für apraktische, aphasische o. ä. Patienten., bei denen eine klare, regelmäßige Struktur im Ablauf wichtig sein kann und der Patient nicht durch einen täglich wechselnden Ablauf zusätzlich gestört wird. Angehörige o. Patienten fragen und den Bogen durchnummerieren. Die Kreise beim „Waschen" sind für die direkte Waschreihenfolge. Idee: P. Nydahl Zeichnungen: E. Panzer

**Abb. 8.1:** In welcher Reihenfolge pflegen Sie sich? (© Peter Nydahl)

Um die Hautgesundheit zu erhalten, empfiehlt es sich, die Haut mindestens **einmal pro Woche einer Ganzköperreinigung** zu unterziehen. Ein Vollbad ist bei Klienten mit intakter Haut vorteilhaft, weil der ganze Körper von Wasser benetzt und am gründlichsten gereinigt wird. Ein genussvoll zelebriertes Vollbad findet bei »Körperpflegemuffeln« teilweise größere Akzeptanz als z. B. das Duschen.

> **Hinweis:** Manchmal sind es **Ängste**, die Klienten dazu bewegen, von ihrem Selbstbestimmungsrecht auf Verweigerung Gebrauch zu machen. Einige Klienten scheuen besonders vor Badezimmern ohne Fenster zurück oder sind erst gar nicht bereit, mit hinein zu gehen. Andere schrecken vor dem Duschstrahl zurück.

Es gibt Klienten, die das häusliche Badezimmer ablehnen, jedoch die Duschen im Schwimmbad akzeptieren. In diesen Fällen ist es ratsam, verschiedene Varianten auszutesten oder auch mal Teilbäder, wie z. B. Fuß- oder Handbäder oder im Sommer das spielerische Abspritzen mit dem von der Sonne vorgewärmten Gartenschlauch anzubieten. Bei Klienten mit mangelnder Eigeninitiative und permanenter Ablehnung hygienisch-körperpflegerischer Assistenzangebote sind die Interventionsversuche und deren Ergebnisse in Abständen zu dokumentieren. Die daraus eventuell erwachsenden sozialen und gesundheitlichen Folgen sollten dabei Berücksichtigung finden.

**Pflegeprodukte**

Auch wenn uns die Werbung permanent suggeriert, wir bräuchten zur Körperpflege eine Vielzahl von Produkten, so kann man vor einer Überversorgung nur warnen. Mit ein wenig pH-neutraler Flüssigseife, die auch als Haarshampoo einsetzbar ist, einem Körperdeodorant sowie Zahnpasta lässt sich jede Körperpflege bewältigen, ohne dass ein Mangel auftritt. Natürlich soll jeder Klient über Pflegeprodukte die Möglichkeit haben, seine persönliche Note zu finden.

»Für die meisten Menschen spielen die verwendeten Substanzen eine wichtige Rolle – oft entscheidet die Nase mit« (Schröder, 2001, S. 10). Stark parfümierte Seifen oder Cremes lösen schneller Allergien aus und sollten deshalb (besonders von Klienten mit trockener Haut und einer Neigung zu Allergien) gemieden werden. Mit einem Waschhandschuh und einem Seifenstück sollte nicht gewaschen werden, da die Seifenkonzentration zu hoch ist. Wesentlich hautschonender ist es, dem Waschwasser etwas pH-neutrale Flüssigseife hinzuzufügen, da die Seife dann in geringer Konzentration an die Haut gelangt (vgl. Schröder, 2001, S. 10).

## Hygieneanforderungen

Hygienemaßnahmen dienen einerseits dem Selbstschutz, was bedeutet, dass der Mitarbeitende sich vor Infektionsgefahren schützt und andererseits dem Fremdschutz, was bedeutet, dass die **Keimverschleppung** von einem zum nächsten Klienten unterbunden wird. Wie seit langem bekannt ist, erfolgt die Keimverschleppung überwiegend durch die Hände der Mitarbeitenden. Das ist der Grund, weswegen der hygienischen Händedesinfektion und dem Tragen von Schutzhandschuhen eine so hohe Bedeutung zukommt.

Da wir uns in der Behindertenhilfe im Rahmen von Häuslichkeit bewegen und deswegen von einer Keimzahl ausgehen, die ungefähr unserer eigenen Häuslichkeit entspricht, ist der Infektionsschutz entsprechend niedrigschwellig anzusiedeln. Wir bewegen uns im Spannungsfeld des Wissens, dass geistige Behinderung keine Infektionskrankheit ist und dass auch der Mensch mit geistigen Behinderungen Träger von noch nicht erkannten Infektionsherden sein kann.

**Infektionsschutz in Wohneinrichtungen**

Die Gefahr zur Verbreitung von Infektionskrankheiten ist im Umfeld von Wohneinrichtungen hoch. Deswegen ist es wichtig, dass die Träger der Behindertenhilfe **einrichtungsspezifische Hygienerisiken** mit Unterstützung von Hygieneexperten ermitteln und auf die jeweiligen Rahmenbedingungen abgestimmte Hygienepläne erarbeiten. Mitarbeitende müssen in der Durchführung von Hygienemaßnahmen geschult sein und mit Schutzkleidung sowie Hände- und Flächendesinfektionsmitteln ausgerüstet werden, um im Bedarfsfall darauf zurückzugreifen.

Machen Sie sich mit **allgemeingültigen Hygienerichtlinien** vertraut, werden Sie feststellen, dass auch in der Behindertenhilfe die Händedesinfektion und das Tragen von Einmalhandschuhen vor jeder pflegerischen Verrichtung empfohlen werden. Aus Sicht der Autorin geht die Forderung zu weit, da es sich bei der Versorgung in der Regel um Klienten handelt, die körperlich gesund sind.

Sofern Sie davon ausgehen, dass Ihre Klienten körperlich gesund und frei von Infektionen (z. B. Fußpilz) sind, wird als Mittelweg folgender Grundsatz empfohlen:

Zur Waschung des Intimbereichs und im Umgang mit Ausscheidungen sind aufgrund einer möglichen Keimverschleppung Einmalhandschuhe zu verwenden.

Die **hygienische Händedesinfektion** (vorab und nach Beendigung der Unterstützung) in Kombination mit dem Tragen von Einmalhandschuhen ist darüber hinaus bei folgenden pflegerischen Verrichtung durchzuführen:

- bei Verdacht auf bzw. Wissen um einen **Infektionsausbruch** (z. B. bei Ausbruch vonDurchfallerkrankungen durch Noroviren). Als Infektionsausbruch wird der Verdacht oder das Wissen um eine gleich geartete Infektion von zwei oder mehr Klienten gewertet;
- bei der Versorgung von Klienten, die Träger von **multiresistenten Erregern** (z. B. von MRSA oder ESBL) **oder** SARS-CoV-2 und COVID-19 sind. Hier ist es darüber hinaus erforderlich, zusätzlich Schutzkleidung (z. B. langärmlige Schutzkittel, Mundschutz) zu tragen.

Beim Ausbruch von Noroviren ist die Hände- und Flächendesinfektion umzustellen, weil handelsübliche Mittel nicht mehr ausreichen. Multiresistente Keime werden von handelsüblichen Desinfektionsmitteln abgetötet. Über das Ausmaß und die Dauer der zusätzlichen Hygienemaßnahmen ist Rücksprache mit dem behandelnden Arzt oder einer Fachkraft für Hygiene zu halten.

> Die Händedesinfektion und das Tragen von Einmalhandschuhen während der gesamten Körperpflege sind nur bei Klienten mit Infektionen erforderlich. Es sollte die individuelle Entscheidung eines jeden Mitarbeiters sein, zu entscheiden, ob bei der gesamten Körperpflege Einmalhandschuhe getragen werden.

## 8.2 Pflegediagnose Unterstützungsbedarf bei der Körperpflege

Die Pflegediagnose ist im Gesprächsleitfaden Pflegeerfassung® wie folgt dargestellt (► Kasten 8.1).

**Kasten 8.1:** Pflegediagnose Unterstützungsbedarf bei der Körperpflege im Gesprächsleitfaden Pflegeerfassung®

**Unterstützungsbedarf bei der Körperpflege:** Der Unterstützungsbedarf bei der Körperpflege bezeichnet die unzureichende Fähigkeit, die Aktivitäten zur Körperpflege selbst durchzuführen.

**Mögliche Symptome:**

- Ungepflegter Haut- und Allgemeinzustand (z. B. Hautverletzungen, Juckreiz)
- Körper- und Mundgeruch, fettige strähnige Haare, ungepflegte Zeh- und Fingernägel, Hautparasiten (z. B. Krätze)
- Mangelndes Interesse, fehlende Einsichtsfähigkeit oder Bereitschaft zur Körperpflege bis hin zur Deprivation (Zustand der Isolation)
- Eingeschränkte grob und feinmotorische Fähigkeiten

**Mögliche Ursachen:**

- Beeinträchtigte Beweglichkeit und/oder Kraft, Ausdauer (z. B. durch bewegungsabhängige Schmerzen)
- Beeinträchtigte Kognition (z. B. Nichterfassen von strukturierten Handlungsabläufen) oder Sehstörungen
- Beeinträchtigte Motivation oder Angst
- Einschränkungen der Selbst- und Mitbestimmung wird mit Ablehnung der Körperpflege beantwortet z. B. unterstützende Person, Zeitpunkt oder Ort (kaltes Zimmer) werden nicht akzeptiert
- Beeinträchtigte Koordination (z. B. durch Störung der körpereigenen Wahrnehmung des räumlichen Konzepts, d. h. Schwierigkeiten bei der Aufnahme räumlicher Informationen)
- Scham, sich helfen zu lassen

### Ziele im Rahmen der Teilhabeplanung

Übergeordnetes Ziel: Erhaltung bestehender Selbstpflegefähigkeiten bei der Körperpflege und/oder Wiederherstellung der Selbstständigkeit bei der Körperpflege.

Teilziele: Der Klient

- möchte gut gepflegt wirken,
- äußert Bereitschaft zur Körperpflege,
- arbeitet im Rahmen seiner (noch) vorhandenen Fähigkeiten mit. Die Fähigkeiten sind zu benennen (z. B. »kann die Arme heben«, »sich abtrocknen«, »das Gesicht waschen«),
- akzeptiert die angebotene Unterstützung,
- hat die Ausdauer über den Zeitraum der Körperpflege mitzuarbeiten,
- erreicht zunehmende Selbstständigkeit (der entsprechende Bereich ist konkret zu benennen, siehe Beispiele)
  - z. B. bei der Zahnpflege/bzw. in Teilbereichen der Zahnpflege (z. B. »kann den Mund ausspülen, ohne die Zahnpasta zu verschlucken«, »kann die Zahnprothese herausnehmen«)
  - »wäscht sein Gesicht (oder die Beine, die Arme oder den Oberkörper) selbst (oder mit Handführung, Impulsgabe oder nach verbaler Aufforderung)«.

## Maßnahmen und Erfolgsfaktoren bei der Unterstützung bei der Körperpflege

**Körperpflege mit Unterstützung**
**1. Ermittlung von ursächlichen Faktoren und individuellen Ressourcen**
Bevor Sie überhaupt mit der Körperpflege beginnen, sind das Ausmaß und die Ursachen der eingeschränkten Fähigkeit zur selbstständigen Körperpflege zu ermitteln. Versuchen Sie über das Gespräch mit dem Klienten oder im Gespräch mit Angehörigen und Kollegen herauszufinden, welche Selbstpflegefertigkeiten (Ressourcen) vorhanden sind oder reaktiviert werden können. Nicht immer stehen die Einschränkungen der Selbstpflegefertigkeiten im Zusammenhang mit kognitiven Beeinträchtigungen. Teilweise schränken Ängste, Schmerzen oder eingeschränkte Mobilität die Kompetenz zur Selbstpflege ein. Manchen Klienten fehlt es an Kraft (z. B. bei Erschöpfungszuständen), an Motivation oder sie sind durch Nebenwirkungen von Medikamenten belastet. Das Augenmerk ist auf die vorhandenen, vielleicht verdeckten oder vernachlässigten Fähigkeiten des Klienten zu richten. Diese sind gezielt einzubeziehen. Aktivieren Sie den Klienten und achten Sie immer darauf, nicht »automatisch« alle Handgriffe zu übernehmen.

Informieren Sie den Klienten, dass Sie mit der Körperpflege beginnen wollen. Diese Information kann auch über eine Initialberührung (z. B. am Oberarm oder am Handrücken) erfolgen. Die Reihenfolge, in der die Körperregionen gewaschen werden, ist individuell zu vereinbaren. Es kann sinnvoll sein, nicht mit dem Gesicht (empfindsamste Zone), sondern mit dem Oberkörper oder den Händen zu beginnen. Während der Körperpflege ist darauf zu achten,

- dass keine Seifenreste zurückbleiben,
- dass das Wasser während der Waschung im Bedarfsfall ausgewechselt wird,
- dass die Hautlotionen erst nach dem Abtrocknen auf die Haut aufgetragen werden.

Die Hautbeobachtung (Hautschäden ▶ Kap. 8.3) findet während der Körperpflege statt. Es ist darauf zu achten und ggf. im Team oder mit der behandelnden Ärztin zu kommunizieren,

- wie der Hautzustand beschaffen ist (wichtige Parameter sind Farbe, Feuchtigkeit, Fettigkeit, Schuppenbildung, Risse, Hämatome usw.),
- ob Hautrötungen Druckstellen sein könnten, die auf die Entwicklung eines Dekubitus (Druckgeschwür) hinweisen können,
- ob es Anzeichen für krankhafte Hautveränderungen gibt, die ärztlicher Behandlung bedürfen. Hierzu zählen gerötete oder nässende Hautbezirke an Körperstellen, an denen Haut auf Haut liegt (z. B. Wundreiben, juckende, brennende Hautdefekte (Intertrigo), die durch Pilzinfektionen oder Allergien ausgelöst werden).

**2. Augen- und Ohrenpflege**
Die Augen- und Ohrenpflege ist ohne Waschzusätze durchzuführen. Bei der Augenpflege ist auf die korrekte Wischbewegung von außen nach innen in Richtung des Tränenflusses zu achten. Zur Ohrenpflege sollten keine Wattestäbchen (Q-Tips) verwendet werden, weil diese das Ohrenschmalz (Cerumen) tiefer in das Ohr schieben.

**3. Nagelpflege**
Bei der Nagelpflege streiten sich die Geister, ob bzw. in welchem Umfang diese durch Mitarbeitende erbracht werden soll. Hierzu ist vom Träger ein Blick in seine Leistungsvereinbarungen zu werfen und zu hoffen, dass diese die Zuständigkeit eindeutig regeln.

Haftungsrechtlich unbedenklich ist das Feilen von Nägeln. Das Schneiden von Nägeln kann bei Verletzungen des Nagelbetts zu Beschwerden führen und im Schadensfall als Körperverletzung bewertet werden.

**Nagelpflege bei Diabetikern:** Diabetiker benötigen aufgrund einer erhöhten Verletzungsgefahr und der erschwerten Wundheilung eine medizinische Fußpflege, die verordnungsfähig ist. Mitarbeitende dürfen Diabetikern die Fußnägel nicht schneiden.

Um die Verletzungsgefahr gering zu halten, erfolgt das Schneiden der Nägel in einer geraden Linie. Im Anschluss daran werden Spitzen und Nagelreste abgefeilt. Bei harten Nägeln ist es ratsam, vorab ca. 5–10 Min. ein Hand- bzw. Fußbad durchzuführen. Wird das Schneiden der Nägel vorsichtig durchgeführt, ist mit Verletzungen nicht zu rechnen.

**Hinweis:** Es empfiehlt sich, die Maniküre durchzuführen und die Pediküre, sofern in den Leistungsvereinbarungen[42] nichts anderes vereinbart wurde, der professionellen Fußpflege zu überlassen.

**4. Haarpflege**

Das Waschen der Haare sollte mindestens einmal pro Woche erfolgen.

**Achtung:** Das bei manchen Bezugsbetreuern beliebte Angebot, einmal kurz die Haare zu schneiden und vielleicht auch noch zu färben, stellt eine Körperverletzung dar und darf deswegen nur mit ausdrücklicher Einwilligung des Klienten bzw. des gesetzlichen Betreuers durch Mitarbeitende erfolgen.

**5. Fußpflege**

Die Füße und Zehenzwischenräume werden auf Hautveränderungen, z. B. auf Beläge, die auf Fußpilz hinweisen können, beobachtet. Die Zehenzwischenräume sind sorgfältig ohne zu reiben trocken zu tupfen bzw. vorsichtig mit einem weichen Handtuch abzutrocknen.

**6. Intimpflege**

Die Pflege des Intimbereichs anzunehmen verlangt, besonders am Anfang einer pflegerischen Beziehung, oft große Überwindung für die Klientin. Gerade in diesem Bereich müssen Mitarbeitende viel Taktgefühl und Einfühlungsvermögen aufbringen und die Vorgeschichte (z. B. Verdacht auf sexuellen Missbrauch) beachten. Verhält sich ein Klient sexuell übergriffig gegenüber den Mitarbeitenden, sollte dies im Rahmen von Fallbesprechungen angesprochen werden. Entwickeln Mitarbeitende selbst Widerstände in der Begegnung mit dem Klienten, kann keine positive Pflegebeziehung aufgebaut werden. Daher ist es wichtig, dass Mitarbeitende sich gegenseitig unterstützen und offen über Befindlichkeiten im Umgang mit Klienten sprechen können.

**Intimpflege bei der Frau**

Bei der Frau werden die großen Schamlippen behutsam gespreizt. Manchmal ist auch eine falsch ausgeführte Hygiene Ursache für Harnwegsinfekte. Die Scheide wird in Richtung des Afters gewaschen und abgetrocknet, damit keine Darmbakterien in die Harnröhre eindringen.

**Intimpflege beim Mann**

Beim Mann wird die Vorhaut des Penis (möglichst durch den Klient selbst) zurückgezogen und die Eichel äußerst behutsam gewaschen. Der Belag (Smegma) hinter der Eichel muss vorsichtig mit Wasser (ohne Zusätze) entfernt werden. Das geht am besten unter fließendem Wasser in der Dusche. Danach wird die Vorhaut wieder zurückgescho-

42 Umfasst die Leistungsvereinbarung die Nagelpflege, darf das Schneiden der Nägel nicht extra berechnet werden. Fußpflege, die auch das Abtragen von Hornhaut beinhaltet, ist eine externe Dienstleistung.

ben. Bei Klienten mit Phimose (Vorhautverengung) ist besonders sensibel vorzugehen.

Der Hodensack wird von vorne in Richtung Anus gereinigt. Dazu wird der Hodensack (möglichst vom Klienten selbst) vorsichtig angehoben. Der Bereich wird gründlich und vorsichtig abgetrocknet.

**7. Zahnpflege**

Die sorgfältige Pflege des Mundes ist besonders wichtig, da die Schleimhäute von Mund und Rachen mit dem gesamten Verdauungssystem in Verbindung stehen. Eine saubere Mundhöhle mit einer intakten Mundschleimhaut und geputzten Zähnen verhindert Mundgeruch, sofern die Ursachen nicht in tieferen Abschnitten des Verdauungstrakts liegen. Eine gründliche Entfernung des bakteriellen Zahnbelags durch das regelmäßige Zähneputzen und die sorgfältige Verwendung von Zahnseide ist die beste Prävention. Bakterielle Beläge können zu Entzündungen des Zahnfleischs führen und auf den Zahnhalteapparat übergreifen.

Bei Menschen mit Behinderungen und pflegebedürftigen älteren Menschen ist die zahnmedizinische Vorsorge und Versorgung teilweise unzureichend. Professionelle Zahnreinigungen, Zahnpolitur und das Auftragen von Schutzlacken sollten in jeder Einrichtung der Behindertenhilfe durch kooperierende Zahnärzte/Fachkräfte der Mund- und Zahnpflege sichergestellt werden.

### Abfolge der Zahnpflege

- **Mundhöhle inspizieren**, Zustand der Mundschleimhaut, der Zunge, der Zähne und der Lippen beurteilen (▸ Kap. 7.4).
- **Zahnzwischenräume** mit Zahnseide täglich reinigen, sofern dies toleriert wird.
- **Zähne putzen**
  - **Mindestputzzeit:** Manuelle Bürste drei Minuten, elektrische Bürste zwei Minuten. Bei der Anwendung der elektrischen Zahnbürste ist diese rundherum anzulegen und darauf zu achten, dass kein zu starker Druck ausgeübt wird, weil dies Zähne und Zahnfleisch schädigen kann.
  - **Mund ausspülen:** Wenn Klienten den Mund nicht ausspülen, wenig Zahnpasta und/oder Kinderzahnpasta verwenden, da diese so zusammengesetzt ist, dass sie unbedenklich verschluckt werden kann.
  - Mundspülung mit kaltem Wasser. (Mundwasser besitzen keinen nachgewiesenen Vorteil gegenüber frischem Leitungswasser.) Alkoholhaltige Mundwasser und das Mundpflegeprodukt Gycerol® können die Schleimhäute austrocknen. Antibakterielle Mundwasser sind nur nach ärztlicher Anordnung anzuwenden, da diese bei dauerhaftem Gebrauch die physiologische Mundflora schädigen können (vgl. Gottschalck, 2004).
  - Beim Auftreten von Entzündungsreaktionen können (sofern Klienten ausspucken können) entzündungshemmende Produkte, wie z. B. Mundpflegespülungen mit dem Wirkstoff Chlorhexidin, verwendet werden. Diese Mundpflegeprodukte eignen sich sowohl zur Plaque-Bekämpfung als auch zu Bekämpfung von Zahnfleischentzündungen und sind nach ärztlicher oder zahnärztlicher Anordnung zu verwenden.

### Zahnpflege wird nicht zugelassen

- Können Zähne nicht mit einer Bürste geputzt werden, sind Wattestäbchen, Tupfer oder Schaumstoffbürsten zu verwenden.
- Beim Umgang mit Klienten, die Zahnpflege nicht zulassen, muss daran gedacht werden, dass der Weigerung den Mund zu öffnen **Probleme im Mund-Rachenraum** zugrunde liegen könnten. Zur Entfernung von Speiseresten nach Mahlzeiten sollte versucht werden, die Klienten zu Mundspülungen mit Wasser oder zum Nachtrinken von Wasser zu bewegen.

### Reinigung der Mundhöhle

Eine wiederholt strukturiert umgesetzte Mundpflege ermöglicht ein Wiedererkennen, Lernen und Mitmachen. Die einzelnen Schritte der Assistenz bei der Mundpflege sollten sprachlich begleitet werden, um den Klienten Sicherheit zu vermitteln. Als initiale Kontaktaufnahme zur Vorbereitung und Annäherung kann jeweils dreimal in Folge mit dem kleinen Finger vorsichtig von den Wangen zum Mund dann um die Lippen herum und abschließend über die Lippen gestrichen werden (vgl. Buchholz & Schürenberg, 2003).

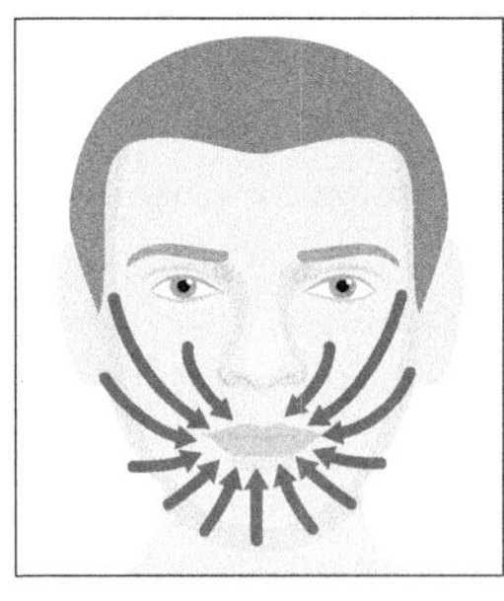
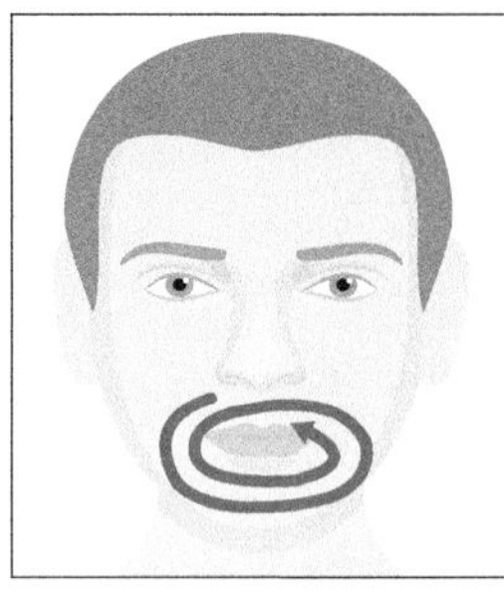
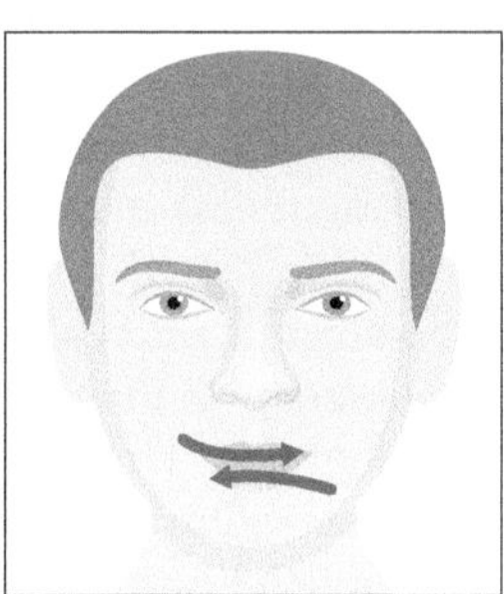

**Abb. 8.2:** Strukturierte Mundpflege (nach Buchholz & Schürenberg, 2003)

- Bei Klienten ohne natürliche Zähne kann die Schleimhaut durch Spülungen mit Leitungswasser gereinigt werden, bei Schleim- und Borkenbildung mit milder Kochsalzlösung. »Geeignet sind Mundspülungen mit milder Kochsalzlösung (1/2 bis 1 Teelöffel Salz auf 1 Liter Wasser) oder eine Salz/Bikarbonatlösung (je 1/2 bis 1 Teelöffel auf 1 Liter Wasser). Die Anwendungen wirken anfeuchtend, reinigend und schleimlösend, sie verhindern Verkrustungen und erleichtern das Abspucken zähflüssigen Speichels« (Gottschalck, 2004, S. 346).
- Zum Auswischen des Munds kann eine Zahnbürste, um deren Borstenkopf ein Mullstreifen gewickelt wird, oder behandschuhte Hände genutzt werden.
- Der Tupfer wird in die Lösung getaucht (nicht tropfend).
- Die Mundhöhle systematisch erst oben, dann unten reinigen. Wischrichtung von hinten nach vorn und je Wischrichtung einen neuen Tupfer verwenden.
- Zur Beseitigung hartnäckiger, borkiger Zungenbeläge ein kleines Stück Butter oder Honig auf der Zunge zergehen lassen, einige Zeit abwarten, dann gründlich mit Wasser spülen oder den nun lockeren Belag vorsichtig mit einer Zahnbürste entfernen (vgl. Gottschalk, 2004, S. 346).
- Die Reinigung der Mundhöhle wird mit der Pflege der Lippen beendet. Hierzu sind Lippenpflegeprodukte zu verwenden.
- Abschließende Inspektion und Dokumentation
  - Bestehen noch Beläge und wie sieht die Haut darunter aus?
  - Sind noch Speisereste vorhanden?
  - Kam es zu Blutungen oder Verletzungen?

### Zahnprothesenpflege

Die Zahnprothese wird einmal täglich gründlich mit einer Prothesen- oder Zahnbürste gereinigt. Zusätzlich zur mechanischen Reinigung kann die Zahnprothese auf Wunsch des Klienten für **15 Min.** in eine Lösung mit einer Reinigungstablette eingelegt werden. Im Anschluss ist die Prothese abzuspülen und umgehend wieder einzusetzen.

Um **Verformungen des Kiefers** vorzubeugen, werden Zahnprothesen auch nachts getragen.

Spätestens alle drei Monate sollte ein Wechsel der Zahnbürste erfolgen. Zusätzlich sind Wechsel von Zahnbürsten erforderlich, wenn die Borstenbüschel abgenutzt oder verformt sind sowie nach entzündlichen oder infektiösen Erkrankungen der Mundhöhle. Bei Klienten mit MRSA-Kolonisierung (Methicillin Resistente Staphyloccus Aureus-Bakterien) im Mund-Rachenraum ist während einer Sanierung der tägliche Wechsel der Zahnbürste erforderlich.

**Mundhygiene**

- Bereits zwei bis vier Tage nach Aussetzen einer Mundhygiene lassen sich entzündliche Veränderungen am Zahnhalteapparat nachweisen.
- Glycerin-Lemon-Sticks sind nicht zur Zahnpflege geeignet. Sie dienen zur Erfrischung oder Entfernung loser Schleimhautbeläge und Nahrungsreste (vgl. Gottschalck, 2004, S. 347).

Die Einführung zum Thema Mundpflege erfolgt im Rahmen der Pflegediagnose Irritation der Mundschleimhaut (► Kap. 7.4).

**Fallbeispiel**

Herr B. reagierte auf unvermittelte Berührungen beim Waschen mit spastischer Körperabwehr. Durch basal stimulierende Körperpflege, beruhigendes aktionsbegleitendes Sprechen, wohl temperiertes Zimmer und warmes Waschwasser, fasste Herr B. nach und nach Vertrauen und zeigte deutliche Besserung bei spastischen Reflexbewegungen und entspannte sich.

Das Fallbeispiel verdeutlicht, dass es nicht immer aufwändige Maßnahmen, sondern teilweise kleine Veränderungen in der Herangehens- und Vorgehensweise sind, die eine Verbesserung der Lebensqualität des Klienten bewirken.

**Link**

Autismus Hamburg e. V. ist eine gemeinnützige Organisation, in der sich betroffene Eltern, Freunde und Fachleute für die Belange der von Autismus betroffenen Personen und ihrer Familien einsetzen. Auf der Homepage können u. a. Arbeitsmaterialien und Piktogramme zur Abfolge der Zahnpflege, des Toilettengangs, zum Körperschema aber auch Lernmaterialien zu vielen anderen Themen kostenfrei heruntergeladen werden. http://www.autismushamburg.de

## Basal stimulierende Körperpflege und Förderung

Basale Stimulation in der Pflege ist ein **Konzept zur Förderung, Pflege** und **Begleitung schwerstbeeinträchtigter Menschen**, das 1975 von dem Sonderpädagogen Andreas Fröhlich ursprünglich für Kinder entwickelt wurde. Der Begriff Basale Stimulation bedeutet die Aktivierung der Wahrnehmungsbereiche und die Anregung primärer Körper- und Bewegungserfahrungen. Das Konzept eignet sich für Menschen, deren Eigenaktivität aufgrund ihrer mangelnden Bewegungsfähigkeit eingeschränkt und deren Fähigkeit zu Wahrnehmung und Kommunikation erheblich beeinträchtigt ist (vgl. Pschyrembel, 2003).

Das Ziel der Basalen Stimulation ist die Anregung und **Förderung individueller Lern- und Wahrnehmungsprozesse** bei dem betroffenen Menschen (vgl. Bienstein & Fröhlich, 2010).

Basale Stimulation setzt als pflegerische Maßnahme bei Klienten mit **Reizmangel** an. Reizarmut wird verursacht durch einseitige bzw. fehlende Stimulation und den Wegfall von Aufgaben. Menschen nehmen ihre Umgebung sowie alle Informationen nur wahr, wenn ihre körperlichen Sinne wechselnd gereizt werden. Ist die Umwelt arm an Stimulation und das Milieu eintönig (z. B. durch gleich bleibende Temperatur, Luftfeuchtigkeit und Aussicht, unveränderte Gerüche und Beleuchtungsverhältnisse und konstanten Geräuschpegel), lassen die Funktion der Sinnesorgane und die Leistungsfähigkeit des Gehirns nach. Das Gehirn verarbeitet Sinneseindrücke nur noch unzureichend. Dies führt zu **Wahrnehmungsverlusten.**

Infolge dieses Reizmangels kann es zur Gewöhnung bis hin zur völligen Nicht-Wahrnehmung kommen. Der Bezug zur Umwelt und zum eigenen Körper kann abhandenkommen. Schreitet der Prozess fort, kann es zu Orientierungsstörungen bis hin zur Verwirrtheit sowie zur völligen geistigen und körperlichen Passivität führen. In diesem Zustand baut die Muskulatur ab, die Durchblutung vermindert sich und das Immunsystem wird geschwächt, was wiederum die Stimulation intakter Sinnesorgane (z. B. des Tastsinns) verhindert. Diesen »Reiz-Hunger« beantworten Klienten häufig mit einer uneffektiven »Selbsthilfemaßnahme«, die es ihnen ermöglicht, ihre Umwelt dennoch wahrzunehmen: der monotonen Autostimulation.

**Sackgasse Autostimulation**
Dieses Verhalten bezeichnet monotones Rufen, Singen, Klopfen, Schaukeln und Nesteln sowie das selbstzerstörerische Reiben und Kratzen der eigenen Haut. So entsteht ein Teufelskreis, der nur durch gezielte und dauerhafte Reaktivierung durchbrochen werden kann.

Im Rahmen von basal stimulierender Pflege wird versucht, an Erinnerungen und Erfahrungen des jeweiligen Menschen anzuknüpfen und über die Bewegungsförderung und die Kommunikation die Wahrnehmung zu (re)aktivieren.

Durch die Basale Stimulation kann der Klient Zugang zu Informationen über sich selbst oder die Umwelt erlangen und dazu an bekannte und elementare (basale) Erfahrungen anknüpften. Basal bedeutet hier so etwas wie das Fundament menschlichen Handelns auf das ohne Forderungen aufgebaut wird. Es geht um leistungsfreie Interaktion und Förderung.

### Maßnahmen der basal stimulierenden Körperpflege

Basale Stimulation heißt, während der Pflege alle Sinne unmittelbar zu stimulieren. Dies lässt sich im Rahmen der Körperpflege, der Mobilisation und bei der Alltagsgestaltung umsetzen. Folgende Arten der Förderung der Wahrnehmung sind im Rahmen der Köperpflege möglich:

**1. Förderung der körperlichen (somatischen) Wahrnehmung**
Hier wird die Sensibilität für Berührung, Temperatur, Schmerz (Oberflächensensibilität) von der Wahrnehmung von Muskeln, Gelenken, inneren Organen, der Eigenbewegung sowie der Wahrnehmung der Position des eigenen Körpers (Tiefensensibilität) unterschieden. Gefördert wird das »Spüren« des Körpers, z. B. bei einer Ganzkörperwaschung, die entweder

- beruhigend (warm, mit weichen Materialien, in ruhiger Atmosphäre) oder
- belebend (lauwarm, entgegen der Körperbehaarung, mit rauen Materialien, in anregender Atmosphäre) wirken kann.

Die Körperwaschung wird dem Klienten mit einer immer wiederkehrenden Berührung (z. B. an der Schulter oder am Unterarm) angekündigt. Mit der **Initialberührung** zu Beginn und am Ende einer pflegerischen Intervention schaffen wir eine klare Anfangs- und Endsituation.

**Ruhe-Nestlagerung nach Abschluss der Körperpflege**
Nach Abschluss der Köperpflege können schwerstimmobile Menschen, die direkt nach

der Köperpflege noch eine Zeitlang im Bett bleiben, so positioniert werden, dass diese ihre Körpergrenzen und Körperformen besser wahrnehmen. Diese sogenannte **Nestlagerung** lässt den wahrnehmungsgestörten Klienten spüren, wann er eine Ruhephase einhalten darf und fördert die Körperwahrnehmung. Zur Nestlagerung werden zwei Deckenrollen (oder Lagerungsschlangen) rechts und links an die Seiten des Klienten gelegt, die Arme liegen auf den Decken, die Hände liegen bspw. auf dem Bauch. Eine dünne Decke oder ein Deckenüberzug wird über den Klienten gelegt, so dass er von den Füßen bis über die Schultern zugedeckt ist. An den Seiten wird die Decke fest unter die Rollen eingespannt. Das Vorwärmen des Bettes mit einer Wärmflasche, trägt zusätzlich zum wohligen »Nestgefühl« bei. Diese Lagerung kann auch in Seitenlage erfolgen.

**2. Förderung des Gleichgewichtssinns (vestibuläre Wahrnehmung)**

Diese Förderung dient zur Feststellung der Körperhaltung und Orientierung im Raum der Steuerung von Gleichgewicht und der Einschätzung der Bewegungsschnelligkeit und -richtung.

**Orientierung im Raum**

Der Gleichgewichtssinn hat sein Zentrum im Gleichgewichtsorgan im Innenohr und im Kleinhirn, ist aber auch eng mit den Augen und anderen Sinnen verbunden. Um die Orientierung im Raum zu fördern, sollte der Klient möglichst mobilisiert werden z. B. in einem Therapierollstuhl. Sitzend kann die Umgebung besser wahrgenommen werden. Klienten, die nicht sitzfähig sind, ggf. liegend in den Tagesraum zu bringen, damit sie am Tagesgeschehen teilhaben können.

**Wahrnehmungsförderung durch feste Lagerungsmaterialien**

Für Klienten mit Störungen der Körperwahrnehmung und des Gleichgewichts, die oft durch große Unruhe oder starke Spastik auffallen, ermöglicht eine harte Auflage die Wahrnehmung des eigenen Körpers. Über den höheren Auflagedruck und die zusätzliche Einbettung festen Lagerungsmaterials soll der Klient mehr **Spürinformation** über den eigenen Körper erhalten. Eine individuelle Abwägung zwischen der Dekubitusgefahr einerseits und dem pflegetherapeutischen Nutzen härterer Positionierungen andererseits muss einzelfallbezogen erfolgen. Dieser Konflikt kann durch die regelmäßige Umlagerung in kürzeren Intervallen gelöst werden.

**3. Förderung der oralen (Mund) und olfaktorischen (Geruchssinn) Wahrnehmung**

Unsere Geschmacks- und Geruchsinne stehen in enger Verbindung zueinander und tragen gemeinsam zur vollen Geschmacksempfindung bei. Die Wahrnehmung eines vertrauten Geruchs kann zurückliegende Emotionen wecken und vergangene Ereignisse in Erinnerung rufen. Zur Kontaktaufnahme über den Geruchssinn eignen sich zum Beispiel Rasierwasser, Parfüm, Leder, Gewürze, duftende Blumen oder wohlriechende Speisen. Bei einer Klientin, die früher zuhause einen Garten hatte, können auch Blütendüfte wie Maiglöckchen, Flieder und Rosenduft Erinnerungen wecken. Bei der Körperpflege können zur Anregung des Geruchsinns beim Baden z. B. Badeöle oder angenehm duftende Waschzusätze verwendet werden. Bei schwerstimmobilen Klienten kann eine Duftlampe mit naturidentischen Duftölen das Wohlbefinden fördern.

Um den oralen Wahrnehmungsbereich zu fördern, können u. a. die Mundpflege und die Anregung des Speichelflusses mit wohlschmeckenden Zusätzen erfolgen. Die Auswahl der Duft- und Geschmacksstoffe ist an der Biografie der jeweiligen Klienten zu orientieren.

**4. Förderung der auditiven (das Hören betreffend) Wahrnehmung**

Wichtigstes Instrument zur Förderung der auditiven Wahrnehmung ist die menschliche Stimme. In einem Gesprächskontakt ist es oft viel entscheidender, wie etwas über die Beziehungsebene ausgedrückt wird, als die fachliche, inhaltliche Ebene der Botschaft. Die Hörbarkeit ist abhängig von Frequenz (Töne, Klänge, Geräusche) und Intensität (Lautstärke). Als Maßnahme, die das Gehör aktiviert, bieten sich alle Geräusche an, die der Klient mag und erkennt, z. B. Stimmen vertrauter/geliebter Menschen, Vogelstimmen, Lieblingsmusik, das Ticken der vertrauten Wanduhr oder Meeresrauschen.

Die auditive Wahrnehmung ist nicht mit der Dauerbeschallung über Radio-/Fernsehsender zu verwechseln. Vielmehr soll bevorzugte Musik als Impuls über einen begrenzten Zeitraum angeboten werden. Bei der Auswahl der Musik ist biografisch anzuknüpfen. Ist der Musikgeschmack nicht bekannt, kann über kurze Musikausschnitte die Reaktion auf das Gehörte ermittelt werden.

Eine wahllose »Beschallung« mit Musik gibt den Mitarbeitenden vielleicht das Gefühl etwas anzubieten, ist jedoch gerade bei Menschen, die sich nicht aktiv äußern können, strikt abzulehnen. Die Gefahr, dass die Geräusche unangenehme Assoziationen auslösen, denen der Klient schutzlos ausgeliefert wäre, verbietet dieses Vorgehen.

**5. Taktil-haptische Wahrnehmung**
Die Wahrnehmung der Hände soll für Berührungs-, Druck-, Schmerz-, Temperatur- und Bewegungsreize gefördert werden. Dies geschieht durch aktives Tasten und Greifen. Tasten und Greifen hilft uns, Dinge zu identifizieren und zu differenzieren und so auch zu begreifen. Die Förderung kann im Rahmen der Körperpflege, z. B. über Befühlen des Körpers, Handführung beim selbstständigen Waschen, Kämmen und Eincremen erfolgen. Lassen Sie den Klienten einfach mal die Hände in Schaum oder in eine Creme tauchen. Weitere Methoden sind Tastbrettchen mit unterschiedlichen Oberflächenstrukturen, Gegenstände oder Dinge aus der Natur, wie Kastanien oder Federn, die zum Betasten eine kurze Zeit in die Hände gelegt werden.

Weiterführende Informationen zum Thema und zu Schulungsangeboten bietet beispielsweise die Gesellschaft für Basale Stimulation sowie die Homepage des bereits zitierten Peter Nydahl:
www.basale-stimulation.de
www.nydahl.de

## 8.3 Pflegediagnose Hautschädigung

Die Pflegediagnose ist im Gesprächsleitfaden Pflegeerfassung® wie folgt dargestellt (► Kasten 8.2).

**Kasten 8.2**: Pflegediagnose Hautschädigung im Gesprächsleitfaden Pflegeerfassung®

**Hautschädigung:** Zustand, bei dem es zur Schädigung der Hautoberfläche und des darunter liegenden Gewebes kommt (z. B. Dekubitus, Wundsein (Intertrigo)).

**Mögliche Symptome:**

- Oberflächliche Schädigung der Haut: Blasenbildung, Schuppen und Auflagen auf der Haut, Erhebungen, Ödeme und/oder Hautverfärbungen (z. B. Rötung)
- Juckreiz, brennendes Gefühl, lokale Wärmeentwicklung, Schmerzen

**Mögliche Ursachen:**

- Hautfalte liegt auf Hautfalte bei übergewichtigen Klienten
- Feuchtigkeit (z. B. bei Inkontinenz, vermehrtem Schwitzen)
- Mechanische Faktoren (z. B. Druck bei Immobilität – langes Verharren in einer Position), Scherkräfte (Verschiebung der verschiedenen Hautschichten gegeneinander beim Umdrehen, Ziehen und Bewegen)
- Trockene Haut, Juckreiz (z. B. als Nebenwirkung von Medikamenten)
- Kontakt mit allergieauslösenden Stoffen (z. B. bei Kleidungsstücken, Kosmetika)
- Nebenwirkung von Arzneimitteln (z. B. Hautausschläge)
- Erkrankungen (z. B. Pilzerkrankungen, Herpes Zoster, Durchblutungsstörungen)
- Chemotherapie, Bestrahlungen

Die Haut (Cutis) ist mit ungefähr zwei Quadratmetern das größte und nervenreichste Organ des menschlichen Körpers. Über die Haut stehen wir mit allem, was uns umgibt, direkt in Verbindung. Über die Haut atmen wir, nehmen Stoffe auf, geben Stoffe ab. Die Haut birgt außerdem ein Netz energetischer Nervenbahnen. Als interaktives Organ reagiert sie auf die innere wie äußere Welt. Die Redensarten »die Haut ist der Spiegel der Seele«, »es ist mir unter die Haut gegangen« oder »jemand sei dünnhäutig« machen deutlich, dass die Haut zum Ausdrucksträger der Psyche, ihrer Gestimmtheiten und ihrer Verletzungen werden kann.

Eine intakte Haut ist für den Menschen lebenswichtig, da die Haut viele Funktionen ausübt. Sie dient zur Abgrenzung und zum Schutz, als Berührungs- und Kontaktorgan, als Ausdrucksorgan, als Sexualorgan, zur Atmung (durch Sauerstoffaufnahme und Kohlendioxidabgabe) und zur Ausscheidung (z. B. in Form von Schweiß, was der Wärmeregulation dient). Die Hautoberfläche ist mit einem Hydrolipidmantel überzogen. Dieser sorgt für die Geschmeidigkeit der Hautoberfläche und bestimmt auch den pH-Wert mit. Der pH-Wert liegt bei gesunder Haut im sauren Bereich (pH 5,5–6,5). Durch den Säureschutzmantel ist die Haut in der Lage, Mikroorganismen und Schadstoffe abzuwehren. Der natürliche Hautzustand unterliegt Schwankungen. Neben der Vererbung von trockener oder fettiger Haut beeinflussen innere Faktoren wie z. B. hormonale Störungen, Stress und äußere Einflüsse wie Rauchen, trockene Heizungsluft und die Anwendung von Pflegeprodukten den Zustand der Haut.

### Ziele im Rahmen der Teilhabeplanung

Übergeordnetes Ziel: Intakte Haut.

Teilziele: Der Klient

- kennt die Ursachen, die entstandene Hautschädigungen begünstigen und meidet diese (z. B. Nahrungsmittel, Kleidung oder Bettunterlagen aus Fell und Gummi),
- empfindet Besserung von Beschwerden (z. B. bei Juckreiz, Spannungsgefühl, Schmerzen),
- akzeptiert den Behandlungsplan zur Wundheilung,
- zeigt Fortschritte in der Wundheilung.

### Maßnahmen zur Behandlung von Hautschäden

**1. Hautpflege**
Damit Hautschäden erst gar nicht eintreten, sollte die Haut einerseits mit Pflegeprodukten intakt gehalten und andererseits von schädigen Einflüssen fern gehalten werden.

### Auswahl von Hautprodukten unterteilt nach Hauttypen

Vorweg ist zu sagen, dass Menschen nicht immer überall am Körper den gleichen Hauttyp haben. Es ist nicht ungewöhnlich z. B. am Oberkörper eine Normalhaut, an den Extremitäten trockene Hautbereiche und gleichzeitig am Rücken fettige Haut zu haben. Die Vielfältigkeit unsere Haut erfordert zum jeweiligen Hauttyp die Anwendung der passenden Hautpflegestrategie. Die verschiedenen Hauttypen sind wie folgt zu unterscheiden und zu pflegen:

- Die **Normalhaut** bezeichnet den Idealzustand einer Haut, die ausreichend Fett und Feuchtigkeit enthält. Das Erscheinungsbild der Haut ist feinporig, glatt und geschmeidig. Die Haut fettet nicht nach und spannt nicht. Zur Erhaltung des Hydrolipid-Films auf der Haut sollten sogenannte Öl-in-Wasser-Emulsionen (O/W) aufgetragen werden. Der Fettgehalt kann variieren.
- **Trockene Haut** ist schuppig, rau und glanzlos. Zudem können Spannungen, Juckreiz oder kleine Risse vorhanden sein. Dieser Hautzustand benötigt täglich eine intensive Pflege mit fett- und feuchtigkeitsreichen Präparaten. Zur Pflege können Wasser-in-Öl-Emulsionen (W/O) für die trockene und fettarme Haut eingesetzt werden. Diese erhöhen den Feuchtigkeitsgehalt der Haut und schützen die Haut vor Austrocknung. Zusätze wie Harnstoff (Urea) erhöhen zusätzlich den Feuchtigkeitsgehalt der Haut und lindern Juckreiz. Tritt hartnäckiger **Juckreiz** auf, ist eine akute Behandlung mit juckreizlindernder Hautlotion hilfreich. Entsprechend hochwertige, medizinische Hautpflegeprodukte wie bspw. OPTIDERM Lotion sind hochpreisig, freiverkäuflich, aber nicht verordnungsfähig. Intensive Hautpflege verbessert trockene Haut und Juckreiz innerhalb von wenigen Tagen, muss aber beibehalten werden, um einer erneuten Verschlechterung vorzubeugen.
- Die **fettige Haut** glänzt, ist grobporig und neigt zu Hautunreinheiten. Dieser Hautzustand tritt hauptsächlich in den Arealen, die eine große Anzahl von Talgdrüsen aufweisen (Kopf, Brust, Rücken), auf. Da mit Beginn der Pubertät die Aktivität der Talgdrüsen steigt, sind viele Jugendliche von fettiger Haut betroffen. Um den normalen Hautzustand zu erreichen, ist die Haut trocken zu halten und nicht noch zusätzlich einzucremen.

### Produktauswahl

Für die sachgerechte Hautpflege der Klienten sollten die Pflegeprodukte folgende Anforderungen erfüllen (vgl. Pflege Tipps, Pflegen Ambulant, 2001):

- nicht konserviert sein, da Konservierungsstoffe ein hohes Allergiesierungspotenzial haben,
- keinerlei Desinfektionsmittel enthalten, um die natürliche Bakterienflora der Haut zu erhalten,
- möglichst nicht oder nur wenig parfümiert sein, um das Allergierisiko zu minimieren,
- einen pH-Wert zwischen 5,5 und 6,0 aufweisen und damit im hautneutralen Bereich liegen, um den Säureschutzmantel zu schützen,
- milde waschaktive Substanzen enthalten, um die Haut nicht übermäßig zu entfetten,
- einen hohen Anteil Rückfetter haben, um die Entfettung der Haut durch das Waschen auszugleichen,
- sich idealerweise für die Haarwäsche und als Badezusatz eignen, um die Zahl der Substanzen, mit denen die Haut in Berührung kommt, zu reduzieren.

Wie die Testergebnisse (z. B. von Stiftung Warentest) zeigen, sind die preisgünstigen Eigenmarken von Discountern häufig qualitativ hochwertig. Testsiegel wie z. B. »Ökotest« oder »Stiftung Warentest« stellen eine erste Orientierung bei der Produktauswahl dar.

**2. Hautbeobachtung**
Um Hautschäden frühzeitig zu erkennen, ist die tägliche Hautbeobachtung von großer Bedeutung. Die Hautbeobachtung findet überwiegend im Rahmen der Assistenz bei der Körperpflege statt. Dabei ist besonders auf Veränderung der Haut zu achten. Beurteilt werden:

- Farbe,
- Beschaffenheit (Hauttypen),
- Anhangsorgane (das sind Haare und Nägel),
- Elastizität (z. B. stehende Hautfalten bei Hautalterung oder als Anzeichen für Flüssigkeitsmangel).

Besonders auffallend ist es immer, wenn die Haut sich farblich verändert. Folgende Veränderungen können eintreten:

a) Blässe: Mögliche Ursachen:

- Gesichtsblässe: Angst und Erschrecken, Kreislaufstörungen, Blutverlust, Nierenerkrankungen
- Blässe eines Körperteils (z. B. Fuß oder Bein infolge einer arteriellen Durchblutungsstörung)
- fahlgraue Blässe: durch Krebserkrankungen oder bei Sterbenden

b) Rötung: Mögliche Ursachen:

- Erregung, Freude, körperliche Anstrengung
- Fieber, Bluthochdruck (Hypertonie)
- Entzündungen, Verbrennungen
- dauerhafte Rötung bei der Entstehung eines Dekubitus 1. Grades

c) Zyanose, Blaufärbung: Die Zyanose ist gut an Lippen und Fingernägeln erkennbar. Mögliche Ursachen:

- Zeichen mangelnder Sauerstoffsättigung des Blutes (z. B. ausgelöst durch Herz- und Lungenerkrankungen)
- fahlgraue, marmorierte Haut, vor allem Kennzeichen bei sterbenden Menschen

d) Veränderungen der Hautbeschaffenheit, Haare und Nägel: Der Zustand der Hautbeschaffenheit als auch der Haare und Nägel kann erste Hinweise auf Mangelerscheinungen und Erkrankungen geben und sollte deswegen fortlaufend beobachtet werden. Beispiele für krankhafte Veränderungen der Haut sind:

- weißliche Beläge der Mundschleimhaut als Hinweis auf eine Soor-Pilz-Infektion
- Risse in den Mundwinkeln (Rhagaden). Grund für die Entstehung ist eine Überdehnung der Hautstelle. Die Haut verliert ihre Spannkraft. Gründe dafür können sein: Flüssigkeitsmangel (bedingt durch trockene Raumluft, Kälte im Winter, Eisen- oder Riboflavin-Mangel (Vitamin B2)). Rhagaden können auch durch Verletzungen, beispielsweise durch scharfkantige Kunststoffbecher oder Brötchenkrusten entstehen.
- das sogenannte »Salbengesicht«, das über eine vermehrte Talgabsonderung im Gesicht ein erster Hinweis auf eine Parkinson-Erkrankung ist
- Schwellungen von einzelnen Körperteilen oder Hautbezirken treten beispielsweise bei Geschwüren, Entzündungen oder Ödemen auf
- entzündete, gerötete schmerzhafte Hautpartien durch »Haut auf Haut«-Kontakt könnten ein Hinweis auf Wundliegen (Intertrigo) sein
- vermehrter Ausfluss aus der Scheide (vaginaler Fluor) tritt bei nicht intakter Scheidenschleimhaut auf

Beispiele für krankhafte Veränderungen der Haare und Nägel sind:

- trockenes und brüchiges Haar als Folgeerscheinung einer Mangelernährung oder unsachgemäßen Haarpflege
- Haarausfall durch Zytostatikatherapie oder Hormonveränderungen

- brüchige Nägel als Anzeichen für Kalzium- oder Eisenmangel
- Längs- oder Querrillen an den Nägeln ist meist ein Hinweis auf einen Pilzbefall oder Ekzeme

**3. Ursachen identifizieren und Behandlung einleiten**
Die Ursachen für Hautschäden sind zu identifizieren und nach ärztlicher Anordnung zu versorgen (► Kap. 8.4).

## 8.4 Hautschäden im Überblick

An dieser Stelle wird ein Überblick zu den Hautschäden gegeben, die nach Erfahrung der Autorin in Einrichtungen der Behindertenhilfe häufig vertreten sind:

- Dekubitus
- Intertrigo
- Pilzinfektionen
- Chronische Wunden

### 8.4.1 Dekubitus

Bei einem Dekubitus (Druckgeschwür) handelt es sich um eine lokal begrenzte Schädigung der Haut und/oder des darunterliegenden Gewebes, in der Regel über knöchernen Vorsprüngen, infolge von Druck oder von Druck in Kombination mit Scherkräften (vgl. internationale Definition von Dekubitus nach NPUAP & EPUAP, 2009).

Über den Druck entsteht eine Minderdurchblutung der betroffenen Hautbezirke, was die Entstehung des Dekubitus auslöst. Durch die Förderung der Mobilität und häufige Positionswechsel kann einer Entstehung eines Dekubitus entgegengewirkt werden. Gerötete Hautstellen können erste Hinweise auf die Entwicklung eines Dekubitus sein.

**Risikoanalyse und Dekubitusprophylaxe**
Als Dekubitusprophylaxe werden alle Maßnahmen bezeichnet, die dazu dienen, die Entstehung eines Dekubitus zu verhindern. Das Ziel der Dekubitusprophylaxe ist demnach die Verhinderung (Prävention) der Entstehung eines Druckgeschwürs (Dekubitus). Eine der ersten Maßnahmen bei der Prävention von Dekubitus ist die frühzeitige Identifikation von Risikopersonen. Grundsätzlich weisen Klienten mit eingeschränkter Mobilität oder Immobilität ein hohes Risiko auf. Deswegen sollte bei diesen Klienten das individuelle Risiko systematisch erfasst werden. Zur Verdeutlichung der Risikofaktoren kann ein standardisiertes Einschätzungsverfahren wie z. B. die Braden-Skala eingesetzt werden. Eine Einschätzung des Gefährdungsrisikos in den bisher üblichen Kategorien: kein Risiko, geringes, mittleres, hohes oder sehr hohes Risiko, ist über die Braden-Skala jedoch nicht valide ermittelbar. Um keine falschen Schlussfolgerungen in Bezug auf das Risikopotenzial zu ziehen, sollte die früher empfohlene Ermittlung einer Gesamtpunktzahl nicht mehr erfolgen (vgl. DNQP, 2010b).

Die Wahrscheinlichkeit eines Klienten, einen Dekubitus zu entwickeln, kann neben der eingeschränkten Mobilität z. B. durch folgende Faktoren begünstigt werden:

- alle Umstände, die zur erhöhten und/oder verlängerten Einwirkung von Druck und/oder Scherkräften führen (Scherkräfte lösen eine Minderdurchblutung von Hautbezirken aus, die durch Verschiebung im Unterhautfettgewebe (z. B. wenn die Klientin beim Positionieren über ein Laken gezogen wird) entstehen können),

- Vorliegen von Kontrakturen,
- starkes Schwitzen, Inkontinenz,
- sensorische Einschränkungen (z. B. bei Lähmung nach Apoplex),
- schwere, akute oder chronische Erkrankungen (z. B. bei Gefäßkrankheiten, Diabetes mellitus, Krebs),
- gestörte Bewusstseinslage,
- Lebensalter (< 65 Jahre),
- Mangel- bzw. Fehlernährung und Flüssigkeitsdefizit (Kachexie, Adipositas, Dehydratation),
- verminderter Hautturgor (Eigenspannungszustand der Haut) zeigt sich z. B. durch stehende Hautfalten.

**Einteilung zur Klassifizierung von Druckgeschwüren (Dekubitalulzera)**
Druckgeschwüre werden entsprechend der Ausprägung der Schädigungen in verschiedene Grade nach EPUAP (European Pressure Ulcer Advisory Panel) und NPUAP (National Pressure Ulcer Advisory Panel) (2009) eingeteilt (► Kasten 8.3).

**Kasten 8.3**: Gradeinteilung von Druckgeschwüren (modifiziert nach EPUAP und NPUAP, 2009)

**Kategorie/Stufe/Grad I: Nicht wegdrückbare Rötung**
Nicht wegdrückbare, umschriebene Rötung bei intakter Haut, gewöhnlich über einem knöchernen Vorsprung. Bei dunkel pigmentierter Haut ist ein Abblassen möglicherweise nicht sichtbar, die Farbe kann sich von der umgebenden Haut unterscheiden. Der Bereich kann schmerzempfindlich, verhärtet, weich, wärmer oder kälter sein als das umgebende Gewebe.

**Kategorie/Stufe/Grad II: Teilverlust der Haut**
Teilzerstörung der Haut (bis in die Dermis/Lederhaut), die als flache, oberflächliche Wunde mit einem rot bis rosafarbenen Wundbett ohne Beläge in Erscheinung tritt. Kann sich auch als intakte oder offene, serumgefüllte Blase darstellen. Manifestiert sich als glänzende oder trockene, flache Wunde. (Blutergüsse und abgestorbenes (nekrotisches) Gewebe weisen auf eine tiefe Gewebsschädigung hin.)

Diese Kategorie sollte nicht benutzt werden, um verbands- oder pflasterbedingte Hautschädigungen und Abschürfungen oder feuchtigkeitsbedingte Schädigungen wie Mazerationen (Aufweichung eines Gewebes) zu beschreiben.

**Kategorie/Stufe/Grad III: Verlust der Haut**
Zerstörung aller Hautschichten. Subkutanes Fett kann sichtbar sein, jedoch keine Knochen, Muskeln oder Sehnen. Es kann ein Belag vorliegen, der jedoch nicht die Tiefe der Gewebsschädigung verschleiert. Es können Tunnel oder Unterminierungen vorhanden sein. Die Tiefe des Dekubitus der Kategorie/Stufe/Grad III variiert je nach anatomischer Lokalisation. Der Nasenrücken, das Ohr, der Hinterkopf und das Gehörknöchelchen haben kein subkutanes Gewebe, daher können Kategorie III Wunden dort sehr oberflächlich sein. Im Gegensatz dazu können an besonders adipösen Körperstellen extrem tiefe Kategorie III Wunden auftreten. Knochen und Sehnen sind nicht sichtbar oder tastbar.

**Kategorie/Stufe/Grad IV: Vollständiger Haut- oder Gewebsverlust**
Totaler Gewebsverlust mit freiliegenden Knochen, Sehnen oder Muskeln, teilweise mit Schorf und Belägen. Tunnel oder Unterminierungen liegen oft vor. Die Tiefe des Kategorie IV Dekubitus hängt von der anatomischen Lokalisation ab.

Die Wunden können sich in Muskeln, Sehnen oder Gelenkkapseln ausbreiten und Knochenentzündungen verursachen. Knochen und Sehnen sind sichtbar oder tastbar.

### Risikoeinschätzung auf Einrichtungsebene

In der Internationale Leitlinie zur Dekubitusprävention (NPUAP & EPUAP, 2009) werden auf Einrichtungsebene u. a. folgende Maßnahmen empfohlen.

1. In allen Einrichtungen der Gesundheitsversorgung sollte eine Leitlinie vorliegen, die Folgendes beinhaltet:
   - Ein strukturiertes Vorgehen bei der Risikoeinschätzung, das für die jeweilige Einrichtung relevant ist
   - Zeiten zu Erst- und Wiederholungseinschätzungen
   - Dokumentation der Risikoeinschätzung
   - Weiterleitung der Information an Angehörige der Gesundheitsberufe
2. Schulen Sie die Angehörigen der Gesundheitsberufe, wie genaue und zuverlässige Risikobeurteilungen durchgeführt werden.
3. Dokumentieren Sie alle Risikoeinschätzungen. Dies stellt die Kommunikation innerhalb eines multidisziplinären Teams sicher, gewährleistet eine adäquate Versorgungsplanung und dient als Richtwert für die Verlaufsbeobachtung und -kontrolle des Betroffenen.
4. Gehen Sie bei der Risikobeurteilung strukturiert vor, um dekubitusgefährdete Personen zu identifizieren. Ein strukturiertes Vorgehen kann durch die Nutzung einer Risikoskala in Kombination mit einer vollständigen Hautinspektion erzielt werden. Verwenden Sie ein strukturiertes Vorgehen zur Risikobeurteilung, das die Einschätzung von Aktivität und Mobilität beinhaltet. Bettlägerige Personen oder nur sitzende Personen sind als dekubitusgefährdet zu betrachten.
5. Entwickeln und implementieren Sie einen individuellen Pflegeplan. Identifizierte Risikofaktoren aus einer Risikobeurteilung sollten enthalten sein, um eben diese Risiken zu minimieren.

### Maßnahmen zur Dekubitusprophylaxe

#### 1. Die Klientin informieren und motivieren

Gesprächsinhalte:

- Was ist Dekubitus?
- Welche individuellen Risikofaktoren liegen vor?
- Welches Verhalten kann die Entstehung eines Dekubitus verhindern?
- Welche Maßnahmen sind für die Klientin sinnvoll?
- Welche Maßnahmen kann die Klientin selbstständig durchführen?

#### 2. Inspektion und Pflege der Haut

- Tägliche Beobachtung der gefährdeten Hautbezirke. Sofern Rötungen erkennbar sind, ist der »Fingertest« durchzuführen. Der Fingertest wird wie folgt durchgeführt: Mit dem Zeigefinger kurz Druck auf die gerötete Hautstelle ausüben und wieder locker lassen. Geht die Rötung nach Druckentlastung nicht zurück, handelt es sich um einen Dekubitus I. Grades. Die Inspektion sollte die individuell gefährdeten Hautbereiche einbeziehen. Sehr häufig handelt es sich hierbei um Areale, bei denen Haut und Knochen dicht beieinander liegen. Das sind typischerweise:
  - Fersen, seitliche Knöchel, Zehen
  - Kreuzbein, Sitzbein und Gesäßmuskeln
  - Hinterkopf, Schläfenregion des Schädels, Ohrmuschel
  - Ellenbogen, Rippen, Schulterblätter
- Bitten Sie betroffene Klienten, Körperregionen zu zeigen, an denen sie Schmerzen oder Unbehagen empfinden. Diese können durch Druckschäden verursacht sein.
- Beschreibung von Veränderungen in der Verlaufsdokumentation und Informationsweitergabe an die Hausärztin.

**3. Hautpflege**

- Bei trockener Haut Hautlotion auf Wasser-in-Öl-Basis so einsetzen, dass die Haut gut gesättigt, aber nicht zu feucht ist.
- Weiche, hautschonende Wäsche (bei sehr empfindlicher Haut keine rauen, harten Bettlaken, Handtücher oder Waschlappen verwenden)
- Regelmäßige Inkontinenzversorgung mit offenen Systemen (Vorlagen an Stelle von Inkontinenzhosen)
- Haut vorsichtig und gut abtrocknen
- Durchblutungsfördernde Waschungen (z. B. nach dem Konzept der basalen Stimulation)
- Führen Sie keine Massage zur Dekubitusprophylaxe durch, da dies bei Vorliegen einer akuten Entzündung, geschädigten Gefäßen oder verletzlicher Haut kontraindiziert ist.
- Wirken Sie darauf hin, dass Klienten energisches Reiben dekubitusgefährdeter Haut unterlassen, da Reibung der Haut auch Gewebezerstörung und Entzündungen verursachen kann (vgl. EPUAP & NPUAP, 2009).

**4. Förderung der Mobilität**

Förderung der Eigenbewegung ist der entscheidende Erfolgsfaktor bei der Dekubitusprävention. Ist die Eigenmobilität stark eingeschränkt oder gar nicht möglich, erfolgt eine Positionierung nach Plan.

**5. Positionswechsel nach Bewegungsplan (veraltet Lagerungsplan)**

Durch häufige Positionswechsel (Lagerung) kann die Entstehung eines Dekubitus verhindert werden. Hoher Druck, der für kurze Zeit auf Knochenvorsprüngen wirkt, und niedriger Druck, der für längere Zeit auf Knochenvorsprünge wirkt, sind gleichermaßen schädlich (vgl. EPUAP & NPUAP, 2009).

Bei einem Bewegungsplan handelt es sich um ein Dokumentationsblatt, welches bei schwerer Immobilität zur Überwachung von Positionswechsel eingesetzt wird. Auf dem Plan werden die erforderlichen Positionswechsel und die Mobilisation geplant sowie die Durchführung überwacht. Die Häufigkeit des Umlagerns richtet sich nach den Ergebnissen der Hautinspektion sowie nach individuellen Bedürfnissen und nicht nach einem starren Lagerungsplan. Je nach Befinden der Klientin sollten verschiedene Bewegungsmöglichkeiten und Sitz-/Liegepositionen (z. B. Bewegen im Bett, Aufsetzen, Sitzen am Bettrand oder im Sessel/Rollstuhl) angeboten werden. Das Umlagern sollte so gestaltet werden, dass die Änderung der Position besonders gefährdete Areale vom Auflagedruck entlastet. Die Klientin sollte ferner ermutigt werden, ihre Position selbst zu verändern und den Positionswechsel so weit wie möglich aktiv zu unterstützen. In der Regel erfolgt die Bewegung bzw. Umlagerung der Klientin tagsüber ca. alle zwei bis drei Stunden sowie nachts ca. alle vier Stunden.

- Auf faltenfreie Lagerung und Fremdkörper ist zu achten (Katheter, Sonden, Laken, Krümel). Lagerungsmaterial sollte atmungsaktiv sein und sparsam eingesetzt werden, da Lagerungshilfen die Beweglichkeit zusätzlich einschränken (Kontrakturgefahr) und einen Wärmestau verursachen können.
- Die Klientin darf beim Umlagern nicht über die Unterlage/das Laken gezogen werden, um schädigende Hautreibung zu vermeiden. Synthetische Fellschoner für Ellenbogen und Füße sowie synthetische Fellunterlagen dürfen nicht mehr verwendet werden, weil die dadurch entstehende Wärmeentwicklung eine Dekubitusentstehung begünstigt. Aktuelle Forschungsergebnisse von Mistiaen et al. (2010) haben einst verbotene Schaffelle zur Dekubitusprophylaxe wieder rehabilitiert. Echte Schaffelle können Scherkräfte und Reibung verringern, sie dürfen aber keine »Verklumpungen« aufweisen (z. B. echte Felle nach unsachgemäßem Waschen). Da normale Schaffelle nur bis 30° waschbar

sind, genügen sie den hohen hygienischen Anforderungen von Einrichtungen nicht.

- Sitzt die Klientin (z. B. im Rollstuhl oder Bett), ist die korrekte Hüftabknickung zu gewährleisten und darauf zu achten, dass die Klientin nicht nach unten rutscht, um eine ungünstige Druckverteilung und Scherkräfte zu vermeiden. Platzieren Sie die Füße auf einer Fußstütze bzw. einer geeigneten Unterlage, wenn sie nicht den Boden berühren.
- Da beim Sitzen auf einem Stuhl der durch das Körpergewicht ausgeübte Druck über den Sitzbeinhöckern am größten ist, sollte ohne Druckentlastung nur eine begrenzte Zeit gesessen werden. Verschiedene Studien zeigen, dass die Verwendung eines Sitzkissens, das eine Druckverteilung gewährleistet, die Entstehung von Dekubitus vorbeugt (vgl. EPUAP & NPUAP, 2009).

**Achtung:** Das Bewegen oder auch »Lagern« von Klienten erfordert die theoretische und praktische Einweisung in Lagerungstechniken, Umgang mit Liftern sowie Hilfsmitteln (z. B. Rutschtücher, Drehscheiben, Lagerungshilfen) durch Pflegefachkräfte oder Krankengymnasten.

**6. Weichlagerung**

Der Einsatz von ärztlich zu verordnenden Hilfsmitteln, die eine Weichlagerung ermöglichen, hat sich bewährt. Zu nennen sind Sitzunterlagen (Gelkissen) oder Wechseldruckmatratzen.

- **Gelkissen** können zur Weichlagerung beim Sitzen (z. B. in den Rollstuhl) gelegt werden.
- **Wechseldruckmatratzen** werden zur Weichlagerung eingesetzt und mit Kompressor betrieben. Über wechselndes Entlüften und Belüften der in die Matratze eingearbeiteten Luftkammern erfolgt eine Druckentlastung, die eine Reduzierung des Auflagedrucks bewirkt. Eine Matratzenauflagenoberfläche wird mit Luft befüllt, während die andere Hälfte entleert wird. Wird mit Wechseldruckmatratzen gearbeitet, ist darauf zu achten, dass keine straff gespannten Spannbettlaken verwendet werden und die Restmobilität nicht eingeschränkt wird. Der Wechseldruck ist in Abhängigkeit vom Gewicht der Klientin einzustellen. (Bei geringer Restmobilität und fortgeschrittenen Stadien ab Kategorie III werden viscoelastische Matratzen/Würfelmatratzen, bei denen man die gefährdeten Stellen komplett frei lagern kann (durch Entnahme von Würfelteilen), empfohlen.)

In der Internationale Leitlinie zur Dekubitusprävention (NPUAP & EPUAP, 2009) werden folgende Empfehlungen ausgesprochen:

- Eine Wechsellagerung sollte bei allen Personen mit Dekubitusrisiko erwogen werden, um die Dauer und das Ausmaß von Druck auf gefährdete Körperregionen zu verringern.
- Bei der Wechsellagerung sollte die 30°-Oberkörperhochlagerung oder die Rückenlage und die 30°-Seitenlage (rechte Seitenlage, Rückenlage, linke Seitenlage im Wechsel), angewendet werden, sofern die Person diese Positionen verträgt.
- Vermeiden Sie Positionierungen, die zu einer Druckerhöhung führen, z. B. die Oberkörperhochlagerung über 30°, eine 90°-Seitenlage oder eine halb liegende Position.
- Ist Sitzen im Bett notwendig, soll ein Herunterrutschen des Klienten, was Scherkräfte und Druck über dem Kreuz- oder dem Steißbein hervorrufen würde, vermieden werden.
- Wird eine Matratze verwendet, bei der keine Druckverteilung stattfindet, so sollte die Umlagerung häufiger erfolgen als bei der Verwendung einer viscoelastischen Schaummatratze.
- Wechseldruckmatratzen mit kleinen Luftkammern (Durchmesser < 10 cm) können

nicht ausreichend aufgepumpt werden, um eine Druckentlastung zu gewährleisten. Zurzeit werden Modelle mit integrierten Sensoren erprobt, die dieses Problem lösen könnten.

- Hilfsmittel zum Schutz der Ferse sollten die Ferse mit einem Kissen komplett anheben. Die Knie sollten leicht angewinkelt sein, da diese Positionierung das Kniegelenk entlastet und den venösen Rückfluss begünstigt.

**Wahl der Unterlage:** Es muss nicht immer eine Wechseldruckmatratze sein. Viscoelastische Schaumstoffmatratzen eignen sich ebenfalls zur Weichlagerung.

**7. Hilfsmittel zur Vermeidung von Reibungs- und Scherkräften**

Zur Vermeidung von Reibungs- und Scherkräften können u. a. folgende Hilfsmittel verwendet werden:

- Gleit- und Wendelaken sind Positionierungshilfsmittel aus silikonbeschichtetem Gewebe, die den Reibungswiderstand während der Umlagerung von Klienten verringern und das Umpositionieren immobiler Klienten im Bett wesentlich erleichtern
- Gleitmatten
- Gleit- und Wendelaken
- One-Way-Sitzkissen (vermeidet Herunterrutschen)

**8. Ausreichende Flüssigkeitsaufnahme und gesunde Ernährung**

Eine ausreichende Flüssigkeitszufuhr und die Aufnahme einer eiweiß- und vitaminreichen Kost fördern die Hautgesundheit.

- Bei Klienten, die dazu neigen, Dekubitus zu entwickeln und gleichzeitig mangel- oder unterernährt sind, ist ein umfassenderes Ernährungsassessment von einem Ernährungsberater oder einem multidisziplinären Team durchzuführen.

**Achtung:** Entsteht ein Dekubitus während eines Krankenhausaufenthalts, ist dies umgehend dem Hausarzt mitzuteilen und schriftlich zu dokumentieren bzw. auch zu fotografieren, um nachzuweisen, dass der Dekubitus nicht in der eigenen Einrichtung entstanden ist.

## 8.4.2 Intertrigo

Intertrigo (Wundsein) ist eine hochrote, nässende, juckende Hautverletzung (Hautläsion). Gefährdete Hautbezirke befinden sich dort, wo Haut auf Haut liegt (unter den Brüsten, in Bauchfalten, in der Leiste, an den Innenseiten beider Oberschenkel, in der Analfalte, der Achselhöhle und den Zehenzwischenräumen). Im Unterschied zu Dekubitus wird die Haut nicht durch Druck, sondern durch Feuchtigkeit in Verbindung mit Reibung geschädigt. An Stellen wo Haut auf Haut liegt, wird durch Feuchtigkeit (z. B. durch vermehrtes Schwitzen) die Haut aufgeweicht (mazeriert). Durch Bewegung wird die mazerierte Haut aufgescheuert. Auf der vorgeschädigten Haut können sich Bakterien- und Pilzinfektionen bilden.

**Intertrigoprophylaxe**

Als Intertrigoprophylaxe werden alle Maßnahmen bezeichnet, die dazu dienen, die Entstehung von »Feuchtkammern« in Hautfalten durch vorbeugende Maßnahmen (wie z. B. das Einlegen von Stoffläppchen) zu verhindern. Vier Risikofaktoren für die Entwicklung eines Intertrigos sind:

- **Steigerung der Schweißsekretion (Hyperhidrose)**
  Zu einer Steigerung der Schweißsekretion kann es beispielsweise bei Fieber und Infektionen, Hyperthyreose (Überfunktion der Schilddrüse), im Klimakterium, bei Diabetes mellitus, Adipositas, nach Schlaganfällen und bei Morbus Parkinson kommen.

- **Inkontinenz**
  Urin erzeugt ein feuchtwarmes Milieu. Durch seine Inhaltsstoffe Ammoniak und Harnstoff kann die Haut geschädigt werden. Noch schädlicher für die Haut ist der dauerhafte Kontakt mit Stuhl. Besonders bei Diarrhoe (Durchfall) schädigen die Verdauungsenzyme innerhalb kürzester Zeit die Haut. Inkontinenzhosen mit einem Überzug aus Plastikfolie lassen zu wenig Luft an die Haut. Die betroffene Haut kann nicht atmen und entstandene Feuchtigkeit kann nicht verdunsten. Deswegen ist die Versorgung mit Vorlagen und Netzhosen einer Versorgung mit Inkontinenzhosen immer vorzuziehen.
- **Immobilitätssyndrom**
  Bei Klienten, die keine oder wenig Eigenbewegung haben, kommt an einige Körperregionen keine Luft heran, so dass Körperschweiß nicht verdunsten kann. Insbesondere in Verbindung mit Spastiken, Kontrakturen, Lähmungen können feuchte Kammern in Achselhöhle, Ellenbeuge, Leistenbeuge und Kniekehle entstehen. Sofern auch Oberschenkel und Knie fest aufeinander liegen, können Druckstellen und Hautmazerationen entstehen.
- **Unsachgemäße Hautpflege**
  Chemische Zusätze in Seifen, Hautschutzsprays und -cremes führen immer häufiger zu allergischen Reaktionen, die eine Ausgangsbasis für Infektionen darstellen. Ferner kann es durch unzureichendes Abtrocknen zur Feuchtigkeitsansammlung in Hautfalten und an den gefährdeten Regionen kommen.

### Maßnahmen der Intertrigoprophylaxe

**1. Die Klienten informieren und motivieren**

Gesprächsinhalte:

- Was ist Intertrigo?
- Welche individuellen Risikofaktoren liegen vor?
- Welches Verhalten kann die Entstehung eines Intertrigos verhindern?
- Welche Maßnahmen sind für diesen Klienten sinnvoll?
- Welche Maßnahmen kann der Klient selbstständig durchführen?

**2. Mobilität erhalten und fördern**

- Um die Eigenbeweglichkeit zu fördern, ist es zu ermöglichen, die Liege- bzw. Sitzposition häufig zu ändern, damit Luftaustausch stattfinden kann.
- Bewegungsübungen erhalten und fördern die Mobilität. Diese können passiv oder aktiv durchgeführt werden. Sie können gut mit anderen Pflegemaßnahmen (z. B. An- und Auskleiden, Körperpflege) verbunden werden.
- Klienten in Gruppengymnastik integrieren.

**3. Hautatmung ermöglichen**

- Die Klienten sind nach Möglichkeit so zu positionieren, dass gefährdete Regionen belüftet werden:
  - in Seitenlage Kissen zwischen Oberschenkel und Knie legen
  - in Rückenlage Beine leicht spreizen
  - Rollstuhl abpolstern
- Die Bekleidung muss atmungsaktiv sein und Körperschweiß aufnehmen, um ein gesundes Hautklima zu fördern
  - Unterwäsche, Nachtwäsche aus Baumwolle
  - Unterwäsche täglich wechseln, um Pilz- oder Bakterienbesiedlung vorzubeugen
- Die Inkontinenzversorgung erfolgt mit Vorlagen und Netzhosen, um die Hautatmung nicht zu behindern.

**4. Hautpflege optimieren**

**Waschen:** Um Körperschweiß zu reduzieren und die Hautdurchblutung anzuregen, sollten kühle Abwaschungen durchführt und dabei die Wassertemperatur bis ca. 10 °C unter Körpertemperatur reduziert werden.

Zum Schutz des Hautmilieus ausschließlich mit Wasser waschen. Seife (pH-neutrale, alkalifrei) und andere Reinigungsmittel nur bei grober Verschmutzung einsetzen. Wichtig: Die Klienten vorsichtig und sorgfältig mit saugfähigen und weichen Handtüchern abtrocknen. Die Haut ist an gefährdeten Stellen möglichst trocken zu tupfen, weil Reibung mit dem Handtuch die empfindliche Haut zusätzlich schädigen kann.

**5. Hautschutz und Aufnahme der Feuchtigkeit**

Die Feuchtigkeit in Hautfalten wird am besten von dünnen Baumwollstofflappen (z. B. abgetragene T-Shirts aus reiner Baumwolle), die faltenfrei (!) zwischen die Hautfalten gelegt und ggf. mehrmals täglich erneuert werden, aufgenommen. Mit dieser einfachen Maßnahme kann Intertrigo sehr wirksam unterbunden werden.

Um die Haut nicht zu reizen, sollte in betroffenen Achselhöhlen kein Deodorant oder Parfüm benutzt werden. Puder darf nur hauchdünn auftragen werden, da sonst Krümel entstehen, die zu Reibung und Hautverletzung führen. Bei Intertrigo unter den Brüsten wird ein gut sitzender BH (Sport BH) empfohlen. Sehr trockene Haut sollte mit rückfettenden Cremes oder Lotionen gepflegt werden. Körperlotionen und Cremes nur dünn auftragen und vollständig einreiben, da sonst die Hautatmung beeinträchtigt werden könnte.

**Achtung: Kontraindizierte Maßnahmen**

- Salben sind immer mit Vorsicht zu verwenden und sparsam aufzutragen. Dies gilt beispielsweise für Wundschutzpasten und Fettsalben wie Zinksalben und Melkfett. Diese sollten nur auf fachärztliche Anordnung verwendet werden, weil bei übermäßiger oder unsachgemäßer Anwendung die Hautatmung beeinträchtigt wird und ein feuchtes Milieu entsteht.
- Trockenfönen der Zehenzwischenräume mit Warmluft trocknet die Haut aus und fördert die Entstehung von kleinen Hautrissen. Günstiger ist es, die Zehenzwischenräume mit der Handtuchkante vorsichtig so abzutupfen, dass die Zehen nur leicht gespreizt werden müssen.
- Die häufig verwendeten Mulltupfer oder -streifen sind zwar saugfähig, aber für empfindliche Haut zu rau.

### 8.4.3 Pilzerkrankungen (Mykosen)

Für Einrichtungen der Behindertenhilfe sind vor allem folgende Mykosen (Pilzinfektionen) relevant:

1. Fadenpilze (Dermatophyten),
2. Hefen (Sprosspilze) und
3. Schimmelpilze.

Eine Pilzinfektion heilt nicht von selbst ab und verschlimmert sich mit der Zeit. Eine Behandlung ist daher unabdingbar. Pilze sind überall in der Umwelt zu finden, also auch in Ihren Einrichtungen. Eine vollständige Abtötung aller Pilze in den Wohnbereichen lässt sich mit realistischem Aufwand nicht erreichen.

**1. Fadenpilze (Dermatophyten)**

Fadenpilze lösen häufig zwischen den empfindlichen Zehenzwischenräumen **Fußpilz** (Tinea pedis) aus, der nicht selten über die Sporen auf die Zehennägel übergreift und dort eine Pilzinfektion der Nagelplatte (Tinea unguium) auslöst. Prinzipiell ist dieser Fadenpilz aber nicht auf die Füße festgelegt und kann jede andere Hautfalte als »Wohnort« nutzen.

**2. Hefen (Sprosspilz)**
Diese Pilze gehören in kleinen Mengen zur physiologischen Darmflora und führen erst zu Erkrankungen der Haut und der Schleimhäute, wenn die Pilze sich zu stark vermehren. Dies kann beispielsweise der Fall sein, wenn das Gleichgewicht der Mikroorganismen in der Darmflora durch eine Antibiotikatherapie gestört wurde.

In den allermeisten Fällen (90 %) einer Hefepilzinfektion handelt es sich um recht harmlos verlaufende »Candida albicans« Infektionen. Durch Schmierinfektion übertragen sind meistens der Mund, die Achselhöhlen, die Leisten oder der Genitalbereich betroffen. Neben der Antibiotikaeinnahme kommt auch mangelnde Körperhygiene sowie Diabetes mellitus als Ursache in Betracht. Candida albicans Hefepilze können Auslöser von **Soorerkrankungen** (Pilzinfektion im Mundraum) sowie der »**Windeldermatitis**« oder einer **Scheiden- oder Harnwegspilzinfektion** sein. Bei geschwächter Hautabwehr finden die aus dem Darm austretenden Pilze unter einer Inkontinenzhose oder in der Scheide ein ihnen angenehmes feuchtwarmes Hautmilieu und vermehren sich gern. Sind sexuell aktive Klientinnen befallen, muss der Partner mitbehandelt werden.

**3. Schimmelpilze**
Diese Pilze sind als lästige Besiedler von Lebensmitteln und feuchten Badezimmerfugen bekannt. Schimmelpilze verbreiten sich über die Luft durch Sporen und können auf diesem Weg bei schwerst abwehrgeschwächten Menschen in die Lunge gelangen und dort eine Pneumonie oder Bronchitis auslösen. Diese Form der Infektion ist jedoch äußerst selten.

**Symptome erkennen, Therapien einleiten**
Es ist wichtig, dass Mitarbeitende auf Symptome achten, die auf eine Pilzinfektion hindeuten und im Bedarfsfall eine ärztliche Untersuchung veranlassen.

Symptome nach Krankheitsbildern:

- **Fußpilz:**
  - Rötung und Schuppung der Haut
  - aufgequollene weißliche Hornschichten
  - Bildung von Fissuren (kleinsten Verletzungen) und Rhagaden (Risse)
  - Aufweichen und Abschälen der Haut
  - extremer Juckreiz
- **Nagelpilz:**
  - Verfärbung der Nagelseiten
  - Verdickung des Nagelbetts
  - brüchige Nagelplatte
  - Verformung der Nagelplatte
  - Ablösung des Nagels
- **Candida-Infektion des Darms:**
  - Blähungen
  - Leibschmerzen
  - Durchfall
- **Candida-Infektion der Harnröhre und der Harnblase:**
  - Brennen beim Wasserlassen
  - Juckreiz
  - häufiger Harndrang
- **Genitalpilz:**
  - Jucken
  - Ausfluss
- **Mundsoor:**
  - Schleimhäute sind gerötet und mit weißlichen Belägen überzogen, die sich abwischen lassen.
  - Die Nahrungsaufnahme und das Schlucken können Schmerzen bereiten.

**Einleitung diagnostischer Maßnahmen**
Wenn eine Hautirritation zu erkennen ist, sollte immer daran gedacht werden, dass dies auch eine Pilzinfektion sein könnte und dass folgende Informationen an den behandelnden Arzt weitergeleitet werden:

- Wann wurde die Hautirritation festgestellt?
- Wie oft erkrankte die Klientin in letzter Zeit an Pilzinfektionen?
- Wie wurden diese therapiert? Wann stellte sich der Therapieerfolg ein?

- Therapiert sich die Klientin selbst oder ist personelle Unterstützung, z. B. Infektionsschutzmaßnahmen zur Vermeidung von Ansteckung, notwendig?

**Pflegemaßnahmen (vgl. Köther, 2005)**

- Die infizierten Körperregionen werden bei der Körperpflege ausgespart und im Anschluss versorgt. Von Mitarbeitenden sind Einmalhandschuhe zu tragen und vorher sowie im Anschluss eine Händedesinfektion durchzuführen.
- Waschwasser, Waschschüssel und Handtücher werden nach jedem Kontakt mit infizierter Haut ausgewechselt und Waschschüsseln nach jedem Gebrauch desinfiziert.
- Waschlappen und Handtücher und körpernah getragene Kleidung (Unterwäsche) werden mit mindestens 60 °C gewaschen. Weitere Textilien werden wie sonst üblich gereinigt.
- Klienten mit Mykosen an den Füßen sollten luftdurchlässiges Schuhwerk tragen.
- Klientinnen mit Mykosen sollten zumindest in der Zeit der akuten Infektion möglichst wenig zuckerhaltige Lebensmittel essen, da diese das Candida-Wachstum fördern.
- Die Klientin darf bis zur erfolgreichen Ausheilung der Infektion keine öffentlichen Bäder besuchen.
- Wenn Mykosen gehäuft auftreten, sollten alle Haustiere tierärztlich auf Pilzinfektionen untersucht werden.
- Um einen erneuten Infektionsausbruch zu vermeiden, müssen ärztlich angeordnete Therapien, wie z. B. das Auftragen von Salben sowie alle Hygienemaßnahmen, immer noch einige Tage nach Abklingen der Symptome weitergeführt werden.
- Essgeschirr bedarf keiner besonderen Hygienemaßnahme.

### 8.4.4 Chronische Wunden

Chronische Wunden werden auch als sekundär heilende Wunden bezeichnet. Das heißt, dass diese Wunden nicht auf Anhieb heilen, sondern länger als acht Wochen teilweise sogar über Jahre hinweg bestehen.

Unter dem Begriff der nicht-chronischen Wunden kann man alle primär heilenden Wunden, wie Bagatellverletzungen oder Operationswunden, einordnen. Eine primär heilende Wunde kann sich aber durch Komplikationen im Heilungsverlauf (z. B. einer Infektion) zu einer sekundär heilenden Wunde (chronischen Wunde) entwickeln.

**Arten von chronischen Wunden**

Chronische Wunden werden in drei große Teilbereiche eingeteilt. Die häufigste und auch bekannteste Wundform ist der schon beschriebene **Dekubitus**. Die zweite Wundform stellen alle Arten eines **Ulcus cruris** (Hautdefekt am Unterschenkel) dar. Die Unterteilung der Ulcusarten erfolgt in Abhängigkeit von der jeweiligen Ursache. Dem dritten Bereich, dem diabetischen Fuß, genauer dem »**Diabetischen Fußsyndrom**«, sind Wunden zugeordnet, die durch die Spätfolgen eines Diabetes mellitus verursacht werden. Alle drei Wundarten werden in den nächsten Abschnitten kurz beschrieben.

Die Möglichkeiten zur Behandlung von chronischen Wunden sind in den letzten Jahren durch die große Auswahl an Methoden und Produkten sehr umfangreich geworden und für Laien nicht zu überschauen. Ohne das nötige Hintergrundwissen wird es immer schwerer, eine adäquate und Erfolg versprechende Therapie auszuwählen. Aus diesem Grund sollen zur Wundbehandlung, sofern diese nicht regulär (d. h. innerhalb von wenigen Tagen bis zu maximal 14 Tagen) abheilen, immer **Wundexperten** hinzugezogen werden. Wundexperten arbeiten mit Haus- und Hautärzten zusammen, begutachten die Wunden vor Ort und unterbreiten behandelnden Ärzten Therapievorschläge. Ärzte, die keine Zusatzausbildung im Wundmanagement haben, sind gut beraten mit Wundmanagern zusammenzuarbeiten. Dies wird leider teilweise (zum Nachteil der Klienten) abgelehnt, da offenbar befürchtet wird, dass die Materialien zur Wundversorgung das Budget des Arztes sprengen könnte oder der Wunsch, einen Wundmanager einzusetzen, als Angriff auf die eigene Fachlichkeit fehlinterpretiert wird. Das Kostenargument ist leicht zu widerlegen, da bei einer zugegebenermaßen kostenintensiven, jedoch passgenauen Wundversorgung die Wunde schneller ausheilt. Die anfänglichen Mehrkosten werden durch die Vermeidung der Anwendung ineffektiver Verbandwechsel langfristig wieder eingespart.

Im Idealfall kooperiert der Hausarzt mit einer Wundexpertin und richtet sich nach ihren Therapievorschlägen. Für die Durchführung von Verbandwechseln wird vom behandelnden Arzt eine Verordnung über häusliche Krankenpflege ausgestellt, da sterile Verbandwechsel nur von ausgebildetem Fachpersonal fachgerecht durchgeführt werden können. Alternativ führt der Hausarzt/die Wundexpertin den Verbandwechsel selbst durch und leitet ggf. ausgewählte Mitarbeiter dazu an.

Neben den verbandstofftechnischen Aspekten darf aber niemals der Klient in seiner gesamten Krankheitssituation außer Acht gelassen werden. Gerade die Wundheilung ist ein Paradebeispiel dafür, wie wichtig die Unterstützung und Förderung mehrerer physiologischer Systeme ist. So fördern z. B. eine vitamin- und eiweißreiche Ernährung sowie eine ausreichende Flüssigkeitszufuhr die Wundheilung.

Nicht der Verband heilt die Wunde, sondern er unterstützt nur den Organismus bei der Selbstheilung.

# 9 Ausscheidungen

## 9.1 Pflegediagnose Unterstützungsbedarf bei der Ausscheidung

Die Pflegediagnose ist im Gesprächsleitfaden Pflegeerfassung® wie folgt dargestellt (▸ Kasten 9.1).

### Ziele im Rahmen der Teilhabeplanung

Übergeordnetes Ziel: Der Klient nutzt und entwickelt vorhandene Ressourcen, um seine Fähigkeiten im Umgang mit den Ausscheidungen zu verbessern oder wieder zu erlangen.

Teilziele: Der Klient

- findet den Weg zur Toilette,
- benutzt Hilfsmittel (z. B. Rollator, Gehstock), um die Toilette zu erreichen,
- meldet sich, wenn er Assistenz benötigt,
- wendet Hygienemaßnahmen, die im Zusammenhang mit dem Toilettengang stehen, an,
- nimmt am gesellschaftlichen Leben teil (und zieht sich nicht aufgrund der Schwierigkeiten, die im Zusammenhang mit der Ausscheidung stehen, zurück),
- trinkt genügend,
- akzeptiert den Hilfebedarf und die Hilfsmittel,
- erlernt den Umgang mit Inkontinenzmitteln,
- verbessert die Kontrolle über seine Ausscheidungen.

**Kasten 9.1:** Pflegediagnose Unterstützungsbedarf bei der Ausscheidung im Gesprächsleitfaden Pflegeerfassung®

**Unterstützungsbedarf bei der Ausscheidung:** Unterstützungsbedarf besteht bei den Aktivitäten in Verbindung mit den Ausscheidungen von Urin und Stuhlgang.

**Mögliche Symptome:**
Der Klient

- kann die Toilette, den Toilettenstuhl nur mit personeller Unterstützung erreichen bzw. nutzen,
- kann sich zum Ausscheiden nur mit personeller Unterstützung aus- und ankleiden,
- hat fäkale Spuren auf Kleidung und Bettwäsche oder der Toilette,
- kann die Hygienemaßnahmen nach dem Toilettengang nur mit personeller Untersützung durchführen,
- kann den Stoma- oder Urinbeutel nur mit personeller Unterstützung wechseln.

**Mögliche Ursachen:**

- Kontrollverlust und/oder beeinträchtigte Kognition (z. B. nicht Erfassen von strukturierten Handlungsabläufen), eingeschränkte Wahrnehmung, Verwirrtheit
- Eingeschränkte Beweglichkeit, Kraftlosigkeit, eingeschränkte Sehfähigkeit
- Fehlende Hilfsmittel (z. B. Toilettenstuhl, Gehhilfe, Brille)
- Beeinträchtigte Motivation, Deprivation (Zustand der Isolation) oder Angst
- Scham, sich helfen zu lassen

### Erfolgsfaktoren/Maßnahmen zur Unterstützung der Ausscheidung

- Orientierung fördern: Zur besseren Orientierung die Wege zur Toilette kennzeichnen.
- Individuelle Ausscheidungsmuster erkennen: Ausscheidungsverhalten analysieren und Toilettengänge individuell planen.
- Hygienemaßnahmen einüben: Unterstützung/Anleitung zur Intim- und Händehygiene.
- Beratung zu und Versorgung mit Inkontinenzhilfen und Hilfsmitteln wie Toilettenstühle.
- Begleitung zu Toilettengängen.
- Stoma/Urinbeutel wechseln.
- Beratung zur bedarfsgerechten Kleidung (schnell und ohne Hilfe zu öffnen).
- Steht der Unterstützungsbedarf bei den Ausscheidungen ursächlich mit Inkontinenzproblemen im Zusammenhang, sind die jeweils zutreffenden Pflegediagnosen dieses Bereichs ebenfalls zu benennen und in der Teilhabeplanung zu beschreiben (▶ Kap. 9.1–9.5).

**Fallbeispiel**

Herr Z. ist 25 Jahre alt, schwerstmehrfachbehindert sowie urin- und stuhlinkontinent. Üblicherweise hat er nachts Stuhlgang. Er wird mit einer Inkontinenzhose versorgt, die er nicht tragen möchte, weil er stark schwitzt und seine Haut juckt. Als Reaktion auf das ungeliebte Produkt riss er, sobald er Stuhlgang ausgeschieden hatte, an dem Produkt herum bis es total zerpflückt war. Anschließend schmierte er mit dem Kot herum und zog sich dabei entzündliche Kratzwunden im Genitalbereich zu. Als Gegenmaßnahme zogen die Mitarbeitenden Herrn Z. ein Schlafoverall an, um ihn daran zu hindern das Inkontinenzprodukt zu zerpflücken. Der Overall ist ein den ganzen Körper bedeckendes Kleidungsstück, das Herr Z. nicht öffnen kann und erinnert in der Ausführung an einen Strampler. Der Schlafoverall hat Herrn Z. tatsächlich daran gehindert die Inkontinenzhose zu zerpflücken. Jedoch versuchte er nun, von außen durch den Overall hindurch an der Inkontinenzhose zu zerren und fügte sich durch Scheuern auf der Haut Kratzwunden zu und war insgesamt sehr unglücklich mit der Situation. Er rief während der Nächte im Halben-Stunden-Takt nach der Nachtwache und beteuerte sein Inkontinenzprodukt müsse gewechselt werden. Infolgedessen war er tagsüber sehr müde und unausgeglichen.

Eine zur Beratung hinzugezogene Pflegefachkraft schlug vor, abends vor der Nachtruhe einen Toilettengang anzubieten und ihm nach dem Toilettengang noch ein bis zwei Stunden Zeit zu gegeben, in denen er ohne das Inkontinenzprodukt nur auf einer Bettunterlage im Bett liegen kann. Zum Hautschutz sollte auf kurz geschnittene Fingernägel geachtet und ihm unparfümierte pH-neutrale Hautschutzlotion gereicht werden, die er im Genitalbereich verschmieren kann.

Seitdem so vorgegangen wird, akzeptiert Herr Z. die Versorgung mit einem Inkontinenzprodukt und Overall. Er schläft gut ein und meldet sich nur noch, wenn er tatsächlich abgeführt hat und sein Hautzustand verbesserte sich nach kurzer Zeit. Offensichtlich hatte Herr Z. einfach nur das Bedürfnis sich im Genitalbereich zu berühren und zu masturbieren.

Das Fallbeispiel macht deutlich, dass Klienten Gelegenheit bekommen müssen, ihren Körper ungestört zu berühren. Insbesondere eine geschlossene Inkontinenzversorgung mit Inkontinenzhosen stellte eine Barriere dar, die dies verhindert und nicht selten dazu führt, dass Klienten versuchen sich der Versorgung zu entledigen. Sofern Klienten mit Ablehnung auf pflegerische Maßnahmen reagieren, ist es immer notwendig, nach alternativen Lösungswegen zu suchen.

## 9.2 Pflegediagnose Stuhlinkontinenz

Die Pflegediagnose ist im Gesprächsleitfaden Pflegeerfassung® wie folgt dargestellt (▸ Kasten 9.2).

Entsprechend ihrer Ausprägung unterscheidet man drei Schweregrade der Stuhlinkontinenz (▸ Tab. 9.1).

**Kasten 9.2:** Pflegediagnose Stuhlinkontinenz im Gesprächsleitfaden Pflegeerfassung®

**Stuhlinkontinenz:** Kontrollverlust für Abgang von Stuhl und Winden. Unfähigkeit, den Stuhl willkürlich zurückzuhalten.

**Mögliche Symptome:**

- Unwillkürliche ggf. auch unvollständige Darmentleerung
- Beeinträchtigung, den Stuhldrang zu spüren, Winde zu kontrollieren
- Gerötete Haut im Intimbereich
- Fäkale Spuren auf Kleidung und Bettwäsche

**Mögliche Ursachen:**

- Muskuläre Ursachen (z. B. mangelnde Verschlusskraft des Schließmuskels), Beckenbodensenkung, Überdehnung durch Obstipation (Verstopfung)
- Durchfall, Verletzungen oder Erkrankungen des Darms, künstlicher Darmausgang
- Bewusstseinsstörungen, Wahrnehmungsstörungen
- Immobilität
- Psychische Belastungen wie Angst, Einweisung ins Krankenhaus, Konflikte mit Betreuungspersonen, Rückfall in kindliche Verhaltensweisen etc.
- Nebenwirkungen von Medikamenten und Laxantienabusus (Abführmittelmissbrauch)

**Tab. 9.1:** Schweregrade der Stuhlinkontinenz

| | |
|---|---|
| Grad 1 | Gelegentliches Stuhlschmieren oder unwillkürlicher Abgang von Darmgasen |
| Grad 2 | Unfähigkeit, flüssigen Stuhl willentlich zurückzuhalten |
| Grad 3 | Unfähigkeit, festen Stuhl willentlich zurückzuhalten |

Die Ursachen der Stuhlinkontinenz sind vielfältig. Sowohl die Fähigkeit, Stuhl willentlich zurückzuhalten, als auch zu gewünschter Zeit zu entleeren erfordert ein komplexes Zusammenspiel von Schließmuskel, Beckenboden, Nervensystem und Mastdarm. Störungen einzelner Faktoren oder die Kombination mehrerer Faktoren können zur Inkontinenz führen. Bei einigen Klienten lässt sich trotz intensiver Diagnostik die Ursache der Inkontinenz nicht finden. Viele neurologische Erkrankungen (wie z. B. Multiple Sklerose, Demenz und Querschnittslähmung) können eine Stuhlinkontinenz als Begleitsymptom mit sich bringen. Daneben gibt es noch die psychischen Ursachen (wie Ängste) sowie körperliche Veränderungen, die eine Stuhlinkontinenz auslösen können. Hierzu gehören Vorfälle des Mastdarms, ausgeprägte Hämorrhoiden[43] als auch entzündliche Darmerkrankungen oder Darmtumor. Ferner kann mangelnde Verschlusskraft des Schließmuskels, eine Beckenbodensenkung oder die Überdehnung des Darms durch chronische Obstipation (Verstopfung) zur Stuhlinkontinenz führen.

Sofern körperliche Veränderungen die Ursache sind, ist abzuklären, ob die Stuhlinkontinenz operativ zu beheben oder zumindest zu verbessern ist. Schmerzen, Nässen, Stuhlschmieren und Blutungen aus dem Anus sind Hinweise, die eine ärztliche Abklärung erforderlich machen. Durch eine Darmspiegelung (Koloskopie) kann die genaue Ursache ermittelt werden. Klienten können diese Untersuchung in Kurznarkose beim Gastroenterologen (Arzt für Magen-Darm-Krankheiten) in Arztpraxen oder ambulant im Krankenhaus durchführen lassen (vgl. Charité Berlin, 2008).

43 Hämorrhoiden sind ringförmige Schwellkörper, die sich am Übergang vom Mastdarm zum After bilden.

## Ziele im Rahmen der Teilhabeplanung bei Stuhlinkontinenz

Übergeordnetes Ziel: Der Klient verbessert die Kontrolle über seine Stuhlausscheidung.

Teilziele: Der Klient

- kennt die individuell relevanten Faktoren, die Einfluss auf die Stuhlausscheidung haben,
- äußert Bereitschaft, erkannte Verbesserungsmöglichkeiten in den Alltag zu integrieren,
- meldet sich, wenn er abführen muss, damit Mitarbeitende Menge, Farbe und Formung des ausgeschiedenen Stuhls beurteilen können,
- meldet sich, bevor er abführen muss, damit er beim Toilettengang personelle Assistenz bekommt,
- wirkt im Rahmen seiner Möglichkeiten (diese beschreiben) beim Toilettentraining mit,
- führt Hygienemaßnahmen im Zusammenhang mit der Stuhlausscheidung durch,
- trinkt täglich die im Rahmen der Teilhabeplanung vereinbarte Menge Flüssigkeit (Menge benennen), um Obstipation zu vermeiden,
- stimmt die Ernährung auf die individuellen Empfehlungen ab,
- führt ein seiner Gesundheitssituation angemessenes Bewegungsprogramm durch

(dieses Programm ist individuell zu beschreiben),
- äußert Interesse an Informationen über Inkontinenzmaterialien,
- akzeptiert eine Versorgung mit Inkontinenzmaterialien,
- lernt den Umgang/ist sicher im Umgang mit Inkontinenzhilfen,
- kennt vertrauenswürdige Quellen der Beratung und Information,
- behält die Kontrolle über seine Ausscheidungen möglichst umfassend bzw. kann sie wiedergewinnen,
- kann (trotz bestehender Inkontinenz) soziale Kontakte unbeeinträchtigt aufrecht halten.

Mitarbeiterbezogene Teilziele:

- Mitarbeiter sind in die Einschätzung von Kontinenzproblemen eingewiesen und leiten Maßnahmen zur Kontinenzförderung bzw. Inkontinenzbehandlung ein.
- Mitarbeiter sind mit der Auswahl von Inkontinenzhilfen vertraut und beherrschen die Anlegetechniken.

### Maßnahmen/Erfolgsfaktoren zum Umgang mit Stuhlinkontinenz

**1. Regulierung der Darmfunktion**
Die Darmfunktion kann durch eine Ernährung, die auf eine Zunahme von Stuhlkonsistenz und -volumen abzielt, von der Klientin selbst maßgeblich beeinflusst werden. Dies erfolgt beispielsweise durch den Verzicht auf Koffein und Alkohol sowie durch die Aufnahme von ballaststoffarmer, faserreicher Kost, als auch durch den Einsatz von Quellmitteln. Wie eine Verbesserung der Darmfunktion erreicht werden kann, ist im Einzelfall mit der behandelnden Ärztin zu klären (vgl. Charité Berlin, 2008).

**2. Überwachung der Ausscheidungen**
Die Häufigkeit der Stuhlausscheidung kann individuell sehr verschieden sein. Allgemein gilt, dass eine Darmentleerung mindestens 2–3-mal pro Woche erfolgen sollte. Es besteht also kein Grund zur Besorgnis, wenn Klienten alle zwei bis drei Tage abführen.

> Eine **Überwachung der Häufigkeit der Stuhlgänge** ist ausschließlich dann durchzuführen, wenn Klientinnen zu Obstipation oder Diarrhoe neigen oder andere Verdauungsprobleme vorliegen, die eine Überwachung rechtfertigen. Das vielfach gruppenübergreifende praktizierte Abfragen und Dokumentieren der Stuhlganghäufigkeit ist »eine Unsitte aus alten Krankenhauszeiten« und entbehrt jeder pflegefachlichen Grundlage.

**3. Beobachtung von Stuhlausscheidungen**
Der Stuhl ist je nach Nahrungsaufnahme hellbraun bis dunkelbraun und sollte weich, geformt und schmerzfrei ausgeschieden werden. Hat ein Klient beim Absetzen von Stuhlgang wiederholt Schmerzen oder ergeben sich auffällige Veränderungen in Farbe, Geruch oder Aussehen, ist eine ärztliche Abklärung erforderlich. Folgende Veränderungen sind möglich (vgl. Köther, 2005):

- **Farbe und Aussehen**
  In Abhängigkeit von der Ernährung kann es zu physiologischen Veränderungen vom Aussehen und Farbe des Stuhlgangs kommen. Rötliche Beimengungen können ein Hinweis auf den Genuss roter Beete oder auch auf akute Blutungen sein, eine braunschwarze Verfärbung kann einen Hinweis auf vorwiegende Fleischernährung geben. Ist der Stuhlgang jedoch schwarz verfärbt, ohne dass Eisenpräparate zugeführt werden, kann dies ein Hinweis auf Magen- oder Darmblutungen sein und muss deswegen umgehend mit dem Hausarzt besprochen werden. Beim Vorliegen von Leber- oder Gallenerkrankungen kommt es zur Ausscheidung von grauweißem »Lehmstuhl«, was ebenfalls ärztlich abzuklären ist.

- **Geruch**
  Grundsätzlich gilt, dass fleischhaltige Nahrung geruchsintensiver ist. Ist der Geruch des Stuhlgangs auffallend stechend oder gar faulig-jauchig verändert, kann immer eine Erkrankung (z. B. Stoffwechselstörungen oder Tumore) als Ursache infrage kommen.
- **Konsistenz, Form und Menge**
  Flüssige, teilweise übel riechende Stuhlgänge kommen bei Durchfallerkrankungen vor. Ist der Stuhlgang fester als normal, könnte eine Obstipation (Verstopfung) vorliegen. Bei schweren und lang andauernden Verstopfungen kommt es zur Bildung von sehr trockenem und überaus hartem Kot, was als Kotstein bezeichnet wird. Bleistiftartige Stuhlgänge bilden sich bei einer Verengung des Enddarms aus und sind ebenfalls Anlass, eine Darmuntersuchung einzuleiten.
- **Beimengungen von Blut und Schleim**
  Leidet der Klient unter Hämorrhoiden, Analfissuren oder Tumoren, sind Blutauflagen auf dem Stuhlgang erkennbar. Schleimbeimengungen geben Hinweis auf eine gereizte Darmschleimhaut, was häufig bei Durchfällen und bei entzündlichen Darmerkrankungen vorkommt.

**4. Durchführung von Toilettentraining**
Die Durchführung eines Toilettentrainings dient der Förderung bzw. im besten Fall der Wiederherstellung der Kontinenz und ist deswegen insbesondere bei Klienten anzuwenden, die mit Inkontinenzmaterialien versorgt werden.

Viele Menschen haben relativ vorhersehbare Ausscheidungsmuster. Einige führen immer morgens nach der ersten Tasse Kaffee oder nach der ersten Zigarette ab. Diese Beobachtungen sollten Mitarbeitende sich für die Planung eines gezielten Toilettentrainings nutzen.

Nachdem Sie über ein paar Tage beobachtet haben, ob feste Ausscheidungsmuster zu erkennen sind, können Sie einen **individuellen** Trainingsplan erstellen, der alle geplanten Toilettengänge auflistet. Der Klient wird nach Plan, unabhängig vom Drang, aufgefordert die Toilette aufzusuchen. Toilettentraining kann nicht bei jedem Klient erfolgreich eingesetzt werden. Bei Misserfolg ist die Maßnahme nach ca. 10–14 Tagen einzustellen, der Versuch entsprechend zu dokumentieren und ggf. in zeitlichen Abständen zu wiederholen.

**5. Inkontinenzversorgnung bei Stuhlinkontinenz**
Während Inkontinenzmaterialien bei Harninkontinenz nicht nach jeder Miktion, sondern erst wenn der Nässeindikator es anzeigt, gewechselt werden, ist nach jedem Abführen ein Wechsel des Inkontinenzmaterials erforderlich. Besondere Aufmerksamkeit gilt stuhlinkontinenten Klienten, die unter **Durchfall** leiden. Der Stuhlgang von Durchfällen greift die Haut in kürzester Zeit extrem an, weswegen ein zeitnahes Wechseln der Inkontinenzmaterialien unbedingt sicherzustellen ist. Die Reinigung der Haut ist schonend vorzunehmen. Nach jeder Stuhlausscheidung (jedoch nicht nach jeder Urinausscheidung) ist die Haut mit Wasser zu reinigen.

## 9.3 Einführung in das Thema Harninkontinenz

Unter Harninkontinenz versteht man einen unkontrollierten Abgang von Urin. Die Inkontinenz ist keine eigenständige Erkrankung, sondern vielmehr ein Symptom, dessen Ursache es zu klären gilt. Kontinenz bezeichnet also die Fähigkeit, gewollt zur passenden Zeit an einem geeigneten Ort die Blase bzw. den Darm zu entleeren. Harninkontinenz ist ein in jeder Altersstufe auftretendes Problem. »Die Prävalenz (die Häufigkeit des Auftretens) steigt mit zunehmendem Alter (vgl. Huskaar et al., 2003). Grundsätzlich sind Frauen wesentlich häufiger von Inkontinenz betroffen als Männer (vgl. DNQP, 2007, S. 45).

Die Auswirkungen von Harninkontinenz sind vielfältig. In erster Linie sind psychosoziale Aspekte, wie Schamgefühl, Verlust von Selbstvertrauen, Angst vor Stigmatisierung, zu nennen. Mit dem Auftreten von Inkontinenz geht oft ein erheblicher Verlust an Lebensqualität einher. Hinzu kommt, dass Klientinnen damit belastet sind, im Umgang mit Ausscheidungen auf fremde Hilfe angewiesen zu sein. In zweiter Linie kann man Inkontinenz auch unter finanziellen und ökologischen Faktoren betrachten. Wenn wir überlegen, wie viele Inkontinenzprodukte über eine Woche für eine Klientin hergestellt, verbraucht und anschließend entsorgt werden, erkennen wir auch die ökologische Dimension. Betrachten wir dazu noch die Personalkosten, die durch die Hilfestellung bei der Inkontinenzversorgung entstehen, wird schnell deutlich, dass der Umgang mit Inkontinenz auch eine finanzielle Dimension hat. Alle Bemühungen, eine Inkontinenz zu vermeiden sowie die Wiedererlangung von Kontinenz zu trainieren, sind von hoher Bedeutung (vgl. DNQP, 2007, S. 45–47). Neben körperlichen Funktionsstörungen kommen folgende psychische Auslöser für eine Inkontinenz infrage:

- Störung des psychischen Gleichgewichts,
- Umgebungswechsel (Krankenhaus) oder Verwirrtheit, die dazu führt, dass die Toilette nicht gefunden (funktionelle Inkontinenz[44]),
- Umzug in eine neue Umgebung,
- Angst,
- Störung des Tag-/Nachtrhythmus.

**Beobachtung und Einschätzung**

Da Inkontinenz ein Tabuthema ist, ist auch nicht damit zu rechnen, dass die Klientin das Thema von sich aus anspricht. Um zum Thema Inkontinenz mit der Klientin ins Gespräch zu kommen, werden folgende vier Initialfragen zur Eingrenzung von Inkontinenzproblemen (laut dem Expertenstandard »Förderung der Harnkontinenz in der Pflege«) empfohlen (DNQP, 2007, S. 58):

1. »Verlieren Sie ungewollt Urin?
2. Verlieren Sie Urin, wenn Sie husten, lachen oder sich körperlich betätigen?
3. Verlieren Sie Urin auf dem Weg zur Toilette?
4. Tragen Sie Vorlagen, um Urin aufzufangen?«

Weitere Eingrenzungsfragen sind:

- Verspüren Sie häufig (starken) Harndrang?
- Müssen Sie pressen, um Wasser zu lassen?

**Vorstellung beim Facharzt**

Wenn sich herausstellt, dass Kontinenzprobleme bestehen, sollte eine Abklärung beim Facharzt (Urologe oder Gynäkologe) erfolgen, um die Form der Inkontinenz zu bestimmen. Zu klären ist,

- ob durch therapeutische Maßnahmen die Aussicht auf Besserung der Symptomatik besteht,
- ob auf Nebenwirkungen bestimmter Medikamente zu achten ist: Diuretika (entwässernde Medikamente), Sedativa (zur Beruhigung), Opioide (starke Schmerzmittel) sorgen teilweise für vermehrte Urinausscheidung oder beeinträchtigen die Wahrnehmung des Harndrangs,

44 Eine funktionelle Inkontinenz liegt vor, wenn die Toilette nicht oder nicht rechtzeitig erreicht wird. Eine Störung des Urogenitaltrakts liegt nicht vor.

- welche Inkontinenzmaterialien die Klientin benötigt (die Inkontinenzberaterin berät hierzu, die Ärztin rezeptiert).

**Inkontinenz-Produktauswahl**
Folgender Grundsatz gilt: Offene vor geschlossenen Systemen.

Der Versorgung mit offenen Systemen (Vorlagen und Netz- oder elastische Baumwollhosen) ist immer der Vorzug gegenüber einer Versorgung mit geschlossenen Systemen (Inkontinenzhosen) zu geben ist. Der Nachteil an geschlossenen Systemen ist, dass durch die großflächige Abdeckung der Haut die Hautatmung eingeschränkt wird, wodurch Hautschäden entstehen können. Geschlossene Systeme sind nur dann anzuwenden, wenn die Versorgung mit offenen Systemen nicht gelingt. Wird eine Versorgung mit offenen Systemen abgelehnt, sind Inkontinenzhosen zu bevorzugen, die aus atmungsaktiven und weichen Materialen ohne Plastik hergestellt wurden (z. B. Tena Flex®). Eine Versorgung mit einer Inkontinenzhose kommt bspw. in Frage, wenn Klienten an der Versorgung manipulieren und die Vorlage daher regelmäßig verrutscht oder dass es aufgrund von Spastiken schwierig ist, eine Vorlage körpernah anzulegen. Inkontinenzmaterialien, ob Vorlage oder Hose, fangen den Urin nur dann auf, wenn sie **körpernah** anliegen. Damit der Superabsorber, der den Urin aufnimmt und bindet, funktioniert und der Urin nicht seitlich an den Beinen am Produkt vorbei rinnt, müssen Inkontinenzprodukte bevor sie angelegt werden, zu einem »Schiffchen« oder zu einer »Rinne« geknickt werden. (Das Aufschütteln der Inkontinenzmaterialien wird nicht mehr empfohlen, da es die Absorber verschieben kann und ein gleichmäßiger Schutz dann nicht mehr gegeben ist.) Anders als bei Frauen werden Vorlagen bei Männern mit der breiten Seite nach vorn angelegt.

**Trainingsprodukte:** Sind Klienten überwiegend kontinent oder benötigen nur zeitweise (z. B. bei Ausflügen) Inkontinenzmaterial, können **Pants** ausprobiert werden. Pants sind Inkontinenzhosen mit hoher Elastizität ohne Folienschutz, die wie eine Unterhose verwendet werden. Pants sind nach jeder Miktion zu wechseln, da die Aufnahmekapazität sehr gering ist.

Vor einer Produktauswahl ist es hilfreich, sich mit dem Inkontinenzproduktberater des Lieferanten zu beraten. Die Qualität der Produkte geht sehr weit auseinander. Krankenkassen schließen zunehmend Versorgungsverträge mit Billiganbietern ab, deren Produkte mit Marken wie Tena, Hartmann und Kolibri nicht mithalten. Die Lieferung hochwertiger Produkte kann nur zuzahlungsfrei durchgesetzt werden, wenn im Gegenzug sehr sparsam (max. vier Produkte pro Tag) mit den Produkten gehaushaltet wird.

Ferner ist es möglich, sich über Apotheken kostenfrei Muster zur Probe geben zu lassen. Zu bedenken ist, dass es Vorlagen, Inkontinenzhosen und Pants in verschiedensten Größen und Saugstärken gibt. In Bezug auf die Saugstärke werden u. a. Produkte in Tages- und Nachtprodukte unterschieden. Innerhalb der Produkte gibt es bei den Saugstärken diverse Abstufungen. So benötigt eine Klientin, die nur tropfenweise Urin verliert, natürlich eine geringere Saugstärke als eine Klientin, die viel trinkt und vollständig inkontinent ist. Zur Größenauswahl von Inkontinenzhosen stehen Standardeinteilungen wie S, M, L, XL zur Verfügung. Um die richtige Größe von Inkontinenzhosen auszuwählen, sollte der Hüftumfang gemessen werden. Die Passform ist richtig, wenn die Klebestreifen die Hose auf Hüfthöhe schließen.

### 9.3.1 Analyse des Miktionsprofils über ein Miktionsprotokoll

Anhand des Miktionsprotokolls lässt sich nach einigen Tagen ein individuelles Miktionsprofil erkennen. Dieses verdeutlicht, zu welcher Tageszeit und unter welchen Bedingungen eine Inkontinenz auftritt. Vermerkt werden:

- Uhrzeit und Menge des Getränkekonsums,
- Uhrzeit der Miktion,
- ob der Klient sich gemeldet hat,
- ob die Miktion gesteuert oder unwillkürlich war,
- gemessene Harnmenge.

Besonders Mitarbeitende, die den Eindruck haben, ihre Klienten würden literweise Urin ausscheiden, sollten ihre Einschätzung (z. B. durch Nachwiegen des mit einem Müllbeutel ummantelten, gebrauchten Inkontinenzprodukts) kritisch überprüfen. Wenn Klienten, obwohl sie Inkontinenzprodukte angelegt haben, »klitschnass« werden, liegt dies in den meisten Fällen daran, dass Inkontinenzprodukte in der falschen Größe verwendet und/oder fehlerhaft angelegt werden.

Bei einigen Klienten kommt es vor, dass die Urinausscheidung stoßweise in hohen Mengen (ggf. auch bei Animation wie Körperpflege, Veränderung der Lageposition) erfolgt. Eine Menge von mehr als den physiologischen 300 ml pro Miktion kann auch ein Inkontinenzprodukt nicht immer auffangen, weil die Absorber auf eine physiologische Urinausscheidung ausgerichtet sind.

**Hinweis:** Eine Schätzung der Urinmenge anhand nasser Kleidung oder Bettwäsche ist nicht möglich. Meistens entsteht der fälschliche Eindruck, es handele sich um wesentlich höhere Mengen, als dies tatsächlich der Fall ist.

Wurde das Miktionsprofil ermittelt, kann anhand des Ausscheidungsmusters ein individuelles Kontinenztraining geplant und durchgeführt werden. Der Ablauf eines Kontinenztrainings (veraltete Toilettentrainings) gestaltet sich wie folgt:

- Ein Trainingsplan, der alle geplanten Toilettengänge auflistet, wird erstellt. Die Klientin wird aufgefordert, unabhängig vom Harndrang tagsüber alle zwei Stunden die Toilette aufzusuchen. In der Nacht sollte sie evtl. einmal die Toilette geplant aufsuchen.
- Sobald die Klientin sieben Tage hintereinander kontinent ist, wird das Intervall um jeweils eine viertel Stunde verlängert.
- Nach einigen Misserfolgen wird das Intervall wieder verkürzt.
- Die Klientin wird ermuntert, die komplette geplante Zeitspanne bis zum nächsten geplanten Toilettengang abzuwarten und nicht aus Angst verfrüht die Toilette aufzusuchen.
- Die Trinkmenge sollte über den Tag verteilt komplett bis zwei bis drei Stunden vor Beginn der Nachtruhe konsumiert werden. Der letzte Toilettengang erfolgt direkt, bevor die Klientin ins Bett geht.

### 9.3.2 Kriterien zur Beurteilung von Urinausscheidungen

Ist der Urin auffällig verändert und liegt der Verdacht auf eine Erkrankung vor, sollte eine Urinuntersuchung durchgeführt werden. Bei der Beurteilung des Urins werden folgende Beobachtungskriterien herangezogen:

a) Urinmenge und Miktionshäufigkeit
b) Beimengungen
c) Farbe und Aussehen
d) Geruch

**a) Urinmenge und Miktionshäufigkeit**
»Der physiologische Urin wird vom erwachsenen Menschen ca. vier- bis sechsmal pro Tag

abgelassen, wobei die Menge pro Miktion ungefähr 300 ml beträgt. Je nach Flüssigkeitsaufnahme, Außentemperatur, körperlicher Betätigung und der Menge der Schweißabsonderung variieren die Harnmenge und Konzentration. Vom gesamten Flüssigkeitsumsatz werden:

- ca. 36 % über die Atmung der Haut,
- ca. 4 % mit dem Stuhl und
- ca. 60 % mit dem Urin

ausgeschieden« (Köther, 2005, S. 194).

Zur **Oligurie** (Abnahme der Urinmenge von **weniger als 500 ml** innerhalb von 24 Stunden) kann es durch folgende Ursachen kommen:

- verminderte Flüssigkeitsaufnahme,
- Harnverhalt (z. B. bei Spastikern),
- Durchfälle,
- Nierenerkrankungen,
- Herzinsuffizienz,
- Verminderung des Durstgefühls z. B. durch psychische Erkrankung.

Zur **Anurie** (Abnahme der Urinausscheidung auf **unter 100 ml** innerhalb von 24 Stunden) kann es durch folgende Ursachen kommen:

- Nierenversagen,
- verengte bzw. unterbrochene Harnableitung (z. B. Prostataerkrankung, Tumor).

> **Merke:** Eine Anurie ist ein Notfall, der eine umgehende Krankenhaus-einweisung erforderlich macht.

Eine **Polyurie** (erhöhte Urinausscheidung von mehr als **2 l** innerhalb von 24 Stunden) kann folgende Ursachen haben:

- extreme Flüssigkeitszufuhr,
- Einnahme von harntreibenden Medikamenten (Diuretika),
- (unbehandelter) Diabetes mellitus oder Diabetes insipidus.

**b) Beimengungen**

Konkremente (kleinste Partikel) im Urin können ein Hinweis auf eine Erkrankung (z. B. Tumoren, Nierensteine) sein.

**c) Farbe und Aussehen**

Physiologischer Urin ist hellgelb bis goldgelb in der Farbe und weitgehend geruchsneutral. Abweichend von diesem Normalzustand sind jedoch verschiedene Veränderungen feststellbar. Veränderungen von Farbe und Aussehen des Urins können folgende Ursachen haben:

- physiologische Ursachen (z. B. färbende Nahrungsmittel),
- Zeichen einer Erkrankung (z. B. Blutungen),
- veränderter Flüssigkeitsaufnahme.

Rötlich bis fleischwasserfarben verfärbter Urin kann ein Zeichen dafür sein, dass rote Beete gegessen wurden. Es kann aber auch bedeuten, dass Blut ausgeschieden wurde.

Dunkelgelber bis bräunlicher Urin zeigt an, dass der Urin hoch konzentriert ist und ist meistens ein Zeichen von Flüssigkeitsmangel. Folgende weitere Farbveränderungen sollten ärztlich abgeklärt werden:

- bierfarbener Urin mit gelbem Schaum (Gallenwegs- oder Lebererkrankungen),
- milchig trüber (Beimengungen von Blut, Fett oder Eiter) oder
- wasserheller ins grünlich schimmernder Urin (Diabetes mellitus, Diabetes insipidus).

**d) Geruch**

Der Geruch von Urin dürfte jedem hinreichend bekannt sein. Deutliche Geruchsveränderungen ergeben sich (vgl. Köther, 2005):

- nach dem Verzehr von Spargel,
- bei Leber- oder Krebserkankungen (stechend),

- bei Diabetes mellitus (obstartig),
- bei Harnwegsinfektionen (Ammoniakgeruch).

**Merke:** Ammoniakgeruch entsteht auch, sofern ausgeschiedener Urin länger steht (vgl. Köther, 2005).

### 9.3.3 Umgang mit Blasenverweilkathetern (Dauerkathetern)

Harnwegsinfektionen zählen laut dem Robert Koch-Institut (RKI) mit einem Anteil von 30 bis 40 % zu den häufigsten nosokomialen Infektionen (in Einrichtungen des Gesundheitswesens erworbenen Infektionen) und sind in bis zu 90 % der Fälle mit einem Katheter in Verbindung zu bringen. Die tägliche Neuerkrankung einer Bakteriurie (Ausscheidung von Bakterien über den Urin) liegt bei durch die Harnröhre gelegten Blasenverweilkathetern zwischen 3 und 10 %, so dass nach 30 Tagen bei der Mehrheit der Klienten eine Bakteriurie nachzuweisen ist (vgl. RKI, 2005).

Die **Prävention von Harnwegsinfektionen** ist von großer Bedeutung, weil diese eine erhebliche gesundheitliche Belastung für den Klienten bedeutet und häufig nur durch eine Antibiotikatherapie in den Griff zu bekommen ist. Die Harnwegsinfektion geht häufig mit einem deutlichen Krankheitsgefühl einher. Leitsymptome sind hohes Fieber, Schmerzen und Erschöpfung.

Für die meisten Klienten ist eine Krankenhauseinweisung mit Angst und Verwirrung verbunden. Oft wird eingenässt, weil die Klienten den Weg zur Toilette nicht kennen, nicht alleine aufstehen und/oder keine Hilfe anfordern können. Es kommt immer wieder vor, dass in Krankenhäusern zur Pflegeerleichterung Blasenverweilkatheter gelegt werden, obwohl dies nur bei einer medizinischen Indikation (z. B. bei Blasentumoren, Entleerungsstörung) zulässig ist. Sofern so verfahren wird, kann es durchaus vorkommen, dass vormals kontinente Klienten nach einem Krankenhausaufenthalt mit einem Blasenverweilkatheter nach Hause entlassen werden.

**Was ist zu tun, wenn Klienten mit einem Blasenverweilkatheter entlassen werden?**
In diesen Fällen ist umgehend der Hausarzt zu kontaktieren. Dem Hausarzt obliegt es herauszufinden, welche Indikation zum Legen des Katheters vorlag. Liegt keine medizinische Indikation vor, muss der Katheter schnellstmöglich nach ärztlicher Anordnung gezogen werden. Problematisch ist neben der Infektionsgefahr, dass bei liegendem Katheter die natürliche Wahrnehmung der Blasenentleerung gestört werden kann.

Je länger ein Dauerkatheter liegt, desto größer ist die Gefahr, dass die Klientin ihre Fähigkeit zur willkürlichen Blasenentleerung zeitweise verliert und diese nach Entfernen des Katheters erst neu trainieren muss.

Sofern eine medizinische Indikation den dauerhaften Einsatz eines Blasenverweilkatheters rechtfertigt, ist Kontakt mit dem Urologen aufzunehmen. Zur Verringerung der Infektionsgefahr ist zu klären, ob alternativ zur Ableitung über die Harnröhre operativ ein **suprapubischer Katheter** (Harnableitung über die Bauchdecke) gelegt werden kann. Suprapubische Blasenverweilkatheter sollten, zur Umgehung der Harnröhre bei längerfristig Katheterisierten (> fünf Tage), bevorzugt werden. Alle Katheterwechsel werden durch kooperierende Urologen oder Fachkrankenpflegerinnen durchgeführt.

## 9.4 Pflegediagnose Einnässen/Einkoten

Die Pflegediagnose ist im Gesprächsleitfaden Pflegeerfassung® wie folgt dargestellt (▶ Kasten 9.3).

**Kasten 9.3:** Pflegediagnose Einnässen/Einkoten im Gesprächsleitfaden Pflegeerfassung®

**Einnässen (Enuresis):** Gelegentlich auftretende, unwillkürliche Blasenentleerung ohne medizinisch diagnostizierte Ursache.
**Einkoten (Enkopresis):** Gelegentlich auftretende, unwillkürliche Ausscheidung von Stuhl ohne medizinisch diagnostizierte Ursache. Tritt überwiegend tagsüber auf.

**Mögliche Symptome:**

- Unwillkürlicher Abgang von Urin oder Stuhl im Zusammenhang mit Erregung (z. B. nach Stress, Ärger, Angst, Furcht)
- Nächtlicher Abgang von Urin, ohne dass dies bemerkt wird (tiefer Schlaf)

**Mögliche Ursachen:**

- Entwicklungs- und Reiferückstände (z. B. neuromotorische Entwicklungsdefizite)
- Starke innere nervöse Spannung
- Stressoren (Auslöser sind individuell verschieden)
- Anfälle (z. B. bei Epilepsie während eines Anfalls)
- Harnreiz wird im Schlaf nicht stark genug wahrgenommen, um aufzuwachen
- Mangelnde Motivation zum Toilettengang
- Geringes Selbstwertgefühl
- Nach Aufmerksamkeit suchendes Verhalten
- Ungewohnte Umgebung

### Ziele im Rahmen der Teilhabeplanung

(▶ Kap. 9.5 **Pflegediagnose Harninkontinenz**)

### Erfolgsfaktoren/Maßnahmen zum Umgang mit Einnässen

(▶ Kap. 9.5 **Pflegediagnose Harninkontinenz**)

### Vertiefendes Fachwissen Einnässen/Einkoten

Die Blase und der Darm können wie Seismographen der Seele Emotionen spiegeln. Konfliktreiche elementare Grundprobleme (bspw. im Spannungsfeld von Nähe und Distanz, Liebe und Vertrauen) lösen innere Spannungen aus, die psychosomatisch über Einnässen und Einkoten zu Tage treten.

**Einnässen (Enuresis)**
»Mit Enuresis wird das unwillkürliche, wiederholte Einnässen ohne organische Schädi-

gung (z. B. des harnableitenden Systems), in einem Alter bezeichnet, in dem normalerweise die Sauberkeitserziehung abgeschlossen ist« (Neuhäuser & Steinhausen, 2003, S. 78).

Die Sauberkeitserziehung ist bei 84 % aller Kinder im Alter von fünf Jahren abgeschlossen. Sofern das Kind noch nie trocken war, wird von **primärer Enuresis**, sofern es schon trocken war und gelegentlich einnässt, von **sekundärer Enuresis** gesprochen. Bei einigen Klienten tritt Enuresis nur tagsüber oder nur nachts auf. Manche Klienten sind jedoch sowohl am Tag als auch nachts betroffen.

Bei Menschen mit geistigen Behinderungen ist die Enuresis ein häufiges Symptom und ist zum Teil in beeinträchtigten Lernvorgängen bei der Sauberkeitserziehung begründet. Hier liegt auch der Ansatzpunkt für die Maßnahmen. Als Maßnahme kommt ein auf die kognitiven Fähigkeiten abgestimmtes Sauberkeitstraining infrage (vgl. Neuhäuser & Steinhausen, 2003, S. 78).

**Einkoten (Enkopresis)**
Unter Enkopresis wird die wiederholte, unwillentliche Stuhlentleerung verstanden. Sie tritt bei geistig Behinderten wesentlich seltener als die Enuresis auf und ist Ausdruck einer globalen Retadierung (vgl. ebd., S. 78). Insbesondere das Einkoten bedeutet für die Betroffenen eine enorme seelische Belastung.

## 9.5 Pflegediagnose Harninkontinenz

Die Pflegediagnose ist im Gesprächsleitfaden Pflegeerfassung® wie folgt dargestellt (▶ Kasten 9.4).

**Kasten 9.4:** Pflegediagnose Harninkontinenz im Gesprächsleitfaden Pflegeerfassung®

**Harninkontinenz:** Unkontrollierter Urinabgang

**Mögliche Symptome:**

- Unwillentliche Blasenentleerung

**Mögliche Ursachen:**

- Sind nicht bekannt

### Ziele im Rahmen der Teilhabeplanung bei Harninkontinenz

Übergeordnetes Ziel: Die Klientin behält die Kontrolle über ihre Ausscheidungen möglichst umfassend bzw. kann sie wiedergewinnen.

Teilziele: Die Klientin

- meldet sich, wenn sie Harndrang hat, damit Mitarbeitende sie zum Toilettengang begleiten,
- wirkt im Rahmen ihrer Möglichkeiten (diese beschreiben) beim Toilettentraining mit,
- führt Hygienemaßnahmen im Zusammenhang mit der Harnausscheidung durch,
- trinkt täglich die im Rahmen der Teilhabeplanung vereinbarte Menge Flüssigkeit (Menge benennen),
- äußert Interesse an Informationen über Inkontinenzmaterialien,
- akzeptiert eine Versorgung mit Inkontinenzmaterialien,
- kann (trotz bestehender Inkontinenz) soziale Kontakte unbeeinträchtigt aufrecht erhalten,

- lernt den Umgang/ist sicher im Umgang mit Inkontinenzhilfen,
- vermeidet Hautschäden,
- kennt die individuell relevanten Faktoren, die Einfluss auf die Harnausscheidung haben,
- äußert Bereitschaft, erkannte Verbesserungsmöglichkeiten in den Alltag zu integrieren.

Mitarbeiterbezogene Zielsetzung:

- Mitarbeiter sind sicher in der Einschätzung von Kontinenzproblemen und leiten Maßnahmen zur Kontinenzförderung bzw. Inkontinenzbehandlung ein.
- Mitarbeiter sind mit der Auswahl von Inkontinenzhilfen vertraut und beherrschen die Anlegetechnik.

### Maßnahmen und Erfolgsfaktoren zum Umgang mit Harninkontinenz

- **Kontinenzförderung:** Die Kontinenzförderung (durch das Angebot von regelmäßigen Toilettengängen) richtet sich in der Regel an Klientinnen, die eine Inkontinenzversorgung erhalten. Ziel ist es, verloren gegangene Fähigkeiten erneut einzuüben und der Klientin weiterhin Toilettengänge zu ermöglichen. Die Kontinenzförderung wird dann eingestellt, wenn die Klientin diese Maßnahme nicht (mehr) akzeptiert bzw. sich längerfristig kein Erfolg einstellt oder sich im günstigsten Fall ein Rhythmus für feste Toilettengänge eingestellt hat.
- **Ausreichende Flüssigkeitszufuhr** gewährleisten, ggf. stark harntreibende Getränke wie Kaffee, kohlensäure- und fruchtsäurehaltige Getränke meiden (individuell sehr unterschiedlich).
- Auf **angemessene**, leicht zu öffnende **Kleidung** achten (z. B. Klettverschlüsse, Gummibänder verwenden).
- **Orientierung geben** (z. B. durch Piktogramme an der Toilettentür).
- Für angemessene **Beleuchtung** (auch nachts) und gute/schnelle **Erreichbarkeit der Toilette** sorgen.
- **Inkontinenzversorgung:**
  - Beratung und Vermittlung von individuell an den Schweregrad angepassten Inkontinenzmaterialien.
  - Regelmäßige Kontrolle (alle vier Stunden) der Inkontinenzartikel. Der Wechsel erfolgt, sobald der **Nässeindikator** des Materials anzeigt, dass die Aufnahmekapazität erreicht ist (z. B. wenn Konturen der Farbmarkierung auf dem Produkt verschwimmen).
  - Gewährleistung einer möglichst störungsfreien Nachtruhe durch Differenzierung der Inkontinenzprodukte in Tag-/Nachtversorgung, Nachtbeleuchtung beim Kontrollgang.
  - Hilfestellung oder stellvertretende Ausführung bei der Intimwäsche.

**Fallbeispiel**

Nach einem Krankenhausaufenthalt zur Gebärmutterentfernung wird Frau L. nach einer Woche aus dem Krankenhaus entlassen. Im Krankenhaus wurde ihr eine Inkontinenzhose angezogen. Dem Entlassungsbrief des Krankenhauses ist zu entnehmen, dass die Operation ohne Komplikationen verlief. Auf dem Pflegeüberleitungsbogen ist vermerkt, dass Frau L. inkontinent sei. Da kein Mitarbeiter diese Aussage infrage stellt, werden am kommenden Tag beim Hausarzt »Windeln« bestellt. Um Frau L. nachts nicht zum Wechsel der Inkontinenzprodukte vollständig aufzuwecken, schlägt die Nachtwache vor, in die Windel noch eine Vorlage (Flockenwindel) einzulegen, die sie dann nachts entfernt, ohne dass Frau L. durch einen kompletten Inkontinenzhosenwechsel gestört wird. Nachdem 14 Tage in dieser Weise verfahren wurde, ist die Haut im Intimbereich stark gerötet und leicht entzündet. Damit sich die Haut erholt, einigen sich die Mitarbeiter darauf, die Inkontinenzhose wegzulassen und zum Schutz nur eine Vorlage in die Unterhose einzulegen. Gleichzeitig beginnen sie damit, Frau L. alle zwei Stunden zu Toilettengängen anzuhalten. Zum großen Erstaunen aller Mitarbeitenden ist die Kontinenz von Frau L. innerhalb von fünf Tagen nahezu wieder hergestellt. Die Haut hat sich regeneriert und es passiert nur ein- bis zweimal am Tag, dass kleine Mengen Urin über die Vorlagen aufgefangen werden.

Nässen Klienten während Krankenhausaufenthalten ein, kommt es immer wieder dazu, dass Blasenkatheter gelegt oder eine Versorgung mit Inkontinenzartikeln (zumeist mit Inkontinenzhosen) erfolgt. Dieses Vorgehen widerspricht in jeder Hinsicht dem Stand des aktuellen pflegewissenschaftlichen Wissens und dient ausschließlich zur Entlastung der Pflegekräfte. Es schadet dem Klienten, der sich an die Inkontinenzversorgung gewöhnt und im ungünstigsten Fall die Blasenkontrolle nicht zurückgewinnt.t

Daher sollte die Diagnose »Inkontinenz«, sofern diese erstmalig im Krankenhaus gestellt wird, unbedingt kritisch hinterfragt werden.

Die Versorgung mit geschlossenen Inkontinenzhosen sollte aus Gründen des Hautschutzes nur erfolgen, wenn eine Versorgung mit offenen Systemen nicht möglich ist.

**Das Einlegen von Vorlagen** in eine Inkontinenzhose stellt einen Pflegefehler dar, weil der Urin nicht mehr von den Superabsorbern im Inkontinenzprodukt aufgenommen werden kann. Infolgedessen können sich in kurzer Zeit schmerzhafte Hautschäden entwickeln.

### Vertiefendes Fachwissen – Formen der Harnkontinenz

Die am häufigsten auftretenden Pflegediagnosen der Harninkontinenz werden als Ergänzung zum Gesprächsleitfaden Pflegeerfassung® dargestellt. Je nach Ursache werden verschiedene Formen der Harninkontinenz unterschieden. Mischformen aus verschiedenen Kontinenzen sind möglich. Die auf medizinischen Diagnosen geruhenden Inkontinenzen können durch gezielte Beobachtung eingegrenzt werden. Sofern die Ursache der Inkontinenz nicht ermittelbar ist, wird allgemein von Harninkontinenz gesprochen.

Um die Form der Inkontinenz einzugrenzen wird das jeweilige **Störungsbild** möglichst genau beschreiben. Geistig behinderte Menschen sind darauf angewiesen, dass Bezugsbetreuer stellvertretend die Symptome der Inkontinenz beobachten und dem behandelnden Urologen/Gynäkologen beschreiben. Eine differenzierte Ursachensuche ist in Bezug auf mögliche (begrenzte) medizinische Gegenmaßnahmen sowie den richtigen pflegerischen Umgang von Bedeutung.

Die Kurzbeschreibung der am häufigsten auftretenden Inkontinenzformen sollen Mitarbeitende in die unterschiedlichen Störungsbilder einführen. Der Zusatz »Verdacht auf« soll dafür sensibilisieren, dass es sich bei diesen Diagnosen nicht um Pflegediagnosen, sondern um den Verdacht auf das Vorliegen einer medizinischen Diagnose handelt. Ob die Diagnose tatsächlich vorliegt, ist im Rahmen einer urologischen oder gynäkologischen Untersuchung ärztlich zu diagnostizieren.

### Verdacht auf Belastungsinkontinenz

Die Belastungsinkontinenz (veraltet Stressinkontinenz) bezeichnet einen unfreiwilliger Urinverlust, der mit körperlicher Belastung einhergeht (z. B. mit Hustenstoß), weil die Muskeln, die die Blase abschließen, zu schwach sind (► Kasten 9.5). Die Formen der Belastungsinkontinenz werden je nach Ausprägung in verschiedene Grade unterteilt. Ingelman-

Sundberg (1982) teilt die Belastungsharninkontinenz in drei Schweregrade ein:

Grad I: Harnabgang beim Husten, Lachen, Niesen oder Pressen

Grad II: Harnabgang bei körperlicher Arbeit und schnellem Laufen

Grad III: Harnabgang bei jeder Tätigkeit im Stehen

**Kasten 9.5:** Verdacht auf Belastungsinkontinenz

**Verdacht auf Belastungsinkontinenz:** Unkontrollierter Harnabgang bei körperlichen Belastungssituationen, die Druck auf die Blase ausüben.

**Mögliche Symptome:**

- Abgang von Urinmengen ohne Harndrang beim Husten, Niesen, schweren Heben, Stehen, Bewegen, Aufstehen, Treppensteigen

**Mögliche Ursachen:**

- Unzureichender Blasenverschluss durch Muskelschwäche des Beckenbodens oder des Blasenschließmuskels (z. B. durch Geburten, schwere körperliche Arbeit, Drucksteigerung im Bauchraum, Übergewicht)

### Verdacht auf Dranginkontinenz

Bei der Dranginkontinenz entsteht ein unwillkürlicher und zwanghafter Harndrang (► Kasten 9.6). Die Miktion (das Urinieren) kann nicht hinausgezögert werden.

**Kasten 9.6:** Verdacht auf Dranginkontinenz

**Verdacht auf Dranginkontinenz:** Plötzlich auftretender unkontrollierter Harndrang, auf den unmittelbar die Blasenentleerung erfolgt.

**Mögliche Symptome:**

- Dringlicher, plötzlich auftretender Harndrang (Toilette wird häufig nicht mehr rechtzeitig erreicht)
- Unfreiwilliger Urinabgang im Strahl, häufiges Wasserlassen auch nachts, Brennen beim Wasserlassen

**Mögliche Ursachen:**

- Überaktivität der Blasenmuskulatur mit eingeschränkter Blasenkontraktion
- Erhöhter Konsum von harntreibenden Getränken (Alkohol, Kaffee, schwarzer Tee, kohlensäurehaltiges Mineralwasser)
- Druck auf die Blase durch übervollen Darm (z. B. bei Verstopfung)
- Neurologische Erkrankungen (z. B. Morbus Alzheimer, Apoplexie, Demenz)

- Nebenwirkung von Medikamenten (z. B. Diuretika, Sedativa)
- Reizung der Blasenschleimhaut oder der ableitenden Harnwege (z. B. durch Blasenentzündung, Blasensteine, Tumor)

### Verdacht auf Inkontinenz bei chronischer Harnretention

Chronische Harnretention (Harnverhalt) bezeichnet das Unvermögen, trotz praller Füllung der Harnblase Urin zu lassen (► Kasten 9.7). Die Blase entleert sich erst, wenn sie übervoll ist, was zumeist schmerzhaft ist. Aufgrund einer überdehnten Blase gehen häufig mehrere kleine Mengen Urin ab. Es bleibt Restharn zurück, was Blasenentzündungen begünstigt.

**Kasten 9.7:** Verdacht auf Inkontinenz bei chronischer Harnretention

**Verdacht auf Inkontinenz durch chronische Harnretention:** Blase entleert sich erst, wenn sie übervoll ist, was in der Regel schmerzhaft und nicht kontrollierbar ist.

**Mögliche Symptome:**

- Unvollständige Blasenentleerung mit und ohne unfreiwilligen Urinverlust

**Mögliche Ursachen:**

- Organische Beeinträchtigung der Entleerungsfunktion
- Erkrankungen des Rückenmarks (z. B. Querschnittslähmung, infolge von Sauerstoffmangel unter der Geburt), nach Gebärmutteroperationen, bei Prostatavergrößerung, Folgeerkrankung von Diabetes mellitus

## 9.6 Pflegediagnose Obstipation

Die Pflegediagnose ist im Gesprächsleitfaden Pflegeerfassung® wie folgt dargestellt (► Kasten 9.8).

**Kasten 9.8:** Pflegediagnose Obstipation im Gesprächsleitfaden Pflegeerfassung®

**Obstipation:** Verzögerte oder mangelhafte Darmentleerung mit harter Stuhlkonsistenz alle 3–4 Tage oder seltener.

**Mögliche Symptome:**

- Verzögerte Darmentleerung, krampfartige Schmerzen bei der Entleerung, starkes Pressen zur Entleerung

- Geringe Stuhlmengen mit längeren Zeitabständen zwischen den Ausscheidungen, trockener, harter Stuhl
- Völlegefühl, Übelkeit, Druckgefühl im Bauchraum, geblähter Bauch, Appetitlosigkeit, evtl. belegte Zunge

**Mögliche Ursachen:**

- Zu geringe Flüssigkeitszufuhr, ballaststoffarme Kost, zu wenig Bewegung (z. B. Immobilität)
- Unterdrücken des Defäkationsreizes (Ausscheidungsreizes), Missbrauch von Abführmitteln
- Änderung der Lebensgewohnheiten (z. B. Klima, Ernährung, Stress)
- Erkrankungen des Darmes, Fieber, psychische Erkrankungen, z. B. Depression
- Medikamentennebenwirkungen (z. B. Antidepressiva, Opiate)

## Ziele im Rahmen der Teilhabeplanung

Übergeordnetes Ziel: Der Klient erlangt Stuhlgewohnheiten, die seinen gesunden Ausscheidungsmustern entsprechen.

Teilziele: Der Klient

- setzt regelmäßig (mindestens alle drei Tage) beschwerdefrei Stuhl ab,
- trinkt die vereinbarte Flüssigkeitsmenge (spezifizieren),
- führt ein den Ressourcen angemessenes Bewegungsprogramm durch (z. B. aktive und passive Bewegungsübungen, die Bauch und Beinmuskulatur trainieren, Spaziergänge, Sitzgymnastik im Rollstuhl),
- ernährt sich ballaststoffreich.

## Maßnahmen/Erfolgsfaktoren zur Vermeidung von Obstipation

- **Ausreichende Flüssigkeitszufuhr**
  Flüssigkeit erhöht das Stuhlvolumen, so dass der Stuhl leichter durch das Verdauungssystem transportiert werden kann und so einer Verstopfung vorbeugt.
- **Ballaststoffreiche Ernährung**
  Ballaststoffe (Obst, Gemüse, Vollkornprodukte) binden Wasser im Verdauungstrakt und sorgen so für eine Erhöhung des Stuhlvolumens. Auf die Darmwände wird dadurch Druck ausgeübt und der Stuhlgang wird angeregt.
- **Förderung der Bewegung**
  Regelmäßige Bewegung aktiviert die Darmbewegung und verkürzt so die Aufenthaltsdauer des Speisebreis im Verdauungstrakt.
- **Einhalten fester Essenszeiten**
  Regelmäßige Mahlzeiten fördern die normale Verdauungstätigkeit und können dabei helfen, die Darmtätigkeit zu regulieren.
- **Stuhlgang nicht unterdrücken**
  Es ist wichtig, auf Körpersignale zu achten und dem Stuhldrang rechtzeitig nachzugeben sowie sich ausreichend Zeit für einen ungestörten Toilettengang zu nehmen.

**Fallbeispiel**

Frau L. ist 30 Jahre alt, hat eine spastische Halbseitenlähmung sowie eine Wirbelsäulenverkrümmung. Sie wird ins Krankenhaus eingewiesen, weil sie apathisch war und einmal erbrochen hatte. Die an chronischer Verstopfung leidende Frau hatte seit fünf Tagen nicht mehr abgeführt. Der Bauch war dabei weich, die Darmgeräusche nicht besorgniserregend. Mitarbeitende berichten jedoch besorgt, dass Frau L. dazu neigt, Gegenstände in den Mund zu nehmen und zu verschlingen. Ob aktuell Fremdkörper verschluckt wurden, konnte nicht ermittelt werden. Im Krankenhaus waren die Chirurgen von dem klinischen Befund nicht besorgt und behielten Frau L. zur Beobachtung im Krankenhaus. Nach mehreren Stunden reagierte Frau L. auf das Abtasten des Bauchs mit schmerzhaft verzerrtem Gesicht und der Allgemeinzustand hatte sich verschlechtert. Schließlich führte Frau L. ab. Im Kot konnte ein Waschlappen gefunden werden. Das Problem hatte sich auf diese Weise von selbst gelöst.

Nicht immer gibt es bei einem **Darmverschluss** einen so glücklichen Ausgang. Wenn der Arzt ausschließlich die klassischen Symptome eines Darmverschlusses fokussiert, kolikartige Schmerzen, Erbrechen, Abwehrspannung und die typischen Darmgeräusche, wird er die frühen Hinweise bei Menschen mit geistiger Behinderung nicht erkennen. Darmverschlüsse verlaufen bei Menschen mit einer schweren geistigen Behinderung oft ohne dramatische Symptome. Bei entsprechender Vorgeschichte (etwa chronische Obstipation, häufiges Verschlucken von Fremdkörpern) sollten auch weniger schwerwiegende Symptome ernst genommen werden. In der Statistik der Pathologen ist der **Ileus** eine der häufigsten **nicht erkannten Todesursachen** bei Menschen mit schwerer geistiger Behinderung. Jancar und Speller (1994) fanden heraus, dass bei insgesamt 32 Fällen nur acht vor der pathologischen Untersuchung erkannt worden waren.

## Vertiefendes Fachwissen Obstipation

Obstipation (Verstopfung) bezeichnet eine Veränderung der Stuhlausscheidung (Defäkation), die durch harten, trockenen Stuhl gekennzeichnet ist. Verbunden ist dies mit starkem Pressen bei der Ausscheidung und einem Gefühl der unvollständigen Entleerung. Bei einer Häufigkeit der Darmentleerung von **weniger als dreimal pro Woche** besteht Verdacht auf Obstipation. Eine Obstipation entsteht, wenn der Stuhl sich zu langsam durch den Darm bewegt und zu viel Wasser absorbiert wird. Dadurch wird der Stuhl hart und trocken, was zu einer erschwerten Ausscheidung führt.

Eine Verstopfung kann entweder akut oder chronisch sein. Die Symptome einer akuten Verstopfung beginnen plötzlich z. B. mit Schmerzen und Völlegefühl und enden, sobald abgeführt wurde.

Die **chronische Verstopfung** entwickelt sich über mehrere Wochen oder Monate hinweg und kann in einen dauerhaften Zustand übergehen. Als mögliche Komplikationen einer chronischen Verstopfung kann es vorkommen, dass der Stuhl soweit eindickt, dass er hart wird (Kotsteine) und eine spontane Darmentleerung nicht länger möglich ist. Die **Kotsteine** sind dann nach ärztlicher Anordnung manuell auszuräumen, was aufgrund der Verletzungsgefahr im Darm durch Ärzte oder Pflegefachkräfte erfolgt.

Eine Obstipationsprophylaxe setzt bei den Gewohnheiten an, die einer Obstipation Vorschub leisten. Einer Obstipation kann mit einfachen Hausmitteln, wie täglich ein Glas Wasser Sauerkrautsaft oder Buttermilch auf nüchternen Magen zu trinken, entgegengewirkt werden. Eine ballaststoffreiche Ernährung, großzügige Trinkmengen (mindestens zwei Liter am Tag) und Bewegung fördern eine gesunde Darmtätigkeit. Zusätzlich kann mit Trockenpflaumen, Weizenkleie, Flohsamen und Leinsamen die Verdauung unterstützt werden. Bei diesen Mitteln ist nicht mit einem Gewöhnungseffekt zu rechnen.

> **Quellstoffe**, wie Flohsamen oder Leinsamen, begünstigen eine Obstipation, sofern diese nicht mit ausreichend Flüssigkeit eingenommen werden.

Bevor medizinische Maßnahmen eingeleitet werden, sollte immer eine Umstellung auf eine ballaststoff- und flüssigkeitsreiche Ernährung erfolgen. Zusätzlich kann die Darmperistaltik über eine **Kolonmassage** angeregt werden. Die Anregung der Darmperistaltik über eine Kolonmassage ist gerade bei schwerst mehrfach behinderten Klienten, die unter Lähmungen und Immobilität leiden, häufig von Erfolg gekrönt und erspart dem Klienten qualvolle »Abführtage«. Obwohl die Kolonmassage nachweislich das gewünschte Ergebnis erzielt, wird diese in der Praxis häufig nicht durchgeführt. Eine Kolonmassage kann, nach Anleitung von Physiotherapeuten, Ärzten oder Pflegefachkräften, durch geschultes Personal durchgeführt werden. »Eine Kolonmassage wird nach Wied & Warmbrunn (2003) am rechten Unterbauch begonnen, geht nach oben in Kreisbewegung zur linken Leiste entlang, dem Verlauf des Dickdarmes folgend« (Tabali, Kollross & Lohrmann, 2006, S. 174).

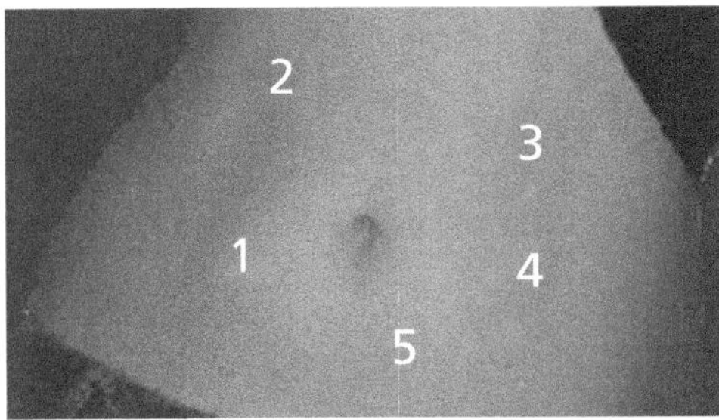


**Abb. 9.1:** Kolonmassage

Reichen diese Maßnahmen nicht aus, bleibt noch die Verordnung von Laxantien (Abführmittel). Bei der Vergabe durch Mitarbeiter muss eine ärztliche Verordnung vorliegen. Die meisten Abführmittel werden in Form von Tabletten, Kapseln, Pulver oder Tee eingenommen. Es gibt aber auch die Möglichkeiten der Verabreichung von Zäpfchen oder Einläufen (Klistier). Vor der Einnahme von Laxantien ist der zu erwartende Eintritt der Wirkung zu berücksichtigen. Manche Abführmittel wirken schon nach wenigen Stunden, andere erst nach ein bis zwei Tagen. Auf durch die erhöhte Darmtätigkeit ausgelöste Nebenwirkungen (z. B. Kreislaufprobleme, Unruhe, vermehrtes Schwitzen) ist zu achten. Bei Einnahme von Abführmitteln über einen längeren Zeitraum wird der Darm träge und es kann sich eine chronische Obstipation entwickeln. Daher ist es wichtig, dass Abführmittel nur über kurze Zeiträume verabreicht werden. Von einer regelmäßigen Laxantieneinnahme ist aufgrund der einsetzenden Gewöhnung nach Möglichkeit abzusehen.

> **Wechsel von Laxantien:** Kommen Klienten nicht mehr ohne Laxantien aus, sollten diese ca. alle drei Monate gewechselt werden, um einer Gewöhnung an ein Mittel entgegenzuwirken.

**Einschätzung der Obstipation**

Zur Einschätzung der Obstipation müssen die Klienten gut beobachtet werden. Die Beobachtungsparameter sind:

- Ernährungsgewohnheiten und insbesondere Flüssigkeitszufuhr: Eine ballaststoffarme Ernährung in Kombination mit einer unzureichenden Flüssigkeitszufuhr stellt häufig die Ursache der Obstipation dar.
- Umfang der körperlichen Aktivität: Menschen, mit einem geringen Aktivitäts- und Mobilitätsgrad leiden häufiger unter Obstipation.
- Krankhafte Veränderungen am Anus, wie z. B. Hämorrhoiden und/oder Analfissu-

ren (Schleimhauteinrisse): Hämorrhoiden können durch starkes Pressen beim Stuhlgang verursacht werden und Blutungen verursachen. Analfissuren entstehen, wenn harter Stuhl den Schließmuskel überdehnt.

- Nebenwirkungen von Medikamenten: Nimmt der Klient Medikamente ein, die als Nebenwirkung eine Obstipation auslösen können? Mögliche Medikamente: Antidepressiva, Schmerzmittel (Opiate), Blutdrucksenker, Antacida (Säureblocker), Psychopharmaka, Antihistaminika (z. B. gegen Allergien), Hustenmittel, Diuretika (Entwässerungstabletten) und Eisenpräparate.
- Schwierigkeiten vor (z. B. Völlegefühl, Blähungen, Spannungen und Schmerzen im Bauchbereich, Darmgeräusche) und bei der Darmentleerung (wie z. B. starkes Pressen, Schmerzen bei der Darmentleerung, lange Aufenthalte auf der Toilette).
- Häufigkeit der Stuhlentleerung und Stuhlbeschaffenheit (z. B. Farbe, Geruch, Beschaffenheit, Menge).
- Psychische Belastungen: Leidet der Klient unter belastenden Umständen oder fehlender Intims- oder Privatsphäre?
- Umgebungswechsel: Umgebungswechsel können eine Obstipation auslösen.
- Hormonumstellung: Bei Frauen kann eine Obstipation durch hormonelle Veränderungen in den Wechseljahren oder während der Schwangerschaft ausgelöst werden.

## 9.7 Pflegediagnose Diarrhoe

Die Pflegediagnose ist im Gesprächsleitfaden Pflegeerfassung® wie folgt dargestellt (▸ Kasten 9.9).

**Kasten 9.9**: Pflegediagnose Diarrhoe im Gesprächsleitfaden Pflegeerfassung®

**Diarrhoe:** Ungeformte, wässrige Stuhlausscheidungen mehr als dreimal täglich.

**Mögliche Symptome:**

- Starker Stuhldrang, dünne, wässrige, übelriechende Stühle (hoher Elektrolyt- und Flüssigkeitsverlust)
- Krampfartige Schmerzen im Bauchraum, Darmgeräusche, geblähter Bauch, Blähungen, Appetitlosigkeit, Kraftlosigkeit, Fieber

**Mögliche Ursachen:**

- Nahrungsmittelunverträglichkeiten und/oder Lebensmittelvergiftungen
- Zu hohe Aufnahme von Zuckerersatzstoffen
- Infektionen des Magen-Darm-Traktes
- Nebenwirkungen von Medikamenten (z. B. Antibiotika, Abführmittelgebrauch, Abführmittelmissbrauch)

- Sondennahrung (z. B. zu hohe Flussrate, Fehllage der Sonde, Zusatz- und Geschmacksstoffe, die der Klient nicht verträgt)
- Erkrankungen des Verdauungstrakts (z. B. Divertikulose, Magenerkrankungen, Pankreatitis, Morbus Crohn)
- Aufregung, Angst, Furcht, Stress, Überanstrengung

## Ziele im Rahmen der Teilhabeplanung

Übergeordnete Ziele: Der Klient hat Kontrolle über die Stuhlausscheidung.

Teilziele: Der Klient (vgl. Ehrmann & Völkel, 2009, S. 120–122)

- äußert Schmerzfreiheit beim Stuhlgang und im abdominalen Bereich,
- meldet sich bei unkontrollierter Stuhlausscheidung und akzeptiert Unterstützung,
- vermeidet unverträgliche Nahrungsmittel,
- äußert Bereitschaft, die vereinbarten Maßnahmen durchzuführen,
- nimmt keine Abführmittel ein,
- trinkt die in der Teilhabeplanung vereinbarte Flüssigkeitsmenge,
- versteht den möglichen Zusammenhang zwischen Diarrhoe und Angst oder Stress.

## Maßnahmen/Erfolgsfaktoren zur Vermeidung einer Diarrhoe

### 1. Einleitung medizinischer Maßnahmen

- Wenn die Diarrhoe länger als zwei bis drei Tage besteht und mit Fieber oder starken abdominalen Schmerzen einhergeht, ist eine ärztliche Untersuchung zu veranlassen.
- Neben einer mikrobiologischen Untersuchung des Stuhlgangs kann die Beobachtung der Lebens-/Essgewohnheiten wichtige Hinweise für die Ursachenklärung beinhalten.

### 2. Flüssigkeitsaufnahme

Da der Körper viel Flüssigkeit verliert, muss diese schnellstmöglich und ausreichend (ca. drei bis vier Liter Flüssigkeit täglich) ersetzt werden. Dadurch werden der Stoffwechsel und der Salzhaushalt des Organismus im Gleichgewicht gehalten und das Befinden stabilisiert.

### 3. Ernährung

- Bei leichtem Durchfall ist eine ballaststoffarme Ernährung angeraten; der Verdauungstrakt sollte nicht zusätzlich durch ungeeignete Nahrungsaufnahme (wie z. B. fette, blähende oder stark säurehaltige Speisen) belastet werden.
- Bei schweren Verläufen ist zunächst eine Nahrungskarenz zu empfehlen. Danach kann die Nahrungsaufnahme langsam mit Tee, Zwieback, Salzstangen, Schleimsuppe, geriebenen Äpfeln und Bananen wieder aufgebaut werden. Es gibt immer wieder Klienten, die keinen Tee mögen, aber Cola gut vertragen. Bevor diese Klienten zu wenig trinken, sollte ein Versuch mit Cola unternommen werden.

### 4. Bei Kreislaufproblemen: Sturzprävention

- Durch den Durchfall wird der Körper oftmals derart geschwächt, dass mit Kreislaufproblemen zu rechnen ist. Diese führen zu einer deutlich erhöhten Sturzgefahr.
- Wenn die Gefahr eines Kreislaufkollapses besteht, ist die Wege-Bewältigung (insbesondere in Bezug auf die häufigen Toilettengänge), die auf die individuellen Bedingungen des erkrankten Klienten abgestimmt ist, abzusichern.

**5. Hautpflege**

- Besonders bei Menschen, die mit Inkontinenzmaterialien vorsorgt werden, ist nach Durchfällen auf zeitnahe Wechselintervalle zu achten, weil die Haut durch den Durchfall sehr schnell angegriffen wird.

**6. Hygiene**

- Bei allen Kontakten mit Stuhl oder Erbrochenem ist ein Höchstmaß an Hygiene erforderlich. Dazu zählen das Tragen von Schutzkleidung (Einmalhandschuhe, Schutzkittel) und eine lückenlose Händehygiene.
- Flächendesinfektion ist auf Türklinken, Toilettenbrillen, Handläufen und allen Kontaktflächen durchzuführen. Die Flächendesinfektionslösung ist täglich (entsprechend Hygieneplan) zu erneuern.

**7. Dokumentation**
Die Beobachtung und Dokumentation des Gesundheitszustands erfolgen (soweit möglich und nötig) unter Berücksichtigung folgender Kriterien:

- Anzahl der Stuhlgänge sowie Aussagen zur Beschaffenheit, Farbe, Geruch des Stuhls und ggf. Blut-/Schleimbeimengungen,
- Flüssigkeitseinfuhr,
- abdominale Schmerzen und/oder geblähter Bauch, Abgang von Winden,
- mangelnder Appetit, allgemeine Schwäche,
- Puls, Blutdruck, Fieber, Hautbeschaffenheit,
- Körpergewicht,
- Orientierungszustand und Bewusstseinslage.

## Vertiefendes Fachwissen Diarrhoe

Diarrhoe (Durchfall) beschreibt die gehäuft auftretende Entleerung von ungeformtem und flüssigem Stuhl. Die Mehrzahl der akuten Durchfälle ist jedoch meist leichterer Natur und hält nur wenige Tage an. Mögliche Ursachen von Durchfällen sind vielfältig und reichen von Vorfreude oder Aufregung vor einem besonderen Ereignis über Infektionen und Lebensmittelunverträglichkeiten bis hin zu Tumoren. Die häufigsten Auslöser einer akuten Diarrhoe sind Bakterien oder Viren.

Eine differenzierte Analyse der Ursachen ist dann notwendig, wenn Durchfälle häufig wiederkehren oder länger als drei Tage anhalten, was ein Hinweis auf eine chronische Diarrhoe sein könnte. Treten Durchfälle regelmäßig auf, ist diagnostisch abzuklären, ob eine behandelbare Erkrankung oder noch nicht erkannte Unverträglichkeit die Ursache sein könnte. Liegt der Verdacht nahe, dass es sich um eine Milcheiweißallergie handelt, können probeweise ein paar Tage alle Milchprodukte weggelassen werden. Wenn dies die Ursache war, wird eine Besserung in kürzester Zeit eintreten. Wird die Ursache nicht über Beobachtungen des Klienten herausgefunden, sollte eine ärztliche Diagnostik erfolgen. Mögliche Ursachen für chronische Verläufe sind:

- Somatische Erkrankungen (wie z. B. Schilddrüsenüberfunktion, Erkrankungen des Magen-Darm-Trakts),
- Lebensmittelallergien/-unverträglichkeiten (z. B. Glutenunverträglichkeit (Zöliakie)),
- Laktoseintoleranz (Milchzuckerunverträglichkeit)[45],
- Unverträglichkeit von Fruktose und/oder von Sorbit (beide Substanzen werden als

45 Eine Laktoseintoleranz ist eine Milchzuckerunverträglichkeit, bei der ein Bestandteil der Milch, die Laktose (= Milchzucker), Unverträglichkeiten hervorruft. Der Schweregrad ist individuell sehr unterschiedlich. Er hängt u. a. davon ab, ob die Laktase (Milchzucker spaltendes Enzym) völlig fehlt oder ob noch eine Restfunktion vorhanden ist.

Süßstoff genutzt und sind in vielen Lebensmitteln enthalten),
- zu hohe Aufnahme von Vitamin C,
- Reizdarmsyndrom (RDS).

Begleitende Allgemeinsymptome sind z. B. abdominale (im Bauchraum) Schmerzen und Krämpfe, Blähungen, Flüssigkeitsmangel und Gewichtsverlust. Wird die Diarrhoe durch Infektionen ausgelöst, können auch Fieber, Übelkeit und Erbrechen, Glieder- und Kopfschmerzen auftreten.

Über die vermehrte Ausscheidung von Flüssigkeiten und Mineralstoffen besteht bei Durchfällen die Gefahr der **Dehydrierung** (Austrocknung) des Körpers. Für kleine Kinder, ältere Menschen und Menschen mit einem geschwächten Immunsystem kann die Dehydrierung lebensbedrohliche Ausmaße annehmen. Daher müssen Klienten, solange der Durchfall anhält, die Trinkmenge erhöhen. Zum Ausgleich des Elektrolyt- und Flüssigkeitsverlusts eignen sich Gemüsebrühen, Mineralwasser, Heilwasser (jedoch kein Leitungswasser) und Kräutertees. Als weitere Ursachen für Durchfall kommen ferner infrage:

- **Reizdarmsyndrom (RDS):** Für das Reizdarmsyndrom sind die genauen Ursachen bisher nicht geklärt. Es lässt sich keine körperliche Ursache für die Beschwerden finden. Bestimmte Abläufe im Verdauungssystem sind gestört, der Darm selbst ist dabei aber **nicht** krankhaft verändert. Das RDS ist eine sehr belastende Störung für den Betroffenen, die jedoch keine gravierenden gesundheitlichen Konsequenzen birgt. Eine ursächliche (kausale) Therapie gibt es nicht, die Behandlung erfolgt symptomatisch.
- **Paradoxe Diarrhoe:** Grundlage der paradoxen Diarrhoe ist eine schwere Verstopfung (Obstipation) mit der Ansammlung und Verhärtung von Stuhlmassen, die nicht spontan entleert werden können. Der Organismus reagiert mit der Bildung wässrigen Stuhls, der an den Kotsteinen vorbei geleitet und entleert wird. Dies lässt den falschen Eindruck einer Diarrhoe entstehen.
- **Nebenwirkungen von Medikamenten:** Hat ein Klient Durchfall, sollten Sie erst einmal die Beipackzettel der Medikamente durchsehen, da einige Medikamente als Nebenwirkung Durchfall verursachen. Manchmal ist es möglich, auf einen anderen Wirkstoff umzusteigen, der vom Klient besser vertragen wird. Halten Sie hierzu Rücksprache mit der behandelnden Ärztin. Für Durchfall als Nebenwirkung sind besonders folgende Medikamente bekannt:
  - **Antibiotika:** Die Einnahme von Antibiotika kann zu Durchfall führen, da sie nicht nur auf bakterielle Krankheitserreger wirken, sondern auch die Bakterien der physiologischen Darmflora schädigen. Um das Risiko einer Durchfallerkrankung zu verringern, empfehlen Experten die vorbeugende Einnahme der medizinischen Hefe Saccharomyces boulardii (Perenterol®), deren Wirksamkeit in klinischen Studien belegt ist (vgl. Gesundheitswerkstatt, 2010).
  - **Laxantien (Abführmittel):** Der Gebrauch und Missbrauch von abführenden Medikamenten, kann zu Durchfall führen. Insbesondere der Laxantienmissbrauch mit dem Ziel der Gewichtsreduktion führt zu Elektrolytverlusten, die ihrerseits zu Verstopfung oder im Extremfall zu lebensgefährlichen Herzrhythmusstörungen führen können.
  - **Krebsmedikamente (Zytostatika)** können neben Übelkeit auch Durchfall verursachen.
- **Malassimilation (»Verwertungsstörung«):** Eine weitere Ursache für Durchfall ist die »schlechte Verwertung« von Nährstoffen, die als »Malassimilation« bezeichnet wird. Bei einer Malabsorption werden die Nährstoffe von der Darmschleimhaut nicht oder nicht vollständig aufgenommen. Dies ist zum

Beispiel bei der **Zöliakie** (Glutenunverträglichkeit) der Fall. **Zöliakie**: Bei Zöliakie entstehen Durchfälle aufgrund einer Überempfindlichkeit gegen Bestandteile von Gluten, das in vielen Getreidesorten vorkommende Klebereiweiß. Die Unverträglichkeit führt zu Darmentzündungen, bleibt lebenslang bestehen und kann derzeit nicht ursächlich behandelt werden. Zur Behandlung der Durchfälle und zur Prävention von Darmkrebs müssen Lebensmittel mit Gluten konsequent weggelassen werden.

- **Durchfallepidemien:** Bei jedem akuten Durchfall, der sich epidemisch ausbreitet (zeitliche und örtliche Häufung des Auftritts einer Erkrankung), ist umgehend ein Arzt hinzuzuziehen. Eine epidemische Ausbreitung kann bei mehr als drei Verdachtsfällen vorliegen. Die geringe Zahl von drei kann sich schnell erhöhen. Zu bedenken ist, dass in Abhängigkeit vom Erreger zwischen Ansteckung und Krankheitsausbruch einige Stunden bis Tage vergehen können (Inkubationszeit). Wenn bereits drei Personen erkrankt sind, muss bedacht werden, dass die tatsächliche Anzahl der Erkrankten weitaus höher sein kann. Der Arzt schätzt ein, ob es sich um eine höchstinfektiöse und/oder meldepflichtige Erkrankung (wie z. B. Salmonellen-, Noro- oder Rotavirus-Infektion) handeln könnte. In diesem Fall werden über den Arzt Stuhlproben zur Untersuchung eingeschickt und Hygienemaßnahmen (insbesondere die Hände- und Flächendesinfektion, Isolation von Klienten) eingeleitet. Die Hygienemaßnahmen sind strikt einzuhalten, um eine Weiterverbreitung zu verhindern. In Wohnstätten und Fördergruppen ist die Leitung für die Meldung von Verdachts- oder Krankheitsfällen beim Gesundheitsamt verantwortlich.

**Weiterführende Links**

Die Reizdarmselbsthilfe e. V. bietet umfangreiches Informationsmaterial zum Thema Reizdarm.

http://www.reizdarmselbsthilfe.de

Deutscher Allergie- und Asthmabund e. V. Die Seiten des Deutschen Allergie- und Asthmabundes e. V. bieten ausführliche Informationen zu Allergien. Daneben finden sich zudem hilfreiche Tipps, zum Beispiel zur Ernährung bei unterschiedlichen Lebensmittelallergien oder Neurodermitis.

http://www.daab.de

# 10 Körperliche Mobilität und Schlaf

**Mobilität**
In der Pflege werden die Assistenzleistungen des Transfers und der Mobilitätsförderung dem Punkt Mobilität der Grundpflege (individuelle Basisversorgung) zugeordnet, die beispielsweise mit der Assistenz beim Aufstehen und beim Transfer ins Badezimmer beginnt. Mobilität ist wichtig für die Selbstbestimmung. Selbstbestimmt den Alltag zu gestalten, heißt auch, Mobilität innerhalb und außerhalb der eigenen vier Wände jederzeit zu ermöglichen.

Kontraktur- und Sturzrisiko: Ist die Mobilität eingeschränkt, ist immer zu überprüfen, ob die Klientin auch kontrakturgefährdet und/oder sturzgefährdet ist. Zwischen den Pflegediagnosen »Eingeschränkte körperliche Mobilität« und »Sturzrisiko« sowie »Kontrakturrisiko« besteht ein enger Ursache-Wirkungs-Bezug.

**Schlaf**
Die Zuordnung der Thematik Schlafstörung erfolgte in Anlehnung an das H.-M.-B.-W-Verfahren. Sofern es passender erscheint, kann der Umgang mit Schlafstörungen, auch an anderer Stelle der Teilhabeplanung verankert werden.

## 10.1 Pflegediagnose eingeschränkte Mobilität

Die Pflegediagnose ist im Gesprächsleitfaden Pflegeerfassung® wie folgt dargestellt (► Kasten 10.1).

Die Pflegediagnose trifft zu, wenn die Fähigkeiten zur selbstständigen Mobilität des Klienten eingeschränkt sind (oder eine völlige Unfähigkeit besteht), sich unabhängig zwischen zwei Orten, z. B. von der Wohnung zur Straße, zu bewegen. In Abhängigkeit des jeweiligen personellen Teilhabebedarfs erfolgt eine Unterteilung in drei Kategorien. Die Kategorien bilden den Oberbegriff, die den Mobilitätsgrad beschreiben. Die jeweils zutreffende Kategorie wird ausgewählt (siehe Unterteilung in der Pflegediagnose):

a) Körperliche Mobilität ist bedingt selbstständig.
b) Körperliche Mobilität ist teilweise unselbstständig.
c) Körperliche Mobilität ist unselbstständig (immobil).

Im Anschluss ist der konkrete Hilfebedarf individuell auszuformulieren.

**Kasten 10.1**: Pflegediagnose eingeschränkte Mobilität im Gesprächsleitfaden Pflegeerfassung®

**Eingeschränkte körperliche Mobilität** (Definitionen nach Schweregraden)

a) **Körperliche Mobilität ist bedingt selbstständig**
Bewegung ist erschwert (z. B. durch Übergewicht), unsicher und/oder verlangsamt (z. B. Koordinations- und/oder Sehstörungen, Nebenwirkung von Medikamenten), kann jedoch (mit oder ohne Hilfsmittel) selbstständig erfolgen.

oder

b) **Körperliche Mobilität ist teilweise unselbstständig**
Für Bewegung/Fortbewegung ist situationsbedingt zeitweise oder teilweise personelle Hilfe erforderlich. Beispielsweise benötigt ein sich selbstständig fortbewegender Rollstuhlfahrer Assistenz beim Transfer vom Rollstuhl auf das Sofa.

oder

c) **Körperliche Mobilität ist unselbstständig (immobil)**
Zur Bewegung ist ständige personelle Hilfe notwendig, auch wenn Bewegungsressourcen (z. B. das Ausführen von Bewegungen der Gliedmaßen und des Kopfes) vorhanden sind.

**Mögliche Symptome:**

- Eingeschränkte Fähigkeit, sich zielgerichtet zu bewegen, bewegungsvermeidendes Verhalten, verlangsamte und/oder unsichere Bewegungen
- Schwierigkeiten beim Halten der Körpersymmetrie und beim Positionieren
- Kraftlosigkeit, muskuläre Schwäche, beeinträchtigte Gelenkbeweglichkeit, Kontrakturen, Muskelschmerzen und -verhärtungen, Spastik
- Veränderter Gang (z. B. reduzierte Ganggeschwindigkeit, Schwierigkeiten in Gang zu kommen, kleine Tippelschritte, zittrige Beine, schlurfender Gang)
- Eingeschränkter Bewegungsradius

**Mögliche Ursachen:**

- Kraftlosigkeit, Schwäche, eingeschränkte Aufmerksamkeit, Angst (zu stürzen)
- Beeinträchtigte Motivation (z. B. bewegungsvermeidender Lebensstil, Unlust, sich zu bewegen)
- Beeinträchtigte Koordination, Wahrnehmung, Orientierung
- Nebenwirkungen von Medikamenten
- Schwindelanfälle
- Beeinträchtigung des Bewegungsapparats (z. B. durch Schwerst-Mehrfach-Behinderungen, die mit Lähmungen einhergehen (Parese = Teillähmung, Plegie = komplette Lähmung))
- Herz-Kreislauf-Erkrankungen und neurologische Erkrankungen, Schmerzen
- Psychische Störungen (z. B. Verwirrtheit, Depression)
- Ruhigstellung (z. B. durch Fixierungen, Verbände)

### Ziele im Rahmen der Teilhabeplanung

Übergeordnetes Ziel: Die Klientin führt den Transfer selbstständig durch.

Teilziele: Der Klient (vgl. Stefan et al., 2009, S. 286):

- wendet im Rahmen seiner Möglichkeiten Maßnahmen zur Wiedergewinnung seiner Kräfte und Beweglichkeit an,
- meldet sich, sofern er Unterstützung benötigt,
- akzeptiert und nutzt Hilfsmittel zur Fortbewegung
- beteiligt sich aktiv am Transfer,
- äußert den Wunsch, den Transfer selbstständig durchzuführen,
- kann den Transfer mit Hilfe/mit Hilfsmitteln selbst durchführen.

### Erfolgsfaktoren zur Förderung der körperlichen Mobilität

An erster Stelle steht die Bestandsaufnahme der Funktionsfähigkeit des Bewegungsapparats sowie der ursächlichen Faktoren der Bewegungseinschränkungen. Stellen Sie sich zur Feststellung der Ressourcen des Klienten folgende Fragen:

- Kann der Klient sich im Bett teilweise oder komplett bewegen, allein das Bett verlassen oder ist nur das Gehen oder die Mobilität im Rollstuhl eingeschränkt?
- Hat der Klient Schmerzen bei der Bewegung und begibt sich deswegen in eine Schonhaltung?
- Bestehen Ängste im Zusammenhang mit dem Transfer (z. B. bei Nutzung eines Hebelifts, Angst vor Stürzen)?
- Hat der Klient die erforderliche Kraft, Ausdauer und Motivation zum Transfer?
- Bestehen Einschränkungen im Zusammenhang mit Wahrnehmungsstörungen, beeinträchtigtem Denken, Kognition oder Orientierung?
- Bestehen Einschränkungen durch die aktuelle Medikation (z. B. Einnahme eines Neuroleptikums)?

Im Anschluss an die Ermittlung der Fähigkeiten sind die notwendigen Hilfestellungen einzelfallbezogen zu beschreiben:

- Unterstützung beim Transfer geben. Der individuelle Bedarf (z. B. Hilfe beim Aufrichten im Bett, Transfer mit dem Lifter vom Bett in den Rollstuhl, Anleitung zu Transfertechniken) ist zu beschreiben.
- Zu isometrischen Übungen zur Stärkung der Muskelkraft anregen (z. B. Handfläche, Knie aneinander drücken, Gummiband mit Armen, Beinen, Händen auseinanderziehen).
- Zu aktiven Übungen anleiten, um die Gelenke beweglich zu halten (z. B. Gehübungen, Gymnastik im Rollstuhl).
- Den Betroffenen ermuntern, sich zu bewegen, spazieren zu gehen.
- Zu Hilfsmitteln (z. B. Gehilfen, Rutschbrett, Drehscheibe) beraten (oder durch eine Fachfirma beraten lassen) und diese ärztlich verordnen lassen.
- Zum Umgang mit Hilfsmitteln anleiten.
- Bei immobilen Klienten ist zur Dekubitusprophylaxe ggf. schriftlich ein individueller Bewegungsplan (veraltet Lagerungsplan) zu erstellen. Dieser Plan sollte sich an den Wünschen des Klienten orientieren. Es werden rund um die Uhr die tatsächlichen Lageänderungen dokumentiert, was auch Mikropositionierungen und Transfers beinhaltet (► Kap. 8.4.1).
- Leidet der Klient beim Bewegen unter Schmerzen, kann es eine große Erleichterung für den Klienten sein, vor schmerzhaften Bewegungen ein Schmerzmittel einzunehmen. Nach ärztlicher Anordnung sind diese zeitgerecht vor dem Transfer zu verabreichen (► Kap. 12.1 und Kap. 12.2).

**Beispiele für Hilfsmittel zur Förderung der Mobilität**

Die Abbildungen (▶ Abb. 10.1 und Abb. 10.2) stellen den Einsatz von Drehscheibe und Rutschbrett, beim Transfer vom Bett in den Rollstuhl dar. Der Klient kann das Rutschbrett in Kombination mit der Drehscheibe verwenden. Damit wird die Drehung vereinfacht und die Gelenke entlastet. Nach dem Transfer kann das Rutschbrett einfach unter dem Gesäß hervorgezogen werden.

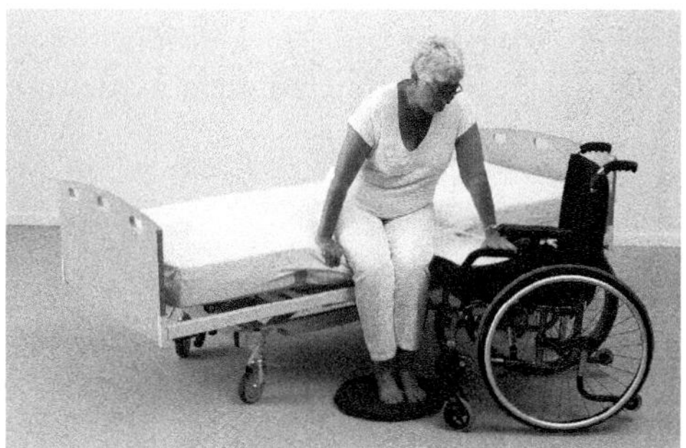

**Abb. 10.1:** Drehscheibe (© Etac GmbH)

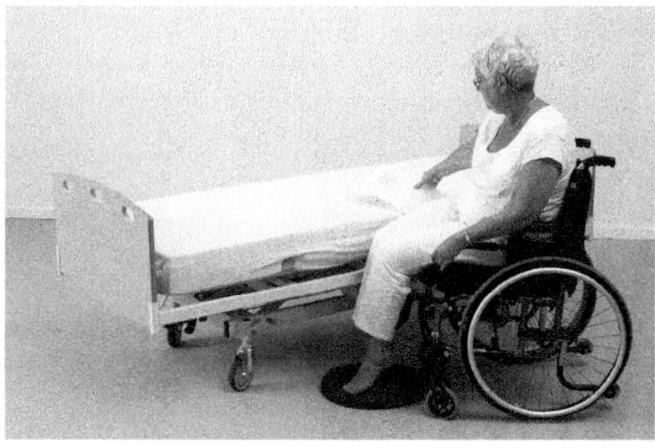

**Abb. 10.2:** Rutschbrett (© Etac GmbH)

**Fallbeispiel**

Herr G. ist 55 Jahre alt. Vor kurzem erlitt er einen Schlaganfall und ist seitdem linksseitig gelähmt. Er selbst vernachlässigt krankheitsbedingt die gelähmte Seite und bezieht diese von sich aus nicht mit in den Alltag ein. Sein linker Arm und das linke Bein kann er nicht aktiv bewegen, beide Extremitäten sind erschlafft. Herr G. konnte soweit mobilisiert werden, dass er im Rollstuhl im Wohnraum am Gruppengeschehen teilnehmen kann. Da er keine Körperbalance aufbauen kann, wird seine linke Körperhälfte mit Lagerungskissen gestützt. Zur Förderung der Wahrnehmung der gelähmten Seite erfolgt die Kontaktaufnahme durch Mitarbeitende immer über die gelähmte Seite. Alle Dinge des täglichen Bedarfs (z. B. sein Trinkglas) werden für Herrn G. auf die linke Seite gestellt. Das bewirkt, dass er mit der rechten Hand nach links greifen muss und so die Wahrnehmung für die gelähmte Seite schult. Zur Kontrakturenprophylaxe bieten die Mitarbeitenden immer wieder kurze Sitzgymnastik mit Musik an, zu der auch andere Mitbewohner ohne Bewegungseinschränkungen animiert werden. Damit die Schulter- und Armmuskulatur nicht versteift, wird Herr G. dazu angeleitet, mit der gesunden Hand seine gelähmte Hand über den Kopf zum Ohr zu ziehen. Anfangs bereitete ihm das Schwierigkeiten, aber nach ein paar Versuchen klappt es ohne Probleme. Alle anderen Mitbewohner machen in der Zeit Dehnübungen mit ausgestreckten Händen. Da das gelähmte Bein keinen Muskeltonus hat und wegrutscht, wird das Bein auf den Fußrasten gestellt, damit kein Spitzfuß entsteht.

Damit das gelähmte Bein nicht in der immer gleichen Position verharrt, wird das Bein dreimal täglich von Mitarbeitenden passiv in allen frei beweglichen Positionen dreimal in Folge bewegt. Bevor das Bein wieder auf der Fußraste abgestellt wird, wird diese (um den Beugewinkel zu verändern) jedes Mal um ein paar Zentimeter höher oder tiefer gestellt.

Das Fallbeispiel zeigt, dass Bewegungsübungen spielerisch in den Alltag integriert werden können. Dafür sind kurze Aktivierungen von ca. fünf bis zehn Minuten durchaus eine gute Möglichkeit, die Bewegung und die Beweglichkeit zu fördern. Ebenso ist es wichtig, die Klienten zu animieren, was in dem Beispiel über Musik während der Sitzgymnastik erfolgt. Es bedarf etwas Einfallsreichtum und Kreativität, um Pflegemaßnahmen wie z. B. eine Kontrakturenprophylaxe in den Alltag einer Gruppe zu integrieren und den Klienten Freude an der Bewegung zu verschaffen. Das im Fallbeispiel beschriebene Abstellen des Fußes auf Fußrasten von Transportrollstühlen sollte nur gemacht werden, wenn die Klienten mit den Füßen nicht den Fußboden erreichen.

Zur **Spitzfußprophylaxe** werden die Füße nach Möglichkeit nicht auf den Fußrasten belassen, sondern immer auf den Fußboden abgestellt. Das Aufstellen der Füße auf festem Boden gibt einen Impuls zum Aufbau einer aufrechten Körperhaltung.

Klienten in Falltrollstühlen länger sitzen zu lassen, ist eine Notlösung, weil bedingt durch die flexible Sitz- und Rückenlehne die Köperspannung nicht optimal aufgebaut werden kann. Es sollte immer versucht werden, die Klienten auf einen Armlehnenstuhl umzusetzen. Ist dies auf Dauer nicht möglich, sollte über die behandelnde Ärztin ein individuell angepasster Therapierollstuhl beantragt werden.

## 10.2 Pflegediagnose Kontrakturrisiko

Die Pflegediagnose ist im Gesprächsleitfaden Pflegeerfassung® wie folgt dargestellt (► Kasten 10.2).

**Kasten 10.2**: Risikodiagnose Kontrakturrisiko im Gesprächsleitfaden Pflegeerfassung®

**Kontrakturrisiko:** Erhöhte Gefahr der dauerhaften Funktions- und Bewegungseinschränkung von Gelenken (Gelenkversteifung) durch das Fehlen von aktiver und passiver Muskelbewegung.

**Mögliche Symptome:**

- Die Pflegemaßnahmen dienen der Prävention, daher sind keine Symptome vorhanden. Liegen Risiken vor, sind Maßnahmen zur Kontrakturprävention zu planen.

**Mögliche Risikofaktoren:**

- Immobilität bzw. eingeschränkte Beweglichkeit infolge von Verletzungen (z. B. Stürzen), Erkrankungen Operationen, Entzündungen (von Knochen und Gelenken)
- Eingeschränkte Beweglichkeit oder dauerhaftes Verharren in einer immer gleichen Position aufgrund von Spasmen, Lähmungen z. B. infolge von Schlaganfall
- Bewegungsabhängige Schmerzen
- Schonhaltung aufgrund von Schmerzen
- Unzureichende bzw. keine Bewegung aufgrund von Wahrnehmungs- oder Bewusstseinsstörungen

- Gekrümmte Körperhaltung
- Superweichlagerung

## Ziele im Rahmen der Teilhabeplanung

Übergeordnete Ziele: Die Kontrakturgefahr ist frühzeitig erkannt.

Teilziele (vgl. Kamphausen, 2005, S. 91): Der Klient

- ist über Entstehungsmechanismen von Kontrakturen informiert,
- ist motiviert im Rahmen seiner Fähigkeiten aktiv an der Vermeidung einer Kontraktur mitzuarbeiten,
- bewegt mehrfach täglich kontrakturgefährdete Gelenke.

## Maßnahmen/Erfolgsfaktoren zur Vermeidung von Kontrakturen

- Mobilisation und Bewegungsübungen sind die beste Prophylaxe. Sofern der Klient noch aktiv mitmachen kann, ist dieser zu aktiver Gelenkbewegung und/oder zu isometrischen Spannungsübungen (Muskelanspannung ohne Bewegung) anzuleiten.
  **Isometrische Spannungsübungen** bewirken die Kontraktion von Muskeln ohne Bewegungsausschlag von Gelenken. Um eine isometrische Anspannung der Muskeln zur erreichen, wird die Extremität gegen einen Widerstand gedrückt oder die Muskeln angespannt und wieder gelöst. Durch diese Übungen wird die Muskulatur gekräftigt, ohne dass (schmerzhafte) Gelenke bewegt werden. Beispiele für einfach auszuführende isometrische Spannungsübungen sind (vgl. ebd., S. 98):
  - Die Handflächen vor der Brust zusammendrücken.
  - Beine strecken, mit der Fußsohle des einen Fußes gegen den Fußrücken des anderen drücken.
  - Beine strecken, dann Fußspitze anziehen.
- Bei **vollständig immobilen Klienten** werden passive Bewegungsübungen durchgeführt. Mit den kleinen Gelenken (Zehen- und Fingergelenken) beginnen. Alle Gelenke werden stellvertretend für den Klienten in allen physiologischen Bewegungsebenen bewegt. Dabei darf niemals gegen Widerstände in Gelenken oder Muskulatur gearbeitet werden (vgl. ebd., S. 96–97).
- »Auf (Super-)Weichlagerungen sollte verzichtet werden, um Spontanbewegungen nicht zu hemmen« (MDS, Qualitätsprüfrichtlinien, 2009, S. 168).

Um Versteifungen oder eine Verstärkung von Spastiken in **Handgelenken** zu vermeiden, dürfen keine Materialien (z. B. Waschlappen, Bällchen) in die Handfläche gelegt werden.

**Bereits vorhandene Kontrakturen**
Liegen schon Kontrakturen vor, wird die Behandlung komplexer und sollte ausgebildeten Physiotherapeuten und ggf. Pflegefachkräften überlassen werden. Nach Einweisung durch Physiotherapeuten ist im Einzelfall zu entscheiden, ob eingewiesene Mitarbeiter einzelne Übungen oder das gesamte Übungsprogramm anleiten können. Was und wie viel Mitarbeitende übernehmen können, ist abhängig vom Schweregrad der Kontraktur. Sofern sich die Kontraktur noch im Anfangsstadium befindet, sind die Übungen leicht nachzuvollziehen und gut in den alltäglichen Assistenzleistungen (z. B. Körperpflege, An-

und Auskleiden, Handführung bei Aktivitäten wie der Nahrungsaufnahme und Transfer) zu integrieren.

**Fallbeispiel**

Herr K. unterliegt einem Wechsel aus hyperaktiven Phasen, in denen er Aufmerksamkeit sucht und teilweise aggressiv auftritt, und Phasen, in denen er innerlich ruhig wirkt und in stereotype Verhaltensweisen verfällt. Eine typische stereotype Verhaltensweise ist das Rumpfschaukeln, wobei er die Hände über Stunden hinweg hinter dem Rücken gekreuzt hält. Während Herr K. mit dem Rumpf schaukelt, wirkt Herr K. in sich zurückgezogen und meidet Blicke und Kontakte. Ihn zu unterbrechen oder zu Tätigkeiten zu motivieren, ist in dieser Phase nicht möglich.

Obwohl Herr K. keine Schmerzen äußert, wollten die Mitarbeiter dieser einseitigen Bewegung ausgleichende Bewegungsmuster entgegen setzen, um einer Kontraktur vorzubeugen. Als Ausgleich leiten die Mitarbeitenden Herrn K. in aktiven Phasen zum Kreisen der Arme und der Schultergelenke an. Zusätzlich fordern sie ihn auf, die Arme weit nach vorn zu strecken sowie hin und her zu bewegen.

Das Fallbeispiel zeigt die Kontrakturgefahr, die auch bei stereotypen Verhaltensweisen häufig gegeben ist. Durch die im Fallbeispiel beschriebene unphysiologische Haltung der Hände und das kontinuierliche Zurückziehen der Arme auf den Rücken kann es zu einer Verkürzung der Sehnen und zu Schmerzen in den Schultergelenken kommen. Nicht nur bei Bewegungseinschränkungen, sondern auch bei einseitigen Bewegungsmustern liegt ein Kontrakturrisiko vor.

## Vertiefendes Fachwissen Kontrakturrisiko

Ein Kontrakturrisiko besteht, wenn Gelenke über längere Zeiträume in der Bewegung vernachlässigt werden. Anzeichen für die Entstehung einer Kontraktur sind Schmerzen beim Bewegen, Strecken und Beugen von Gelenken. Um diese Schmerzen nicht zu spüren, meiden Klienten jede weitere das Gelenk betreffende Bewegung und begeben sich so in eine Schonhaltung. Eine dauerhafte **Schon- oder Fehlhaltung** (z. B. bei Spastikern) führt zur Verkürzung der Muskulatur und zur Schrumpfung der Sehnen. Wird dieser Prozess nicht durch die Wiederaufnahme von Bewegungen aufgehalten, kommt es zu einer dauerhaften Versteifung von Gelenken. Diese **irreversible Versteifung** in einer Fehlstellung wird als Kontraktur bezeichnet. Kontrakturen können so massiv sein kann, dass beispielsweise eigenständiges Gehen nicht mehr möglich ist.

Die Gelenkbeweglichkeit bezieht sich auf alle Gelenke. Auch kleine Gelenke sollten daher nicht außer Acht gelassen werden. »Primär gefährdet sind die großen Gelenke, z. B. Schultergelenke, Hüftgelenke, Kniegelenke, Sprunggelenke, Ellenbogengelenke, Gelenke an Hals- und Lendenwirbelsäule« (Kamphausen, 2005, S. 88). Klienten, bei denen Kontrakturen bereits vorliegen, sind an einer asymmetrischen Körperhaltung und unharmonischen Bewegungsabläufen zu erkennen.

Um die physiologische Gelenkfunktion zu erhalten, sind bewegungseingeschränkte Klienten darauf angewiesen, dass betroffene Gelenke mehrmals täglich aktiv (durch den Klienten) oder passiv (mit Unterstützung der Mitarbeitenden) bewegt werden. Das Ziel dieser Kontrakturprophylaxe besteht darin, eine anatomisch richtige und funktionstüchtige Stellung der Gelenke und den regelrechten Ablauf der Bewegungen (Funktion) zu erhalten.

## 10.3 Risikodiagnose Sturzrisiko

Die Pflegediagnose ist im Gesprächsleitfaden Pflegeerfassung® wie folgt dargestellt (► Kasten 10.3).

**Kasten 10.3:** Risikodiagnose Sturzrisiko im Gesprächsleitfaden Pflegeerfassung®

**Sturzrisiko:** Erhöhte Anfälligkeit, das Gleichgewicht zu verlieren und sich durch Stürze körperlich zu verletzen.

**Mögliche Symptome:**

- Die Pflegemaßnahmen dienen der Prävention, daher sind keine Symptome vorhanden. Liegen Risiken vor, sind Maßnahmen zur Sturzprävention zu planen.

**Mögliche personenbezogene Risikofaktoren:**

- Sturz in der Vorgeschichte mit Angst zu stürzen, Angst beim Gehen und Stehen
- Probleme mit der Körperbalance/dem Gleichgewicht
- Eingeschränkte Bewegungsfähigkeit, verminderte Muskelkraft
- Gangveränderungen, beeinträchtigtes Gehen
- Getriebenheit, Rastlosigkeit, ruheloses Umhergehen
- Erkrankungen, die mit veränderter Mobilität, Motorik und Sensibilität einhergehen
- Chronische Erkrankungen/schlechter Allgemeinzustand
- Sehbeeinträchtigungen, reduzierte Kontrastwahrnehmung, reduzierte Sehschärfe, ungeeignete Brillen
- Eingeschränkte Hörfähigkeit
- Beeinträchtigungen der Kognition und Stimmung (z. B. bei Demenz, Depression)
- Erkrankungen, die zur kurzzeitigen Ohnmacht führen (z. B. Epilepsie, Hypoglykämie (Verminderung des Blutzuckers), Blutdrucksenkung, Herzrhythmusstörungen, Transitorische ischämische Attacke (TIA, vorübergehende zerebrale Durchblutungsstörung), Anfallsleiden)
- Kontinenzprobleme (z. B. Dranginkontinenz, vermehrtes nächtliches Wasserlassen)
- Schmerzen beim Bewegen und Fortbewegen
- Selbstverletzung

**Medikamentenbezogene Sturzrisikofaktoren:**

- Polypharmazie (Einnahme von mehr als vier verschiedenen Medikamenten)
- Psychotrope Medikamente (Stoffe mit hohen Suchtpotenzial, deren Wirkungsmechanismen Einfluss auf die Psyche nehmen)
- Antihypertensiva (Medikamente gegen Bluthochdruck)

**Mögliche umgebungsbezogene Risikofaktoren:**

- Freiheitsentziehende Maßnahmen
- Inadäquates Schuhwerk
- Schlechte Beleuchtung, steile Treppen, mangelnde Haltemöglichkeiten, glatte Böden, Stolpergefahren (z. B. Teppichkanten, herumliegende Gegenstände), unebene Gehwege, mangelnde Sicherheitsausstattung (z. B. Haltemöglichkeiten), Wetterverhältnisse (z. B. Glatteis)
- Verwendung von Hilfsmitteln erfolgt nicht oder fehlerhaft
- Neu auftretende und kurzfristige Veränderungen der Umgebung

## Ziele im Rahmen der Teilhabeplanung

Übergeordnete Ziele:

- Eine sichere Mobilität ist gewährleistet.
- Vermeidung von Verletzungen, die infolge von Stürzen auftreten können.

Teilziele: Der Klient

- erkennt die Notwendigkeit, Hilfe anzufordern und kann diese annehmen,
- fordert benötigte Unterstützung an (z. B. Rufen der Mitarbeiter, Betätigung der Klingel),
- erhält die Mobilität,
- äußert im Zusammenhang mit der Mobilität das Gefühl von Sicherheit und hat keine (unangemessene) Angst zu stürzen,
- führt die vereinbarten Maßnahmen (z. B. Gehübungen mit Unterstützung) zur Sturzprophylaxe durch,
- akzeptiert im Zusammenhang mit der Mobilität Beschränkungsmaßnahmen, die dem Selbstschutz dienen (z. B. nicht allein die Treppe zu nutzen).

## Maßnahmen/Erfolgsfaktoren zur Vermeidung von Stürzen

Die Maßnahmen zur Sturzprophylaxe leiten sich aus den individuell verschiedenen **Risikofaktoren** ab und werden in die Teilhabeplanung aufgenommen. Zur Entwicklung von Schutzmaßnahmen ist die Beobachtung der Bewegungsmuster der Klientin sowie ihrer möglichen Unsicherheiten unerlässlich. Sofern die Klientin aus einem nicht bekannten Grund stürzt, wird die Sturzrisikoeinschätzung anhand der im Gesprächsleitfaden Pflegeerfassung® benannten Risikofaktoren erneut durchgeführt und die Maßnahmen ggf. angepasst.

### 1. Information, Beratung

- Die betroffene Klientin und ihre Angehörigen werden über das Sturzrisiko aufgeklärt.
- Die verschiedenen Möglichkeiten zur Risikominimierung werden erläutert und gemeinsam geeignete Maßnahmen festgelegt.
- Die Beratung zur Sturzprävention ist zu dokumentieren.

Sturzvermeidende Verhaltensweisen erläutern:

- Mit der Klientin besprechen, dass sie sich melden soll, um ihr ggf. Hilfestellung geben zu können.
- Auf das Tragen von festem Schuhwerk hinweisen. Bei einer Mittagsruhe können Schuhe im Bett angelassen werden, damit die Klientin nicht auf Socken zum Stehen kommt und ausrutscht.

**2. Mobilitätstraining**

- Alle Klienten, die noch mit Hilfe oder Hilfsmittel gehen können, sollten mindestens zweimal täglich Gehübungen (ggf. mit Unterstützung von Krankengymnasten) machen. Während des Transfers und bei Gangübungen sollte auf Erschöpfungszeichen und Kreislaufsituation geachtet werden.
- Es ist unrealistisch, schwerst mehrfach behinderte Menschen in den Fitnessraum zu schicken. Immobile Klientinnen können ihre Beweglichkeit und den Muskelaufbau fördern, indem sie Übungen z. B. mit Hanteln oder Terrabändern ausführen. Hierzu bedarf es etwas Fantasie ggf. auch einer Beratung oder Anleitung durch Krankengymnasten, um das Passende zu finden.

**3. Beratung und Anleitung zu Hilfsmitteln**
Bei der Hilfsmittelversorgung sind Hilfsmittel zur Förderung der sichereren Eigenmobiliät (z. B. Rollator, Rollstuhl, Gehhilfen) von Hilfsmitteln zur Vermeidung von Sturzfolgen zu unterscheiden. Die Hilfsmittel sollten für den Klienten immer griffbereit sein. Die Klienten sind in die Nutzung einzuweisen und zur regelmäßigen Nutzung anzuleiten und zu animieren. Hilfsmittel zur Vermeidung von Sturzfolgen sind z. B. Schutzhelme, Hüftprotektoren, »Meywalk 2000«, Bettseitenschutz, Niedrigbetten.

Rollatoren eignen sich zur Unterstützung der Balance während der Fortbewegung. Es gibt sehr viele unterschiedliche Modelle, z. B. mit oder ohne Bremsen, Transportkörben, Sitzbrettern zum Verschnaufen. Ein Rollator ist ein individuell anzupassendes Hilfsmittel und wird ärztlich verordnet.

- **Rollstühle** werden als bekannt vorausgesetzt. Sicherung des Klienten im Rollstuhl ist erforderlich, weil Klienten aus Rollstühlen stürzen können, wenn Sicherheitsgurte zum Transfer nicht angelegt oder Feststellbremsen nicht gezogen werden.
- Ein **»Meywalk 2000«** ist ein speziell für Menschen mit starkem Bewegungsdrang und hoher Sturzgefährdung konzipierter rundum abgesicherter Laufwagen, der Stürze durch unkontrolliertes Aufstehen verhindert und so die Eigenmobilität fördert.
- Der **Hüftprotektor** besteht aus zwei anatomisch geformten Schalen, die in einer Hose so fixiert sind, dass die Schalen jeweils unterhalb des Hüftknochens liegen und den Oberschenkelknochen überdecken. Die Aufprallenergie wird so bei einem Sturz auf das umliegende Weichteilgewebe abgelenkt und damit ein Bruch des Oberschenkelknochens häufig vermieden. Bisher lehnen die Krankenkassen die Kostenübernahme für Hüftprotektoren mit der Begründung ab, dass dieses Hilfsmittel ausschließlich präventiven Charakter hat und allein in den Bereich der Eigenverantwortung der Versicherten fallen würde. Je nach Modell kommen daher auf den Klienten Kosten in Höhe von ca. 30–90 € zu.
- **Kopfschutzhelme**. Bei Anfallsleiden werden mit dem Kopfschutz die Sturzfolgen gemindert. Kopfschutzhelme werden individuell nach Maß sowie angegebenen Fallrichtungen wahlweise mit oder ohne Ohrenschutz hergestellt und können ärztlich verordnet werden.
- **Niedrigbetten** lassen sich so tief stellen, dass im Falle von Stürzen nicht mit ernsthaften Verletzungen zu rechnen ist.
- **Bettenseitenschutz**. Beim Anbringen eines Bettseitenschutzes ist vorab zu überlegen, ob es sich um
  - eine Schutzmaßnahme, der der Klient zustimmt, oder
  - eine freiheitsentziehende Maßnahme, die die Freiheit des Klienten einschränkt handelt.

Wird der Bettseitenschutz im Einvernehmen mit dem Klienten, z. B. nachts hochgezogen, um ihn vor Stürzen aus dem Bett zu schützen, handelt es sich um eine Schutzmaßnahme. Schutzmaßnahmen sind im Gegensatz zu freiheitsentziehenden Maßnahmen auf Verlangen des Klienten umgehend zu beenden.

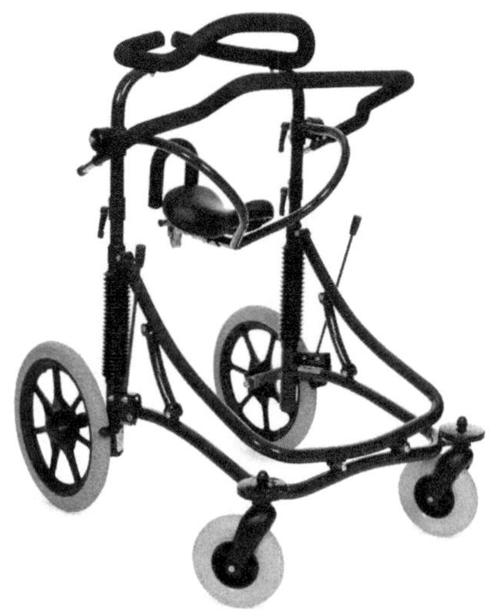

**Abb. 10.3:** Meywalk 2000 (© Thomashilfen www.thomashilfen.de)

Wird ein durchgehender Bettseitenschutz[46] gegen den Wunsch des Klienten zu seiner Sicherheit angebracht, handelt es sich um eine freiheitsentziehende Maßnahme und bedarf der richterlichen Zustimmung. Die Zustimmung von Angehörigen oder des gesetzlichen Betreuers ist nicht ausreichend.

**4. Interdisziplinäre Zusammenarbeit**
Wird interdisziplinär zusammengearbeitet, sind die Mitarbeitenden von Werk- und Förderstätten über die Sturzgefährdung und präventiven Maßnahmen (z. B. Nutzung von Hilfsmitteln) zu informieren.

**5. Maßnahmen der Milieugestaltung**
Zur sicheren Gestaltung der Umgebung sind kollegiale Risikovisiten auf dem Wohnbereich und im Zimmer des Klienten zur Reduzierung der Sturzgefahr geeignet. (Mitarbeiter verschiedener Bereiche visitieren sich gegenseitig, um »blinde Flecken« auszumerzen.) Dabei werden umgebungsbezogenen Risikofaktoren, die potenzielle Stolperfallen darstellen, identifiziert und nach Möglichkeit beseitigt. Maßnahmen zur Milieugestaltung sind beispielsweise:

- Beseitigung von Stolperquellen,
- Handläufe anbringen, Freihalten der Laufwege im Zimmer und auf der Etage,
- ordnungsgemäßes Zurückstellen von Gegenständen an den gewohnten Platz,
- bewegliche Gegenstände feststellen (z. B. Betten),
- Vermeiden von Rutschgefahr (nasse Böden, verschüttete Getränke),
- angepasste Betthöhe einstellen, Toilettenstuhl auf gleicher Höhe bereitstellen,
- ausreichende Beleuchtung auf den Fluren (z. B. auch Nachtlicht einschalten),
- Sitzmöglichkeiten nach Möglichkeit auf den Gängen bereitstellen (Brandschutz beachten).

**6. Medikamenteneinnahme sicherstellen**
Auf vorschriftsmäßige Medikamenteneinnahme ist zu achten. Nimmt die Klientin beispielsweise abends ein Schlafmittel zu spät ein und ist am folgenden Morgen durch das Schlafmittel noch müde, nennt man das einen »Hangover-Effekt«. Die Wirkung des Schlafmittels hält unerwünschter Weise noch an, während die Klientin eigentlich wach sein sollte.

**7. Überprüfung von Seh- und Hörhilfen**
Wer schlecht hört und sieht, hat ein erhöhtes Risiko zu stürzen, daher sollten Seh- und Hörhilfen regelmäßig überprüft werden.

**Fallbeispiel**
Der gangunsichere Herr B. kommt ohne seinen Rollator in »Schlappen« in den Tagesraum. Alle Mitarbeiter halten den Atem an, weil der Gang sehr wackelig und unsicher ist und hoffen, dass er es schafft, sicher zum Sitzen zu kommen. Endlich lässt Herr B. sich holprig auf das Sofa fallen und kommt zum Sitzen. Die Mitarbeiter atmen erleichtert auf. Es ist noch einmal gut gegangen.

46 Der Einsatz eines geteilten Bettseitenschutzes stellt keine freiheitsentziehende Maßnahme dar.

Wer kennt die in dem Fallbeispiel beschriebene Situation nicht? Die Frage ist, wieso stand kein Mitarbeiter auf und begleitete Herrn B. zum Sofa, um so einen sicheren Transfer zu gewährleisten?

Diese von der Autorin vorgefundene Situation passt zu den Antworten der Mitarbeiter, die daraufhin zum Umgang mit dem Thema Sturzprophylaxe angesprochen wurden:

- »Wir machen keine Sturzprävention, weil der Klient noch nicht gestürzt ist« oder
- »Bisher hat er es noch immer allein geschafft«.

Diese und ähnliche Aussagen zeigen, dass zwar die Aufmerksamkeit auf das Thema bei den Mitarbeitenden da ist, aber häufig erst eine Sturzprävention eingeleitet wird, nachdem »das Kind in den Brunnen gefallen« ist.

Sturzprävention muss vor dem Sturz und nicht nach einem Sturz beginnen.

## Vertiefendes Fachwissen Sturzrisiko und Sturzprophylaxe

Das Ziel der Sturzprophylaxe ist, die Sturzrate zu senken und Sturzfolgen zu verringern. Jeder Mensch hat das Risiko zu stürzen und nicht jeder Sturz kann vermieden werden. Es geht darum, vermeidbare Stürze »vorherzusehen« und die Umgebung für den Klienten weitestgehend (tritt)sicher zu gestalten und den Klienten präventiv mit Hilfsmitteln auszustatten. Eine Sturzprophylaxe beginnt mit der **systematischen Erfassung der** personen-, medikamenten- und umfeldbezogenen **Risiken**.

Personen mit eingeschränkter Mobilität, wie Gehstörungen, haben ein erhöhtes Risiko zu stürzen. Ein Sturz passiert, wenn die Körperbalance nicht gehalten werden kann. Liegen beispielsweise eine Bewegungsstörung und zusätzlich weitere Risikofaktoren (wie z. B. Einnahme von mehreren Medikamenten, kognitive Einschränkungen etc.) vor, steigt das Sturzrisiko proportional mit der Anzahl der Risikofaktoren. Einige Grunderkrankungen wirken sich direkt schwächend auf die Körperbalance aus. Zu nennen sind alle Erkrankungen (personenbezogene Risikofaktoren), die zu kurzfristigen Ohnmachten führen, die die Kontrolle über Bewegungsabläufe behindern oder die mit einer Beeinträchtigung von Stimmung und Kognition verbunden sind. Gefährdet sind insbesondere Klienten, die unter Anfallsleiden, Herz-Kreislauferkrankungen (z. B. niedrigen Blutdruck, Schlaganfall), Morbus Parkinson, Multiple Sklerose, Demenz, Depressionen, Diabetes mellitus leiden.

Neben den personenbezogenen und medikamentenbezogenen Risikofaktoren, ist die Umgebungsgestaltung von hoher Bedeutung. Oft sind es **umgebungsbezogenen Risikofaktoren**, die zu Stolperfallen werden (wie z. B. frisch gewischte Fußböden, herumliegende Gegenstände, Teppichkanten, fehlende Haltegriffe). Bei Klienten, die häufig stürzen, liegt vielfach eine Häufung und Verkettung von verschiedensten Risikofaktoren vor. So kann ein Klient zum Beispiel aufgrund einer Parkinson-Erkrankung gangunsicher und auf die Einnahme von mehr als vier Medikamenten angewiesen sein sowie gleichzeitig durch das Vorliegen einer geistigen Behinderung kognitiv so eingeschränkt sein, dass Stolperfallen nicht (rechtzeitig) erkannt werden.

Körperliche Auswirkungen von Stürzen reichen von schmerzhaften Prellungen über Wunden, Verstauchungen und Frakturen bis hin zum Tod. Psychische Folgen können vom Verlust des Vertrauens in die eigene Mobilität über die Einschränkung des Bewegungsradius bis hin zur sozialen Isolation führen. Durch die Anwendung der Sturzprophylaxe wird die Gefahr von Stürzen frühzeitig erkannt und darauf hingearbeitet, Stürze zu vermeiden.

**Risikoeinschätzung und Teilhabeplanung**
Zum Erkennen von Sturzrisikofaktoren wird empfohlen, zu überprüfen, ob (bzw. welche)

die im Gesprächsleitfaden Pflegeerfassung® genannten Risikofaktoren für die jeweilige Klientin zutreffen bzw. weitere vorliegen. Da mit zunehmendem Alter das Sturzrisiko steigt, kann davon ausgegangen werden, dass Klienten im hohen Lebensalter besonders sturzgefährdet sind.

Generell wird ein Sturzrisiko bei Einzug, nach einem Krankenhausaufenthalt sowie bei gravierenden gesundheitlichen Veränderungen erneut eingeschätzt.

**Freiheitsentziehende Maßnahmen**

Freiheitsentziehende Maßnahmen eignen sich nicht zur Sturzprävention, weil selbst Fixierungen von kurzer Dauer das Bewegungsmuster so verändern, dass es über den durch die Immobilität fortschreitenden Muskelabbau zu gehäuften Stürzen kommen kann. »Medikamente, insbesondere zur Ruhigstellung, sollen im Sinne der Sturzprophylaxe eher reduziert werden. Die in Deutschland durchgeführte Studie REDUFIX (Reduktion von Fixierungsmaßnahmen) hat darüber hinaus gezeigt, dass durch den Einsatz von Hilfsmitteln wie Sensormatten und Mitarbeiterpräsenz die Sturzrate gesenkt und auf freiheitsentziehende Maßnahmen verzichtet werden konnte. Freiheitsentziehende Maßnahmen – mechanische wie auch medikamentöse – sollten also nur als reine Notfallmaßnahme durchgeführt werden« (Großkopf, 2009, S. 122).

Trotz allem, was gegen freiheitsentziehende Maßnahmen spricht, können zeitlich begrenzte freiheitsentziehende Maßnahmen, wie das Hochstellen des Bettseitenschutzes oder eine Fixierung auf dem Toilettenstuhl, für die Sicherheit der Klientin notwendig sein. Ein richterlicher Beschluss durch das Amtsgericht ist erforderlich, wenn die Klientin nicht selbst zustimmen kann und die Barriere die Klientin daran hindert, ihr Selbstbestimmungsrecht auf Fortbewegung auszuleben. (Diese Voraussetzung ist bei schwerst mehrfach behinderten Klienten oft nicht erfüllt, weil sie häufig gar nicht in der Lage sind, sich selbstbestimmt fortzubewegen.)

**Analyse von Sturzereignissen**

»Wenn es zu einem Sturz gekommen ist, soll das Sturzgeschehen mithilfe eines Sturzereignisprotokolls analysiert werden. Das Protokoll soll durch gezielte Fragen helfen, die Ursachen für den Sturz herauszufinden und ein mögliches Sturzmuster aufzudecken. Bei Sturzmustern unterscheiden wir:

a) individuelle Sturzmuster einer Person und
b) institutionelle Sturzmuster verschiedener Personen.

Vergleicht man die verschiedenen Stürze einer Person, so ergeben sich oft Übereinstimmungen, ebenso wie beim Vergleich von Stürzen unterschiedlicher Personen. Durch das Erkennen der **Sturzmuster** ergeben sich häufig Ansatzpunkte für die Prävention« (Großkopf, 2009, S. 121). Hierzu empfiehlt es sich, den Sturzort zu besichtigen und das Sturzereignis nachzuspielen. Eine **Umfeldvisitation** sollte sich auf folgende Bereiche konzentrieren:

- Möbel, die im Weg bzw. im Bewegungsradius stehen, den der Klient benötigt, wenn er das Hilfsmittel (z. B. den Rollator) nutzt
- Fußbodenbeläge (zu glatt oder uneben) und Türschwellen
- Beleuchtung (der Weg sollte gut erkennbar und ausreichend beleuchtet sein)
- Haltegriffe (bzw. Haltemöglichkeiten, die evtl. eine Sturzgefahr fördern, wie z. B. Stehlampen)
- Handläufe auf Fluren (sind Handläufe dort, wo sie gebraucht werden, bzw. wird der Handlauf durch Möbel oder Dekoration unterbrochen)
- Abstellort des Hilfsmittels (kann der Klient das Hilfsmittel sicher erreichen oder steht es zu weit weg)

Darüber hinaus lassen sich über die Umgebungsvisite und Sturzanalyse Erkenntnisse gewinnen, die sich auf Risikosituationen und Risikoverhalten anderer Klienten übertragen lassen.

> Das **Sturzereignisprotokoll** sollte in der Ergänzungsakte des Klienten abgelegt werden, da es besonders beim Vorliegen von Sturzverletzungen noch Monate nach dem Sturz zu Anfragen von Versicherungen und Krankenkassen kommen kann. Hierbei wird üblicherweise der Versuch unternommen, die Schuldfrage für den Sturz der Einrichtung anzulasten, um sturzbedingte Folgekosten (wie z. B. ärztliche Versorgung) auf die Einrichtungen abzuwälzen.

**Maßnahmen nach Stürzen**
Sofern die Klientin nicht ansprechbar ist oder offensichtliche Schmerzen und/oder Verletzungen, z. B. Fehlstellung von Extremitäten, aufweist, ist Folgendes zu unternehmen:

- Notruf unter 112 absetzen,
- Erste-Hilfe-Maßnahmen einleiten,
- Klientin nicht alleine lassen.

Sofern die Klientin wach und ansprechbar ist, jedoch Unklarheit besteht, ob sich die Klientin infolge des Sturzes Verletzungen zugezogen hat, die nicht unmittelbar erkennbar sind, erfolgt am Tag des Sturzes sicherheitshalber die telefonische Rücksprache oder Vorstellung bei der Hausärztin. Auch am Folgetag ist der Klient auf mögliche Sturzfolgen wie Hämatome, Bewegungseinschränkungen und Schmerzen zu untersuchen. Es ist zu dokumentieren, dass eine entsprechende Begutachtung des Klienten stattgefunden hat als auch deren Ergebnis.

## 10.4 Pflegediagnose Schlafstörungen

Die Pflegediagnose ist im Gesprächsleitfaden Pflegeerfassung® wie folgt dargestellt (► Kasten 10.4).

**Kasten 10.4:** Pflegediagnose Schlafstörungen im Gesprächsleitfaden Pflegeerfassung®

> **Schlafstörung:** Einschlaf- oder Durchschlafstörung bzw. beeinträchtigter Schlaf-Wach-Rhythmus mit unzureichendem Erholungswert.
>
> **Mögliche Symptome:**
> Der Klient
>
> - ist erschöpft und wirkt gereizt und fühlt sich nicht ausgeruht,
> - zeigt Antriebsmangel und schläft am Tag häufig (z. B. im Sessel oder am Tisch) ein (Hypersomnie),
> - hat Konzentrations- und Aufmerksamkeitsdefizite,
> - zeigt Koordinationsstörungen oder Fixationsstörungen (Unvermögen, Vorgänge mit dem Blick zu verfolgen),
> - wirkt zerstreut, desorientiert und motorisch unruhig,
> - wandert nachts rastlos umher, schläft am Tag (gestörter Schlaf-Wach-Rhythmus) z. B. bei Demenz, Sehstörungen oder Blindheit,

- leidet unter Übelkeit, Appetitlosigkeit, Verdauungsstörungen, Mundtrockenheit,
- klagt über Doppelsehen und/oder Muskelschmerzen.

**Mögliche Ursachen:**

- Psychische Ursachen (z. B. Grübeln vor dem Einschlafen, Ängste, Kummer, Unruhe, Einsamkeit, Konflikte, Lebenskrisen)
- Befürchtung, nicht Schafen zu können oder Alpträume zu bekommen
- Ausgiebiges Schlafen am Tag, Inaktivität am Tag, zu frühes zu Bett gehen
- Körperliche Erkrankungen, die zu Schlafstörungen führen können (z. B. Blindheit, Herz-Kreislauf-Erkrankungen, Hirnschäden und degenerative Erkrankungen des Zentralen Nervensystems wie Parkinson-Syndrom, Multiple Sklerose, amyotrophe Lateralsklerose, Schilddrüsenüberfunktion, Atemwegserkrankungen)
- Krankheitssymptome (z. B. Schmerzen, Juckreiz, Husten, Atemnot, Verdauungsstörungen)
- Nebenwirkungen von Medikamenten (z. B. paradoxe Wirkung auf Sedativa, Herz-Kreislauf-Medikamente)
- Nächtliches Erwachen durch Harndrang (z. B. bei Herzinsuffizienz), Inkontinenzversorgung bzw. Positionsänderung (z. B. bei Dekubitusgefahr)
- Störungen des Nachtschlafs durch Kribbeln und Ziehen in den Beinen (z. B. bei Restless-Legs-Syndrom)
- Umgebungsbedingte Ursachen (z. B. Unruhe, Licht, Raumtemperatur, unbequemes Bett)
- Eingeschränkte Umsetzung oder Kenntnis hinsichtlich schlaffördernder Maßnahmen
- Üppige, schwerverdauliche Mahlzeiten am späten Abend

## Ziele im Rahmen der Teilhabeplanung

Übergeordnetes Ziel: Der Klient schläft ausreichend und fühlt sich erholt.

Teilziele: Der Klient

- spricht über seine Schlafstörung,
- äußert den Wunsch, seine Schlafsituation zu verbessern.
- arbeitet aktiv an der Verbesserung seiner Schlafsituation mit,
- passt seine Lebensweise an sein Schlafbedürfnis an,
- kennt geeignete Maßnahmen, um einzuschlafen (z. B. immer zur gleichen Zeit zu Bett gehen, Wärmflasche ins Bett legen, einen schlaffördernden Tee trinken),
- kennt geeignete Maßnahmen, um bei Durchschlafstörungen wieder einzuschlafen (z. B. schreibt auf, was ihn gedanklich vom Schlafen abhält),
- kann sein Zimmer mit Unterstützung schlaffördernd gestalten (z. B. Austausch der Matratze, Wechsel des Zimmers oder des Zimmernachbarn, Lärmschutz durch die Anwendung von Lärmschutzwatte, Frischluftzufuhr, Verdunkelung des Zimmers),
- ist am Tag so aktiv, dass er nachts schlafen kann (z. B. verzichtet auf einen Mittagsschlaf, macht einen Abendspaziergang, sucht sich eine kreative Abendbeschäftigung),
- meidet psychische Belastung vor der Bettruhe (z. B. aufregende Filme wie Krimis, Streit mit Mitmenschen),
- geht nicht verfrüht schlafen.

## Maßnahmen/Erfolgsfaktoren zur Vermeidung von Schlafstörungen

Treten Schlafstörungen infolge von Erkrankungen auf, so muss erst die Symptombehandlung (z. B. Bekämpfung von Schmerz- und Juckreiz) der jeweiligen Erkrankung erfolgen, bevor schlaffördernde Verhaltensweisen eingeübt werden können.

Verhaltensweisen, die einen erholsamen Schlaf fördern, betreffen insbesondere die Gestaltung der Schlafumgebung sowie des Tagesablaufs und berücksichtigen den natürlichen Schlaf-Wach-Rhythmus.

### Tagesstruktur

- **Regelmäßigkeit einüben:** Die Einhaltung von regelmäßigen Aufsteh- und Zu-Bett-geh-Zeiten sollte eingeübt werden, um die »innere Uhr« zu konditionieren. Die Tagesstrukturierung sollte ebenfalls eine klare Struktur aufweisen (z. B. regelmäßige Arbeits- und Essenszeiten), damit sich die verschiedenen biologischen Rhythmen des Körpers aufeinander abstimmen können.
- **Sportliche Aktivitäten:** Sportliche Aktivitäten sollten nach 18 Uhr gemieden werden, da diese das sympathische Nervensystem anregen und es mehrere Stunden dauert, bis die Aktivität des sympathischen Nervensystems wieder abflaut. Umgekehrt können Menschen, die tagsüber kaum einer körperlichen Betätigung nachgehen, durch regelmäßiges körperliches Training ihren Schlaf verbessern. Ein kleiner Abendspaziergang an der frischen Luft kann ebenfalls helfen, zur Ruhe zu kommen.
- **Keine Schläfchen zwischendurch:** Die Tagestruktur von Klienten, die nachts nicht schlafen können, ist so zu gestalten, dass tagsüber keine »Nickerchen« im Sofa oder das »Eindösen« vorm Fernseher toleriert werden. Dazu gehört auch, dass die Bettliegezeit auf die übliche Nachtruhe begrenzt wird. Zu lange Bettliegezeiten können erheblich zur Aufrechterhaltung von Schlafstörungen beitragen.
- Vom »**Mittagsschläfchen**« ist zugunsten des Nachtschlafs abzusehen. Sofern der Klient seinen Mittagsschlaf einfordert, ist dieser auf 20–30 Minuten zu begrenzen und kann auch außerhalb des Bettes (z. B. im Sessel) erfolgen.

### Essen, Trinken und Genussmittel

- Drei Stunden vor dem Zubettgehen sollten Klienten keine größeren Mengen an Essen und/oder Trinken zu sich nehmen. In Bezug auf diese Regel sind einige Einrichtungen der Behindertenhilfe gefordert, die Tagesstruktur nicht direkt nach dem Abendbrot, sondern erst nach 21:30 Uhr enden zu lassen. Es ist eine Form des Hospitalismus, wenn Klienten kurz nach dem Abendbrot ins Bett gehen.
- Kleine Snacks vor dem Zubettgehen (z. B. Milch mit Honig, eine Banane o. ä.) sind erlaubt und können schlaffördernd wirken.
- Wenn Klienten nachts aufwachen, sollten sie nichts essen: Regelmäßiges Essen in der Nacht führt innerhalb kurzer Zeit dazu, dass die Klienten erwachen, weil ihr Körper sich auf die Nachtmahlzeit eingestellt hat und diese erwartet.
- Reagiert der Klient empfindlich auf Teein, Koffein und sonstige anregende Mittel, sollte dieser je nach individueller Empfindlichkeit 4–8 Stunden vor dem Zubettgehen keinen Kaffee oder schwarzen bzw. grünen Tee, Cola oder Aufputschgetränke (z. B. Red Bull) mehr trinken. Sofern sich der Klient darauf einlässt, kann auch ausprobiert werden, ob die Schlafstörung sich reguliert, wenn über mehrere Wochen ganz auf Kaffee, Tee und Cola verzichtet wird. Anschließend sollte der Konsum deutlich reduziert oder auf den Vormittag bis zum frühen Nachmittag verlegt werden.

- Obwohl alkoholhaltige Getränke manchem Schlafgestörten zu einem leichteren Einschlafen verhelfen, sollte auf Alkohol verzichtet werden, da dieser oft zu Durchschlafproblemen und zur Verminderung des Schlaferholungswerts führt.
- Da sich Nikotin ähnlich negativ wie Koffein auf den Schlaf auswirkt, sollte der Klient insbesondere abends und nachts nicht rauchen. Besonders die Wechselwirkung aus Nikotin und Alkohol kann schlafstörend wirken.

### Rituale und Umgebungsgestaltung

- Zwischen dem Alltag des Klienten und dem Zubettgehen sollte über die Einübung eines individuellen Zubettgehrituals eine »Pufferzone« geschaffen werden. Regelmäßige, stets in der gleichen Abfolge durchgeführte Handlungen sind z. B.
  - ruhige Musik hören,
  - eine Geschichte vorlesen,
  - Snoezelen,
  - beruhigende Gespräche und Lieder zum Tagesabschluss,
  - ein Glas warme Milch mit Honig trinken,
  - Tees mit Baldrian, Melisse, Hopfen oder Lavendelblüten trinken,
  - Entspannung mit einem warmen Fuß- oder Vollbad mit beruhigenden Badezusätze (wie Melisse, Baldrian, Johanniskraut, Passionsblume oder Hopfen)
- können helfen, den Körper bereits im Vorfeld auf die Schlafenszeit einzustimmen.
- Gestalten Sie die Schlafumgebung angenehm und schlaffördernd (Temperatur, Licht, Geräusche).
- Vor dem Einschlafen sollten keine schwerwiegenden Probleme oder Sorgen diskutiert werden. Wenn den Klienten Sorgen und Grübeleien nicht loslassen können, ist es oft hilfreich, diese rechtzeitig am Nachmittag und nicht unmittelbar vor dem Nachtritual aufzuarbeiten.
- Klienten, die nachts häufig wach werden, sollten keinem hellen Licht ausgesetzt werden, weil helles Licht als »Wachmacher« wirkt. Ein gedimmtes Nachtlicht erleichtert das Wiedereinschlafen.
- Im Schlafzimmer sollte die Raumtemperatur von 18 °C nicht überschritten werden. Ferner ist das Schlafzimmer ausreichend zu lüften.
- Ein gutes Bett und eine gute Matratze sind Voraussetzungen für einen erholsamen Schlaf.
- Es sollte für ausreichend Ruhe und Dunkelheit im Zimmer gesorgt sein.

**Fallbeispiel**
Frau F., 45 Jahre alt ist schwerst mehrfach behindert. Über mehrere Jahre hinweg wurden durch Mitarbeitende zunehmende Verhaltensstörungen beobachtet. Beginnend mit Schlafstörungen kamen später nächtliche Unruhezustände mit lautem Schreien hinzu. Zuletzt war Frau F. auch tagsüber reizbar und tendenziell aggressiv. Trotz wiederholten Untersuchungen gab es keinen auffallenden körperlichen Befund. Frau F. erhielt schließlich ein Neuroleptikum, zunächst als schlaffördernde Medikation, später auch tagsüber zur Sedierung. Die in dieser Zeit beobachteten Schluckstörungen wurden als Nebenwirkung der Schlafmedikation interpretiert. Seit längerer Zeit war eine chronische spastische Bronchitis bekannt, die von Zeit zu Zeit mit Gaben von Antibiotika behandelt wurde. Die Schluckstörungen verstärkten sich in einem Maße, dass eine Verengung der Speiseröhre vermutet wurde. Diese Vermutung wurde durch eine Ösophagoskopie (Speiseröhrenspieglung) bestätigt und als Ursache wurde eine Speiseröhrenentzündung durch rücklaufenden Mageninhalt festgestellt. Nach der Behandlung der Speiseröhre gingen auch die Verhaltensauffälligkeiten zurück und Frau F. konnte wieder (ohne Schlafmedikation) gut schlafen.

Das Fallbeispiel macht deutlich, wie schwierig es ist, bei Menschen mit geistigen Behinderungen die Ursache von Störungen zu finden, wenn übliche Leitsymptome von Erkrankungen fehlen. Die Schlafstörung und die nächtliche Unruhe waren auf die beginnende Speiseröhrenentzündung zurückzuführen. Symptome von Speiseröhrenentzündung sind: Sodbrennen, Schluckstörungen, saures Aufstoßen und Brennen in der Speiseröhre. Eine Störung des Verschlussmechanismus des Mageneingangs, die dieser Problematik zugrunde liegt, ist bei Menschen mit geistiger Behinderung häufig (vgl. Gaedt, 1995). Für die Klienten ist es von hoher Bedeutung, die Auslöser der Schlafstörungen zu identifizieren, da Schlafstörungen auf Dauer das Wohlbefinden und die Lebensqualität erheblich einschränken.

## Vertiefendes Fachwissen Schlafstörungen

Schlaf ist ein sehr sensibler Zustand, der für unsere Gesunderhaltung und für unser Wohlbefinden am Tag von grundlegender Bedeutung ist. Die durchschnittliche Schlafdauer liegt (laut Deutscher Gesellschaft für Schlafforschung, 2009) bei Erwachsenen bei etwa sieben Stunden. Die meisten Menschen wissen aus eigener Erfahrung wie viel Schlaf sie benötigen, um erholt und ausgeschlafen zu sein.

### Schlafphasen

Der Schlaf unterteilt sich in mehrere Abschnitte, die im Laufe einer Nacht vier- bis fünfmal durchlaufen werden. Der Schlaf beginnt mit einem leichten Schlaf (Stadium 1) und schreitet fort bis zum Tiefschlaf (Stadium 4), in dem die eigentliche Erholung stattfindet. Je nachdem, in welcher Phase der Schlafende ist, ist er leichter oder weniger leicht störbar und weckbar.

### Faktoren, die den Schlaf beeinflussenden

Während die Jugend häufig gut schläft, treten Schlafstörungen gehäuft ab dem mittleren Lebensalter auf. So bekommen Frauen im Klimakterium aufgrund der hormonellen Umstellung häufig Schlafstörungen. »Mit zunehmendem Alter verschiebt sich die Einschlafzeit vom späten Abend in frühere Abendstunden. Dafür wachen die Betroffenen am nächsten Morgen deutlich früher auf. Der Tiefschlaf vermindert sich zugunsten von Leichtschlaf. Aufwachvorgänge durchbrechen die Schlafschwelle. Der Schlaf wird flach, unruhig und unerholsam« (Zulley & Hajak, 2005). Ältere Klienten benötigen weniger Schlaf. Symptome körperlicher Erkrankungen wie z. B. Schmerzzustände, Atemnot, Juckreiz, Muskelkrämpfe, Verdauungsstörungen wie auch nächtlicher Harndrang und schlafbeeinflussende Medikamente setzen Weckreize.

### Schlafstörungen: ein Anzeichen von Demenz oder Erblindung

Ist zu beobachten, dass Klienten, die vorher gut schlafen konnten, mit zunehmender Dämmerung unruhig werden und nachts verwirrt, erregt und unruhig umherirren, so muss daran gedacht werden, dass neben der geistigen Behinderung eine demenzielle Erkrankung vorliegen könnte. Klienten mit fortgeschrittener Demenz gehen früh zu Bett, ohne sofort einzuschlafen, schlafen flach und werden daher in der Nacht mehrfach wach. Frühmorgens trifft man sie schon häufig vor der üblichen Aufstehzeit an. »Krankheitsbedingte degenerative Veränderungen erfassen die Nervenzellgebiete der inneren Uhr und zerstören die Funktion des inneren Rhythmusgebers. Die innere Uhr des Menschen gibt zunehmend schwächere Signale ab. Der über das gesamte Erwachsenenleben stabile Schlaf-Wach-Rhythmus (tagsüber wach sein, nachts schlafen) gerät durcheinander« (Zulley & Hajak, 2005). Bei Menschen, die demenziell erkrankt oder erblindet sind, treten Orientierungsstörungen auch deswegen auf, weil externe Zeitgeber wie Helligkeit am Tag und Dunkelheit in der Nacht nicht ausreichend wahrgenommen werden können. Infolgedessen kommt es neben Ängsten und Unruhezuständen auch zu Schlaf-Wach-Rhythmusstörungen.

**Auslöser von Schlafstörungen identifizieren**

Beim Thema Schlafstörungen geht es nicht um eine schlecht geschlafene Nacht, sondern um regelmäßig auftretende Ein- oder Durchschlafprobleme, die eine richtige Erholung nicht mehr zulassen. Ferner zählen ein übermäßiges Schlafbedürfnis am Tag (Hypersomnien) als auch die Parasomnien (z. B. Alpträume, nächtliches Aufschrecken, Schlafwandeln) zu den Schlafstörungen. Treten Muskelzuckungen in »ruhelosen« Beinen auf, könnte das **Restless-Legs-Syndrom** vorliegen und die Nachtruhe erheblich beeinträchtigen.

Bei der Vielzahl von Schlafstörungen wird deutlich, dass es einer genauen Beobachtung in Bezug auf mögliche Auslöser bedarf. Klienten, die unter Schlafstörungen leiden, müssen gezielt daraufhin beobachtet werden, ob sie vor Auftreten der jetzigen Beschwerden ihre Schlafgewohnheiten geändert haben. Bei Schlafmangel kann in Abhängigkeit vom Ausmaß eine Vielzahl von Beschwerden und Symptomen auftreten.

Um eine angemessene Behandlung der Klienten zu gewährleisten, ist es notwendig, rechtzeitig diejenigen zu identifizieren, die einer spezifischen schlafmedizinischen Diagnostik und Therapie bedürfen. Ärzte und Psychologen mit schlafmedizinischen Fachkenntnissen können die verschiedenen Schlafstörungen unmittelbar und ohne Zuhilfenahme apparativer Diagnostik diagnostizieren. Die Eingrenzung, um welche Form der Schlafstörung es sind handelt, kann beispielsweise über eine spezielle Schlafanamnese, Schlafprotokolle und Schlaftagebücher erfolgen.

> Erhöhte Aufmerksamkeit ist angebracht, wenn Klienten nachts zwar tief und fest schlafen und teilweise laut schnarchen, aber am nächsten Morgen unausgeruht müde aufstehen. Dies könnte ein Hinweis auf das Vorliegen eines **Schlafapnoe-Syndroms** sein, einer Schlafstörung, bei der es zu lebensbedrohlichen Atemaussetzern kommen kann, die unbedingt einer Abklärung bei einem Schlafmediziner bedarf.

Da es inzwischen mobile Geräte gibt, die in der Häuslichkeit die zur Diagnostik notwendigen Parameter aufzeichnen, muss der betreffende Klient nicht in jedem Fall in einem Schlaflabor übernachten. In vielen Fällen können Klienten ihre Schlafstörungen durch Verhaltensänderung verbessern und einer Chronifizierung entgegenwirken (vgl. DGSM 2009, S. 10; vgl. Zulley & Hajak, 2005).

# IV Lebensbereich: Domänen 1 und 3 Lernen, Wissensanwendung und Kommunikation

# 11 Kompensation von Sinnesbeeinträchtigungen und Sprachstörungen

Menschen mit geistigen Behinderungen verfügen beim Eintritt von Sinnesbeeinträchtigungen über weniger Kompensationsmöglichkeiten zum Ausgleich der Beeinträchtigung. Treten zusätzlich zu kognitiven Einschränkungen noch eine oder gar mehrere Sinnesbeeinträchtigungen (z. B. Seh- und Hörstörungen) ein, fühlen sich die Klientinnen in ihrer ungewohnten Lebenssituation verunsichert.

Teilweise fehlt es ihnen an intellektuellen und funktionellen Fähigkeiten, die Voraussetzung zur Anwendung komplexer Hilfsmittel oder Kommunikationsmethoden sind. Zu nennen sind hier beispielsweise die Möglichkeit, lautsprachliche Gebärden zu erlernen, mit einem Lesegerät für Blinde umzugehen oder auch die Umgebung mit dem Tastsinn zu erschließen und entsprechende Sinneseindrücke dauerhaft zu speichern. Die unterschiedlichen Auswirkungen von Sinnesbeeinträchtigungen können z. B. zu

- Mobilitätseinbußen,
- Verletzungen,
- psychischen Veränderungen, Vereinsamung bis hin zu Depressionen führen.

Neben der Ausstattung mit entsprechenden Hilfsmitteln bedarf es auch struktureller und architektonischer Anpassungen, die dazu beitragen, behindertenbedingte Einschränkungen auszugleichen.

Ferner ist es wichtig, mit Kontaktpersonen und Nachbarn in der Umgebung so zu kommunizieren, dass auch Menschen außerhalb von Einrichtungen Berührungsängste gegenüber Klientinnen abbauen und ihnen aufgeschlossen und hilfsbereit begegnen.

Da die Störungsbilder vielfältig sind, kann es keine Patentrezepte geben. Es gibt nicht den Blinden oder den Sprachgestörten. Daher brauchen die Klienten vor allem feste Bezugsbetreuer, die empathisch und kreativ sind und eine auf die jeweiligen individuellen Möglichkeiten angepasste Kommunikation anbieten.

## 11.1 Pflegediagnose eingeschränkte Sprachfähigkeit

Die Pflegediagnose ist im Gesprächsleitfaden Pflegeerfassung® wie folgt dargestellt (► Kasten 11.1).

Das Sprechen, was in Bezug auf die Pflegediagnose gemeint ist, bezieht sich auf den Gebrauch der Stimme. Andere Kommunikationsformen, wie die Anwendung der Gebärdensprache, Sprechen mit Mimik und Gestik, durch Bilder und Schrift werden in diesem Zusammenhang als Möglichkeiten zur Kompensation der Sprachstörungen verstanden.

**Kasten 11.1:** Pflegediagnose eingeschränkte Sprachfähigkeit im Gesprächsleitfaden Pflegeerfassung®

**Eingeschränkte Sprachfähigkeit:** Eingeschränkte Fähigkeit der Sprachbildung und der Aussprache. Die Sprache wird nicht bzw. eingeschränkt situationsgerecht eingesetzt, häufig gekoppelt mit nicht erkennbarem Sprachverständnis des Klienten.

**Mögliche Symptome:**

- Wörter und Sätze werden nur eingeschränkt oder gar nicht gebildet
- Gesprochenes ergibt für Außenstehende keinen Sinn, Sprachqualität ist verändert (Lautstärke, Sprachfluss, Betonung)
- Sprechen mit Wiederholungen, Wortfindungsstörungen, Artikulationsstörungen, Stottern, Verwechseln von Begriffen, Lautäußerungen
- Äußerungen erfolgen nonverbal, unklare Reaktion auf Ansprache und Bilder

**Mögliche Ursachen:**

- Gehörlosigkeit (z. B. bei frühkindlichen Hirnschädigungen)
- Erkrankungen der sprachbildenden Organe (z. B. Kieferspalte)
- Bei körperlichen Erkrankungen (z. B. Apoplex, Morbus Parkinson, Apallisches Syndrom, Tumor)
- Bei körperlichen Symptomen (z. B. akute Atemnot, Verwirrtheit)
- Bei psychiatrischen Erkrankungen (z. B. Demenz, Depression, Psychose, Traumata)
- Infolge von Unfällen (z. B. Gehirnverletzungen, Lähmungen)

## Ziele im Rahmen der Teilhabeplanung

Übergeordnetes Ziel: Der Klient: »Kommuniziert verbal und/oder nonverbal und äußert, verstanden zu werden« (Stefan et al., 2009, S. 365).

Teilziele: Der Klient

- kennt Kommunikationshilfen (z. B. Bildtafeln, Schreibtafeln) und kann diese anwenden, um Bedürfnisse mitzuteilen,
- zeigt Interesse am Erlernen neuer Sprach- oder Kommunikationsfähigkeiten (z. B. logopädische Therapie, Gebärdensprache),
- erzielt eine (höhere/bessere) Übereinstimmung von verbaler und nonverbaler Kommunikation,
- bringt zum Ausdruck, dass er sich verstanden fühlt,
- ist in das soziale Leben einbezogen,
- nimmt (mit Unterstützung/selbstständig) soziale Kontakte auf.

## Maßnahmen/Erfolgsfaktoren zur Überwindung von Sprachstörungen

Es gibt kein Patentrezept, wie Mitarbeitende Menschen unterstützen können, die unter Einschränkungen der Sprachfähigkeit leiden. Die Störungsbilder sind so vielfältig und komplex, die Klienten teilweise sehr sensibel in der Wahrnehmung ihrer Lebenswelt und haben »Antennen« dafür, wie ihnen begegnet wird.

Bedürfnisse nicht äußern zu können, frustriert, deprimiert und macht Klienten wütend. Daher ist mit Stimmungsschwankungen und Gefühlsausbrüchen zu rechnen. In diesen Situationen brauchen Klienten Verständnis und Zuwendung.

Die erfolgreiche Behandlung von Sprachbarrieren weist auch eine psychosoziale, kulturelle und gesellschaftliche Dimension auf. Wie so oft sind es nicht nur Pflegetechniken, die den Erfolg einer Therapie ausmachen, sondern ganz entscheidend tragen die Atmosphäre und die Empathie im Umgang zur Verbesserung von Sprachstörungen bei. Wer versucht, sich in die Lage des Klienten hinein zu versetzen, wird einen besseren Zugang finden.

### Sprechen mit Sprachgestörten

- Vor dem Gespräch für eine ruhige Atmosphäre sorgen. Hintergrundgeräusche wie Radio oder Fernsehen nach Möglichkeit reduzieren, da Sprachgestörte diese nur schwer ausblenden können.
- Es sollte immer nur eine Person mit dem Klienten sprechen und sich dabei voll und ganz auf das Gespräch einlassen und nicht noch nebenbei weitere Dinge gleichzeitig tun. Sprachgestörte können komplexen Unterhaltungen, bei denen viele Personen durcheinander reden, nicht folgen.
- Blick- ggf. auch Körperkontakt über eine (immer gleiche) Initialberührung herstellen, bevor gesprochen wird. Damit Klienten sich nicht erschrecken, sollten Mitarbeitende immer von vorn Kontakt aufnehmen.
- Langsam und deutlich in kurzen Sätzen bei normaler Lautstärke sprechen. Dabei einfache Begriffe verwenden, Themenwechsel vermeiden bzw. vorher ankündigen.
- Während des gesamten Gesprächs den Blickkontakt nicht unterbrechen, die Gespräche durch Gestik unterstützen.
- Klienten zum Gespräch ermuntern, nicht unterbrechen, wenn sie etwas erzählen möchten, auch wenn es länger dauert, bis die richtigen Worte gefunden werden.
- Scheitert der Versuch zu verstehen, was Klienten mitteilen wollen, ist es nicht ratsam, den gescheiterten Versuch auf der Stelle zu wiederholen. Suchen Sie nach einer Pause erneut das Gespräch. Teilweise ist es für Klienten hilfreich, wenn sie rezitiert werden.
- Sofern dem Klienten beim Sprechen Fehler unterlaufen, sollten diese nicht kritisiert werden, vielmehr gilt es sich auf die Erfolge des Klienten zu konzentrieren und ihn immer wieder zu ermuntern, weiter zu sprechen, um das Selbstvertrauen und die Freude am Sprechen zu stärken.
- Offene W-Fragen (z. B. wie, was, wo, warum) frustrieren und überfordern Klienten. Wesentlich einfacher für den Klienten ist es, auf geschlossene Fragen zu antworten, die entweder mit »ja« oder »nein« (bzw. durch eine einfache Bewegung) beantwortet werden können. Zu berücksichtigen ist jedoch, dass die Möglichkeit besteht, dass der Sprachgestörte »ja« und »nein« verwechselt oder antwortet, ohne etwas verstanden zu haben.

Trotz aller Bemühungen kann es sein, dass man nicht herausfindet, was der Klient sagen möchte. In diesen Fällen sollte der Klient darüber informiert werden, dass die Mitarbeitenden ihn im Moment nicht verstehen, aber weitere Versuche unternehmen ihn zu verstehen (vgl. Eschenlohr, 2003).

### Vermittlung von Sprachtherapie

Klientinnen mit Sprach- und Sprechstörungen benötigen zur Verbesserung der Sprachfähigkeit engmaschige Begleitung durch Sprachtherapeuten oder Logopäden. Diese Behandlungen sind vom Hausarzt bzw. Neurologen zu verordnen. Nicht zuletzt benötigen auch die Angehörigen Unterstützung, um das Krankheitsgeschehen zu verstehen und Wege der Verständigung zu finden. Angehörigen sollten daher regelmäßig Gespräche angeboten werden, die sie in der Kommunikation unterstützen.

**Fallbeispiel**
»Das passive Sprachverhalten von Frau C. ist gut ausgeprägt. Aktiv kommuniziert sie hauptsächlich durch Mimik und Gestik. Es ist oft nicht möglich, die Bedeutung ihrer Gestik zu verstehen, so dass zur Unterstützung Kommunikationshilfen in Form von Fotos erstellt wurden. Die Fotos zeigen z. B. den Rollstuhl von Frau C. als Symbol für Aktivität außer Haus und eine Tasse als Symbol für Kaffeetrinken. Wöchentlich wird mit Frau C. geübt, die Fotos/Symbole zu verstehen und zielgerichtet einzusetzen mit dem Ziel, ihre Kommunikation zu intensivieren und ihre Verständigungsmöglichkeiten zu verbessern. Da dieses Angebot bisher Erfolge zeigt, wird das wöchentliche Training fortgeführt und weitere Fotos/Symbole eingeführt« (Landsbeirat Bremen, 2008, S. 22).

Das Fallbeispiel aus der Broschüre des Landesfachbeirates des Landes Bremen verdeutlicht, dass Mitarbeitende individuelle und kreative Lösungen suchen müssen, wenn die Kommunikation aufgrund von Sinnesbeeinträchtigungen gestört ist.

**Weiterführende Links**
Wissenswertes zu logopädischen Therapien und Sprachheilpädagogik ist auf folgenden Links zu finden:

- Deutscher Bundesverband für Logopädie e. V. (DBL) unter http://www.dbl-ev.de
- Deutsche Gesellschaft für Sprachheilpädagogik unter http://www.dgs-ev.de
- Ein Verzeichnis von Sprachheilpädagogen ist zu finden beim Berufsverband Deutscher Sprachheilpädagogen unter http://www.dbs-ev.de

## Vertiefendes Fachwissen Sprachstörungen

Sprachstörungen ziehen weite Kreise. Sprache ist im menschlichen Miteinander das **wichtigste Mittel zur Verständigung.** Liegt eine Sprachstörung vor, gibt es häufig auch ausgeprägte Probleme im Sprachverständnis und im Gebrauch von Mimik und Gestik. Für gesunde Menschen ist es eine kaum vorstellbare Katastrophe, sich auszumalen, ungenau oder gar nicht hören und sprechen zu können. Ein Leben mit Einschränkungen der sprachlichen Kommunikation stellt für viele geistig behinderte Klientinnen einen erheblichen Einschnitt in die Lebensqualität und Autonomie dar.

Liegen die Sprachstörungen von Geburt an vor, ergeben sich daraus **vielfältige Störungsbilder.** Erledigungen, die für uneingeschränkt sprachfähige Menschen banal und alltäglich sind, wie z. B. beim Bäcker einzukaufen oder mit dem Bus in die Stadt zu fahren, können sprachgestörte oder sprachunfähige Klientinnen vor größte Schwierigkeiten stellen. Diese Klientinnen erleben immer wieder, dass sie belächelt und missverstanden werden. Sie erleben teilweise eine Umwelt der Zurückweisung, des Unverständnisses und der Diskriminierung. Auch Menschen, die ihnen vertraut sind und die ihnen und ihren Anliegen offen gegenübertreten, können sie selbst nach mehrfachen Anläufen häufig nicht vermitteln, was sie ausdrücken möchten. Klientinnen mit Sprachstörungen sind daher häufig auch mit **Ängsten** belastet. Typisch ist die Angst, sich nicht verständlich machen zu können. Deswegen hat die Klientin Angst allein zum Bäcker gehen, obwohl sie sich das vielleicht wünscht. Zusätzlich können auch Verlustängste auftreten. Beispiel: Eine Bezugsbetreuerin akzeptiert und versteht die Klientin und nimmt sich wenigstens einmal am Tag 20 Min. Zeit, um sie zu verstehen. Somit hat die Klientin vielleicht täglich ihre Chance, eine der vielen Botschaften, die sie mitteilen möchte, auch loszuwerden. Wenn dann eine neue Mitarbeiterin kommt, muss die Klientin mit ihrer Kommunikation wieder von vorne anfangen. Die Mitarbeiterin nimmt sich möglicherweise ebenfalls 20 Min. Zeit, aber sie versteht nichts von dem, was die Klientin zu sagen hat.

Zuhause kann es zu **Aggressionen** und Wutausbrüchen führen, wenn Klienten darum kämpfen müssen, verstanden zu werden. Diese Wutausbrüche können sich auf andere Menschen aber auch gegen sich selbst richten. Die Verzweiflung und innere Gefangenheit können so groß sein, dass es zu selbstverletzendem Verhalten kommt. Eine weitere Reaktion kann die Suche nach zusätzlicher Aufmerksamkeit sein. Manche Klientinnen haben gelernt, dass sie besondere Aufmerksamkeit und Zuwendung erhalten, wenn sie sich unangemessen verhalten.

Zu unterscheiden sind Sprach- und Sprechstörungen:

**Sprachstörungen**

- **Audiogene Sprachstörungen:** Damit ein Mensch sich sprachlich gut entwickeln kann, muss er gut hören können. Sprachstörungen, die aufgrund von Beeinträchtigungen des Hörapparats auftreten, werden als audiogen bedingte Sprachstörungen bezeichnet. Liegt neben der Sprachentwicklungsstörung eine auditive Wahrnehmungsstörung vor, haben Klientinnen zusätzlich Probleme bei der Verarbeitung von auditiven Informationen und beim Schrifterwerb. Die Behandlung muss ganzheitlich orientiert sein. Visuelle, auditive, sprachliche und motorische Aspekte sind zu berücksichtigten, um einen individuellen und interdisziplinären Behandlungsplan zu erstellen. Dies erfordert eine enge Zusammenarbeit und regelmäßigen fachlichen Austausch zwischen behandelnden Ärzten, Logopäden, Physiotherapeuten und dem Betreuungsteam.
- **Aphasien:** Aphasie ist ein erworbener Sprachverlust. Betroffen ist das Sprachzentrum, das üblicherweise in der linken Gehirnhälfte liegt. Die Fähigkeit, Sprache zu gebrauchen oder zu verstehen, war ursprünglich vorhanden und geht durch einen Schlaganfall, Unfall mit Hirnschädigung, Tumore oder degenerative Krankheiten (z. B. Alzheimer-Demenz) zeitweise oder dauerhaft verloren. Neben sprachlichen Störungen in allen Kernbereichen der Sprache, treten häufig auch körperliche Beeinträchtigungen wie Halbseitenlähmung oder Sehstörungen auf.
  Aphasien können in den verschiedenen Sprachbereichen unterschiedlich stark ausgeprägt sein. Teilweise liegen nur **Wortfindungsstörungen** vor oder die Sprache ist durch **Artikulationsprobleme** unverständlich. Sofern Klienten im Telegrammstil in **Einwort- oder Zweiwortsätzen** sprechen, kann trotz weitgehend funktionierendem Sprachverständnisses die Sprachproduktion gestört sein. Andere Störungsbilder betreffen das **Sprachverständnis.** Bei gestörtem Sprachverständnis kann es in seltenen Fällen zu einem nahezu ununterbrochenen, übermäßig schnellen nicht mehr zu folgenden Redefluss kommen (Logorrhoe). Manche Klienten können flüssig sprechen, wiederholen dabei jedoch immer wieder Satzteile, vergreifen sich in der Wortwahl oder verwechseln Wörter wie rechts und links oder ja und nein. Einige Aphasiker verlieren ihre Fähigkeit zu lesen, zu schreiben oder mit Zahlen umzugehen. Andere können Wörter oder Sätze lesen, verstehen aber deren Bedeutung nicht.

> **Achtung:** Oft gelingt es Aphasikern nicht, die Mimik oder Gestik so zu steuern, dass das, was gefühlt oder vermittelt werden soll, auch tatsächlich zum Ausdruck gebracht wird.

**Sprechstörungen (Dysarthrien)**
Dysarthrien sind zentral bedingte Sprechstörungen, wobei das Sprachverständnis und die Grammatik intakt sind. Es treten Probleme in der **motorischen Umsetzung** von Befehlen des Sprechaktes auf, die sich auf Atmung, Stimmgebung, Artikulation und Aussprache auswirken. Die Aussprache klingt verwaschen, die Sprechmelodie ist monoton, zu laut oder zu leise, der Sprechfluss ist abgehackt und die Atem-Stimm-Koordination ist gestört.

Da es sich bei der Dysarthrie um eine Störung des motorischen Systems handelt, kann bei der Klientin nicht nur das Sprechen sondern z. B. auch das Kauen, das Schlucken, die Mimik und teilweise auch die Körpermotorik betroffen sein. Ferner besteht durch die gestörte Atmung ein erhöhtes Risiko für Atemwegsinfekte.

- **Artikulationsstörungen:** Artikulationsstörungen betreffen die Bildung von Sprachlauten und damit alle Bewegungsvorgänge in diesem Zusammenhang. Die am häufigsten fehlgebildeten Laute sind die S-Laute. Diese Artikulationsstörung bezeichnet man als Sigmatismus (Lispeln). Aber auch andere Laute können aufgrund unterschiedlicher Ursachen betroffen sein.
- **Stottern:** Stottern ist eine Unterbrechung des natürlichen Redeflusses und weist eine Vielzahl von individuellen Erscheinungsformen auf. Es kann sich z. B. in Wiederholung oder Dehnung von Wörtern oder Sätzen äußern.

**Sprachstörungen und Begleiterkrankungen**
Menschen mit geistiger Behinderung sind gehäuft von Sprachstörungen betroffen, weil diese vielfach in **Verbindung mit Hirnschäden und Autismus** auftreten. Viele Klienten haben neben der Sprachstörung auch eine **Lähmung** oder eine **Körperwahrnehmungsstörung.** »Dieses hängt damit zusammen, dass in der Nähe des Sprachzentrums motorische und sensible Zentren liegen. Meistens ist die rechte Körperseite gelähmt, da die betroffenen Zentren im Gehirn linksseitig liegen und jede Gehirnhälfte für die ihr gegenüberliegende Körperseite zuständig ist.

Es können auch Gesichtsfeldeinschränkungen auftreten. Bei Aphasikern ist meist das rechte Auge betroffen, in seltenen Fällen auch das linke. Wenn beispielsweise die rechte Seite geschädigt ist, sehen diese Menschen rechts nichts mehr (Scheuklappeneffekt). Sie können dieses Handicap aber ausgleichen, indem sie ihren Kopf verstärkt nach rechts drehen« (Eschenlohr, 2003, S. 360).

Neben einer Sprachstörung tritt zudem häufig auch eine **Apraxie** auf. Als Apraxie wird eine angeborene oder erworbene neurologische Bewegungsstörung bezeichnet, bei welcher der Klient unfähig ist, erlernte, willkürlich zielgerichtete bzw. zweckmäßige Bewegungen und Handlungsabläufe durchzuführen. »So kann der Klient beispielsweise Schwierigkeiten haben, seine Zahnbürste richtig zu führen. Unterstützt man ihn jedoch beim Zähneputzen, gelingt es ihm oft, die richtigen Bewegungen weiterzuführen. Daran kann man erkennen, dass nicht die Muskelpartien erkrankt sind, sondern die Botschaft vom Gehirn aus nicht funktioniert« (vgl. ebd., S. 360).

## 11.2 Pflegediagnose eingeschränkte Hörfähigkeit

Die Pflegediagnose ist im Gesprächsleitfaden Pflegeerfassung® wie folgt dargestellt (► Kasten 11.2).

**Kasten 11.2:** Pflegediagnose eingeschränkte Hörfähigkeit im Gesprächsleitfaden Pflegeerfassung®

**Eingeschränkte Hörfähigkeit:** Eingeschränktes Hörvermögen mit Beeinträchtigung der Teilnahme am gesellschaftlichen Leben, der Sicherheit und der Selbstversorgung.

**Mögliche Symptome:**

- Hörverschlechterung
- Ohrgeräusche (Tinnitus)
- Verändertes Kommunikationsverhalten, Äußerungen von Missverstehen und Ärger, sozialer Rückzug
- Gleichgewichtsstörungen
- Schwindelanfälle mit Sturzgefahr

**Mögliche Ursachen:**

- Angeborene Fehlbildungen des Gehörgangs z. B. beeinträchtigter Hörsinn bei Trisomie 21
- Fehlbildungen im Mittelohr oder Tumore
- Ohrenschmalz (Cerumen) oder Fremdkörper verstopfen den Gehörgang
- Lärmeinwirkung und Infekte in jüngeren Jahren
- Verletzungen z. B. Trommelfellperforation, Hörsturz
- Belüftungsstörung und Flüssigkeitsansammlung im Mittelohr (Paukenerguss)
- Akute oder chronische Mittelohrentzündung
- Durchblutungsstörungen
- **Beachte:** Eine Hörbehinderung geht häufig mit einer Sehbehinderung einher (z. B. bei Trisomie 21).

## Ziele im Rahmen der Teilhabeplanung

Übergeordnetes Ziel: Der Klient: »Kommuniziert verbal und/oder nonverbal und äußert, verstanden zu werden« (Stefan et al., 2009, S. 365).

Teilziele: Der Klient

- verwendet Hörgeräte, die eine Beeinträchtigung (teilweise) ausgleichen,
- kann Bedürfnisse verstehbar mitteilen,
- erzielt eine (höhere/bessere) Übereinstimmung von verbaler und nonverbaler Kommunikation,
- bringt zum Ausdruck, dass er sich verstanden fühlt,
- ist in das soziale Leben einbezogen,
- nimmt (mit Unterstützung/selbstständig) soziale Kontakte auf.

## Erfolgsfaktoren/Maßnahmen im Umgang mit Beeinträchtigungen der Hörfähigkeit

Es ist eine Herausforderung, immer wieder neu nach Wegen zu suchen, Menschen mit Hörbehinderungen die Teilhabe am sozialen Leben zu ermöglichen. Dreh- und Angelpunkte sind hier: Beachten von Kommunikationsregeln, die helfen die Beeinträchtigung zu kompensieren.

**1. Aktuelle Hörfähigkeit einschätzen**
Bei Kommunikation mit Hörgeschädigten ist zu beachten, dass

- Schwerhörige in verschiedenen Situationen unterschiedlich gut oder schlecht hören. Die Hörfähigkeit ist von der Raumakustik, der individuellen Tagesform und der aktuellen Aufmerksamkeit abhängig.
- Hörgeschädigten häufig alles entgeht, was über den Klang der Stimme mitvermittelt wird (z. B. der emotionale Gehalt einer Botschaft, Ironie).
- Gehörlose keine Möglichkeit haben, ihr eigenes Sprechen zu kontrollieren. So kann es zu unangepasster Lautstärke, mangelhafter Aussprache und fehlerhafter Grammatik kommen.

**2. Verhaltensregeln beachten**

- Vor einem Gespräch mit einem Schwerhörigen ist seine Aufmerksamkeit (z. B. mit einer Initialbewegung) auf sich zu lenken und es sollte vermieden werden, ihn zu erschrecken, sofern er das Kommen nicht bemerkt. Damit wird ihm Gelegenheit gegeben, sich auf Augenhöhe zu begeben und sich speziell auf den Gesprächspartner zu konzentrieren.
- Gesprächspartner sollten sich zum Gespräch in direkte Blicknähe und -höhe begeben und den Blickkontakt während des gesamten Gesprächs halten.
- Dabei sollte darauf geachtet werden, dass der Mund gut erkennbar/gut beleuchtet ist. Das ermöglicht dem Schwerhörigen, aus dem Mienenspiel und der Bewegung der Lippen wichtige Informationen abzusehen.
- Jeder Umgebungslärm (z. B. Radio, Fernseher, Telefongespräche, Musik) sollte während eines Gesprächs vermieden werden.
- Deutlich mit normaler Lautstärke und im ruhigen Sprechtempo sprechen. (Sprechen in zu hoher Lautstärke kann für Hörgeräteträger schmerzhaft sein.)
- Es sind klare und kurze Sätze zu formulieren. Fragt ein Schwerhöriger nach, die Lautstärke nicht ändern, sondern den Satz oder ein Stichwort nochmals wiederholen.
- Sofern Lesefähigkeit besteht, wichtige Informationen wie Adressen, Telefonnummern zusätzlich schriftlich weitergegeben.
- In Gesellschaften und Runden versuchen, Schwerhörige in das Gespräch zu integrieren. Mitten unter Menschen einsam zu sein, ist für Schwerhörige eine schmerzliche Erfahrung.

**Vermeiden Sie folgende Verhaltensweisen**

- Schwerhörigen aus großer Entfernung etwas zuzurufen.
- Direktes ins Ohr flüstern oder sprechen. (Das Verstehen, ohne dabei Gesicht und Mund zu sehen, ist Schwerhörigen meist nicht möglich.)
- Schachtelsätze und schnelle Themenwechsel im Gespräch.
- Während des Gesprächs durch den Raum gehen.
- Gelächter in einer Runde über etwas, das der Schwerhörige falsch verstanden hat.
- Leise Nebenbemerkungen über etwas, das der Schwerhörige nicht verstanden hat. Etwas nicht Verstandenes macht unsicher und wird oft auf die eigene Person bezogen.

**3. Kommunikation der Gehörlosen**

Die Kommunikation der Gehörlosen findet über das Sehen statt (Gebärden, Mundbild, Mimik, Gestik, Körpersprache). Für Ertaubte und Schwerhörige ist der Sehsinn die wichtigste Hilfe bei der Kommunikation (Absehen vom Mund, Gebärden, schriftlich).

Geistig behinderte Menschen verfügen meistens nicht über die zum Spracherwerb notwendige Koordinations-, Imitations- und Merkfähigkeit. Das Ablesen vom Mund ist ebenfalls schwierig und erfordert eine hohe Konzentration. Es besteht jedoch auch für kognitiv beeinträchtigte Menschen die Möglichkeit, ein stark auf die Fähigkeiten des

Einzelnen abgestimmtes individuelles System an Gesten und Bewegungen bis hin zum Einsatz individueller Gebärden aufzubauen.

**4. Sicherstellung der Hilfsmittelversorgung**

Besteht der Verdacht auf eine Hörschädigung ist die Hals-Nasen-Ohren-Ärztin (HNO-Ärztin) aufzusuchen, die je nach individueller Ausprägung der Hörschädigung eine Hörmittelversorgung verordnet. Vor der Beauftragung mit der Anfertigung eines Hörgeräts erfolgt mit Unterstützung des Hörgeräteakustikers die Kostenklärung mit der Krankenkasse. Krankenkassen sind nur verpflichtet, einen Zuschuss zu zahlen, der in den meisten Fällen nur einen geringen Teil der Gesamtkosten abdeckt. Daher muss häufig vorab die Kostenübernahme verhandelt und ggf. auch gerichtlich geklärt werden. Die individuelle Anpassung des Hörgeräts erfolgt durch einen Hörgeräteakustiker. Die Anpassung erfordert ca. fünf bis sechs Sitzungen und kann in der Häuslichkeit erfolgen.

Ein Kontrollbesuch beim der Hals-Nasen-Ohren-Ärztin sollte ca. halbjährlich erfolgen. Die Ärztin übernimmt die regelmäßige Reinigung der Ohren. Die Reinigung durch Ohrstäbchen empfiehlt sich nicht, da die Verletzungsgefahr zu groß ist und Verunreinigungen oft nur noch tiefer ins Ohr gelangen.

**Fallbeispiel**

Die 55-jährige Frau E. war bis vor wenigen Monaten eine ruhige, lebensfrohe und freundlich zugewandte Wohngemeinschaftsmitbewohnerin. Den Mitarbeitenden fiel in letzter Zeit auf, dass Frau E. sich immer häufiger depressiv ins Bett zurückzog. Neuerdings war sie sehr schreckhaft, misstrauisch, zunehmend weniger kooperativ und teilweise auch aggressiv. Bisher lag bei Frau E. nur die Diagnose Trisomie 21 vor. Eine Mitarbeiterin wusste, dass Trisomie 21 Betroffene ein höheres Risiko haben, an einer Alzheimer-Demenz zu erkranken und die Krankheit im Vergleich zur Allgemeinbevölkerung häufig früher beginnt. Sie besprach dies mit der Neurologin, die ihrerseits eine Abklärung, ob eine Alzheimer-Krankheit vorliegt, in einer Geriatrischen Fachklinik veranlasste. Die Untersuchungen ergaben keinen Hinweis auf eine Demenz, weswegen nach anderen Gründen für die Verhaltensauffälligkeiten gesucht wurde. Daraufhin erfolgte eine Untersuchung auf Hörstörungen durch eine HNO-Fachärztin. Diese stellte fest, dass auf beiden Ohr Ohrpfropfen die Gehörgänge verstopften. Nach Entfernung der Pfropfen trat umgehend eine erste Verbesserung des Hörvermögens ein.

Weitere Untersuchungen ergaben eine Hörminderung in Form einer mittelgradigen Schwerhörigkeit. Die vorhandene, jedoch nicht mehr genutzten Hörgeräte wurden überprüft, gereinigt und neu eingestellt. Nach erneuter Ausstattung mit funktionstüchtigen Hörgeräten konnte Frau E. auf kurzer Entfernung Zweiergesprächen in mittlerer Tonlage folgen. Gruppengespräche in großer Runde machten Frau E. nervös und unsicher, weil sie den Unterhaltungen von mehreren Personen nicht mehr folgen konnte. Die Betreuung wurde daher in der Weise umgestellt, dass Frau E. vermehrt Einzel- und Kleingruppenbetreuung erhält. Das sichert ihr die soziale Teilhabe, ohne sie in großen Gruppen zu verunsichern.

Durch das konsequente Tragen der Hörgeräte, die Umstellung der Betreuung und die Anwendung hörbehindertengerechter Kommunikation durch Mitarbeitende war es Frau E. wieder möglich, am Alltagsgeschehen in der Wohngruppe teilzunehmen. Die Verhaltensauffälligkeiten sind ganz zurückgegangen und Frau E. ist wieder ganz die »Alte«.

## Vertiefendes Fachwissen Hörstörungen

Eine Hörstörung kann angeboren oder erworben sein. Eintrittsalter und Ausmaß der Hörstörung beeinflussen maßgeblich die resultierenden Beeinträchtigungen. »In der Gesamtbevölkerung leiden 37 % der 60–70-Jährigen und 60 % der über 70-Jährigen an einer Hörminderung. In einer Untersuchung von Evenhuis (1995) bei über 60-jährigen Menschen mit geistiger Behinderung findet sich in etwa der Hälfte der Fälle eine Hörminderung, nach weiteren fünf Jahren wurde ein Hörverlust unterschiedlichen Grades bei 75 % der untersuchten Menschen festgestellt« (Ding-Greiner & Kruse, 2010, S. 23).

Eine erworbene Hörminderung tritt meist langsam und unmerklich ein. Betroffene Klientinnen spüren kaum, dass ihr Gehör nachlässt. Außenstehenden fällt vielleicht als erstes auf, dass z. B. eine allmählich hörgeschädigte Klientin immer versuchen wird, Gespräche durch Annäherung an ihre Gesprächspartner zu verfolgen.

Das Hörorgan erschließt uns nicht nur die Sprache und das eigene Sprechen, sondern liefert uns akustische Informationen aus der Umwelt. Über akustische Informationen wird die Orientierung im Raum erleichtert, was uns auch vor Gefahren warnt. Die Beeinträchtigung der Kommunikation kann ursächlich durch Schwierigkeiten im Sprachverständnis bedingt sein (► Kap. 11.1).

Hörstörungen können darüber hinaus über **Ohrgeräusche** (**Tinnitus**) ausgelöst werden. Bei Tinnitus handelt es sich um das Auftreten eines permanenten Dauertons, der z. B. durch Innenohrdefekte, Durchblutungsstörungen und psychische Belastungen ausgelöst werden kann. Je nach Ausprägung des Tinnitus können Töne und Geräusche in unterschiedlicher Stärke und Häufigkeit auftauchen. Meistens ist es ein dauerhaftes Rauschen, Pfeifen oder Summen, das in den Ohren oder im Kopf wahrgenommen wird und das Wohlbefinden sowie das psychische Gleichgewicht erheblich beeinträchtigen kann. Das Auftreten von Ohrgeräuschen erfordert eine umgehende Vorstellung bei der HNO-Fachärztin.

Schwierigkeiten im Hörvermögen können auch durch Maßnahmen in der Raumgestaltung positiv beeinflusst werden. In Einrichtungen der Behindertenhilfe sollten bei Baumaßnahmen und bei der Raumausstattung auch die Empfehlungen des Deutschen Schwerhörigenbundes e. V. zum Schallschutz berücksichtigt werden. Barrierefreiheit in Bezug auf Hörstörungen bezieht sich u. a. auf die Verbesserung der Raumakustik und Beleuchtung (zur Verfolgung von Gesten und Mimik) sowie auf die Installation von Blitz- oder Lichtsignalanlagen.

### Hörstörungen bei intaktem Hörvermögen

Bei geistig behinderten Menschen kann der Eindruck entstehen, dass sie nicht hören können, weil sie die gehörte Information nicht intellektuell verarbeiten können.

Wenn Klienten **aus der Hörinformation keine Handlung ableiten können,** weil sie nicht wissen, was zu tun ist, muss keine körperlich bedingte Funktionsstörung des Hörvermögens vorliegen.

Autisten reagieren z. B. nur auf Hörinformation, deren Sinn sie verstehen. Wenn ein geistig behinderter Klient, eine Botschaft einmal versteht und einmal nicht, kann schnell der falsche Eindruck entstehen, dass nur das gehört wird, was gern verstanden wird. Mit dieser Beurteilung wird man Klienten, die nur **selektiv hören** können, nicht gerecht.

### Auswirkungen von Schwerhörigkeit

Schwerhörigkeit ist für gut Hörende schwer nachvollziehbar. Vielleicht kommt man dem Gefühl etwas näher, indem man sich eine Situation vorstellt, in der man zwar hörend ist, aber nicht versteht was gesagt wird. Ist z. B. eine Person im Ausland einer Gruppe von Menschen ausgesetzt, die mit ihr sprechen möchten und deren Sprache die Person selbst nicht beherrscht, versteht sie nichts und kann nicht antworten. Selbst wenn versucht wird, den durcheinander sprechenden Gesprächspartnern aufmerksam zu folgen, wird das gesprochene Wort nicht verstanden.

Hörgeschädigte stehen bei fortschreitender Verschlechterung des Hörvermögens aufgrund der Kommunikationsstörung häufig außen vor, können nicht mitreden und Freundschaften zu pflegen. Zudem haben sie häufig Probleme, z. B. aktiv an einer Unterhaltung oder an einem Gottesdienst teilzunehmen, was für Hörende selbstverständlich ist. Derart schwierige Lebenssituationen können sich negativ auf die Psyche und auf das Selbstwertgefühl auswirken. Der sozialen Ausgrenzung folgt häufig ein innerer Rückzug des Betroffenen und die Lebensfreude schwindet.

Neben einer individuell angepassten Hörmittelversorgung bedarf es einem Ansprechpartner mit einer Kommunikationskompetenz, der den individuellen Grad der Schwerhörigkeit kennt und diesen durch geeignete Kommunikationsstrategien zumindest teilweise ausgleichen kann. Hierdurch werden die Integration und die Teilhabe am sozialen Umfeld aktiv unterstützt und einer Deprivation entgegengewirkt.

**Folgende Hörstörungen werden (laut dem Bundesjugend im Deutschen Schwerhörigenverbund e. V., 2009) unterschieden:**

**1. Schallleitungsschwerhörigkeit**

Bei der Schallleitungsschwerhörigkeit wird der über das Trommelfell ankommende Schall vom Mittelohr nicht richtig an das Innenohr weitergeleitet. Hierbei werden die Schallsignale leiser gehört, aber ihre Qualität, z. B. die Verständlichkeit des Gesprochenen, bleibt weitgehend erhalten. Alles klingt leiser, wie durch Watte im Ohr. Alle Tonhöhen werden gleich schlecht gehört. Das Hörvermögen kann durch Hörgeräte oder operative Maßnahmen ganz oder teilweise wieder hergestellt werden. Es handelt sich hierbei um eine leichte bis mittlere Form der Schwerhörigkeit.

**2. Schallempfindungsschwerhörigkeit**

In diesem Fall handelt es sich um eine Innenohrschwerhörigkeit, d. h. in Teilen des Innenohrs, seltener dem Hörnerv oder dem Gehirn, liegt eine Schädigung oder Funktionsschwäche vor. Bei der Schallempfindungsschwerhörigkeit werden die Schallsignale noch relativ gut empfangen, aber verändert wahrgenommen. Das hat Auswirkungen auf den Aufbau, das Klangbild und die Qualität der gehörten Sprache und Töne. Es entsteht eine »Fehlhörigkeit«, bei der zwar Geräusche gehört, aber verzerrt wahrgenommen werden, was das Verstehen erheblich beeinträchtigt bzw. unmöglich macht. Es handelt sich um eine schlecht behandelbare und schwere Form der Schwerhörigkeit, die nicht operabel ist und bei der über Hörhilfen nur eine Teilkompensation erreicht werden kann.

**3. Kombinierte Schwerhörigkeit**

Liegen Störungen sowohl in der Schallleitungs- als auch im Schallempfindungsvermögen vor, handelt es sich um eine kombinierte Schwerhörigkeit.

**Folgende Gruppen von Schwerhörigen werden unterschieden:**

**1. Frühschwerhörige**

Als Frühschwerhörige (veraltet: Gehörlose) bezeichnet man Personen, die von Geburt an oder vor Abschluss des Lautspracherwerbs (bis zum 7. Lebensjahr) ihr Gehör verloren haben. Oftmals ist auch eine Sprachentwicklungsstörung sowie eine Lese- und Rechtschreibschwäche vorhanden. Wenn das Gehör von Geburt an so stark geschädigt ist, dass das Kind kaum oder gar nichts hören kann, bildet es in den ersten Lebensmonaten zwar Laute und plappert. Sofern das Kind aber keine Antwort hört, werden nach und nach weniger

Laute gebildet und das gehörlose Kind verstummt gegen Ende des ersten Lebensjahres. Laut dem Bundesjugend Deutschen Schwerhörigenverbund e. V. (2009) sind Ursachen für pränatale (vorgeburtliche) Hörschädigungen nicht immer ermittelbar. Infrage kommen z. B. Röteln, Infektionskrankheiten, Nikotin- oder Drogenkonsum der Mutter während der Schwangerschaft. Ferner gibt es auch die vererbbare Schwerhörigkeit. Teilweise liegt aber auch bei Frühschwerhörigen ein Restvermögen vor, Geräusche wahrzunehmen, weswegen eine Hörmittelversorgung sinnvoll sein kann.

**2. Spätschwerhörige**

Die Spätschwerhörigkeit (veraltet: erworbene Spätertaubung) ist von der Frühschwerhörigkeit zu unterscheiden, da sie erst nach Spracherwerb durch Unfälle oder Erkrankungen eintritt. Betroffene leiden an einer bis an Taubheit grenzenden Schwerhörigkeit und erreichen mit den vorhandenen Hörresten kein Sprachverstehen mehr. »Meist können sie normal sprechen, mitunter klingt die Sprache etwas undeutlich und es wird unkontrolliert laut gesprochen. Die Kommunikation ist über Mundablesen, Anwendung von lautsprachlichen Gebärden (LBG) und Aufschreiben möglich« (Jonas & Raabe, 2008, S. 7).

Bei einseitiger Taubheit oder bei an Taubheit grenzender Schwerhörigkeit besteht die Möglichkeit, mit einem Cochlear-Implant (CI) die Hörfähigkeiten zu verbessern. Eine CI-Versorgung ist dann angezeigt, wenn mittels herkömmlicher Hörgeräte kein ausreichendes Sprachverstehen mehr erzielt werden kann. Die Erfolgsaussicht hängt von der Ertaubungsdauer, der Sprachkompetenz, dem Zustand der Hörnerven und der Motivation zum Erlernen der ungewohnten Höreindrücke und Sprachlaute ab.

**3. Altersbegleitende Hörminderung**

Die altersbegleitende Hörminderung (veraltete: Altersschwerhörigkeit) setzt ca. ab dem 50. Lebensjahr ein und tritt meistens als beidseitige Innenohrschwerhörigkeit auf. Eine im Jahr 2000 erfolgte Untersuchung der Universität Witten-Herdecke hat ergeben, dass jede dritte Person zwischen 60 und 69 Jahren und jede zweite über 70 Jahren schwerhörig ist. Charakteristischerweise gehen zunächst die hohen Frequenzen verloren. Zusätzlich nimmt die Fähigkeit zur Trennung der Sprache von Nebengeräuschen mit zunehmendem Alter ab. Das Sprachverstehen ist vor allem dann erschwert bzw. nicht mehr möglich, wenn sich mehrere Personen gleichzeitig unterhalten. Aber anstatt frühzeitig den HNO-Arzt aufzusuchen, sind ältere Menschen bestrebt, die Schwerhörigkeit so lange zu verbergen, bis die Beeinträchtigungen im Alltag zu groß werden. Je länger jedoch das Hörvermögen älterer Menschen bestimmte Frequenzen nicht mehr wahrnimmt, desto größer sind die Anpassungsschwierigkeiten bei einer Hörgeräteversorgung im hohen Alter. Erfolgt eine Hörgerätversorgung, so kommt es vermehrt zu Schwierigkeiten beim Einsetzen und bei der Anwendung, was dazu führt, dass etwa die Hälfte aller Hörgeräte für immer in der Schublade landen. Laut Decker-Maruska & Kratz (2008) besitzen von 14 Millionen hörgeschädigten Menschen etwa 2,5 Millionen ein Hörgerät. Schätzungen zufolge liegt die tatsächliche Nutzung nur bei etwa 1,5 Millionen Geräten.

Die schlechte Quote in Bezug auf die Anwendung von Hörgeräten könnte auch darin begründet sein, dass das Hören mit einem Hörgerät erst einmal eingeübt werden muss (vgl. Decker-Maruska & Kratz, 2008).

## Demenz und Hörschädigung

Da Menschen, die an Demenz erkrankt sind, häufig auch in die Risikogruppe der Menschen mit Hörstörungen fallen, ist hier besondere Aufmerksamkeit geboten. Schwerhörige und demenziell Erkrankte zeigen oft ähnliche **Verhaltensauffälligkeiten**. Dies kann zu eklatanten **Fehleinschätzungen** und zu ärztlicher und pflegerischer Falschbehandlung führen. So werden Menschen, die ausschließlich schwerhörig sind, als demenziell erkrankt eingeschätzt und bekommen vielleicht noch Psychopharmaka zur symptomatischen Behandlung der Auffälligkeiten, obwohl sie nur ein Hörgerät bräuchten, um die Kommunikation zu verbessern.

Dann gibt es eine Gruppe von demenziell Erkrankten, die zusätzlich zur Demenz noch schwerhörig, aber nicht mit Hörgeräten versorgt sind bzw. nicht damit umgehen können. »Ein Mensch mit gesundem Gedächtnis weiß, dass er nur schwer hören kann. Er weiß also normalerweise, wann er etwas nicht richtig verstanden hat und kann die Situation beeinflussen, zum Beispiel indem er nachfragt. Ein Mensch mit Demenz hingegen hat meist große Probleme, seine Schwerhörigkeit zu kompensieren« (Jonas, 2008, S. 36). Mögliche herausfordernde Verhaltensweisen bei schwerhörigen demenzkranken Menschen wurden von Jonas (2008) wie folgt beschrieben:

- akustische Selbststimulation (permanente monotone Lautäußerungen),
- lautes Schimpfen und Rufen,
- eingeschränkte verbale Kommunikation,
- Fluchtverhalten/Hinlauftendenz (veraltet: Weglauftendenz),
- Abwehrverhalten bei der Versorgung,
- Apathie,
- unruhiges »Umherlaufen«.

Um **Hörprobleme** auszuschließen, sollte bei **herausfordernden Verhaltensweisen** immer eine genaue Beobachtung zur differenzierten Einschätzung der Symptome und eine Abklärung beim HNO-Arzt erfolgen.

### Umgang mit Hörgeräten

- **Bedienung der Hörgeräts**
  Mitarbeitende sollten sich in die jeweiligen Geräte einweisen lassen und bei Unklarheiten Rückfragen an den Hörgeräteakustiker stellen.
  Hörprobleme entstehen u. a., wenn unbeabsichtigt auf den Telefonmodus umgestellt wird. Die Hörgeräte sollen täglich getragen werden. Werden Hörgeräte über längere Zeit nicht getragen, kann sich die Anatomie des Ohres so verändern, dass es nicht mehr passt.
- **Einsetzen und Herausnehmen**
  Um unangenehmes Pfeifen zu vermeiden, wird das Hörgerät beim Einsetzen und Herausnehmen ausgeschaltet. Es ist darauf zu achten, dass das Hörgerät richtig im Ohr sitzt. Vor der Durchführung von Röntgenaufnahmen sind Hörgeräte abzulegen.
  Wenn das Hörgerät nicht getragen wird, sollte es immer abgeschaltet und geschützt in einer Verpackung aufbewahrt werden.
- **Hörgerät – Aufbewahrung und Pflege**
  Das Gerät ist vor Feuchtigkeit und übermäßiger Wärme zu schützen. Beim Duschen, Baden und Fönen ist das Gerät herauszunehmen. Hörgeräte sollten nicht auf Heizungen abgelegt werden und sind vor starken Stößen, direkter Sonneneinstrahlung und Haarpflegeprodukten (wie Haarspray) zu schützen.
- **Hörgerät – Reinigung**
  Hörgeräte sollten mindestens einmal pro Woche gesäubert werden. Die Bedienungsanleitung des Herstellers ist zu beachten. Treten vermehrt Pfeifgeräusche auf, kann es sein, dass das Gerät verunreinigt ist oder sich im Ohr des Trägers zu viel Ohrenschmalz befindet, der nicht abfließt.
  **Batterien:** Für einen ausreichenden Vorrat an Batterien ist Sorge zu tragen.

### Hörstörungen in Kombination mit Sehstörungen

Da sich hörgeschädigte Menschen im Alltag auf visuelle Hinweise verlassen müssen, ist unbedingt sicherzustellen, dass auch Sehstörungen erkannt und behandelt werden. Vorhandene Brillen/Sehhilfen sollten sauber sein und fortlaufend getragen werden.

**Weiterführender Link**
Der Deutsche Schwerhörigenbund e. V. (DSB) ist eine der großen Behinderten-Selbsthilfe-Organisationen in der Bundesrepublik Deutschland. Der DSB vertritt als bundesweit arbeitende Selbsthilfeorganisation die Interessen schwerhöriger und ertaubter Menschen in sozialer, medizinischer, technischer und rechtlicher Hinsicht. Über die Internetseite werden Informationen und Broschüren z. B. zur Frühförderung, Kommunikation, Hilfsmittelversorgung, Bildung und Inklusion angeboten.
http://www.schwerhoerigen-netz.de

## 11.3 Pflegediagnose eingeschränkte Sehfähigkeit

Die Pflegediagnose ist im Gesprächsleitfaden Pflegeerfassung® wie folgt dargestellt (► Kasten 11.3).

**Kasten 11.3**: Pflegediagnose eingeschränkte Sehfähigkeit im Gesprächsleitfaden Pflegeerfassung®

**Eingeschränkte Sehfähigkeit:** Eingeschränktes Sehvermögen mit Beeinträchtigung der Teilnahme am gesellschaftlichen Leben, der Sicherheit und der Selbstversorgung.

**Mögliche Symptome:**
Der Klient

- sieht unscharf, hat Gesichtsfeldeinschränkungen, reagiert lichtempfindlich, kann Farben nicht unterscheiden,
- hat tränende oder entzündete Augen beim Lesen, Fernsehen,
- geht und reagiert unsicher, verletzt sich häufig (z. B. werden Trinkgläser nicht gesehen und versehentlich umgestoßen, Türschwellen nicht erkannt).

**Mögliche Ursachen:**

- Trisomie 21
- Augenerkrankungen (z. B. Grauer Star, Grüner Star)
- Unzureichende Brillenstärke
- Altersbedingte Durchblutungsstörung der Netzhaut oder Altersweitsichtigkeit
- Diabetische Netzhautveränderung, Trockenheit des Auges (z. B. verminderter Tränenfluss)
- **Beachte:** Eine Sehbehinderung geht häufig mit einer Hörbehinderung einher (z. B. bei Trisomie 21)

### Ziele im Rahmen der Teilhabeplanung

Übergeordnete Ziele:

- Sehstörungen werden frühzeitig erkannt und fachgerecht behandelt.
- Der Klient kompensiert die Sehstörung durch den Gebrauch von Hilfsmitteln.

Teilziele: Der Klient

- akzeptiert und verwendet Hilfsmittel,
- nimmt am sozialen Leben teil,
- kann sich beschäftigen,
- hat eine regelhaften Tag-Wach-Rhythmus,
- äußert ein Gefühl von Sicherheit und Wohlbefinden,
- ist orientiert,
- kann sich in der Wohnung/im Wohnumfeld orientieren und allein/mit Hilfe sicher fortbewegen,
- nimmt empfohlene Augenarztbesuche wahr,
- Verletzungen werden vermieden.

### Maßnahmen/Erfolgsfaktoren im Umgang mit Menschen mit Sehstörungen

**1. Hinweise auf eine Sehbehinderung werden frühzeitig erkannt**
Stellen Sie sicher, dass Ihre Klienten regelmäßig zur Früherkennung zum Augenarzt gehen und dass Hilfsmittel (z. B. Brillen) dem jeweiligen Sehvermögen angepasst, sauber und griffbereit sind. Folgende Verhaltensweisen können auf eine Sehbehinderung hinweisen (vgl. Schulze, 2003, S. 56–57):

- Verwechselung von bekannten Personen,
- Schwierigkeiten, Gegenstände zu erkennen oder richtig zu greifen,
- ungewöhnliche Kopfhaltung,
- Orientierungsschwierigkeiten in bekannter Umgebung,
- ängstliches Fortbewegen ggf. auffallend dichtes an den Wänden Laufen,
- Flecken auf Kleidung werden übersehen, Kleidung passt farblich nicht zusammen,
- Missverständnisse bei der Uhrzeit,
- häufiges Anstoßen an Gegenständen/Hindernissen beim Laufen,
- Klagen über Blendeffekte oder Räume, die zu dunkel sind,
- Aufgabe von Hobbys, die Sehen voraussetzen (z. B. Lesen, Basteln).

**2. Kommunikation mit sehbehinderten Klientinnen**
Ein sehbehinderter Mensch kann Personen nicht genau erkennen bzw. – sofern er erblindet ist – überhaupt nicht sehen. Die Kommunikationsmöglichkeiten sind sehr eingeschränkt, wenn das Gesicht des Gesprächspartners nicht erkannt wird. Begrüßen Sie die Klienten namentlich, damit sie wissen, dass Sie mit ihnen Kontakt aufnehmen wollen. Sofern es für Sie persönlich stimmig ist, bieten Sie Klienten zur Begrüßung auch einen »Tastkontakt« an, beispielsweise Hände reichen, eine Umarmung oder Berühren ihres Gesichts (mit oder über Handführung). Während des Aufenthalts im Zimmer sollten die Mitarbeiter beschreiben, welche Tätigkeiten sie aktuell durchführen. Es ist sicherzustellen, dass es für den Sehbehinderten immer eindeutig ist, ob das Gesagte ihm oder einer anderen anwesenden Person gilt. Mitbewohner sollten ebenfalls gebeten werden, im Kontakt mit stark Sehbehinderten stets kurz ihren Namen zu nennen. Teilen Sie mit, wenn Sie den Raum oder Wohnung wieder verlassen und wann Sie wieder kommen.

**3. Orientierung und Fortbewegung im Lebensbereich**
Menschen mit Sehbehinderungen sind in allen Bereichen auf ihren Tastsinn angewiesen. Der Tastsinn sollte deswegen bei allen täglichen Verrichtungen eingeübt werden.

Gerade in einer Situation, in der eine stark sehbehinderte Klientin in eine Umgebung einzieht, die sie überhaupt nicht kennt, wo sie vielleicht nicht einmal mitgewirkt hat, ihre

Sachen auszupacken, fällt die Orientierung besonders schwer. Er erleichtert die Orientierung, die Einrichtung der Räume immer wieder zu erläutern und Wege wiederholt abzulaufen bzw. sich gemeinsam vorzutasten. Üben Sie kurze Wege z. B. den Weg vom Sessel zum Bad. Die Orientierung fällt leichter, wenn der Weg an der Wand entlangführt. An kritischen Stellen können zur Orientierung Tasthilfen oder kontrastreiche Farben an Türrahmen, Türklinke, Lichtschalter, Steckdosen, Garderobenhaken, Haltegriffe angebracht werden. Sofern mit Orientierungsmarkern auf dem Fußboden gearbeitet wird (z. B. mit Teppichbrücken, die die Richtung angeben), sind diese so zu fixieren, dass Stürze vermieden werden. Um nicht mit Gegenständen oder der Wand zu kollidieren, sollten beim eigenständigen Gehen die Arme leicht angewinkelt vorgestreckt werden.

Sofern eine Klientin geführt wird, geht der Mitarbeitende stets einen halben Schritt voraus und bietet den eigenen Arm als Stütze an. Beim Gehen macht der Mitarbeitende auf Hindernisse wie etwa Bodenunebenheiten, Absätze, Türen und Richtungswechsel aufmerksam. Bevor sich die Klientin hinsetzt, wird ihr Gelegenheit gegeben, die Sitzgelegenheit abzutasten, um die Position zu erkennen.

Zur **Vermeidung von Unfällen** sollten Türen stets entweder ganz geschlossen oder weit geöffnet sein. Halb geöffnete Türen verursachen teilweise schwere Gesichtsverletzungen, wenn Menschen versehentlich dagegen laufen. Ebenso verhält es sich mit Fenstern. Fenster werden zum Lüften angekippt bzw. nach einer kurzen Stoßlüftung gleich wieder verschlossen.

Für Klientinnen, die starke Kontraste noch wahrnehmen können, sollten die unterste und oberste Stufe von Treppen und einzelne Stufen durch kontrastierte Kanten gekennzeichnet werden. Der Wohnbereich, der Flur, Treppenhäuser und Arbeitsplätze (auch in Werkstätten) sollten sehbehindertengerecht ausgeleuchtet werden. »Ein Schatten oder der abrupte Wechsel von einem hellen in einen dunklen Raum oder umgekehrt kann dazu führen, dass jemand anstößt oder stolpert und sich verletzt« (Schulze, 2003, S. 33). Rehabilitationslehrer für Blinde und Sehbehinderte (Low-Vision-Trainer) beraten hierzu und führen nach ärztlicher Verordnung individuelle Low-Vision-Trainings durch (siehe weiterführende Informationen am Ende des Kapitels). Sofern es sich einrichten lässt, ist es günstig, wenn Mitarbeitende diesem Training beiwohnen, um bei der Klientin später Vergessenes wieder in Erinnerung rufen zu können (vgl. Schulze, 2003).

#### 4. Ordnung halten

Sehbehinderte Menschen brauchen eine klare Ordnung. Die Dinge des täglichen Lebens sollten immer an denselben Platz zurückgestellt werden. Zur Ordnung gehört auch die Ordnung auf dem Fußboden. Achtlos herumliegende Gegenstände können leicht zu Stolperfallen werden. Alles in der Wohnung sollte seinen festen Platz haben.

#### 5. Körperpflege und Kleiden

Beim Waschen ist es wichtig, dass die Klientin die Position der Waschutensilien kennt und diese Ordnung stets unverändert erhalten bleibt. Zerbrechliche Gegenstände wie die Brille, das Hörgerät oder der Zahnersatz werden an einem sicheren Platz gelagert. Eine Sehbehinderung ist kein Grund, die Körperpflege vollständig zu übernehmen. Klienten sollten alles, was sie können, selbstständig durchführen bzw. aktiv in die Maßnahmen einbezogen werden.

Körperpflege und äußeres Erscheinungsbild sind auch für Sehbeeinträchtigte Menschen ein wichtiger Teil der Persönlichkeit. Die Kleidung sollte selbst ausgewählt werden, auch wenn die gewählten Kombinationen nicht immer so gut zusammen passen.

**6. Essen und Trinken**
Die Schaffung starker Farbkontraste erleichtert Sehbehinderten das Erkennen von Trinkgefäßen und das Essen von Tellergerichten. Ist alles Ton in Ton wie z. B. ein Trinkglas mit Wasser auf einer Tischplatte, wird dies oft nicht erkannt und umgestoßen. Ein knallroter Becher auf weißer Tischplatte wird häufig noch erkannt und kann zum sicheren Trinken verhelfen. Für helle Getränke sollten dunkle Gefäße (und umgekehrt) verwendet werden, damit beim Eingießen nichts überläuft und erkannt wird, wie voll die Gefäße noch sind. Farbiges Besteck und Geschirr bilden einen guten Kontrast. Besonders gut bestückte Haushalte können auch dunkle Teller für helle Speisen nehmen. Ferner ist es günstig, Trinkgläser nicht zu voll zu füllen.

Versäumen Sie nicht, sehbehinderte Klientinnen in die Auswahl und Zubereitung der Speisen einzubeziehen. Stimmen Sie die Klientin auf das Essen ein, indem Sie beschreiben, was es zum Essen gibt und Sie die Klientin an den Speisen riechen lassen. Bei Bedarf sind die Speisen mundgerecht zuzubereiten.

**7. Integration in die Gemeinschaft**
Weil es ihnen nicht möglich ist Blickkontakt aufzunehmen, fällt es Sehbehinderten häufig besonders schwer, auf andere Menschen zuzugehen und Kontakte zu initiieren. Informieren Sie Sehbehinderte, wer neben und ihnen gegenüber sitzt. Tischgemeinschaften sollten so organisiert sein, dass nicht mehrere Sehbehinderte zusammensitzen. Viele Gemeinschaftsaktivitäten können auch mit Sehbehinderten durchgeführt werden. Ermuntern Sie Klientinnen, Sportarten auszuüben, die ihrem individuellen Restsehvermögen angepasst sind. Ermutigen Sie Sehbehinderte, Kontakte zu Freunden und Verwandten weiter zu pflegen. Versuchen Sie, zusätzliche Angebote (z. B. Aufzeichnungen von Audiosendungen, ehrenamtlicher Vorleser, die Nutzung von Hörbibliotheken) anzubieten.

**8. Schlafen**
Hochgradig sehbehinderte Menschen Blinde leiden häufig unter Schlafstörungen (► Kap. 8.4), denn bei ihnen ist wegen der fehlenden Hell-Dunkel-Stimulanz der Tageszyklus gestört. Durch eine medizinische Behandlung mit dem Hormon Melatonin kann dieser Störung entgegengewirkt werden.

**9. Umgang mit Hilfsmitteln**
Einige der Hilfsmittel sind für Menschen mit geistigen Behinderungen nicht verwendbar, weil die Handhabung zu komplex ist. Welche Hilfsmittel im Einzelfall infrage kommen, ist nach entsprechender Fachberatung (z. B. durch Low-Vision-Trainer) bzw. durch Ausprobieren zu ermitteln.

> **Fallbeispiel**
> Frau S. lebt seit vielen Jahren in einer Wohnstätte und wollte sich nie Strümpfe und Schuhe anziehen. Wo sie konnte, lief sie barfuß, und wenn man ihr Schuhe anzog, zog sie sie wieder aus. Die Mitarbeiter, mit denen sie zu tun hatte, gaben sich alle Mühe, versuchten es mit Geduld und verschiedenen pädagogischen Methoden, sie an Schuhe heranzuführen, aber Frau S. blieb widerspenstig bei der Haltung, eben keine Strümpfe und Schuhe zu tragen. Eine der vielen unerklärlichen Marotten einer schwer geistig behinderten Bewohnerin, dachten sich die Mitarbeiten und beließen es dabei. Eines Tages stellte sich über einen Sehtest zum großen Erstaunen der Mitarbeitenden und Angehörigen heraus, dass Frau S. blind ist. Niemand hatte das auch nur geahnt. Die Marotte, weder Schuhe noch Strümpfe zu mögen, war in Wirklichkeit der vollkommen vernünftige Versuch, sich mit nackten Füßen über den Tastkontakt zum Boden ein wenig besser zurechtzufinden (vgl. Strassmann, 2009).

»Erstaunlich genug an dieser Geschichte ist schon, dass selbst gut ausgebildetes Personal in der Gemengelage von Symptomen einer schweren geistigen Behinderung die Blindheit nicht erkennt. Das eigentlich Erschreckende aber ist, dass der betroffene Mensch schon früher beim Augenarzt war – und ohne Diagnose zurückkam. ›Kooperiert nicht‹, lautete das ärztliche Urteil« (Strassmann, 2009).

## Vertiefendes Fachwissen zu Sehstörungen und Blindheit

Einschränkungen des Sehvermögens und Blindheit finden sich bei Menschen mit geistiger Behinderung wesentlich häufiger als in der Allgemeinbevölkerung. Nach wissenschaftlichen Untersuchungen des niederländischen Instituts Visio haben ca. 70 % der Menschen mit einer (sehr) schweren geistigen Behinderung visuelle Probleme. Bei Nichtbehinderten sind es ca. 1–2 % (vgl. Strassmann, 2009). 23–37 % der Menschen mit einer (sehr) schweren geistigen Behinderung sind blind (vgl. Ding-Greiner & Kruse, 2010, S. 22).

Die Krankheitshäufigkeit (Prävalenz) von Sehstörungen steigt auch in der »Allgemeinbevölkerung« mit zunehmendem Alter. In Tabelle 11.1 wird die Prävalenz von Sehstörungen der Gruppe der 65- bis 74-Jährigen angegeben (▸ Tab. 11.1).

**Tab. 11.1:** Prävalenz von Sehstörungen (vgl. Ding-Greiner & Kruse, 2010, S. 22)

| Bevölkerungsgruppe im Alter von 65–74 Jahre | Prävalenz in % |
|---|---|
| »Allgemeinbevölkerung« | 6,5 |
| Menschen mit geistiger Behinderung | 17,4 |
| Menschen mit Trisomie 21 (veraltet Down-Syndrom) | 70 |

Menschen mit schweren geistigen Behinderungen und/oder Trisomie 21 sind im besonderen Maße von Sehbeeinträchtigungen und Blindheit betroffen. Umso erstaunlicher ist es, dass es immer wieder vorkommt, dass selbst massive Sehbeeinträchtigungen unerkannt bleiben, weil die daraus resultierenden Verhaltensweisen und Fehlhandlungen alleine der geistigen Behinderung zugeschrieben werden.

Viele Begriffe, die wir im Zusammenhang mit der Beeinträchtigung des Sehens kennen – wie z. B. Sehschädigung, Sehbeeinträchtigung, hochgradige Sehbehinderung –, sagen wenig über die tatsächliche Sehfähigkeit aus. Orientierung über das Maß der Beeinträchtigung gibt die Einteilung von Sehbehinderungen der Weltgesundheitsorganisation (WHO), die nicht vollständig im deutschen Sozialrecht übernommen wurde. Während das deutsche Recht die Sehbehinderungen in drei Stufen einteilt, kategorisiert die WHO Blindheit und in Grad 1–5, indem sie zusätzlich die Ausprägungen der Blindheit differenziert (vgl. Bertram, 2005).

Die visuelle Wahrnehmung ist nicht ausschließlich vom Grad der Sehbeeinträchtigung abhängig. Wie gut der Klient sehen kann, hängt des Weiteren von objektiven Faktoren (z. B. Helligkeit, Kontrast, Farbgebung, Bewegungsrichtung und -geschwindigkeit, Tageszeit) und subjektiven Faktoren (z. B. der jeweiligen tagesaktuellen Verfassung des Klienten, dem psychischen und gesundheitlichen Zustand) ab. Das bedeutet, dass sich bei gleicher Sehschärfe die Auswirkungen der Sehschwäche bei den Klienten sehr unterschiedlich darstellen können.

Wie gut eine Sehstörung kompensiert werden kann, ist immer abhängig von der individuelle Persönlichkeit, Erfahrung und Prägung einer Person, als auch von ihrer Konzentrationsfähigkeit, Intelligenz und Motivation. Jede Sehbehinderung ist individuell und immer auf die Person und die Alltagsbedingungen hin zu diagnostizieren und zu interpretieren (vgl. Lehrplan Sonderpädagogische Förderung, 2002).

Tab. 11.2: Sehbehinderung nach dem deutschen Sozialleistungsrecht (vgl. Bertram, 2005)

| Stufe | Einteilung der Sehbehinderungen in Deutschland (3 Stufen) |
|---|---|
| 1 | Das Sehvermögen ist kleiner oder gleich 30 % (Visus[47] von 0,3). Das heißt, dass das, was ein Normalsehender aus 3 m Entfernung wahrnimmt, ein Sehbehinderter erst aus 1 m Entfernung erkennen kann. Erst ab dieser Stufe besteht Anspruch auf eine Kostenbeteiligung der Krankenkassen bei Sehhilfen. |
| 2 | Das Sehvermögen ist kleiner oder gleich 10 % (Visus von 0,1). |
| 3 | Hochgradige Sehbehinderung: Das Sehvermögen ist kleiner oder gleich 5 % (Visus von 0,05). (Die WHO bezeichnet diese als erste von drei Stufen der Blindheit.) |
| **Weitere Stufen der WHO sind:** | |
| 4 | Blindheit: Sehvermögen ist kleiner oder gleich 2 % (Visus von 0,02). Lichtschein wird noch wahrgenommen. |
| 5 | (»absolute«) Blindheit: steht für fehlende Wahrnehmung von Lichtschein. |

### Diagnostik in Deutschland

Die in Deutschland vom Augenarzt anwendbaren Untersuchungsmethoden setzen bestimmte Fähigkeiten (z. B. Sprechen und Lesen können) voraus und schließen dadurch den Großteil der geistig behinderten Menschen von standardisierten augenärztlichen Diagnostikverfahren aus. Den betroffenen Klienten kann in Folge dessen beim Augenarzt nicht geholfen werden. Viele Augenerkrankungen werden zu spät oder gar nicht diagnostiziert, was in Einzelfällen fatale Folgen z. B. Erblindung haben kann. Trotz dieser schwierigen Rahmenbedingungen ist es notwendig, kooperierende Augenärzte für Klienten ausfindig zu machen. Diese sollten bereit sein, sich auf die Anforderungen für geistig behinderte Klienten einzustellen und versuchen, mit den vorhandenen Möglichkeiten Diagnosen zu erstellen. Gelingt es nicht, entsprechende Augenärzte zu finden, wird empfohlen, mit den Krankenkassen der Klienten oder den regional tätigen Kassenärztlichen Vereinigungen Kontakt aufzunehmen.

### Diagnostik in den Niederlanden

Ganz anders stellt sich die Situation in den Niederlanden dar, wo im Jahr 2000 an der Erasmus-Universität in Rotterdam der weltweit erste Lehrstuhl für die Medizin geistig Behinderter eingerichtet wurde. Inzwischen hat das niederländische **Institut Visio** hat ein sehr aufwändiges Verfahren zur Diagnostik von Sehstörungen speziell für Menschen mit geistigen Behinderungen entwickelt. Zu Beginn des Verfahrens werden »Risiko-Klienten« über einen Fragebogen ermittelt. Über den Fragebogen erfolgt durch Mitarbeitende, die den Klienten gut kennen, ein Screening,[48] in dem »Auffälligkeiten« in Bezug auf funktionelle Sehstörungen ermittelt werden. Ergeben sich über das Screening Hinweise auf visuelle Probleme, erfolgen weitere Untersuchungen der Differentialdiagnostik. Folgende Beobachtungsparameter werden abgefragt:

47 Visus ist der medizinische Ausdruck für die Sehstärke; er wird meistens als Dezimalzahl ausgedrückt.

48 Unter Screening versteht man ein systematisches Testverfahren, das eingesetzt wird, um innerhalb eines definierten Personenkreises (z. B. alle Klienten einer Wohnstätte für geistig Behinderte) bestimmte Eigenschaften der zu prüfenden Personen (z. B. visuelle Probleme) zu identifizieren.

- Auffälligkeiten der Augen (z. B. teilweise oder vollständig geschlossene Augen, scheinbar ziellose Augenbewegungen, sichtbare Vernarbungen oder Schädigungen, Farbauffälligkeiten),
- auffälliges Verhalten (z. B. Augenreiben, Selbstverletzungen der Augen wie Augenstechen),
- hoher Hilfebedarf bei alltäglichen Verrichtungen,
- erkennbare Reaktionen auf Menschen, Gebärden, Bewegungen und Handlungen Dritter (z. B. erkennt die Klientin Menschen erst, wenn sie angesprochen wird, Augenkontakt wird nicht aufgenommen, es wird mit der Hand getastet, um Mitmenschen zu finden),
- Reaktionen auf Gegenstände (z. B. angstfreies Gehen ist nicht möglich oder gehen ohne Hilfe wird verweigert, der Klient tastet sich beim Gehen mit Händen und Füßen vor, der Klient verliert schnell die Orientierung).

Die Stiftung Waldheim (Cluvenhagen) hat augenärztliche Untersuchungen ihrer Klienten durch das Team von »Institut Visio« durchführen lassen. Die Kosten pro Untersuchung in Höhe von ca. 800 € waren jedoch nicht über die Krankenkassen erstattungsfähig und mussten über Spenden finanziert werden. Im Ergebnis hat sich der Aufwand gelohnt, weil sich bei 71 % der Klienten ein Verdacht auf visuelle Beeinträchtigungen ergab. Neben einer besseren Versorgung der Klienten mit Hilfsmitteln wurde erkannt, dass so manches »merkwürdige Verhalten« auf die Sehstörung zurückzuführen ist. Der Arbeits- und Lebensraum der Behinderten wurde schrittweise so umgestaltet, dass Klienten mit Sehstörungen sich dauerhaft besser orientieren können. Die Mitarbeitenden wurden umfassend geschult und es wurden spezielle Wohngruppen für Klienten mit starken Sehbeeinträchtigungen konzipiert und eingerichtet.

**Weiterführende Informationen**

Weitere Informationen zur Diagnostik in den Niederlanden bietet die Homepage von Visio, die derzeit in englischer und niederländischer Sprache abrufbar ist:
http://www.visio.org

Deutschsprachige Interessenten können sich unter folgender Adresse an Herrn Oscar Schouten von der Stiftung Waldheim (http://www.stiftung-waldheim.de) wenden. Die Stiftung Waldheim engagiert sich für die Belange von mehr als 500 Menschen mit Behinderung im Landkreis Verden. Sie bietet individuelle Assistenzangebote in den Bereichen Wohnen, Arbeiten, Tagesförderung und Schule:

Stiftung Waldheim Cluvenhagen
Helene-Grulke-Str. 5
27299 Langwedel
Tel.: 0 42 35 – 890
oschouten@stiftung-waldheim.de

**Weiterführende Informationen**

Seh-Netz-Infoportal: http://www.seh-netz.info Dieses Infoportal ist allen sehbehinderten und blinden Menschen sowie deren Angehörigen eine Hilfe beim Auffinden von Informationen rund um das Thema Blindheit und Sehbehinderung.

Deutscher Blinden- und Sehbehindertenverband (DBSV): http://www.dbsv.org Als Dachverband vertritt der DBSV die bundesweiten Interessen von 20 Landesvereinen. Die Netzwerke der Selbsthilfe informieren über medizinische Fragen und helfen in sozialen und rechtlichen Angelegenheiten. Folgendes wird angeboten: Beratung zu Hilfsmitteln, Verleih von Hörbüchern, Veranstaltungen, Erholungsreisen, Kurse und Tipps zur Bewältigung des Alltags wie auch zur Verbesserung der Mobilität.

Der Berufsverband der Orthoptistinnen Deutschlands e. V. (BOD) ist der Zusammenschluss von staatlich anerkannten Orthoptisten in Deutschland. Aufgabe der Orthoptistin ist es, die Prävention, Diagnose und Therapie von Schielerkrankungen, Sehschwächen, Augenzittern und Augenbewegungsstörungen durchzuführen. Ein bundesweites Verzeichnis mit Therapeuten erleichtert die Suche nach regionalen Ansprechpartnern. **http://www.orthoptistinnen.de**

## 11.4 Pflegediagnose eingeschränktes Tast- und Berührungsempfinden

Die Pflegediagnose ist im Gesprächsleitfaden Pflegeerfassung® wie folgt dargestellt (► Kasten 11.4).

**Kasten 11.4:** Pflegediagnose eingeschränktes Tast- und Berührungsempfinden im Gesprächsleitfaden Pflegeerfassung®

**Eingeschränktes Tast- und Berührungsempfinden:** Eingeschränkte Fähigkeit, Berührungs- oder Temperaturreize wahrzunehmen und mit entsprechenden Reaktionen zu beantworten.

**Mögliche Symptome:**

- Missempfindungen (z. B. Kribbeln, Taubheit)
- Körperhaltung und Muskeltonus sind verändert (z. B. kein Gefühl für die Position betroffener Körperteile)
- Vernachlässigung betroffener Körperteile
- Berührungs-, Druck- und/oder Schmerzempfindlichkeit sind gestört
- Wärme und Kälte werden nicht adäquat empfunden
- Verletzungen werden nicht wahrgenommen (z. B. Brandblasen)

**Mögliche Ursachen:**

- Neurologische Erkrankungen (z. B. Lähmungen)
- Durchblutungsstörungen (z. B. bei der Grunderkrankung Diabetes mellitus)
- Psychosen

Im Gegensatz zu anderen Sinnesorganen erfährt das Tast- und Berührungsempfinden (Spürsinn) meist wenig Beachtung.

»Der **Spürsinn** besteht aus:

1. den **kinästhetischen Informationen** (Tiefensensibilität). Durch die Anspannung der Muskeln, Sehnen und der Gelenke wird ein erhöhter Tonus aufgebaut und gespürt. Die kinästhetischen Informationen sind bereits vor der Geburt vorhanden. Deshalb greift das Gehirn nach einer Schädigung zuerst auf diese basalen, kinästhetischen Informationen zurück.
2. den **taktilen Informationen**, dem Tastsinn (Oberflächensensibilität). (...) Beide Sinne sind untrennbar zu betrachten, des-

halb spricht man auch vom taktil-kinästhetischen System« (Miller, 2004). Das Spüren bildet die Grundlage, mit der Umwelt vertraut zu werden und Alltagsaufgaben zu bewältigen. Nur wenn der Klient weiß, in welcher Position er sich befindet, und was mit ihm und um ihn herum passiert, ist er in der Lage, ein Situationsverständnis zu entwickeln und sich an Alltagshandlungen aktiv zu beteiligen.

### Ziele im Rahmen der Teilhabeplanung

Übergeordnete Ziele:

- Der Klient weiß, in welcher Position er sich befindet und nimmt wahr, was mit ihm und seinem Umfeld passiert.
- Die vegetativen Funktionen und der Tonus normalisieren sich.

Teilziele: Der Klient

- zeigt Reaktionen auf Druck, Berührung, Wärme und Kälte,
- arbeitet aktiv an der Verbesserung seine Wahrnehmung mit,
- nimmt Schmerzreize wahr,
- kann sich besser konzentrieren,
- kann sich besser entspannen,
- verfolgt aktiv Handlungsabläufe,
- erkennt das Ziel des Handelns,
- kann selbst aktiv (z. B. bei der Körperpflege) mitwirken.

### Maßnahmen zur Förderung des Tast- und Berührungsempfindens

- Hilfestellungen müssen bei allen Pflege- und Alltagsaktivitäten erfolgen, die durch die Einschränkung des Tast- und Berührungsempfindens nicht mehr selbstständig durchgeführt werden können. Dabei sind alle Verrichtungen von der Seite des wahrnehmungsgestörten Körperteils aus vorzunehmen, um die Wahrnehmung des beeinträchtigten Körperteils zu fördern.
- Eine Förderung des Tast- und Berührungsempfindens sollte bei allen Verrichtungen durch Arbeit mit Methoden, die die Wahrnehmung fördern (wie z. B. Basale Stimulation (► Kap. 8.2), Bobath-Konzept (bei Schlaganfall), Affolter-Modell®), erfolgen.
- Die Klienten sind vor Gefahren und Verletzungen zu schützen. Z. B. ist darauf zu achten, dass keine zu heißen Getränke angeboten werden. Im Rahmen der Körperpflege ist täglich eine Hautinspektion durchzuführen, um mögliche Schädigungen, die der Klient selbst nicht wahrnimmt, frühzeitig zu erkennen. Bei Klienten, die Temperaturunterschiede nicht wahrnehmen, ist auf witterungsangepasste Kleidung zu achten.

### Vertiefendes Fachwissen zum Tast- und Berührungsempfinden

#### Wie funktioniert das Tast- und Berührungsempfinden?

Sensoren in der Haut verhelfen uns dazu, die Umwelt durch Tasten wahrzunehmen. Dazu befinden sich verschiedene Sinneszellen und Nerven unterschiedlich tief in den Hautschichten. Je nach Lage reagieren diese empfindlich auf feinste Berührungen, oder erst auf großflächigen Druck. Einige Sinneszellen nehmen Wärme und Kälte wahr, andere reagieren sensibel auf Schmerzreize. Die Hautoberflächen sind ebenfalls unterschiedlich empfindsam, so dass manche die Berührung nur sehr grob wahrnehmen, während andere feinste Abstufungen ertasten können. Darüber hinaus nehmen auch Körperhaare Berührungsinformationen auf. Die Sinneszellen melden ihre Erregung über Nervenzellen durch das Rückenmark an das Hirn, und erst dort wird das Gesamtbild analysiert und interpretiert. Denn erst, wenn das reine Fühlen durch Umwelteindrücke ergänzt wird, können Klienten angemessen reagieren: Schmerz, der durch einen dauerhaften Druck in einer Lageposition auslöst wird, wird wahrgenommen und als Reaktion darauf die Position gewechselt. Das ist eine ganz selbstverständliche Reaktion, über die wir nicht nachdenken. Werden der Auflagedruck und der Schmerz jedoch als solcher nicht wahrgenommen und erfolgt über das Gehirn keine »Warnmeldung«, kann vom Klienten unbemerkt ein Dekubitus (Druckgeschwür) entstehen. Dieses Beispiel macht deutlich, dass Probleme bei der Verarbeitung von Tastinformationen auftreten, sofern die geordnete Abfolge von Reizverarbeitung durch Hirn- oder Nervenschädigungen gestört ist. Wichtige Informationen der Sinneszellen können dann nicht adäquat im Gehirn weiter verarbeitet werden. Dies kann dazu führen, dass Klienten Temperaturschwankungen, Berührungen, Druck und Schmerzen nicht oder nur eingeschränkt wahrnehmen können. Schutzreaktionen, wie z. B. das Zurückziehen des Fußes beim Einsteigen in eine zu heiße Badewanne, unterbleiben. So kann es beispielsweise passieren, dass es beim Baden zu Verbrennungen kommt.

**Training des Tast- und Berührungsempfindens**

Für die Praxis bedeutet das, dass der Klient dabei unterstützt wird, Alltagsgeschehnisse spürbar zu machen. Dies erfolgt, indem dem Klienten zielgerichtet Impulse geben werden, die dazu verhelfen, den Spürsinn zu reaktivieren und mit den Umgebungsinformationen zu verbinden. »Taktil instruierte Alltagsgeschehnisse sollen dem geschädigten Gehirn helfen, die gespürten Informationen zu speichern beziehungsweise aus dem Speicher wieder hervorzurufen« (Miller, 2004). Das Training eignet sich besonders für Klienten mit folgenden Störungsbildern:

- Entwicklungsstörungen der Motorik des Sprechens und der Sprache,
- Lernschwierigkeiten,
- tiefgreifende Entwicklungsstörungen (z. B. Autismus, Rett-Syndrom),
- zerebrale Schäden (z. B. Schädelhirntrauma, Schlaganfall),
- demenzielles Syndrom (z. B. Alzheimer).

Methodisch gibt es hierzu verschiedene Möglichkeiten, die, je nachdem wie der Klient auf die jeweilige Methode reagiert, miteinander kombiniert werden können. Neben der schon vorgestellten Basalen Stimulation kann dies über das Bobath-Konzept (bei Schlaganfall) und auch über das Affolter-Modell® erfolgen. Das Affolter-Modell® ist ein Interaktionsmodell und wird im Folgenden grob skizziert.

**Affolter-Modell ®**

Frau Dr. Félicie Affolter (klinische Psychologin und Lehrerin) beobachtete, dass als Folge von mangelhafter oder fehlender taktil-kinästhetischer Informationen die Interaktion der Person mit der Umwelt gestört ist. Sie entwickelte eine Methode des Führens von Klienten, die dem Klienten fehlende Umweltinformationen wieder vermittelt. Es werden zwei Methoden des Führens unterschieden:

Das **pflegerische Führen** nach Affolter bezeichnet das gezielte Setzen taktiler Reize während geführter pflegerischer Verrichtungen und wird z. B. bei der Körperpflege, beim Positionswechsel zur Dekubitusprophylaxe oder dem Transfer angewendet. Beim pflegerischen Führen führt die Mitarbeitende die Handlung **für inaktive** Klienten aus. Wichtig ist dabei, dass der Betroffene spürt, was mit ihm passiert und dadurch Verständnis für das Vorgehen erlangt. Diese deutlich spürbaren Interaktionen können die Fähigkeit, verbale Erklärungen zu verstehen, ersetzen (vgl. Sander & Söll, 2009).

Das pflegerische Führen wurde speziell für Klienten mit schweren zerebralen Schäden und starken Bewegungseinschränkungen entwickelt. Ganz am Anfang stehen für den

Klienten die Fragen: Wo bin ich und wo ist meine Umwelt? Weiß der Klient nicht mehr, wo er sich befindet, kann das dazu führen, dass er über eine hohe Körperspannung versucht, seinen eigenen Körper zu spüren (vgl. Miller, 2004).

Das **einfache (elementare) Führen** nach Affolter erfolgt durch **begleitetes Handführen** in allen alltagsrelevanten Situationen wie Essen, Anziehen oder Körperpflege. Die Mitarbeiterin führt mit ihrer rechten Hand die rechte Hand des Klienten sowie mit der linken Hand die linke Hand des Klienten. Das Ziel dieses Führens ist, dass der Klient der Handlung mit Aufmerksamkeit und Verständnis folgen kann. Vereinfacht gesagt geht es darum, dass Klienten durch Greifen und Berühren mit den Händen begreifen, was geschieht und somit die Umwelt besser wahrnehmen (vgl. Sander & Söll, 2009). Diese Methode eignet sich besonders bei Klienten, die in der Ausführung von Handlungen Probleme zeigen und bereits Eigenaktivität aufweisen. Sie ist einsetzbar, um Handlungen zu beginnen, sie weiterzuführen oder beim Beenden einer Handlung zu unterstützen (vgl. Miller, 2004).

Durch die Anwendung der Methoden des Affolter-Modells kann eine Normalisierung des Tonus und der vegetativen Funktionen erzielt werden. Die Klienten können sich besser entspannen und konzentrieren, was sich natürlich auch positiv auf die Stimmung auswirkt. Selbstverständlich setzt die Anwendung der Methoden die Schulung der Mitarbeitenden voraus.

Mit einem Fallbeispiel zur Anwendung des Affolter-Modells hat Peter Müller die Lernprozesse durch Handführung beispielhaft beschrieben.

**Fallbeispiel**

Frau D. sitzt schon längere Zeit vor ihrem leeren Glas. Eine Flasche Mineralwasser steht vor ihr auf dem Tisch. Von einem Mitarbeiter wird sie gefragt, ob sie Durst hat. Sie antwortet: »Ja!« Der Mitarbeiter gibt Frau D. die Flasche in ihre rechte Hand. Es passiert nichts. Frau D. schaut den Mitarbeiter fragend an. Als der Mitarbeiter ihre linke Hand an den Verschluss führt, beginnt sie die Flasche aufzudrehen. Die Flasche in der einen, den Verschluss in der anderen Hand wirft Frau D. dem Mitarbeiter wieder den fragenden Blick zu. Erst als Glas und Flasche durch Führen der Hände einander berühren, gießt sich Frau D. ein. Sie trinkt das Glas aus und gießt sich erneut ein (vgl. Miller, 2004).

Es wäre schneller gegangen, Frau D. das Mineralwasser einzugießen. Dann hätte Frau D. aber keine Möglichkeit erhalten, den Tastsinn mit ihrer Umwelt in Verbindung zu bringen. Durch die Handführung konnte Frau D. selbst wieder die Verbindung zwischen Durst und den Bewegungsabläufen über Eingießen bis zum Trinken herstellen (vgl. Miller, 2004).

### Weiterführende Informationen zum Affolter-Modell ®

Die Arbeitsgemeinschaft für Probleme bei Wahrnehmungsstörungen (APW) ist eine Vereinigung der Angehörigen von Menschen, die unter Wahrnehmungsstörungen leiden. Sie hat ihren Sitz in der Schweiz und setzt sich seit 1975 für die Lösung von Problemen bei Wahrnehmungsstörungen ein. Auf der Homepage sind in Deutschland tätige Therapeuten, Fachartikel und Links zu anderen Fachgesellschaften zu finden. http://www.apwschweiz.ch

## 11.5 Pflegediagnose Verwirrtheit

Die Pflegediagnose ist im Gesprächsleitfaden Pflegeerfassung® wie folgt dargestellt (▶ Kasten 11.5).

**Kasten 11.5:** Pflegediagnose Verwirrtheit im Gesprächsleitfaden Pflegeerfassung®

**Verwirrtheit:** Verwirrtheit tritt im Zusammenhang mit hirnorganischen Veränderungen auf und ist gekennzeichnet durch die Beeinträchtigung folgender Bereiche: der Denkprozesse und Wahrnehmung, der Orientierung und Gedächtnisleistung, der Handlungskompetenzen (bei der Bewältigung von alltäglichen Aufgaben) sowie des Antriebs und der Affektkontrolle. Verwirrtheit kann entweder plötzlich einsetzen und zeitlich begrenzt auftreten (akute Verwirrtheit) oder irreversibel, fortschreitend mit der Verschlechterung des Intellekts und der Veränderung der Persönlichkeit einhergehen (chronische Verwirrtheit).

**Mögliche Symptome:**

**Kognitiv**

- Störung des Kurzzeitgedächtnisses bei erhaltenem Langzeitgedächtnis
- Nachlassen der Aufmerksamkeit und Konzentration, verlangsamtes Denken
- Anzeichen für Gefühle von Fremdheit (gegenüber bekannten Personen oder Orten)
- Unsicherheiten oder Fehlhandlungen bei bisher bewältigten Aufgaben
- Reduzierter Wortschatz, monotones Singen, unzusammenhängendes Reden

**Emotional**

- Verlust von Geborgenheit, Vertrautheit und Identität
- Anzeichen, die auf verstärktes Misstrauen oder Überforderungsgefühl schließen lassen
- Antriebsarmut, Regression, Apathie
- Aggressive oder depressive Reaktionen aufgrund der erlebten Leistungseinbußen

**Motorisch**

- Sprach- und Schluckstörungen
- Motorische Unruhe (z. B. ruheloses Umhergehen, gestörter Tag-Nacht-Rhythmus)
- Drang, das Haus zu verlassen (z. B. durch das Gefühl, Erledigungen verrichten zu müssen, die keinen Bezug zur derzeitigen Lebenssituation haben)

**Mögliche Ursachen:**

**Akute Verwirrtheit**

- Zu wenig Aufnahme von Flüssigkeit oder Elektrolytstörungen (z. B. durch Dehydration, Durchfall, Fieber, Einnahme von entwässernden Medikamenten) und/oder Mangelernährung

- Akute Verwirrtheit nach Bewusstlosigkeit, epileptischem Anfall oder Schlaganfall
- Psychiatrische Erkrankungen
- Durchgangssyndrom (z. B. bei Umgebungswechsel, Depressionen, Psychosen, Nebenwirkung von Medikamenten)
- Vergiftungen (z. B. durch Alkohol, Drogen, Medikamentenmissbrauch)
- Psychosozialer Stress, der nicht bewältigt wird

**Chronische Verwirrtheit**

- Demenz vom Typ Alzheimer
- Vaskuläre Demenz (ausgelöst durch zerebrale Durchblutungsstörungen, Arteriosklerose, Blutdruck- oder Blutzuckerschwankungen)
- Sekundäre Demenz (durch Vorerkrankungen ausgelöster, hirnorganischer Abbau z. B. Morbus Parkinson, Korsakow-Syndrom, Diabetes mellitus, Schilddrüsenunterfunktion)
- Nebenwirkungen von Medikamenten (z. B. Langzeittherapie bei Schilddrüsenunterfunktion)

## Ziele im Rahmen der Teilhabeplanung

Übergeordnetes Ziel: Der Klient fühlt sich hinsichtlich des eigenen Verhaltens von der Umgebung verstanden und akzeptiert (vgl. Stefan et al., 2009).

Teilziele: Der Klient

- ist ruhig und entspannt,
- ist angstfrei,
- setzt vorhandene Fähigkeiten ein,
- findet sich in der Umgebung zurecht,
- erinnert sich an frühere Ereignisse und Gefühle,
- hat ein Gefühl von Sicherheit,
- ist sozial integriert,
- beteiligt sich an täglichen Aktivitäten,
- ist ausreichend ernährt,
- nimmt ausreichend Flüssigkeit zu sich.

## Maßnahmen/Erfolgsfaktoren im Umgang mit akuter Verwirrtheit

- **Klärung der Ursache:** Da akute Verwirrtheitszustände verschiedene, auch krankheitsbedingte Ursachen haben können, sollte als erstes versucht werden, die Ursache herauszufinden.
- **Flüssigkeitszufuhr:** Bei kognitiv eingeschränkten und älteren Menschen stellt der akute Flüssigkeitsmangel die Ursache »Nummer 1« für akute Verwirrtheitszustände dar. Sollte eine Klientin »neben sich stehen« oder einen desorientierten Eindruck machen, ist die einfachste und naheliegendste Sofortmaßnahme die Sicherstellung einer ausreichenden Flüssigkeitszufuhr. Sofern die Verwirrtheit auf Flüssigkeitsmangel zurückzuführen war, wird sich der Bewusstseinszustand kurzfristig wieder normalisieren (▸ Kap. 5.5).
- **Psychosoziale Betreuung:** Blockieren psychosozialer Stress oder Angstzustände die klaren Denkprozesse, stehen die psychosoziale Betreuung und die Versicherung von Nähe im Vordergrund. Klientinnen mit Angstzuständen brauchen die Nähe von vertrauten Personen. Es kann emotional stabilisieren, sie aus Einzelzimmern in Zweibettzimmer umziehen zu lassen. (Bei Neubau sollten Räumlichkeiten mit mobilen Trennwänden geplant werden.) Sobald sich die Klientin in Gesellschaft weiß und sich wieder sicher und

geborgen fühlt, kommt es meist zur Verbesserung der Angstsymptomatik.

- **Vorstellung beim Facharzt:** Sofern akute Verwirrtheitszustände nicht kurzfristig überwunden werden, ist eine Vorstellung beim Neurologen/Psychiater unbedingt erforderlich.

### Maßnahmen/Erfolgsfaktoren im Umgang mit chronischer Verwirrtheit

**1. Voraussetzungen/Rahmenbedingungen zur Betreuung schaffen**

Wo und wie kann die Betreuung erfolgen? Tritt eine Demenzerkrankung auf, ist erst einmal die Frage zu stellen, ob die Wohnsituation eine adäquate Betreuung ermöglicht. Lebt die betroffene Klientin in einer Wohneinrichtung für Behinderte, kann es sein, dass die Betreuung nur zeitweise erfolgt, weil diese auf die ganztägige Abwesenheit der Klienten abgestellt ist.

Menschen mit Demenzerkrankungen benötigen **ganztags tagesstrukturierende Angebote** in vertrauter Umgebung und eine **nächtliche Betreuung**. Ist dies in der Häuslichkeit nicht gegeben, sollte über alternative Angebote (z. B. eine Betreuung in einer Tagespflegestätte für Demenzkranke) nachgedacht werden. Einen Überblick zu Betreuungsangeboten für Menschen mit Demenzerkrankungen geben regional tätige Beratungsstellen der Alzheimer Gesellschaft e. V. oder Pflegestützpunkte.

**2. Vorbereitung auf den Umgang mit Demenzkranken**

Wer professionell mit Klienten, die demenzbedingte Verhaltensweisen zeigen, umgehen möchte, muss sich gerontopsychiatrisches Fachwissen im Umgang und zur Milieugestaltung aneignen. Dies kann z. B. durch gezielte Fort- und Weiterbildung, Fachliteratur, aber auch durch die Zusammenarbeit und den Austausch verschiedener Berufsgruppen untereinander erreicht werden. Es gibt eine Vielzahl kognitiv aktivierender Interventionsmethoden und Konzepte zum Umgang mit Demenz, diese sind beispielsweise:

- Validation® nach Naomi Feil,
- Psychobiografische Pflege® nach Erwin Böhm,
- Realitätsorientierungstraining® (ROT) nach James C. Folsom,
- Erinnerungspflege und Gedächtnistraining.

Die Gemeinsamkeit der Konzepte besteht darin, die Lebenswelt der Betroffenen zu akzeptieren und anzunehmen sowie ein überschaubares Umfeld zu schaffen, in dem sich der Demenzkranke sicher und geborgen fühlt. Ferner sollte der Umgang entsprechend des Erkrankungsverlaufs so angepasst, dass für den Klienten weder eine Über- noch eine Unterforderungssituation entsteht. Neben der Art und Weise des Umgangs beinhalten die konzeptionellen Ansätze auch Anregungen zur Milieugestaltung. Nach welchen Konzepten und Methoden gearbeitet wird, ist trägerintern festzulegen.

**3. Betreuungsmaßnahmen nach Stadien unterteilt**

Vorweg sei gesagt: Es gibt keinen standardisierten Demenzverlauf. Die Ausprägungen einer Demenz sind individuell so verschieden, wie die Menschen, die es trifft. Wobei natürlich immer wieder ähnliche Verläufe beobachtbar sind. Die Planung von Betreuungsmaßnahmen variiert in Abhängigkeit der Ausprägung der demenziellen Symptome. Eine grobe Einteilung kann in

a) frühes Stadium,
b) mittleres Stadium und
c) spätes Stadium

der Demenz erfolgen. Die Übergänge von einem zum nächsten Stadium sind fließend. Verschlechterungen treten schubweise über mehr oder minder lange Zeiträume ein.

**a) Maßnahmen im frühen Stadium Krankheitserscheinungen**

In frühen Stadien der Demenz mutet das Verhalten vielleicht merkwürdig an, es kommt zu Fehlhandlungen, die jedoch häufig noch nicht so massiv sind, dass eine Demenzerkrankung eindeutig diagnostizierbar wäre. Dass eine demenzielle Entwicklung eingetreten ist, wird häufig daran erkannt,

- dass sich bekannte Verhaltensweisen verändern,
- lieb gewonnenen Hobbys nicht mehr ausgeübt werden,
- die Motivation und Aktivität im Alltag nachlässt.

Bisher nicht bekannte Verhaltensweisen wie:

- Ängstlichkeit,
- sozialer bzw. depressiver Rückzug und Apathie,
- Tag-Nacht-Umkehr,
- wahnhafte oder panische Reaktionen,
- aggressive Reaktionen treten teilweise erstmalig auf.

Zu Beginn einer Demenzerkrankung kann es sein, dass Phasen, in denen alles »wie immer läuft« von Phasen abgelöst werden, in denen die Klientin »irgendwie nicht so gut drauf« ist und verändert erscheint.

**Im Umgang mit Demenzkranken**

Im Umgang mit Demenzkranken sind laut Huub Buijssen insbesondere die **zwei »Demenzgesetze«** zu beachten. »Die zwei Gesetze verdeutlichen die Logik, die sich hinter dem Verhalten dementer [Personen] verbirgt. Sie bieten […] einen Orientierungspunkt im Alltag, denn die meisten Umgangstipps lassen sich von diesen beiden Gesetzen ableiten.« (Bujissen, 2011, S. 16–17).

Das **erste Demenzgesetz** besagt, dass eine demente Person sich nichts länger als dreißig Sekunden merken kann. Das lässt sich gut bei Klienten beobachten, die in sehr kurzen Abständen immer gleiche Fragen stellen bzw. Äußerungen in »Endlosschleifen« wiederholen. Durch die Demenz können Informationen, die im Kurzzeitgedächtnis des Gehirns ankommen, nicht mehr in das Langzeitgedächtnis übertragen werden. Huub Buijssen vergleicht das Gedächtnis in diesem Fall mit »einem großen Bilderbuch, in dem plötzlich Tinte benutzt wird, die nach dreißig Sekunden verblasst, wodurch das Bild nicht mehr zu erkennen ist.« (Bujissen, 2011, S. 17).

Zu diesem ersten Demenzgesetz gibt es lediglich zwei Ausnahmen. Die Ausnahmen bestehen darin, dass sich Informationen, die für den Betroffenen eine **emotionale Bedeutung** haben (oder sehr oft wiederholt werden), manchmal doch noch einprägen. Alle Bilder, die vor dem Demenzprozess im Bilderbuch des Gedächtnisses abgelegt wurden, sind noch erkennbar, weil sie mit »dauerhafter« Tinte gemalt wurden (vgl. Bujissen, 2011, S. 19).

Schreitet die Demenz weiter voran, tritt das **zweite Demenzgesetz** in Kraft. »Dieses besagt, dass auch zu einem früheren Zeitpunkt gespeicherte Informationen aus dem Gedächtnis verschwinden. Dieses [Ausradieren] passiert auf eine besondere Art und Weise. Zunächst wird die jüngste Vergangenheit [gelöscht], danach die weiter zurückliegende. Das Gedächtnis wird sozusagen von hinten nach vorne aufgerollt. So verlieren demente Menschen Fähigkeiten, die sie in den letzten Jahren erlernt haben, zum Beispiel den Umgang mit einem Mobiltelefon« (Bujissen, 2011, S. 18) oder die Bedienung technischer Geräte (wie die Bedingung von Klingeln, die in Zimmern von Wohngruppen angebracht werden, um Personal zur Hilfe zu holen oder das Ein- und Ausräumen von Spülmaschinen). »Später vergessen sie, dass sie in Rente gegangen sind, kennen ihr Haus, ihren Partner und ihre Kinder nicht mehr wieder usw. Auf diese Weise nähern sie sich immer weiter ihrer Kindheit« (Buijssen, 2011, S. 18–19).

- Demenzkranke haben eine andere Wahrnehmung als nicht Erkrankte. Daraus ergibt sich eine ganz eigene Sicht, die Realität wahrzunehmen, was zu Konflikten mit Mitmenschen führen kann.

- Wird die Klientin ständig korrigiert und/oder bevormundet führt dies zu Verunsicherung und das Selbstwertgefühl leidet. Überforderungssituationen können eintreten, wenn Kritik und Zurechtweisungen von der Klientin nicht nachvollzogen werden und sie daher unter Stress gerät.
- Je weniger Klienten Inhalten rational folgen können, desto besser scheinen sie in der Lage zu sein, schlechte Stimmungen aufzunehmen und darauf zu reagieren.
- Zuhause und am Arbeitsplatz sollten sich Betreuende und Mitmenschen darin üben, Demenzkranke so anzunehmen, wie sie sind und sich bewusst sein, dass der Zustand nicht veränderbar ist. In wie weit das gelingen kann, hängt davon ab, wie gut die interdisziplinäre Kommunikation und Zusammenarbeit ineinander greifen und auf den Demenzkranken abgestimmt sind. (vgl. Buijssen, 2011, S. 17 ff.).

**Förderschwerpunkt**

- Demenzkranke sind nicht in der Lange, neue Dinge zu lernen, daher ist es wichtig, dass Bekanntes ohne Leistungsdruck geübt und damit länger erhalten bleibt.
- Die Förderung der Klientin sollte darauf ausgerichtet sein, die kognitiven und funktionellen Fähigkeiten durch gezieltes Training zu bewahren. Damit die Eigenständigkeit möglichst lange erhalten bleibt, sollte ein aktiver Alltag beibehalten werden.
- Eventuell auftretende soziale oder depressive Rückzugstendenzen sollte durch Einbeziehung und systematische Tagesstrukturierung entgegengewirkt werden. Geeignet sind:
  - 10-Minuten-Aktivierung in kleinen Gruppen (2–4 Personen),
  - Basale Stimulation,
  - ggf. auch Snoezelen. Es ist möglich, dass Klienten auch vor dem bisher gemochten Snoezelen zurückschrecken, weil sie sich durch die Demenz in dunklen Räumen ängstigen.

**Gesprächsführung**

Wichtiger als Sprachbotschaften ist, dass die Klientin das Gesicht der Betreuenden sieht, um sich durch die Mimik zurückversichern zu können, dass der Betreuende eine zugewandte und empathische Grundhaltung ihr gegenüber einnimmt. Dies vermittelt der Klientin Schutz und Geborgenheit auch für den Fall, dass Sprachbotschaften nicht mehr verstanden werden.

**Milieugestaltung – Orientierung geben, Erinnerung und Ruhe fördern**

Die Umgebung ist ruhig, übersichtlich und reizarm zu gestalten. Eine Anpassung des Wohnraums sollte in der Weise erfolgen, dass Orientierungshilfen gegeben werden:

- Eine gut lesbare Uhr und ein Kalender, auf dem das jeweilige Datum markiert wird.
- Hinweisschilder und aussagekräftige Bilder (zum Bad) erleichtern die zeitliche und räumliche Orientierung.
- In dieser Phase ist die Biografie- oder auch Erinnerungsarbeit (z. B. mit Fotoalben) von hoher Bedeutung und gibt Aufschluss über den Stand der Gedächtnisleistung des Kurz- und Langzeitgedächtnisses.
- In Wohnräumen sollten Radios oder Fernsehapparate nur angestellt werden, wenn aktives Auswählen und Nachverfolgen der Sendungen gegeben ist. Oft gelingt es nicht mehr, Eindrücke aus Radio und Fernsehen zu verarbeiten. Es muss damit gerechnet werden, dass sich Klienten vor Bildern und Geräuschen, die nicht verstanden oder falsch einordnet werden, ängstigen werden.

**Arbeitsalltag**

- Es kann durchaus sein, dass die Klientin im Anfangsstadium der Demenz noch mit Einschränkungen arbeiten kann.

- Sofern die Klientin die Tätigkeit am Arbeitsplatz kognitiv überfordert, ist eine Anpassung der Aufgaben (möglicherweise in Kombination mit einer Reduzierung der Arbeitszeit) sinnvoll.
- Stellt der Verbleib im Arbeitsprozess eine Überforderung für die Klientin dar, sollte eine vorzeitige Ruhestandslösung eingeleitet werden. In Zusammenhang mit Modellen zur Entlastung am Arbeitsplatz oder einem vorzeitigen Ausscheiden aus dem Arbeitsprozess kann es zu Konflikten mit den Kostenträgern und Anbietern von »Werkstattplätzen« als auch mit Angehörigen kommen. »Nicht selten wehren sich Angehörige gegen den Austritt aus der Werkstatt und interpretieren einen möglichen Leistungsabfall des betreffenden Menschen als Verweigerungsverhalten, das gezielt bekämpft werden muss« (Kranich, 2008, S. 5).
- Ausgangspunkt der Planung und Beurteilung von entlastenden Maßnahmen müssen jedoch immer die individuelle Belastungsfähigkeit und das Wohlbefinden der betreffenden Klientin sein. In alle Überlegungen ist einzubeziehen, dass die Werkstatt in vielen Fällen den zentralen Lebensmittelpunkt der Klientin darstellt.
- Ein Ausscheiden aus der Werkstatt erfordert einen nahtlosen Übergang in eine Betreuung mit demenzgerechter Tagesstrukturierung.

**b) Maßnahmen im mittleren Stadium**
In dieser Phase sind die Auswirkungen der demenziellen Erkrankung nicht mehr zu übersehen. Die Klientin benötigt eine klare, möglichst gleich bleibende Strukturierung des Tagesablaufs und reagiert mit noch größerer Verwirrung auf veränderte Abläufe und Ortswechsel.

### Hygiene und Körperpflege

- Selbstpflegefähigkeiten in Bezug auf die Hygiene und Körperpflege nehmen teilweise rapide ab.
- Die Klientin weiß häufig nicht, was sie als Nächstes tun soll und was sie bereits getan hat. Das äußert sich z. B. in folgenden Verhaltensweisen:
  - Die Klientin zieht sich an, ohne vorher Körperpflege durchzuführen, ist aber davon überzeugt, sich gewaschen zu haben.
  - Es wird nicht erkannt, dass verschmutzte Wäsche angezogen oder die WC-Spülung nicht betätigt wurde.
  - Begonnene Tätigkeiten werden nicht bis zum Ende ausgeführt und Schamgrenzen nicht mehr wahrgenommen. Das kann beispielsweise dazu führen kann, dass die Klientin Teile ihrer Bekleidung im Bad vergisst und, ohne es selbst zu realisieren, nur teilbekleidet Gemeinschafträume aufsucht.

> Die Förderung erfolgt durch Impulsgabe, Anleiten oder Handführung. Auch hier gilt der Grundsatz, dass immer nur der nächste Schritt, die nächste Verrichtung und nicht eine Abfolge mehrerer Schritte angeleitet werden kann.

### Gedächtnis

- Die Gedächtnisleistung nimmt ab. Gerade beantwortete Fragen werden oft mehrfach hintereinander erneut gestellt, weil die Antwort bereits nach kürzester Zeit nicht mehr abrufbar ist. In kurzer Abfolge mit den immer gleichen Fragen konfrontiert zu werden, können Mitmenschen und Betreuende stark belasten und Aggressionen auslösen.
- Immer wieder freundlich auf die Klientin einzugehen, erfordert gute Nerven und eine hohe soziale und methodische Kompetenz. (Träger sollten daher Hilfestellungen und Entlastungen für ihr Personal konzeptionell verankern. Zu nennen sind hier z. B. Teamsupervision als auch die kollegiale Beratung und Fallbesprechungen.)

### Orientierung und Kommunikation

- Die Kommunikation und das Verstehen erfolgt zunehmend emotional, während rationale Leistungen kaum mehr möglich sind.
- Häufig sind das Sprechen und das Sprachverständnis nicht mehr oder nur noch teilweise vorhanden. Fragen, die das Vergessen offen legen, setzen unter Druck. Wird die Klientin z. B. nach ihrem Geburtstag oder dem Wochentag gefragt, ist sie damit konfrontiert, dass sie die Antwort nicht weiß. Daher sollten Fragen, die nicht mehr von der Klientin beantwortet werden können, vermieden werden. Es bieten sich Gespräche über das Hier und Jetzt an (z. B. was wird gekocht oder gerade bzw. als Nächstes getan, wie ist das Wetter).
- Werden Fragen gestellt, so sind diese so zu formulieren, dass diese mit »ja« oder »nein« beantwortet werden können. Es kann jedoch sein, dass Fragen beantwortet werden, ohne dass der Inhalt verstanden wurde.
- Die Orientierung zum Ort, zur Zeit und zur Situation kann in Teilbereichen oder ganz gestört sein. Die Klientin findet häufig auch das eigene Zimmer und Bett nicht mehr und legt sich vielleicht in das Bett eines Mitbewohners, was zu Konflikten führen kann. Alles erscheint fremd, Bezugspersonen und Angehörige werden teilweise nicht mehr erkannt.
- Die demente Klientin versteht nicht, was mit ihr passiert und findet sich in der Welt nicht mehr zurecht. Diese Rat- und Orientierungslosigkeit verunsichert die Klientin und kann in der Folge in
  - Ängstlichkeit,
  - Anhänglichkeit,
  - Regression oder Aggression umschlagen.
- Es kann zu stereotypen Verhaltensweisen kommen. Darunter werden gleichförmige Wiederholungen von Verhaltensweisen verstanden. Meistens handelt es sich um Bewegungen wie Rumpfschaukeln, die völlig funktionslos wirken.
- Da Zurechtweisungen und Kritik nicht verstanden werden, sollten diese unterbleiben. Versuchen Sie, die Klientin durch Berührung und Gesten durch den Alltag zu führen.

### Unverständliche Verhaltensweisen

- Um mit unverständlichen, schwierigen Verhaltensweisen umzugehen, ist es notwendig, ruhig zu bleiben und auf den Gefühlszustand der Klienten einzugehen.
- Die Ursachensuche bei unverständlichen Verhaltensweisen darf sich nicht nur auf die Demenzerkrankung konzentrieren. Klienten sind häufig nicht mehr in der Lage, eigene Befindlichkeiten mitzuteilen. So kann es beispielsweise sein, dass über einen Wutausbruch ausgedrückt wird, dass akute Schmerzen vorhanden sind (▶ Kap. 10.1 und 10.2).
- Für Angehörige ist es ein sehr schmerzhafter Prozess, wenn sie nicht mehr als Angehörige erkannt werden. In dieser Phase benötigen Betreuende und Angehörige intensive emotionale Unterstützung, Begleitung und Entlastung.
- Der Umgang mit Menschen im mittleren Stadium erfordert von Mitarbeitenden einen verständnisvollen, sehr geduldigen und betont emotionalen Umgang mit der Klientin. Die Klientin ist besonders in dieser Phase auch vor Übergriffen anderer, z. B. vor Unverständnis oder genervt reagierenden Mitbewohnern, zu schützen.

### Ernährung

- In Bezug auf die Ernährung besteht die Gefahr, dass der Bedarf an Nahrung und Flüssigkeit nicht mehr gedeckt wird. Trotz erhöhtem Stoffwechsel leiden Demente häufig an Appetitlosigkeit und empfinden kein Durstgefühl mehr. Daher ist es wichtig, die Ernährung und Flüssigkeitszufuhr mit Trink- und Ernährungsprotokollen zu überwachen.

- Das Angebot sollte so gestaltet werden, dass auch zwischen den Mahlzeiten und bei nächtlicher Unruhe Fingerfood (Häppchen) angeboten werden. Um die Trinkmenge sicherzustellen und das Schlucken zu erleichtern, können kleine Trinkmengen z. B. in Schnapsgläsern angeboten werden.
- Drohende Gewichtsverluste können mit hochkalorischen, süßen Früh- und Zwischenmahlzeiten kompensiert werden (▶ Kap. 5.1.2).

#### Mobilität und Sicherheit

- Sofern die Klientin motorisch unruhig ist und gern umhergeht, ist zu gewährleisten, dass der Wohnraum nicht versehentlich verlassen und der Weg zurück gefunden wird. Dies gilt auch für die Benutzung von Aufzügen, die in Wohnebenen integriert sind. Es kommt immer wieder vor, dass Demenzkranke (auch nachts) unbemerkt in Aufzüge einsteigen und nicht mehr herausfinden bzw. in völlig fremder, teilweise auch gefährlicher Umgebung (z. B. in verlassenen Kellergeschossen) aussteigen und hilflos herumirren.
- Die mit der Demenz einhergehende eingeschränkte Kognition und Aufmerksamkeit erhöht auch das Sturzrisiko (▶ Kap. 8.3).

#### c) Maßnahmen im fortgeschrittenen Stadium

- Ist die Demenzerkrankung weit fortgeschritten, entwickelt sich bei der Klientin eine vollständige Pflegebedürftigkeit. Dabei sind alle Bereiche des täglichen Lebens (Körperpflege, Ausscheidung, Ernährung, Mobilität, Tagesstruktur) betroffen. Die Pflege und Betreuung ist sehr aufwändig und muss rund um die Uhr erfolgen.
- Der Gedächtnis- und Sprachverlust ist weit fortgeschritten. Häufig besteht bei Sprachverlust auch keine Schluckkontrolle mehr, so dass zur Sicherstellung einer ausreichenden Nahrungszufuhr eine Sondenernährung erforderlich wird. Teilweise wird versucht, sich die Sonde herauszuziehen, weil diese als störend empfunden bzw. deren Sinn nicht nachvollzogen wird (▶ Kap. 5.1.4).
- Die Pflegebedürftigkeit steht im Vordergrund und ist durch Einzelbetreuung (z. B. Biografiearbeit mit Fotos und Gegenständen, 10-Minuten-Aktivierung) zu ergänzen. Es ist zu überprüfen, ob die Pflege und die Begleitung am derzeitigen Wohnort leistbar sind. In der Arbeit mit Angehörigen steht die Beratung und emotionale Entlastung im Vordergrund.
- Da diese Phase zum Tod führt, sollten sich Angehörige und Mitarbeitende damit auseinandersetzen, wie die Sterbephase gestaltet und begleitet werden kann (▶ Kap. 1.4).

**Fallbeispiel**

Frau S. hat Trisomie 21, lebt in einer Wohngemeinschaft in ländlicher Umgebung und ist 44 Jahre alt. Die Betreuer beobachteten, dass sie deutlich ängstlicher im Alltag ist. Besonders bei Ausflügen möchte sie am liebsten nicht mehr mitkommen. Wenn sie sich dann doch dazu überreden lässt, möchte sie die vertraute Strecke zum Bus nur noch an der Hand eines Betreuers zurücklegen. Da Frau S. auch sonst im Alltag immer wieder Auffälligkeiten zeigt, um sich Zuwendung zu sichern, ist erst einmal nicht deutlich, wie die Verhaltensänderung zu interpretieren ist.

Im Laufe der nächsten Monate zeigen sich einige Verschlechterungen der Alltagshandlungen: sich waschen, anziehen und kochen. Teilhandlungen, die sie bisher beherrschte, wurden vergessen, z. B. Shampoo aus dem Haar wieder heraus zu waschen oder Wäschestücke in richtiger Reihenfolge anzuziehen. Auch beim Kochen von Kartoffeln wusste sie nicht mehr, was nach dem Schälen mit den Kartoffeln zu tun ist. Früher hatte sie immer selbstständig Wasser und Salz in den Kochtopf gegeben. Jetzt sitzt sie mit den geschälten Kartoffeln ratlos am Tisch und weiß nicht mehr weiter. Der hinzugezogene Hausarzt vermutete, dass eine Demenz vorliegen könnte und wollte Frau S. untersuchen lassen. Nach Rücksprache mit den Angehörigen wurde auf eine Krankenhauseinweisung zur Diagnostik verzichtet, weil dies Frau S. zu sehr ängstigen würde. Der Hausarzt besprach jedoch mit den Betreuern und den Angehörigen eine neue Herangehensweise in der Betreuung. So sollte Frau S. im Alltag mehr Anleitung und Impulsgabe bekommen und stärker im Alltag unterstützt werden. Die Förderung noch vorhandener Fähigkeiten wurde in den Vordergrund gestellt. Das Erlernen neuer Fertigkeiten sollte nicht mehr erwartet werden. Frau S. kann sich, sofern die Kleider parat gelegt werden, wieder selbstständig anziehen. Als Hilfestellung wird ihr am Vortag die Kleidung, in der Reihenfolge, in der sie diese anziehen soll, übereinander zurecht gelegt. Die Förderung vorhandener Fähigkeiten führte dazu, dass Frau S. im Alltag wieder entspannter und weniger ängstlich wirkt.

Das Fallbeispiel verdeutlicht, dass Menschen, die an Demenz erkrankt sind, nicht durch neue Lernziele überfordert werden dürfen. Kleine **Erinnerungshilfen** können Gedächtnislücken überbrücken. Im Einzelfall ist abzuwägen, ob eine Differenzialdiagnostik für den Klienten zumutbar und von Nutzen ist.

### 11.5.1 Demenzerkrankungen

#### Chronische Verwirrtheit bei Demenzerkrankungen

Chronische Verwirrtheitszustände, denen Demenzerkrankungen zugrunde liegen, vollziehen sich schleichend und führen im Verlauf mehrerer Jahre zur Verschlechterung aller Alltagskompetenzen und schließlich zu umfassender Pflegebedürftigkeit. Damit ältere Menschen mit geistigen Behinderungen in den Diensten der Eingliederungshilfe verbleiben können, bedarf es der Entwicklung von Konzepten zur Pflege und Betreuung von Menschen mit Demenz.

Anregungen hierzu sind in bereits bewährten Konzepten der ambulanten, teilstationären und vollstationären Altenhilfe zu finden. Die Konzepte können jedoch nicht 1 : 1 übernommen werden, weil Menschen mit geistiger Behinderung eine ganz andere Entwicklung als nicht Behinderte genommen haben. Häufig haben geistig Behinderte durch Ablehnung und Ausgrenzung schon von frühster Kindheit an psychische Traumata erlitten. Durch frühen Einzug in Wohnstätten leben viele Menschen mit geistiger Behinderung über Jahrzehnte hinweg ausschließlich in Einrichtungen und sind teilweise hospitalisiert.

**Merke:** Unter **Hospitalismus** wird die Entstehung seelischer, geistiger und körperlicher Schäden (z. B. Verhaltensauffälligkeiten und stereotype Verhaltensweisen) durch langjährige Unterbringung in einer Einrichtung verstanden.

Somit haben geistig Behinderte entwicklungspsychologisch einen ganz anderen Hintergrund als Menschen, die ihr Leben lang selbstständig, erwerbstätig und unabhängig von persönlicher Assistenz waren. In wie weit Konzepte aus der Altenhilfe auf Menschen mit geistiger Behinderung übertragen werden können, muss in Deutschland erst noch erprobt werden.

#### Krankheitsbild Demenz

#### Krankheitshäufigkeit

Die Krankheitshäufigkeit (Prävalenz) von durch Demenz ausgelösten Verwirrtheitszuständen nimmt mit steigendem Alter exponentiell zu. Wobei geistig Behinderte jedoch häufiger als Menschen ohne Behinderungen an Demenz erkranken (vgl. Stiftung Drachensee DEMGEB, 2008, S. 1).

Studien belegen, dass schon 11,4 % der über 50-jährigen (Lund, 1985) und 22,0 % (Moss, 1997) der über 65-jährigen Menschen mit geistiger Behinderung Symptome einer Demenz zeigen. Ein deutlich erhöhtes Risiko an einer Demenz zu erkranken haben ältere Menschen mit Trisomie 21 (Down-Syndrom). Die geringere Lebenserwartung der Menschen mit Trisomie 21 scheint vor allem auf das Auftreten einer Alzheimer-ähnlichen Demenzerkrankung zurückzuführen zu sein (vgl. Kranich, 2008). Nicht nur die höhere Wahrscheinlichkeit, an einer Alzheimer-Demenz zu erkranken, sondern auch der frühe Krankheitsbeginn und ein verhältnismäßig schneller Krankheitsverlauf (durchschnittlich 3,5 Jahre bis zum Tod) weisen (laut Strydom et al., 2010) darauf hin, dass zwischen einer Alzheimer-Demenz und der Trisomie 21 eine Zusammenhang besteht (vgl. Gusset-Bährer, 2012, S. 41).

Durch eine verbesserte medizinische Versorgung unterscheidet sich die Lebenserwartung von Personen mit leichter und mittlerer geistiger Behinderung inzwischen kaum noch von nichtbehinderten Menschen. »Parallel zur steigenden Lebenserwartung nehmen auch bei Menschen mit geistiger Behinderung die altersbedingten Erkrankungen zu. An erster Stelle sind hier demenzielle Erkrankungen zu nennen, deren Symptome die Lebensqualität der betroffenen Personen entscheidend beeinträchtigen können« (Stiftung Drachensee DEMGEB, 2008, S. 1).

**Demenz in Abgrenzung zu anderen Ursachen**

Beginnende demenzielle Symptome, wie z. B. Fehlhandlungen bei Verrichtungen, werden oftmals von der geistigen Behinderung überdeckt. Da Gedächtnisstörungen und die Beeinträchtigung kognitiver Fähigkeiten schon vor der Entwicklung einer Demenz vielfach vorhanden sind, fallen diesbezügliche Verschlechterungen nur auf, wenn diese gezielt und aufmerksam beobachtet werden. Die Schwierigkeit in der Beurteilung besteht darin, dass diese Symptome nicht zwingend auf eine Demenz zurückzuführen sind. Kognitive Veränderungen können von einer ganzen Reihe von Erkrankungen (z. B. Flüssigkeitsmangel, Seh- oder Hörbeeinträchtigungen, Schilddrüsenunterfunktion, De-pressionen oder anderen psychischen Erkrankungen, Tumoren) herrühren.

**Diagnoseinstrumente für Menschen mit geistigen Behinderungen fehlen**

Die vorhandenen Demenz-Diagnoseinstrumente sind für Menschen mit geistiger Behinderung ungeeignet, da die Normwerte aus der Allgemeinbevölkerung nicht auf Menschen mit geistiger Behinderung übertragbar sind. »Nicht die Norm der sogenannten Allgemeinbevölkerung darf als Anhaltspunkt für die Beurteilung von Veränderungen gelten, sondern die auf den Einzelfall bezogene individuelle Ausgangslage. Dies ist besonders wichtig wenn es sich um Personen handelt, die Mehrfachbehinderungen aufweisen« (Kranich, 2008, S. 5).

Eine Diagnose kann nur in enger Zusammenarbeit mit den Bezugspersonen und Angehörigen sowie allen anderen an der Pflege und Betreuung Beteiligten (z. B. Logopäden, Psychologen, Ärzte) gestellt werden. So bietet eine differenzierte Beobachtung der Veränderung von Kompetenzen und Ressourcen in den einzelnen Aktivitäten des täglichen Lebens (z. B. der Körperpflege, dem An- und Auskleiden, dem Essen, der Bewältigung von Aufgaben zuhause und am Arbeitsplatz) diagnostische Ansatzpunkte.

Ferner ist die Erfassung von Veränderungen der psychischen Gesamtverfassung, des Wohlbefindens und der Stimmung von hoher

Bedeutung. Diese Veränderungen lassen sich gut über das **H. M. B.-W-Teilhabeplan verfahren** darstellen und in einem Zeitverlauf von sechs bis zwölf Monaten beobachten. Ergänzt werden die Angaben durch die Krankheitsgeschichte und Biografie des Menschen. Wichtig für die Diagnostik ist ferner die Kenntnis von Vorerkrankungen, die eine Demenz begünstigen:

- erworbene Hirnschäden,
- zerebrale Durchblutungsstörungen,
- Blutdruckschwankungen,
- Diabetes mellitus,
- Schilddrüsenunterfunktion.

Durch die systematische Erfassung der Bereiche, in denen es zu Leistungsminderungen kommt, ist es möglich, die Symptome der Demenz durch Medikamente abzuschwächen und ggf. auch den Abbau der geistigen Leistungsfähigkeit etwas zu verzögern (vgl. Stiftung Drachensee DEMGEB, 2008).

**Formen der Demenzerkrankung**

Grundsätzlich wird zwischen primären und sekundären Formen der Demenz unterschieden.

**1. Primäre Demenzen (ca. 90 % aller Formen der Demenz)**

Primäre Demenzerkrankungen sind solche, bei denen der Krankheitsprozess direkt im Gehirn beginnt. Sie sind nach heutigem Kenntnisstand nicht heilbar und führen letztlich immer zum Tod.

**Alzheimer-Demenz**

Die häufigste Form der primären Demenz ist die vom Alzheimer Typ (60 %). Bei dieser nach dem Entdecker Alois Alzheimer (1864–1915) benannten Demenz kommt es zum Abbau von Hirnzellen (neurodegenerative Demenzform). Über den Abbau von Hirnzellen verschlechtert sich die Hirnleistung langsam fortschreitend über einen Zeitraum von mehreren Jahren. Zu Beginn der Erkrankung sind das Lernen und das Kurzzeitgedächtnis am stärksten eingeschränkt. Im fortgeschrittenen Stadium verlernen die Betroffene alltägliche Fähigkeiten und erkennen nahe stehende Personen und bekannte Räumlichkeiten nicht mehr wieder. Durch den Abbau von Hirnzellen, die Fertigkeiten und Koordination der Motorik betreffen, baut auch die Muskulatur kontinuierlich ab, was zu Sprachproblemen, Inkontinenz bis hin zur vollständigen Immobilität führt. Ohne Unterstützung können die Betroffenen ihren Alltag nicht mehr bewältigen.

**Vaskuläre Demenz**

Die zweithäufigste Demenzursache sind zerebrale Durchblutungsstörungen. Unter dem Oberbegriff vaskuläre Demenz (VD) werden alle demenziellen Syndrome zusammengefasst, die auf der Erkrankung der Hirngefäße (z. B. Hirninfarkte, Minderdurchblutung, Bluthochdruck, Arteriosklerose) basieren. Typisch für die vaskuläre Demenz ist in vielen Fällen der Verlauf der Beschwerden. Sie treten in der Regel plötzlich, zum Beispiel in Zusammenhang mit Schlaganfällen oder Infarkten, auf. Die Stärke der Symptome ist nicht konstant, sondern schwankt deutlich zwischen guten und schlechten Tagen. Im Gegensatz zur Alzheimer-Demenz schreitet die Erkrankung nicht kontinuierlich fort, sondern vollzieht sich in Sprüngen, die von langen Phasen der Stabilität unterbrochen sein können. Der Verlauf einer vaskulären Demenz ist im Vergleich zur Alzheimer-Demenz meist weniger schwer und mit geringeren Funktionseinbußen verbunden.

Die Prophylaxe und Behandlung einer vaskulären Demenz besteht in der Optimierung der Blutdruckeinstellung, Diabeteseinstellung, Senkung von Blutfettwerten, Nikotinabstinenz und Vitaminsubstitution (B6, B12, E, C) und ggf. der Einnahme von Blutgerinnungshemmern.

Werden Blutdruck- und Blutzuckerschwankungen frühzeitig behandelt, kann einer vaskulären Demenz vorgebeugt bzw. der Verlauf abgemildert werden. Für die Mitarbeitenden bedeutet dies, dass die Optimierung von Vitalwerten und die Förderung einer fett- und zuckerarmen Ernährung als »Demenzprophylaxe« Priorität haben sollte (vgl. Stiftung Drachensee DEMGEB, 2008).

**2. Sekundäre Demenzen (ca. 10 % aller Formen der Demenz)**
Bei sekundären Demenzformen tritt eine Demenz infolge einer anderen Grunderkrankung auf. Sofern die zugrunde liegende Erkrankung behandelt werden kann, besteht die Chance auf Besserung der Symptomatik. Folgende Erkrankungen können sekundäre Demenzen auslösen: Stoffwechselerkrankungen (Diabetes mellitus, Schilddrüsenunterfunktion), neurodegenerative Erkrankung (Morbus Parkinson), Vergiftungserscheinungen durch Medikamenten- oder Alkoholmissbrauch (Korsakow-Syndrom), Vitaminmangelzustände oder Depressionen (vgl. Deutsche Alzheimer Gesellschaft e. V., 2011).

Neben den genannten primären und sekundären Demenzen, gibt es auch Mischformen aus beiden sowie weitere Formen, auf die im Rahmen dieses Buches nicht eingegangen werden kann.

### Weiterführende Informationen

Die Deutsche Alzheimer Gesellschaft e. V. und ihre Mitgliedsgesellschaften sind Selbsthilfeorganisationen. Sie setzen sich bundesweit für die Verbesserung der Situation der Demenzkranken und ihrer Familien ein. Ihre Homepage bietet zu allen Formen von Demenzen Informationen und umfangreiches Material zum kostenfreien Download. Die Gesellschaft unterhält bundesweit regionale Beratungsstellen und ist ein optimaler Anlaufpunkt, um sich über Demenzerkrankungen zu informieren.
http://www.deutsche-alzheimer.de

Die Landesinitiative Demenz-Service Nordrhein-Westfalen ist als gemeinsame Plattform entstanden, in deren Zentrum die Verbesserung der häuslichen Versorgung demenziell Erkrankter und die Unterstützung der sie pflegenden Angehörigen steht. Es werden u. a. Tagungen und Informationen zum Thema Demenz und geistige Behinderungen angeboten.
http://www.demenz-service-nrw.de

Die Deutsche SNOEZELEN Stiftung fördert im Bereich des Gesundheitswesens die Anwendung von Snoezelen als multifunktionales Konzept zur sensorischen Stimulierung in der Freizeit, beim Unterricht und in der Therapie für Menschen mit Behinderungen, insbesondere schweren geistigen Behinderungen. http://www.snoezelen-stiftung.de

**Buchtipps:**

Ackermann, A. (2010). Diagnostik demenzieller Erkrankungen bei Menschen mit geistiger Behinderung. In: Hallensleben, J. (Hrsg.). Das praktische Handbuch der Demenz. Merching: Forum-Gesundheitsmedien.
Herr Ackermann hat ein einfach anwendbares Screening-Verfahren (auf Grundlage des H. M. B.-W-Verfahrens) entwickelt.

Buijssen, H. (2011). Die Magische Welt von Alzheimer. 25 Tipps, die das Leben mit Demenzkranken leichter und erfüllter machen. München: Carl-Hauser-Verlag. (Auch als E-Book).
Ein kompaktes, kleinformatiges praxisnahes Handbuch, in dem 25 Tipps zum Umgang mit Demenz leicht verständlich an Hand von persönlichen Fallbeispielen vermittelt wird.

Gusset-Bährer, S. (2012). Demenz bei geistiger Behinderung. München: Ernst Reinhardt.
Eine umfassende, verständliche Einführung in die verschiedenen Formen von Demenz, des Umgangs und der Milieugestaltung. Als theoretisch Grundlage auch für alle überaus geeignet, die Wohngruppen für Menschen mit Demenz einrichten.

Grunwald, K., Kuhn, C., Voss, A. & Meyer, T. (2013). Demenz bei Menschen mit geistiger Behinderung. Bad Heilbrunn: Julius Klinkhardt.
Dieses Buch gibt einen systematischen Überblick über den aktuellen, internationalen Forschungsstand und stellt diesen der nationalen Fachdebatte gegenüber. Für alle geeignet, die konzeptionell zum Thema und dabei »über den nationalen Tellerrand« schauen.

# V Medizinische Pflege (Behandlungspflege)

# 12 Ausführen ärztlicher und therapeutischer Verordnungen

Im Diagnosebereich »ärztlicher und therapeutischer Verordnungen« verlassen wir den Bereich der Grundpflege und begeben uns in den Bereich der medizinischen Pflege/Behandlungspflege. Die Beurteilung nachfolgend dargestellter medizinisch-pflegerischer Hilfebedarfe setzt anders als die überwiegende Anzahl der Themen der Grundpflege pflegefachliche Kenntnisse voraus. Ergänzend zu den Themen der Grundpflege, werden in diesem Kapitel nachfolgend folgende Pflegediagnosen behandelt:

- akute Schmerzen,
- chronische Schmerzen,
- Juckreiz
- eingeschränkte Reinigungsfunktion der Atemwege,
- venöse Durchblutungsstörungen,
- arterielle Durchblutungsstörungen,
- Flüssigkeitsansammlung im Gewebe.

Bei den benannten Pflegediagnosen stehen medizinische Aspekte im Vordergrund. Es bedarf einer guten Krankenbeobachtung sowie der Weitergabe relevanter Informationen an Ärzte. Diese Aufgaben obliegen dem Betreuungsteam und sind sehr wichtig, um Gesundheitsstörungen frühzeitig zu erkennen. Da die Behandlung der beschriebenen Pflegediagnosen nach ärztlicher Anordnung erfolgt, werden diese Themen – mit Ausnahme der Themen zum Umgang mit Schmerzen – weniger ausführlich behandelt. Der Umgang mit Schmerzen ist aufgrund des enormen Leidensdrucks, den nicht erkannte Schmerzen verursachen, von besonders hoher Bedeutung.

## 12.1 Pflegediagnose akuter Schmerz

Die Pflegediagnose akuter Schmerz ist im Gesprächsleitfaden Pflegeerfassung® wie folgt dargestellt (▸ Kasten 12.1).

**Kasten 12.1**: Pflegediagnose akuter Schmerz im Gesprächsleitfaden Pflegeerfassung®

**Akuter Schmerz:** Plötzlicher oder allmählicher Beginn von Schmerzen und einer in etwa vorhersehbaren Dauer von wenigen Stunden bis zu maximal sechs Monaten.

**Mögliche Symptome:**

- Verbale oder nonverbale Äußerungen des Schmerzes (z. B. durch Weinen, Stöhnen, Schreien, verzerrte Mimik, starre Gesichtszüge)

- Beeinträchtigter Schlaf-Wach-Rhythmus, Erschöpfung, Appetitlosigkeit
- Beeinträchtigte Denkprozesse, Angst, Reizbarkeit, sozialer Rückzug
- Schweißausbruch, Zittern, Atembeschleunigung, Muskelverkrampfung
- Eingeschränkte Mobilität
- Schon- oder Schutzhaltung
- Furcht vor erneuter Verletzung oder Erkrankung

**Mögliche Ursachen:**

- Verletzungen, Entzündungen, Verbrennungen
- Überbeanspruchung, starker Druck (z. B. Dekubitus), Reibung
- Verstopfung, Blähungen, Krämpfe
- Verminderung der Durchblutung eines Organs oder Gewebes infolge mangelnder arterieller Blutzufuhr (z. B. durch Thrombose, Embolie, Tumore)
- Psychogene, Stress auslösende Faktoren (z. B. Sorgen, Einsamkeit, Trauer, Überlastung)

## Ziele im Rahmen der Teilhabeplanung

Übergeordnete Ziele:

- Jeder Klient mit Schmerzen sowie zu erwartenden Schmerzen erhält eine medizinisch-pflegerische Versorgung, die dem Entstehen von Schmerzen vorbeugt, und die Schmerzen damit auf ein erträgliches Maß reduziert (vgl. DNQP, 2005).
- Der Klient äußert das Gefühl der Schmerzlinderung und/oder Schmerzfreiheit (vgl. Stefan et al., 2009, S. 519).

Teilziele (vgl. Stefan et al., 2009, S. 519–520): Der Klient

- äußert den Wunsch nach einer Schmerztherapie,
- kann den Schmerz beschreiben,
- gibt verbal oder nonverbal zu verstehen, dass der Schmerz erträglich/behoben ist,
- äußert Bereitschaft, Hilfe in Anspruch zu nehmen,
- hält die verordnete medikamentöse Therapie ein,
- beteiligt sich an Interventionen zur Schmerzlinderung z. B. Krankengymnastik.

## Maßnahmen/Erfolgsfaktoren zur Bekämpfung von Schmerzen

**1. Einschätzung der Schmerzstärke mittels Schmerzskala**

Da akute Schmerzen immer mit einem Ereignis (z. B. Operation, Verletzung) einhergehen, gestaltet sich die Schmerzeinschätzung meistens relativ unkompliziert. Sofern Schmerzen zu erwarten sind (z. B. nach zahnärztlichen Behandlungen), wird von den Ärztinnen meistens direkt ein Schmerzmedikament verordnet.

- **Kurze Zeiträume (mehrere Stunden bis zu einem Tag)**
  Soweit zu erwarten ist, dass die Schmerzen nur über einen kurzen Zeitraum bestehen, wird das Medikament entsprechend der ärztlichen Anordnung verabreicht.
- **Lange Zeiträume (Tage bis Wochen)**
  Bestehen akute Schmerzen über mehrere Tage oder Wochen hinweg, sollte die Schmerzstärke regelmäßig und mithilfe einer Schmerzskala erfragt und vom Klienten selbst auf einer Skala von 0–10 eingeschätzt werden. Dabei steht »0« für gar keine Schmerzen und »10« für den unerträglichen Schmerz.

Die Anwendung einer Schmerzskala ist hilfreich, um nach der Schmerzmittelgabe zu überprüfen, ob die Schmerzmedikation die Schmerzen auch tatsächlich auf einen Wert von unter 3 von 10 reduziert. Hatte der Klient bspw. vorher Schmerzen der Stufe 7 und reduzieren sich die Schmerzen nach Wirkeintritt des Medikamentes nur auf Stufe 5, benötigt der Klient ein stärkeres Schmerzmittel oder eine höhere Dosierung. Bleibt die Schmerzwahrnehmung gleich, so muss auch in Betracht gezogen werden, dass andere Ursachen vorliegen (siehe auch vertiefendes Fachwissen akute und chronische Schmerzen).

**2. Sicherstellung, dass Schmerzmittel vorhanden sind**

Schmerzen erzeugen einen so hohen Leidensdruck, dass Schmerzmittel immer schnellstmöglich (innerhalb von Stunden) beschafft werden müssen.

Treten akute Schmerzen auf, sollte sowohl eine Regel- als auch eine Bedarfsmedikation für Schmerzspitzen angeordnet und dokumentiert werden. Die **Bedarfsmedikation** wird für den Fall angeordnet und vorgehalten, dass außerhalb der Regelmedikation ein zusätzlicher Bedarf an Schmerzmitteln besteht. Die Angaben zur Bedarfsmedikation umfassen:

- genaue Indikation und Lokalisation (z. B. bei akuten Zahnschmerzen, beginnenden Migräneanfällen, stechenden Kopfschmerzen),
- die Applikationsform (z. B. Tablette, Zäpfchen),
- die maximale Einzeldosis sowie die Höchstdosis innerhalb von 24-Stunden,
- Name des verordnenden Arztes,
- Datum der Verordnung.

Die Angaben müssen vollständig im Medikamentenblatt eingetragen und vom Arzt unterschrieben werden.

**Bedarfsmedikation eindeutig beschreiben:** Die Indikation »bei Schmerzen« ist unzureichend. Es muss genau beschrieben werden, um welche Art von Schmerzen es sich handelt und wo diese lokalisiert sind, bspw. Zahnschmerzen.

**3. Korrekte Anwendung von Schmerzmitteln**

Bei der Anwendung von Schmerzmitteln ist der Beipackzettel von Medikamenten zu beachten. Aus den Beipackzetteln ist auch zu entnehmen, wann nach Einnahme mit einem Wirkeintritt (z. B. orale Gabe von Medikamenten 20–30 Min.) zu rechnen ist.

**Einnahmeintervalle einhalten**: Wird eine Schmerzmittelgabe bspw. dreimal täglich verordnet, sind die Einnahmeintervalle von acht Stunden einzuhalten, z. B. um 6:00, 14:00 und 22:00 Uhr. In Zweifelsfällen ist bei der behandelnden Ärztin nachzufragen.

**Umgang mit Schmerzpflastern**

Ein Schmerzpflaster (transdermale Schmerztherapie) wird auf die Haut am oberen Rücken oder Oberarm im Wechsel an verschiedene Stellen geklebt und mit Datum versehen. Der Einsatz erfolgt häufig bei chronischem Dauerschmerz und falls Nebenwirkungen starker oral verabreichter Opiate (wie Verstopfung oder Übelkeit) reduziert werden sollen. Der Wirkstoff wird langsam und kontinuierlich aus dem Wirkstoffvorrat des Pflasters abgegeben und gelangt über die Haut ins Blut. Bei der Anwendung von Schmerzpflastern ist grundsätzlich darauf zu achten, ob Überlappungszeiten der Pflaster eingehalten werden müssen, um eine Wirkungsunterbrechung zu verhindern. Ferner können Hautreaktionen auftreten, so dass eine Umstellung notwendig ist.

- Zwei Pflastertypen sind zu unterscheiden:
  - Pflaster, die entfernt werden, sobald das nächste Pflaster geklebt wird.

  - Pflaster, die jeweils überlappend mit dem vorangegangen Pflaster geklebt werden müssen.
- Bei erstmaliger Gabe eines Schmerzpflasters kann es sein, dass zur Überbrückung bis zur Freisetzung des Wirkstoffs zusätzlich ein weiteres Schmerzmittel (bspw. akut Temgesic) gegeben werden muss.
- Es ist sicherzustellen, dass das Wechselintervall auch zeitgerecht eingehalten wird und nicht etwa Stunden später erfolgt. Je nach Pflastertyp hält die Wirkung maximal 7 Tage an.

**Anwendung:**

- Handschuhe anlegen
- Schutzfolie entfernen, auf ein unbehaartes oder von Haaren befreites (mit Schere, nicht rasieren) Hautareal im Bereich des Oberkörpers (Brust, Rücken, Oberarm) kleben.
- Bei Kindern und unruhigen Klienten sollte das Pflaster auf dem Rücken aufgebracht werden, damit es nicht entfernt wird.
- Vor dem Aufkleben die Haut mit sauberem Wasser reinigen und abtrocknen. Das transdermale Pflaster wird mit leichtem Druck der flachen Hand aufgeklebt. Die zu beklebende Stelle darf keine Verletzungen und keine Hautreizungen aufweisen.
- Das transdermale Pflaster kann beim Duschen getragen werden.
- Auf die für das Aufkleben des Pflasters ausgewählte Hautstelle dürfen keine Cremes, Öle, Lotionen oder Puder aufgetragen werden, um das Kleben des Pflasters nicht zu beeinträchtigen.
- Beim Wechsel des transdermalen Pflasters ist jeweils eine neue Hautstelle zu wählen. Jeder Hautbereich kann 7 Tage nach Entfernen des Pflasters erneut benutzt werden.
- Rückstände auf der Haut, können mit reichlich Wasser und Seife – keinesfalls mit Lösungsmitteln – entfernt werden.

**4. Beobachtung und Dokumentation von Nebenwirkungen**

Je stärker die Schmerzmittel sind, desto belastender fallen meist auch die Nebenwirkungen aus. Das zeigt sich insbesondere bei der Anwendung von opiadhaltigen Arzneimitteln, die unter das Betäubungsmittelgesetz fallen. Bei diesen Medikamenten (z. B. Morphin®, Oxycodon®, Fentanyl®) treten meist in den ersten Tagen der Behandlung folgende Nebenwirkungen auf:

- eine **verstärkte Müdigkeit**, die nach einigen Tagen meist überwunden wird. Bei fortbestehender Müdigkeit sollte der Arzt informiert werden, um abzuklären, ob die Dosierung möglicherweise zu hoch ist.
- **Verstopfung** ist bei der Behandlung mit opiadhaltigen Schmerzmitteln eine von der Dosierung unabhängig auftretende Nebenwirkung. Durch vorbeugende Maßnahmen (wie z. B. ballaststoffreiche Ernährung, viel trinken) kann der Klient einer Verstopfung entgegenwirken. Reichen diese Maßnahmen nicht aus, ist zusätzliche die Verordnung eines geeigneten Arzneimittels erforderlich (z. B. Movicol®).
- **Übelkeit** tritt meist nur am Anfang der Behandlung auf und kann durch geeignete Arzneimittel (z. B. Zäpfchen) behandelt werden.
- **Juckreiz**
- In der Langzeitbehandlung von Gelenkverschleiß (Arthrose) oder Rückenschmerzen mit Medikamenten wie Ibuprofen® kann es zu **Magenbeschwerden** kommen. Um den empfindlichen Magen zu schützen, sollten diese Medikamente nicht nüchtern eingenommen bzw. ggf. ein Magenschleimhaut schützendes Medikament wie Pantoprazol® verordnet werden.

**5. Schmerzmittelgabe vor zu erwartenden Schmerzen**

Eine Schmerzmittelgabe ist zu empfehlen, wenn Verbandwechsel bei tiefen oder infektiösen Wunden bevorstehen. Das Schmerzmittel wird ca. 20 bis 30 Min. vorher verabreicht.

**6. Dokumentation bei Gabe von Betäubungsmitteln**
Sofern ein Medikament unter das Betäubungsmittelgesetz fällt, weisen Ärztinnen und Apothekerinnen darauf hin. Betäubungsmittel sind in einem separat abschließbaren Fach im Medizinschrank zu lagern (▶ Kap. 11). Es besteht u. a. die gesetzliche Verpflichtung, bei jeder Vergabe ein standardisiertes Betäubungsmittelbuch- oder -blatt zu führen. Der Bestand an BTM ist nachvollziehbar auf jede Einzelvergabe und die vergebende Person aufzulisten. Schließlich ist die Übergabe von Restbeständen an die Apotheke ist zu dokumentieren.

**7. Nichtmedikamentöse Schmerzbegleittherapie**
Schmerz ist ein mehrdimensionales Phänomen und hat biologische, emotionale und kognitive Komponenten. Daher sollte der Schmerz nicht nur durch medizinische Maßnahmen, sondern auch durch schmerzlindernde nichtmedikamentöse Interventionen wie z. B. psychosoziale Betreuung ergänzt werden.

**Kompetente Begleitung und Trost:** Obwohl es nahe liegend ist, werden die positiven Wirkungen von »emotionalen Streicheleinheiten« als wichtiger Bestandteil in der Behandlung von Schmerzen oft unterschätzt. Den Klienten zu trösten, sanft zu streicheln, sprechen zu lassen oder einfach nur ruhig dazusitzen, wird meist dankend angenommen und wirkt schmerzlindernd.

**Entspannungsmethoden:** Aus der Vielzahl von Entspannungsmethoden (z. B. Snoezelen, Entspannung mit Musik/Klangschalen). Es ist die von den Klienten bevorzugte Methode auszuwählen.

**Ablenkung:** Ablenkung ist eine Strategie, mit der die Aufmerksamkeit von den Schmerzen und begleitenden negativen Emotionen hin zu angenehmen Stimuli und Gedanken gelenkt wird, z. B. Teilnahme an Gesellschaftsspielen, Lieblingsmusik hören, Filme ansehen.

**Aromatherapie:** Die Therapie beinhaltet meist in Verbindung mit Entspannungsmethoden die Anwendung ätherischer Öle.

**Wärmebehandlung:** Vollbäder, feuchtwarme Wickel (bei Magenschmerzen, Verdauungsbeschwerden oder Völlegefühl), angewärmte Kirschkern- oder Dinkelkissen (bei Rückenschmerzen, rheumatischen Erkrankungen).

**8. Dokumentation des Schmerzverlaufs**
Eine aussagekräftige Dokumentation ermöglicht dem Arzt, Verlauf und Erfolg der Schmerzbehandlung zu beurteilen. Insbesondere, wenn Schmerzen über einen längeren Zeitraum anhalten, ist es zur Optimierung der Schmerztherapie hilfreich, den Verlauf und das Wohlbefinden des Klienten zu dokumentieren.

**Schmerztagebuch/ Schmerzprotokoll:** Eine Möglichkeit besteht darin, den Klienten darin zu unterstützen, ein Schmerztagebuch zu führen oder ein Schmerzprotokoll in der Akte anzulegen bzw. den Verlauf im Berichtsblatt zu dokumentieren. Der Dokumentation sollten folgende Angaben zu entnehmen sein:

- Medikamentenbedarf,
- Zeitpunkt der Einnahme,
- Schmerzstärke (erfasst durch Schmerzskalen),
- Aussagen u. a. über das allgemeine Wohlbefinden und die Aktivität, den Stuhlgang, die Schlafqualität.

Schmerztagebücher können unentgeltlich über Apotheken oder Pharmafirmen bezogen werden.

**Fallbeispiel**
»Bei einem jungen Mann mit schwerer geistiger Behinderung äußerten sich Schmerzen im Zusammenhang mit einer Blinddarmentzündung darin, dass er, der sonst seit vielen Jahren ständig die linke Hand am linken Ohr hielt, beide Hände ruhig in den Schoß legte« (vgl. Bruhn, 2014, S. 89).

Für das Erkennen von Schmerzen ist es entscheidend, möglichst viele Informationen über das bisherige Verhalten der betreffenden Person zu unterschiedlichen Situation, insbesondere zu Schmerzen von Angehörigen zu erfragen. Kleinste Veränderungen wie beispielsweise eine Steigerung der selbstschädigenden Verhaltensweisen aber auch ein abweichendes Sozialverhalten wie sozialer Rückzug können Hinweise auf Schmerzen geben (vgl. ebd., S. 89).

## 12.2 Pflegediagnose chronischer Schmerz

Die Pflegediagnose ist im Gesprächsleitfaden Pflegeerfassung® wie folgt dargestellt (► Kasten 12.2).

**Kasten 12.2:** Pflegediagnose chronischer Schmerz im Gesprächsleitfaden Pflegeerfassung®

**Chronische Schmerzen:** Konstant oder wiederholt auftretende Schmerzen ohne ein erwartetes oder vorhersagbares Ende und mit einer Dauer von mehr als sechs Wochen über die normale Heilungszeit hinaus (Schüßler et al., 2014).

**Mögliche Symptome:**

- Verbale oder nonverbale Äußerungen des Schmerzes (z. B. durch Weinen, Stöhnen, Schreien, verzerrte Mimik, starre Gesichtszüge)
- Bewegungsstarre des Körpers/starre Mimik (sog. Freezing)
- Beeinträchtigter Schlaf-Wach-Rhythmus, Erschöpfung, Appetitlosigkeit
- Beeinträchtigte Denkprozesse, Angst, Reizbarkeit
- Schweißausbruch, Zittern, Atembeschleunigung, Muskelverkrampfung
- Eingeschränkte Mobilität
- Schon- oder Schutzhaltung
- Sozialer Rückzug (Deprivation), Depressionen

**Mögliche Ursachen:**

- Chronische Erkrankungen (z. B. Zerebralparesen (Spastiken) mit degenerativen Gelenkveränderungen, Rückenschmerzen, Arthrose, Rheuma, Nervenschmerzen, arterielle Durchblutungsstörungen der Beine, Migräne, Phantomschmerzen)
- Chronifizierung akuter Schmerzen: Akute Schmerzen wurden über lange Zeiträume ausgehalten oder nur unzureichend behandelt
- Psychogene, Stress auslösende Faktoren, psychosomatische Phänomene

### Unterscheidung von akuten und chronischen Schmerzen

**Akuter Schmerz** ist plötzlich auftretender Schmerz, der häufig mit einer vorangegangenen Schädigung von Gewebe (Verletzungen) oder psychischen Problemen in Verbindung steht. Er wird als Alarmsignal des Körpers erlebt und mit Dringlichkeit geäußert. Starker, akuter Schmerz verursacht Handlungsdruck in der Versorgung (siehe VA Schmerzmanagement bei akuten und tumorbedingten Schmerzen).

Chronische Schmerzen treten als **Dauerschmerzen oder immer wiederkehrende Schmerzen** auf, wodurch sie eine ganz eigene Dimension erreichen. Sie beeinträchtigen die Lebensqualität stetig und andauernd. Die Folgen davon können – direkt oder indirekt – sein:

- Appetitmangel und Mangelernährung
- Schlafstörungen
- Abwehrschwäche mit erhöhter Krankheitsanfälligkeit
- Muskelabbau und Einschränkung der Gelenkbeweglichkeit (als Folge von Immobilisierung)
- Hoffnungslosigkeit, Resignation, Angst, Depression« (vgl. Beckmann, 2006).

»Im Gegensatz zum akuten Schmerz haben die chronischen Schmerzen meist ihre Funktion verloren, da der Schmerz selbst zur Krankheit geworden ist« (Osterbrink, 2014, S. 445).

Typische Beispiele für chronische Schmerzen sind:

- Gelenkschmerzen und Rückenschmerzen,
- Kopfschmerzen und Migräne,
- Nervenschmerzen,
- Tumorschmerzen,
- Phantomschmerzen.

Die Bemühungen, chronische Schmerzen in den Griff zu bekommen, beherrschen zunehmend den Alltag der Schmerzpatienten. Chronische Schmerzen lassen sich viel schwieriger als akute Schmerzen behandeln. Sie sind durch die Kombination von verschiedenen Medikamenten und begleitendenden nichtmedikamentösen Angeboten (z. B. Krankengymnastik, Wärmeanwendungen, Trost, Ablenkung, Entspannungstechniken) in den Griff zu bekommen.

### Teufelskreis chronische Schmerzen

Sofern Schmerzen nicht oder nur unzureichend behandelt werden, können diese das Denken und Fühlen der Betroffenen vollkommen beherrschen. Problematisch sind u. a. bewegungsabhängige Schmerzen. Um Schmerzen bei der Bewegung zu vermeiden, werden Bewegungen eingeschränkt (Schonhaltung). Der Bewegungsmangel verstärkt wiederum die Schmerzen. Auf diese Weise entsteht der in der Abbildung 12.1 dargestellte Teufelskreis aus Schmerz, zunehmender Immobilität und noch mehr Schmerzen (► Abb. 12.1).

Oft werden Schmerzen zu einer stärkeren Belastung als die eigentliche Grunderkrankung und beeinträchtigen das Lebensgefühl erheblich.

### Ziele im Rahmen der Teilhabeplanung

Übergeordnete Ziele:

- Jeder Klient mit chronischen Schmerzen erhält eine medizinisch-pflegerische Versorgung, das dem Entstehen von Schmerzen vorbeugt und sie damit auf ein erträgliches Maß reduziert (vgl. DNQP, 2005).
- Der Klient äußert das Gefühl der Schmerzlinderung und/oder Schmerzfreiheit (vgl. Stefan et al., 2009, S. 519).

Teilziele (vgl. Stefan et al., 2009, S. 519): Der Klient

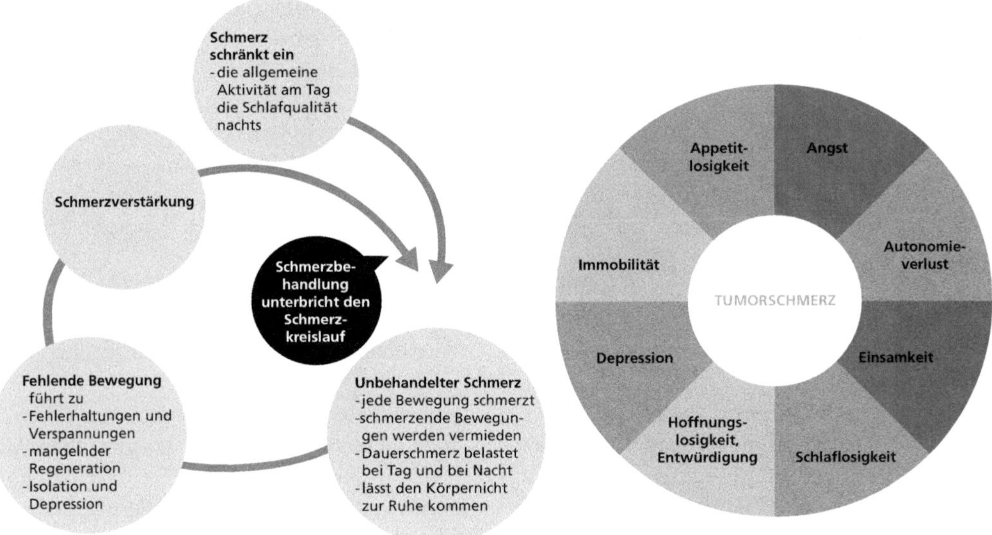


**Abb. 12.1:** Teufelskreis Schmerz (© Mundipharma)

- äußert den Wunsch nach einer Schmerztherapie,
- kann den Schmerz beschreiben,
- gibt verbal oder nonverbal zu verstehen, dass der Schmerz erträglich/behoben ist,
- äußert Bereitschaft, Hilfe in Anspruch zu nehmen,
- hält die verordnete medikamentöse Therapie ein,
- beteiligt sich an Interventionen zur Schmerzlinderung (z. B. Krankengymnastik),
- kennt Methoden/Verhaltensweisen, die schmerzlindernd wirken,
- wendet Methoden/Verhaltensweisen, die schmerzlindernd wirken, an,
- erlernt Entspannungstechniken zur Schmerzlinderung,
- übt vom Schmerz ablenkende Tätigkeiten aus.

Maßnahmen/Erfolgsfaktoren zur Vermeidung von chronischen Schmerzen: siehe Pflegediagnose akuter Schmerz unter Maßnahmen/Erfolgsfaktoren im Umgang mit Schmerzen (► Kap. 12.1).

## Vertiefendes Fachwissen akuter und chronischer Schmerz

### Versorgungssituation in Deutschland

Die Behandlung von Schmerzpatienten ist in Deutschland in vielerlei Hinsicht unzureichend.

> Die Deutsche Gesellschaft zum Studium des Schmerzes e. V. (DGSS) nennt Zahlen, die die Versorgung von Schmerzpatienten umreißen. So werden Klienten, die mit Rückenschmerzen in eine Schmerzklinik eingewiesen werden, vorher von durchschnittlich mehr als sieben Ärzten erfolglos behandelt. Ihre Suche nach Hilfe dauert durchschnittlich über elf Jahre. Menschen, die unter Migräne leiden, suchen im Durchschnitt mehr als 19 Jahre nach Linderung und werden durchschnittlich von elf Ärzten behandelt. Selbst Tumorschmerzpatienten durchlaufen durchschnittlich in zwei Jahren fünf Ärzte, bis die Schmerzbehandlung stimmig ist.

Es ist allgemein bekannt, dass Schmerzen enorme seelische und körperliche Belastungen verursachen. Die DGSS beruft sich auf Zahlen der Europäischen Schmerzstudie und gibt an, dass über 1.000 ausgebildete Schmerzspezialisten in Deutschland einem Heer von ca. 13 Millionen Schmerzpatienten gegenüber stehen. Nicht jede Schmerztherapie bedarf gleich des Einsatzes eines Schmerztherapeuten. Sofern sich Schmerzzustände trotz Dosiserhöhung und Umstellung von Schmerzmedikation nicht verbessern, ist die Hinzuziehung eines Schmerzspezialisten wünschenswert. Erste Ansprechpartner sind Hausärzte sowie Fachärzte, in deren Gebiet die jeweilige schmerzhafte Erkrankung oder Funktionsstörung fällt (vgl. DGSS, 2003).

### Auswirkungen unzureichender Schmerzbehandlung

Ist eine Schmerzbehandlung unzureichend, wird die Schmerzstärke durch die Medikamente nur herabgesetzt, was bedeutet, dass Klienten weiterhin unter den andauernden Qualen von Schmerzen leiden.

Durch eine rechtzeitig eingeleitete, systematische Schmerzeinschätzung, -behandlung und Beratung von Klienten tragen Mitarbeitende maßgeblich dazu bei, Schmerzen und deren Auswirkungen zu kontrollieren bzw. zu verhindern (vgl. DNQP, 2005).

### Weitere Aspekte im Umgang mit Schmerzmitteln

Wie viel Schmerzmittel verabreicht wird, hängt nicht immer von der Einschätzung des Klienten ab.

Wie Studien (z. B. Striebel et al., 1992) belegen, schätzen Pflegende die Intensität von Schmerzen oft niedriger als die Betroffenen selbst ein. Im Gegensatz dazu schätzen Angehörige die Schmerzen eher zu hoch ein. Das birgt die potenzielle Gefahr, dass entweder zu viel oder zu wenig Schmerzmittel verabreicht wird.

Bei Klienten, die unter akuten Schmerzen leiden, sollte immer relative »Schmerzfreiheit« angestrebt werden. Sollten Klienten unter chronischen Schmerzen (wie z. B. Rheumaschmerzen) oder tumorbedingten Schmerzen leiden, ist dieses Ziel nicht immer erreichbar (vgl. DNQP, 2005).

**Schmerzmittelabhängigkeit**: In einer Studie mit Tumorpatienten (Paice et al., 1998) wurde herausgefunden, dass über ein Drittel der Schmerzpatienten befürchten, von Schmerzmitteln abhängig zu werden und deswegen weniger Schmerzmittel einnehmen.

Diese bewiesenermaßen unbegründete Befürchtung wird teilweise auch von Angehörigen und Praktikern geteilt und stellt einen weiteren Grund für eine Unterversorgung mit Schmerzmitteln dar. **Abhängigkeiten von** Schmerzmitteln entwickeln sich in der Regel nur, wenn Schmerzmittel zu anderen Zwecken als zur Schmerzbekämpfung (z. B. als Suchtmittel) angewendet werden (vgl. Paice, 1998).

Schmerzen sind nicht immer gleich intensiv. Sie können sich von Tag zu Tag, aber auch im Verlauf eines Tages verändern. Da Schmerz ein subjektives Phänomen ist, können nur die Betroffenen selbst genaue Aussagen zur empfundenen Schmerzstärke machen. McCaffery et al. (1997) definierten Schmerz wie folgt:

**Definition von** Schmerz: »Schmerz ist das, was der Betroffene über den Schmerz mitteilt, sie sind vorhanden, wenn der Betroffene sagt, dass er Schmerzen hat« (McCaffery, 1997).

Das bedeutet, dass die Klienten selbst die Autorität haben, ihren Schmerz zu beschreiben, die empfundene Stärke zu benennen, und die Angaben nicht infrage gestellt sondern respektiert werden müssen.

**Schmerzformen:**
Wir unterscheiden folgende Schmerzformen:

1. **Nozizeptorenschmerz (akuter Verletzungsschmerz):** Durch **Verletzungen des** Körpergewebes wird ein sofortiges Schmerzsignal an das Zentralnervensystem geleitet (z. B. Schnitt in den Finger).
2. **Neuropathische Schmerzen (Nervenschmerzen):** Die Ursache ist eine **Schädigung oder Kompression des** Nervengewebes. Dazu gehören z. B. Schmerzen durch Amputation (Phantomschmerzen), virale Infektionskrankheiten oder Polyneuropathie (z. B. Missempfindungen an den Händen und Füßen bei Diabetes mellitus, Alkoholkrankheit). Die Schmerzen treten entweder anfallsartig, einschießend, brennend oder dumpf auf.
3. **Schmerzen infolge funktioneller und psychosomatischer Störungen:** Zum Beispiel im Bereich von Muskeln, Wirbelsäule und Gelenken (z. B. Rheuma, Gicht, MS) oder aufgrund psychosomatischer Verarbeitung von Stress oder Problemen.

**Phantomschmerzen** gehören zu den chronischen Schmerzen. Es werden Schmerzen nach Amputationen in einem nicht mehr vorhandenen Körperteil empfunden. Das schmerzleitende System ist so geschädigt, dass es in unterschiedlichen Zeitabständen immer wieder zu unberechenbaren, unerträglich empfunden Nervenschmerzen kommt. Teilweise werden diese Schmerzen noch über Jahre verspürt und sind medikamentös zu behandeln.

**Schmerzanamnese**
Über eine Schmerzanamnese werden alle wichtigen Informationen, die im Zusammenhang mit dem Auftreten des Schmerzes ermittelbar sind, systematisch zusammengetragen. Die **Ursache der Schmerzen** herauszufinden und ihre **Entstehungsmechanismen** zu erkennen, ist wesentliche Voraussetzung für eine erfolgreiche Schmerztherapie. Jeder Schmerz hat seine »**Vorgeschichte**« und wird von den Klienten auf unterschiedlichste Weise ausgedrückt.

Da empfundene Schmerzen teilweise nicht adäquat und offensiv ausgedrückt werden können, kommt es immer wieder vor, dass schwerste Erkrankungen, die mit starken Schmerzen einhergehen, wie Tumore, erst in sehr fortgeschritten Stadien oder als Zufallsbefund erkannt werden.

**Schmerzerfassung:** Da nicht identifizierte Schmerzen nicht behandelt werden können, ist eine systematische Schmerzerfassung bei Aufnahme und Veränderung des Verhaltens oder des Gesundheitszustands die Basis der Schmerzbehandlung.

**Schmerzerleben von Menschen mit geistiger Behinderung**
Menschen mit geistiger oder mehrfacher Behinderung sind sehr häufig von schmerzhaften Erkrankungen oder Schmerz verursachenden Prozeduren betroffen.

Anders als bei Personen mit leichteren Formen der Intelligenzminderung können bei schwerst geistig behinderten Menschen nicht so deutlich Gesichtsbewegungen beobachtet werden, welche z. B. zu einer Vertiefung der Nasolabialfalte, zum Verziehen des Mundes oder zur Verengung der Lidspalten führen, sondern häufig nur eine Bewegungsstarre des Körpers (sog. Freezing), die sich vor allem im Gesicht manifestiert (Defrin et al., 2006). Eine zunehmende Schmerzintensität bedeutet nicht immer, dass sich Verhaltensreaktionen verstärken. Es kommt eher zum Wechsel der Verhaltenskategorie (z. B. leichte Schmerzen werden durch motorische Unruhe, starke Schmerzen durch Suchen körperlicher Nähe ausgedrückt). Lediglich zunehmendes lautes und häufiges Schreien/Lautieren scheint eine Verstärkung des Schmerzes anzuzeigen (vgl. Soldiuk, 2012; Bruhn, 2014, S. 91).

Bei speziellen Entwicklungsstörungen, wie dem Rett-Syndrom, können Schmerzen im Bereich der inneren Organe wie Tumorschmerzen und Schmerzen im Bereich der Körperoberfläche teilweise nicht bzw. nur eingeschränkt wahrgenommen werden. Forschungsergebnisse weisen darauf hin, dass sich das Schmerzverhalten bei schwer geistig behinderten Kindern erkennbar von schwer geistig behinderten Erwachsenen unterscheidet. Ferner scheint es so zu sein, dass sich bei Menschen mit Trisomie 21 das Schmerzerleben und das Schmerzverhalten ändert, wenn eine Demenz vom Alzheimer Typ eintritt. Es besteht die Gefahr, dass das **Schmerzverhalten** einer verbal nicht kommunikationsfähigen Personen in einen falschen Kontext gestellt und **fehlinterpretiert** wird (vgl. ebd., S. 87).

Da Menschen mit geistiger Behinderung ggf. verzögert auf Schmerzen reagieren und diese weniger präzise zuordnen können, vertreten Betreuende teilweise die Ansicht, dass Menschen mit geistiger Behinderung eine erhöhte Schmerzschwelle besitzen oder sogar keine Schmerzempfindungen erleben. Dem ist nicht so.

> Studien (Defrin et al., 2006; Symons et al., 2010) belegen, dass Personen mit geistiger Behinderung nicht nur Schmerz empfinden, sondern sogar noch sensibler auf durch thermische Reize ausgelösten Schmerz reagieren als Personen ohne Intelligenzminderung.

In der **Schmerzinterpretation und Analyse** kommt vertrauten Personen wie Eltern eine besondere Rolle zu, da diese fähig sind, Schmerzen ihrer Angehörigen adäquat zu entziffern und stellvertretend zu übersetzen.

**Zu den sichtbaren Zeichen von Körperausdruck, Mimik und Stimmung gehören:**

- Körpersprache: eingeschränkte Bewegung, abnorme Haltung, Veränderung in der Gangart, Hin- und Herschaukeln, Nesteln und Unruhe,
- Gesichtsausdruck: verstärkter oder verminderter Blickkontakt, Tränen, Grimassieren, angespannte Muskulatur, ängstlicher Blick, zusammengekniffene Augen, zusammengebissene Zähne,
- Stimmlicher Ausdruck: Seufzen, Weinen, Stöhnen, spontane Geräusche, Dauersummen, Wechsel der Tonlage, beeinträchtigte Sprache, Fluchen,
- Distanz: still werden, in sich gekehrt, unkommunikativ sein,
- Gefühl: besorgtes Aussehen, wütend oder traurig sein,
- Appetitlosigkeit,
- Müdigkeit durch ständig unterbrochenen Schlaf.

Zu den physiologischen Anzeichen von Schmerz gehören:

- Veränderung des Blutdrucks (nach oben oder unten), des Pulses und der Atemfrequenz, Schwitzen, Blässe, Übelkeit,
- Veränderung des Umfangs der Gliedmaßen,
- Muskelspasmen.

Zur Schmerzanamnese sowie zur Vorbereitung von Arztbesuchen sollen die in der Tabelle 12.1 aufgeführten Fragen beantwortet werden.

Da geistig Behinderte häufig keine adäquaten Antworten geben können, ist auch an dieser Stelle die Einbeziehung aller am Prozess der Pflege und Betreuung Beteiligten notwendig, um das Schmerzgeschehen möglichst genau zu erfassen.

**Tab. 12.1:** Initial- oder Beobachtungsfragen zur Schmerzanamnese

| Aspekt des Schmerzes | Mögliche Initial- oder Beobachtungsfrage | Mögliche Antworten |
|---|---|---|
| Lokalisation des Schmerzes | Wo treten die Schmerzen auf? | • streng lokalisiert an Narben/Wunden<br>• diffus (z. B. Gliederschmerzen)<br>• in den Arm ausstrahlend (z. B. Herzinfarkt) |
| Art des Schmerzes | Welcher Art sind die Schmerzen? | • stechend (z. B. bei Lungenreizung)<br>• brennend (z. B. bei Hautabschürfungen)<br>• ziehend (z. B. bei Rückenschmerzen)<br>• klopfend (z. B. bei eitriger Entzündung)<br>• bohrend (z. B. bei einem Tumor)<br>• krampfartig (z. B. bei Nierenkolik)<br>• beklemmend (z. B. bei Engegefühl in der Brust) |
| Zeitpunkt und Auslöser | Wann haben die Schmerzen begonnen?<br>Wann treten Schmerzen gehäuft auf? | • nach dem Essen (z. B. bei Magengeschwür)<br>• nach Anstrengung (z. B. bei Herzerkrankungen)<br>• witterungsabhängig (z. B. bei Rheuma)<br>• psychosoziale Auslöser (z. B. Trauer, Einsamkeit, schlechte Stimmung, ggf. Einstellung zur Krankheit) |
| Dauer | Über welche Zeiträume treten die Schmerzen auf? | • kurzzeitig, über mehrere Stunden oder Tage, konstant (z. B. bei Tumor), in Intervallen (z. B. bei Koliken) |
| Stärke | Wie stark sind die Schmerzen? | • leicht, erträglich, mittelstark, überwältigend, unerträglich |
| Begleitsymptome | Welche Beschwerden haben Sie zusätzlich? | • Entzündungszeichen (Überwärmung, Rötung, Schwellungen, Funktionseinschränkungen)<br>• Bewegungseinschränkungen<br>• Schlafstörungen<br>• schlechte Stimmung, Depressionen |
| Be- bzw. entlastende Faktoren | Was verstärkt/was vermindert die Schmerzen? | • Trost und Zuwendung<br>• Entspannungsübungen<br>• Anwendung physikalischer Therapieformen<br>• alternativmedizinische Verfahren<br>• Einbeziehung der Angehörigen |

**Individuelle Schmerztoleranz**

Jeder Mensch hat sein persönliches Schmerzempfinden. Die Schmerztoleranz ist abhängig von der individuellen Schmerzwahrnehmung und dem Schmerzerleben. Ob und in welchem Ausmaß Schmerzen empfunden werden, ist von vielen Dingen abhängig, wie z. B.

- Persönlichkeit und innere Einstellung (z. B. optimistische oder pessimistische Herangehensweise an Schwierigkeiten),
- kultureller Hintergrund (z. B. geschlechtsspezifische Zuschreibungen),
- Begleitumstände (z. B. Umfang der Unterstützung des sozialen Umfelds),
- körperliche Gesamtverfassung.

Die folgende Tabelle 10.4 gibt einen Überblick der Kriterien zur Unterscheidung von akuten und chronischen Schmerzen.

**Messung der Schmerzstärke**
Zur Messung der Schmerzstärke gibt es zwei Möglichkeiten:

- Selbstauskunft durch Befragung
- Fremderfassung durch Verhaltensinterpretation

**Fremdeinschätzungen** sind jedoch bei weitem nicht so zuverlässig wie Selbsteinschätzungen, weil Verhalten nicht beschrieben sondern interpretiert wird.

**Tab. 12.2:** Kriterien zur Unterscheidung von akuten und chronischen Schmerzen

| | Akute Schmerzen | Chronische Schmerzen |
|---|---|---|
| Funktion des Schmerzes | • biologisch sinnvoll als Warnfunktion | • biologisch sinnlos im Sinne einer Fehlfunktion (Verlust der biologischen Warn- und Schutzfunktion) |
| Dauer | • zeitlich begrenzt (Stunden bis Wochen, maximal ca. sechs Monate) | • zeitlich unbegrenzt, besteht mindestens 6 Wochen nach zu erwartender Heilung weiterhin |
| Ursachen | • Hinweis auf Körperschädigung | • verselbstständigendes, eigenständiges Krankheitsbild |
| Darstellung des Schmerzes | • Übereinstimmung zwischen Beschwerdebild und organischem Befund<br>• z. B. vorhandene Verletzungen | • Diskrepanz zwischen Beschwerden und organischem Befund<br>• keine äußerlich sichtbaren Verletzungen |
| Therapieziel | • vorhandene Schmerzen minimieren<br>• zu erwartende akute Schmerzen werden im Vorfeld behandelt (z. B. vor Verbandwechseln) | • Verminderung einer Schmerzwiederkehr im Sinne einer Schmerzprophylaxe (zu erwartende chronische Schmerzen werden im Vorfeld behandelt) |
| Therapiedauer | • Stunden bis Tage | • Monate bis Jahre |
| Schmerzmittelgabe | • nach Bedarf | • in festen Intervallen, bevor sich die Schmerzen wieder bemerkbar machen |

**a) Selbstauskunft durch Befragung**
Zur Messung der Schmerzintensität, werden Schmerzerfassungsskalen verwendet. Durch die Anwendung von Skalen wird der Schmerz in Zahlen von 0 bis 10 übertragen, was ihn vergleichbarer macht und die Verlaufsbeobachtung erleichtert. (Die Vergleichbarkeit bezieht sich nur auf den zeitlichen Verlauf eines Klienten und ausdrücklich nicht auf einen Vergleich von Klienten untereinander.)

**Schmerzerfassungsskalen**
Es gibt verschiedene Ausführungen von Schmerzskalen (▸ Abb. 12.2). Die Schmerzintensität wird entweder mit

- der Visuellen Analogskala (PRMR; fröhliche bis traurige Gesichter) oder
- der Numerischen Analogskala (NAS; Zahlen von 0–10) gemessen.

Eine numerische Analogskala umfasst eine 10 cm lange Linie, deren Anfang mit »überhaupt kein Schmerz« und deren Ende mit »schlimmster vorstellbarer Schmerz« gekennzeichnet sind. Das Schmerzempfinden wird von der Klientin selbst einer Zahl zwischen 0 und 10 zugeordnet.

Um einer Chronifizierung vorzubeugen, sollten Schmerzzustände ab 3 von 10 gemäß

NAS (oder PRMR) medikamentös behandelt werden.

Die PRMR-Skala stellt eine visuelle Analogskala mit lachenden bis sehr traurigen Gesichtern vor, die für Menschen mit geistigen Behinderungen in eine einfache Sprache übersetzt wurde.

Um alle Dimensionen des Schmerzes zu erfassen, erfolgt die Befragung schrittweise in kurzen Sätzen (► Abb. 12.2).

Durch systematisches Nachfragen wird versucht, immer mehr über den Schmerz zu erfahren. Wurden Schmerzen in der Vergangenheit vielleicht nicht geäußert, weil die Klientin Angst vor dem Arzt hat? Welche Erfahrungen liegen in Bezug auf Intervention zur Schmerzlinderung Klienten vor? Versprechen die Klienten sich Hilfe über Tabletten, Zuwendung, Ausruhen oder Bewegung (vgl. Hartmann, 2013, S. 522).

Die notwendige Dosierung eines Schmerzmittels kann nicht von der Schmerzskala abgeleitet werden, sondern ist von der behandelnden Ärztin anzuordnen. Die Schmerzskala zeigt aber an, wie sich die Entwicklung der Schmerzen im Verlauf darstellt und ob die Schmerztherapie angepasst werden sollte. **Schmerzskalen werden unentgeltlich von Pharmafirmen und Apotheken abgegeben.**

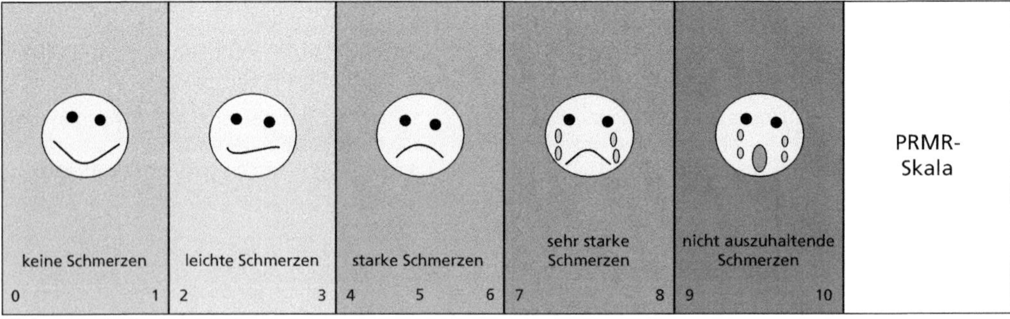


**Abb. 12.2:** PRMR-Skala (Barbara Hartmann 2013 Institut für Hospizkultur und Palliative Care)

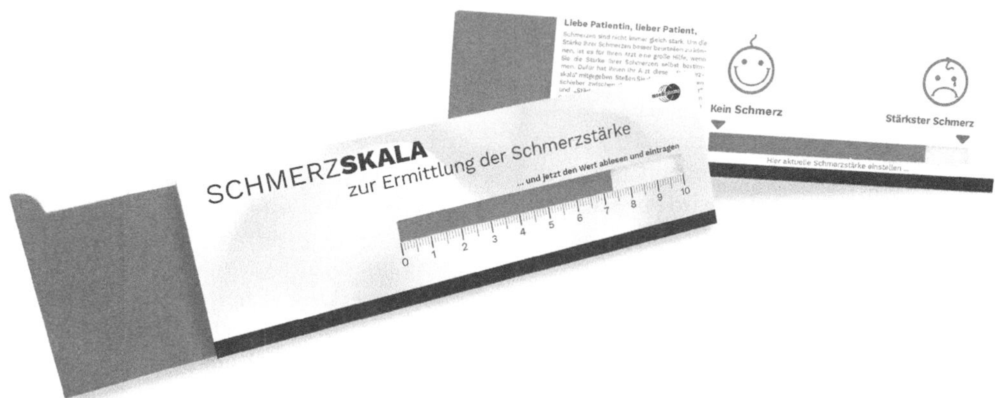


**Abb. 12.3:** Visuelle und numerische Analogskala (© Mundipharma)

**b) Fremderfassung durch Verhaltensinterpretation**

Grundsätzlich ist eine Selbsteinschätzung der Fremdeinschätzung vorzuziehen. Es ist jedoch davon auszugehen, dass bei Menschen, die sich verbal nicht verständlich machen können, die Erfassung über Verhaltensbeobachtung und Interpretation erfolgen muss.

Es stehen Einschätzungsinstrumente sowohl für Kinder als auch für Erwachsene zu Verfügung. Für Laien erscheinen folgende Instrumente praxistauglich zu sein:

Fremdbeurteilungsskala **für Kinder und Jugendliche**:

- Pediatric Pain Profile (vgl. Pothmann, 2014, S. 94; ▸ Abb. 12.4)

Fremdbeurteilungsskala für Erwachsene, Kinder und Jugendliche:

- EDAAP-Skala (Belot, 2009)

Da die EDAAP für alle Schmerzarten und sowohl für Kinder als auch für Erwachsene eingesetzt werden kann, wird diese hier vorgestellt.

Der Verdacht auf Vorliegen von Schmerzen ergibt sich aus im Vergleich erkennbaren Verhaltensänderungen (ebd., S. 91–92). Über die EDAAP-Skala erfolgt pragmatisch und schrittweise die Abklärung von somatischen und vegetativen Indikatoren, die eine erlebte Stressreaktion für einen Gegenüber erkennbar machen kann. Der Beobachtung im Schmerzfall ist eine objektive Bewertung des Verhaltens vor Eintritt von Schmerzen gegenüberzustellen. Daher erfolgt für alleKlienten eine Basiseinschätzung, in der das alltägliche Verhalten eingeschätzt wird. Diese Einschätzung wird sozusagen als »Normalstatus« in der Klientenakte abgelegt. Bei Verdacht auf Schmerzen erfolgt eine erneute Erhebung, die im Anschluss mit der Ersterhebung verglichen wird. Wird beispielsweise ein häufiges Aufstehen in der Nacht erkannt, aber nicht mit dem Schmerz in Verbindung gebracht, da der Bewohner schon lange in der Nacht aufsteht, kann es auch hier zur Fehlinterpretation kommen, sofern dies als bedeutungslos eingestuft wird. In Bezug auf chronische Schmerzen ist zu berücksichtigen, dass diese bereits seit Jahren unerkannt bestehen können. Im Anschluss an die Schmerzerfassung muss die Ursachenforschung – idealerweise im Team – stattfinden (vgl. Hartmann, 2013, S. 523).

**Bewertung des Ergebnisses der Fremdeinschätzung**

Das Problem in der Anwendung der Fremdeinschätzung ist, dass die Anzeichen für Schmerzen auch vollkommen andere Ursachen haben können. Deswegen wird, sofern das Ergebnis der Schmerzerfassung die Vermutung nahe legt, dass Schmerzen vorliegen könnten, ein Schmerzmittel angeordnet. Normalisieren sich infolge der Schmerzmittelgabe die Verhaltensauffälligkeiten, ist davon auszugehen, dass tatsächlich Schmerzen vorlagen. Ändern sich die

Verhaltensweisen nach Schmerzmittelgabe nicht, wurde die Schmerzmedikation entweder zu gering dosiert oder den Verhaltensauffälligkeiten liegen andere ursächliche Faktoren zugrunde.

> Besteht der Verdacht, dass Schmerzen vorliegen könnten, sollte immer eine Fremdeinschätzung durchgeführt werden, da das Risiko, dass Schmerzen bei Menschen, die sich nicht selbst äußern können, übersehen (oder falsch eingeschätzt) werden, als hoch einzuschätzen ist.

Sind Schmerzen bekannt, sollte über die Fremdeinschätzung beobachtet werden, ob die Schmerzmittel auch wirken bzw. ausreichen.

Die Deutsche Schmerzliga e. V., die Organisation für Patienten mit chronischen Schmerzen, wurde von Patienten und Ärzten im Jahr 1990 gegründet. Die Deutsche Schmerzliga hat zurzeit 5.000 Mitglieder. Mehr als 100 regionale Selbsthilfegruppen haben sich

| **Kinderschmerzprofil – fortlaufende Einschätzung** | | | | | | |
|---|---|---|---|---|---|---|
| 1. Bitte markieren Sie bei jeder Aussage die Zahl (der entsprechenden Antwortmöglichkeit), die das Verhalten Ihres Kindes während des Zeitraums, den Sie beurteilen, am besten beschreibt.<br>2. Wenn Sie eine Aussage nicht beurteilen können, weil die Tätigkeit – z. B. Essen oder Berührt-Werden – in dem zu beurteilenden Zeitraum nicht stattfand, kreuzen Sie bitte das Feld »nicht einschätzbar« an und bewerten die Aussage mit 0. | | | 3. Übertragen Sie die Zahlen, die Sie umkreist haben, in die Spalte »Punkte«.<br>4. Addieren Sie die Zahlen in der Spalte »Punkte«, um einen Gesamtwert zu erhalten.<br>5. Übertragen Sie dann den Gesamtwert auf das Auswertungsblatt. | | | |
| In den letzten (z. B. 3 Stunden) ............<br>Name (z. B. Matthias) ............ | **Überhaupt nicht** | **Ein wenig** | **Ziemlich (oft)** | **Sehr (häufig)** | **Nicht einschätzbar** | **Punkte** |
| War fröhlich | 3 | 2 | 1 | 0 | 0 | |
| War gesellig oder reagierte auf Kontakt | 3 | 2 | 1 | 0 | 0 | |
| Schien zurückgezogen oder niedergeschlagen | 0 | 1 | 2 | 3 | 0 | |
| Weinte/jammerte/stöhnte/schrie oder wimmerte | 0 | 1 | 2 | 3 | 0 | |
| War schwer zu trösten oder zu ermutigen | 0 | 1 | 2 | 3 | 0 | |
| Zeigte selbstverletzendes Verhalten, z. B. biss sich oder schlug mit dem Kopf | 0 | 1 | 2 | 3 | 0 | |
| Aß widerwillig/war schwer zu füttern | 0 | 1 | 2 | 3 | 0 | |
| Hatte einen unruhigen Schlaf | 0 | 1 | 2 | 3 | 0 | |
| Verzog das Gesicht/verdrehte den Kopf oder die Augen | 0 | 1 | 2 | 3 | 0 | |
| Blickte finster/runzelte die Stirn/sah gequält/besorgt aus | 0 | 1 | 2 | 3 | 0 | |
| Sah ängstlich aus (mit weit geöffneten Augen) | 0 | 1 | 2 | 3 | 0 | |
| Knirschte mit den Zähnen oder machte Mundbewegungen | 0 | 1 | 2 | 3 | 0 | |
| War ruhelos/unruhig oder unglücklich | 0 | 1 | 2 | 3 | 0 | |
| War angespannt, versteifte oder verkrampfte | 0 | 1 | 2 | 3 | 0 | |
| Beugte die Beine nach innen oder zog sie hoch zur Brust | 0 | 1 | 2 | 3 | 0 | |
| Zeigte Neigung, bestimmte Körperregionen anzufassen oder zu reiben | 0 | 1 | 2 | 3 | 0 | |
| Sträubte sich dagegen, bewegt zu werden | 0 | 1 | 2 | 3 | 0 | |
| Entwand sich bei Berührung oder wich zurück | 0 | 1 | 2 | 3 | 0 | |
| Drehte sich weg/schüttelte den Kopf/wand oder krümmte sich | 0 | 1 | 2 | 3 | 0 | |
| Machte unwillkürliche oder stereotype Bewegungen/war schreckhaft/aufgeschreckt oder hatte Krampfanfälle | 0 | 1 | 2 | 3 | 0 | |
| Gesamt | | | | | 0 | |

**Abb. 12.4:** Pediatric Pain Profile (Pothmann, 2014, S. 96)

unter ihrem Dach zusammengeschlossen. Informationen und Broschüren sind unter www.schmerzliga.de zu finden.

Die Deutsche Gesellschaft zum Studium des Schmerzes e. V. (DGSS) ist die wissenschaftliche Schmerzgesellschaft in Deutschland und die größte in Europa. Die Homepage (www.dgss.org) bietet wissenschaftliche Artikel zu unterschiedlichen Schmerzerkrankungen und veranstaltet Kongresse und Fortbildungen.

## Buchtipp

Bruhn, R. (2014). In: Bruhn, R., Straßer, B. (Hrsg.). Palliative Care für Menschen mit geistiger Behinderung. Stuttgart: Kohlhammer.

Dieses praxisorientierte Fachbuch gibt Anregung für die Weiterentwicklung einer Palliative Care und Hospizarbeit für Menschen mit geistiger Behinderung. Im Fokus stehen dabei die medizinisch-pflegerische Betreuung, die psychosoziale Begleitung und der Umgang mit schwerer Krankheit, Sterben, Tod und Trauer. Ethische Betrachtungen und Projektberichte runden das Werk ab.

Die EDAAP-Skala ist bei dem verlag selbstbestimmtes leben gegen einen geringen Unkostenbeitrag zu erhalten.

## 12.3 Pflegediagnose Juckempfinden (Pruritus)

Die Pflegediagnose ist im Gesprächsleitfaden Pflegeerfassung® wie folgt dargestellt (► Kasten 12.3).

**Kasten 12.3**: Pflegediagnose Juckempfinden (Pruritus) im Gesprächsleitfaden Pflegeerfassung®

**Juckempfinden (Pruritus):** Jucken wird als eine unangenehme Empfindung definiert, die das Bedürfnis, sich zu kratzen, hervorruft. Kratzen ist daher eine Verhaltensreaktion. Jucken und Sich-Kratzen führen häufig in einen Teufelskreis aus Jucken und Kratzen. Oft ist das Juckempfinden derart belastend, dass sich die Kranken blutig kratzen (vgl. Zylicz et al., 2009, S. 187).

**Mögliche Symptome:**
Juckempfinden führt je nach Schweregrad zu erheblicher Beeinträchtigung der Lebensqualität.

- Juckempfinden
- Rötung
- Schuppenbildung
- Wundsein
- Zerkratzte Haut mit dem Risiko von bakteriellen oder viralen Infektionen
- Unruhe, Schlafstörungen
- Gefühle der Hoffnungslosigkeit und Verzweiflung

**Mögliche Ursachen:**

- Hohe emotionale Stressbelastung, Angst, Depressionen
- Nebenwirkung vieler Medikamente (z. B. opioidhaltige Schmerzmittel)
- Stoffwechselerkrankungen und Nervenschädigungen (z. B. Schilddrüsenfunktionsstörungen, Störungen der Gallen-, Leber- oder Nierenfunktion, Herpes Zoster, Diabetes mellitus)
- Hautkrankheit z. B. allergisches Ekzem, Kontaktdermatitis, chronische Urtikaria (Quaddeln), Schuppenflechte, Parasitenbefall
- Hauttrockenheit (schuppige, fettarme Haut, Vitamin-B12-Mangel)
- Häufiges Waschen und Baden
- Raue oder zu eng anliegende synthetische Kleidung
- Kratzen mit scharfen Gegenständen
- Reaktion auf bestimmte Genussmittel (Alkohol, scharfe Gewürze, heiße Getränke u. a.)
- In Folge eines Tumorwachstums (v. a. Hirntumore)
- Nebenwirkung bei Behandlung z. B. Bestrahlung oder Chemotherapie

## Ziele im Rahmen der Teilhabeplanung

Übergeordnete Ziele:

- Jeder Klient mit Juckempfinden und Kratzen erhält eine medizinisch-pflegerische Versorgung, die dem Entstehen von Juckreiz vorbeugt bzw. vorhandenen Juckreiz lindert.

Teilziele: Der Klient

- kann den Juckreiz beschreiben,
- kratzt nicht/bemüht sich, kratzen zu unterlassen/zu reduzieren,
- gibt verbal oder nonverbal zu verstehen, dass der Juckreiz erträglich/behoben ist,
- äußert Bereitschaft, Hilfe in Anspruch zu nehmen und ärztliche Untersuchungen zur Diagnostik durchführen zu lassen,
- hält die verordnete pflegerisch-medikamentöse Therapie ein,
- beteiligt sich an Interventionen zur Juckreizlinderung z. B. Hautpflege, Entspannungsübungen.

## Maßnahmen/Erfolgsfaktoren zur Vermeidung und Linderung von Juckempfindungen im Körper

**1. Anamnese zur Ursachensuche**

Zunächst sollte die Erkrankung, die den Pruritus verursacht, herausgefunden und behandelt werden. »Pruritus kann durch eine Hautkrankheit verursacht werden oder aber ›von innen‹ entstehen« (Bring et al., 2013, S. 19). Im Prinzip kann jede Hautkrankheit Juckempfinden auslösen. Einer umfassenden Anamnese kommt daher hohe Bedeutung zu.

Die sorgfältige Anamnese sollte unter anderem Blut-, Ultraschall- und Röntgenuntersuchungen und ggf. Hautbiopsien beinhalten. Juckende oder schmerzende Kratzspuren müssen behandelt werden. Bei langjährigem Pruritus ist häufig trotz intensiver Ursachensuche der ursprüngliche Grund des Symptoms nicht immer herausfindbar. Die Beantwortung folgender Fragen ist zur Unterstützung einer hautärztlichen Diagnosestellung von Interesse. Die Beobachtungsparameter sollten im Vorfeld eines Arztbesuchs systematisch durchgegangen und dokumentiert werden (vgl. Bring et al., 2013, S. 21, 22, 131, 132):

a) Fragen zur Vorgeschichte

- Atopische Konstitution, Ekzeme seit der Kindheit?
- Welche allgemeinen Erkrankungen sind vorher aufgetreten/aktuell bekannt (z. B. Haut- oder Stoffwechselerkrankungen)?
- Vortherapien: Was hat bisher geholfen, was nicht?
- Welche Medikamente wurden neu eingenommen, Nebenwirkungen von bestehenden Medikamenten?
- Vorherige Operationen
- Parasitenbefall
- Allergien
- Schwangerschaft

b) Fragen zum Jucken und Kratzverhalten

- Körperbereiche, in denen das Jucken auftritt (ggf. Beginn und Abfolge der Ausbreitung)
- Zeitpunkt des Beginns und Dauer des Juckens
- Welche Qualität hat der Pruritus (Jucken, Brennen etc.)?
- Wann ist der Pruritus am schlimmsten (tagsüber/nachts)?
- Kratzverhalten: Benutzt der Klient Hilfsmittel (Bürsten), um sich zu kratzen, wenn ja, welche?
- Verlauf: tageszeitliche Schwankungen, kontinuierlicher oder intermittierender (mit Unterbrechungen) Charakter, attackenartiger Verlauf, spontane Verbesserungen/Verschlechterungen
- Psychogene Belastungsfaktoren (Stress, Trauer, Nervosität)

- Ist ein zeitlicher Zusammenhang zu Vorerkrankungen, Medikamenteneinnahmen, Operationen oder anderen Ereignissen zu vermuten?
- Juckempfinden in Kombination mit Frösteln, Müdigkeit, Leistungsschwäche (z. B. bei Morbus Hodgkin Erkrankten)
- Juckempfinden im Winter »Winterpruritus« oder bei Hochbetagten«
- Juckempfinden bei Fieber, Nachtschweiß

c) Fragen zum Umgang mit Hautjucken

- Verhalten beim Duschen und Baden: Frequenz und Dauer, Temperatur des Wassers
- Welche Körperpflegemittel (Seifen, Deos und Cremes) werden verwendet?
- Werden ärztlich verordnete Therapien (Salben, Medikamente) eingehalten?

d) Fragen zum Erleben des Juckens

- Eigene Theorie des Klienten zur Ursache
- Bedeutung des Juckreizes
- Einfluss des Juckempfindens auf das tägliche Leben (Lebensqualitätseinschränkung, Leidensdruck, Schlafstörungen)
- Auswirkungen des Juckens auf soziale Beziehungen zuhause und am Arbeitsplatz

**2. Messung der Stärke der Juckempfindung**
Da Juckempfinden eine individuelle Sinnesempfindung ist, wird zur Messung wie beim Schmerz eine visuelle Analogskala (VAS) eingesetzt. Der Klient markiert die Stärke des Juckreizes auf einer Skala von 0 (kein Juckempfinden) bis 10 (stärkste, vorstellbare Juckempfindung). Damit kann der Verlauf der Beschwerden und der Erfolg einer Behandlung nachvollzogen werden. Ein Juckreiztagebuch kann ebenfalls zur Analyse von Ursachen und zur Optimierung der Behandlung hilfreich sein (► Kap. 12.2 hierzu auch vertiefendes Fachwissen akute und chronische Schmerzen).

Die Messung der Stärke des Juckempfindens zu Beginn und während der Behandlung erleichtert die Kommunikation zwischen Klienten, betreuenden Mitarbeitern und Ärzten. Über die Messung kann beurteilt werden, ob Behandlungen anschlagen und wie hoch der Klient seinen Leidensdruck einschätzt.

**3. Tägliche Hautpflege**
Gute Hautpflege ist die Grundvoraussetzungen, um Hautprobleme in den Griff zu bekommen. Sehr trockene Haut ist mindestens einmal täglich, vorzugsweise nach der Körperpflege, einzucremen und bei nächtlich auftretendem Juckreiz vor der Nachtruhe zu wiederholen. Die Hautpflege ist darauf auszurichten, alles, was das Juckempfinden auslösen könnte, zu vermeiden:

Faktoren, die Pruritus hervorrufen können sind:

- Wasser
- Seife
- Trockene Luft
- Wärme
- Körperliche Anstrengung und Schwitzen
- Wolle
- Stark gewürzte Speisen und alkoholische Getränke
- Verringerte körperliche Kondition
- Stress und Erregung

Aus den Faktoren ergeben sich folgende Empfehlungen zur Hautpflege (vgl. Bring et al., 2013, S. 114–116):

- Kontakt mit Wasser einschränken, lauwarmes Wasser verwenden (je höher die Wassertemperatur, desto mehr wird die Haut entfettet).
- Nicht häufiger als 2–3-mal pro Woche und nicht länger als 5 Minuten duschen, da Wasser die Haut austrocknet.
- Auf herkömmliche Seifen und Shampoos verzichten und stattdessen pH-neutrale, unparfümierte, hypoallergene Pflegeprodukte oder Dusch- und Badeöle (Vorsicht Sturzgefahr durch rutschige Böden!) verwenden.

- Nach dem Duschen/Baden die Haut abtrocknen und mit einer Salbe eincremen. Bodylotionen sind weniger geeignet, da diese zu viel Wasser enthalten.
- Luftige Baumwollkleidung tragen, Wolle und synthetische Stoffe meiden.
- Überhitzte Räume mit niedriger Luftfeuchtigkeit meiden.
- Fingernägel kurz halten, Baumwollhandschuhe vor allem während des Schlafens tragen. Bauwollhandschuhe können rezeptiert werden.
- Gefährdete Hautstellen z. B. an den Unterarmen mit Schlauchverbänden bedecken, um das Kratzen auf bloßer Haut zu vermeiden.
- Haut mit in Stoff ummantelten Kühlpacks oder kalten Kompressen kühlen.

Es steht eine ganze Reihe von Salben, Cremes und Lotionen zur Verfügung, die eine kurzfristige juckreizlindernde Wirkung haben. Feuchtigkeitsspendende Pflegemittel beruhigen die gereizte Haut und bilden einen schützenden Film auf der Hautoberfläche. In der Praxis hat es sich bewährt, verschiedene Präparate auszuprobieren, um das individuell Geeignete zu finden. Grundsätzlich kann gesagt werden, je ausgeprägter das Juckempfinden auftritt, desto kostspieliger gestaltet sich die Versorgung. Während leichtes Juckempfinden teilweise noch mit parfüm- und konservierungsmittelfreien Standardprodukten aus Drogerien beizukommen ist, benötigen Klienten mit chronischem Juckreiz – zumindest übergangsweise – häufig kostenintensivere Markenprodukte, die am preisgünstigsten über Versandapotheken bezogen werden können. In der Regel können diese Produkte nicht ärztlich verordnet werden und sind über das Taschengeld zu finanzieren.

Präparate zur Anwendung bei trockener Haut:

- Urea 4 oder 10 % z. B. verschiedene Produkte von Excipial® U Lipolotio oder Eucerin (über (Versand-)Apotheken zu beziehen)
- Linola® Fettsalben/Lotionen und Ölbäder
- OPTIDERM® Lotion 500 g (bei starkem Juckreiz sehr kostenintensiv)

**4. Medikamentöse Therapien**

Da viele medizinische Wirkstoffe als Nebenwirkung Juckempfinden auslösen können, empfiehlt es sich, die Lieferapotheke zu bitten, die Medikation auf entsprechende Nebenwirkung hin untersuchen zu lassen. Einige Apotheken verfügen schon über entsprechende Überprüfungssoftware. Sollte ein Verdacht bestehen, ist der verordnende Arzt hinzuzuziehen und gegebenenfalls in Rücksprache mit der Apotheke eine alternative Medikation auszuwählen.

**5. Psychosomatische Begleitung**

Pruritus ist keine rein organische Erkrankung, auch Faktoren wie chronische Stressbelastung verursachen oder verstärken das Symptom. Das ständig vorhandene Juckempfinden schränkt die Lebensqualität erheblich ein; Freizeitgestaltung, Arbeit und Partnerschaft leiden unter der Situation. Oft sind Antriebslosigkeit, Schlafstörungen, Gefühle von Hoffnungslosigkeit bis hin zu schweren Depressionen die Folge. Das Bewältigungsvermögen jedes Klienten ist anders, oft kommen die Betroffenen mit den Auswirkungen ihrer Krankheit nur schwer allein zurecht. In diesen Fällen ist eine psychosomatische Beratung sinnvoll.

**6. Strategien gegen Hautschädigungen durch Kratzen**

Es gibt unterschiedliche Verhaltensstrategien, um die Hautverletzungen, die vom Kratzen verursacht werden, zu reduzieren (vgl. Universtiätsklinikum-Münster, 2014):

- Die Haut sollte bei Juckempfinden prinzipiell zuerst mit kühlenden und juckreizlindernden Präparaten eingecremt werden, statt sie zu kratzen. Dabei ist es wichtig, die Präparate Lotion, Creme oder Salbe dem jeweiligen Hautzustand anzupassen. Zum Beispiel benötigt eine sehr trockene Haut eher Salben oder Fettcremes.

- Das Bedürfnis zu kratzen wird umgeleitet: Man kann dazu kleine Kratzkissen, die Bettdecke oder das Sofa benutzen, um den Kratzreflex abzuarbeiten, anstatt die Haut zu schädigen.
- Seelische und körperliche Entspannung trägt meist zur Linderung des Symptoms bei. Hier bieten sich verhaltenstherapeutische Maßnahmen, autogenes Training, progressive Muskelentspannung oder Akupunktur an.
- Einige Klienten kürzen die Nägel und tragen nachts Handschuhe.

**7. Nächtliche Juckattacken**
Trotz einer symptomatischen Therapie kann es zu nächtlichen Juckattacken kommen. Um nächtlichen Juckattacken vorzubeugen, sollten Klienten auch nachts luftige, nicht-synthetische Kleidung tragen. Nach Juckattacken werden folgende Maßnahmen empfohlen (vgl. ebd.):

- Sich kurz kalt abduschen und anschließend eincremen.
- Feuchte, kühlende Umschläge, z. B. mit schwarzem Tee, auf juckende Stellen legen.
- Um schnell wieder einschlafen zu können, steht eine Reihe von Cremes, Lotionen, Gels oder Sprays mit juckreizlindernden Substanzen zur Verfügung, die das Symptom für eine kurze Zeit unterdrücken.

## Vertiefendes Fachwissen Juckreiz

### Wie entsteht Juckempfinden?

Juckempfinden (Pruritus) ist eine eigenständige Sinnesempfindung der Haut, dabei reagieren oberflächliche Nerven in der Haut auf Botenstoffe aus der Haut und dem Blut mit der Entwicklung von Juckempfinden. Durch die unterschiedlichen Botenstoffe erklären sich die verschiedenen Juckempfindungen wie reines Jucken, stechendes oder brennendes Jucken, schmerzendes Kribbeln usw. Die Juckempfindung wird über die Nerven des Rückenmarks zum Gehirn transportiert und löst ein Verlangen zu kratzen aus. Viele Hauterkrankungen führen zu Juckempfinden, das als unerträglich empfunden wird und teilweise schwer zu lindern ist. Da die Ursachen des Juckreizes überwiegend schwer zu diagnostizieren sind, wird als Sofortmaßnahme versucht, das Jucken und Kratzen zu lindern. Im zweiten Schritt muss aber der Versuch unternommen werden, den Ursprung des Juckempfindens herauszufinden, damit die Betroffenen nicht, wie z. B. bei chronischen Schmerzen, in einen permanenten Leidensdruck geraten (vgl. Bring et al., 2013, S. 13–16).

### Klassifikation von Juckempfinden

Zuerst einmal erfolgt eine Einschätzung, ob der Juckreiz auf entzündlicher oder nicht entzündlicher Haut entstanden ist. Im Anschluss daran ist der Frage nachzugehen, ob es sich um chronisches oder akutes Juckempfinden handelt.

1. **Akutes Juckempfinden:** Erfüllt eine wichtige Warnfunktion. Es macht auf Fremdkörper auf der Körperoberfläche wie Insekten, Parasiten oder schädliche Pflanzenbestandteile (z. B. Brennnesseln) aufmerksam. Akutes Juckempfinden ist eine gesunde Reaktion des Körpers auf schädigende Reize, hält nicht lange an und ist einfach zu behandeln.
2. **Chronisches Juckempfinden** dagegen bleibt häufig mehr oder minder ausgeprägt wochen-, monatelang bestehen, und weist auf eine Haut- oder anderweitige Grunderkrankung hin. Erkrankungen der inneren Organe, der Nerven, der Haut oder auch der Psyche können Juckempfinden auslösen (z. B. Diabetes mellitus, Schilddrüsenfunktionsstörungen, beginnende oder bestehende Tumor- oder Stoffwechselerkrankung). »Gelegentlich ist die Erkrankung noch nicht vollständig ausge-

brochen und für den Betroffenen noch nicht sichtbar, das Jucken aber schon vorhanden« (Universitätsklinikum Münster, 2014). Juckempfinden kann tageszeitlichen Schwankungen unterliegen und mal stärker mal weniger belastend wahrgenommen werden. Häufig sind abgegrenzte Körperareale betroffen. Es kann aber auch als generalisiertes Syndrom am ganzen Körper auftreten. Wird vermutet, dass es sich um chronisches Juckempfinden handeln könnte, ist eine Diagnostik über den Hausarzt, Hautarzt, Internisten oder Neurologen einzuleiten (vgl. Universitätsklinikum Münster, 2014).

**Juck-Kratz-Teufelskreis**
Das Kratzen ist ein durch Juckempfinden ausgelöster Reflex und kann nicht dauerhaft willentlich unterdrückt werden. Das (Auf-) Kratzen der Haut verursacht seinerseits juckende, entzündliche Hautveränderungen, wodurch ein sogenannter Juck-Kratz-Teufelskreis entstehen kann. Betroffene, die dauerhaft kratzen, können Juckreizknötchen oder eine Juckreizflechte als eigenständige Krankheiten entwickeln, die dann selbst immer weiter Jucken hervorrufen. Die Aufforderung »hör endlich mit dem Kratzen auf« führt zu Spannungssituationen im sozialen Umfeld und kann zur Folge haben, dass der Betroffene sich aus dem sozialen Leben immer mehr zurückzieht, was die Gesamtproblematik weiter zuspitzt (vgl. Universitätsklinikum Münster, 2014).

**Buchtipp**
**Palliative-Care-Tipps vom Hospiz Stuttgart**
Unter folgendem Link: http://www.hospiz-stuttgart.de/informationen/downloads.html sind verschiedene Dokumente zum kostenlosen Download zu finden. Neben der Broschüre zum Juckreiz sind hier weitere Informationen (Aufsätze, Vorträge etc.) zur Hospizarbeit zu finden.

Haller, S., Kettelmann, S., Napiwotzky, A. (2010). Juckempfinden. Elisabeth-Kübler-Ross-Akademie für Bildung und Forschung gefördert von der Addy von Holtzbrinck Stiftung. Stuttgart: Hospiz Stuttgart.

## 12.4 Pflegediagnose eingeschränkte Selbstreinigungsfunktion der Atemwege

Die Pflegediagnose ist im Gesprächsleitfaden Pflegeerfassung® wie folgt dargestellt (► Kasten 12.4).

**Kasten 12.4**: Pflegediagnose eingeschränkte Selbstreinigungsfunktion der Atemwege im Gesprächsleitfaden Pflegeerfassung®

**Eingeschränkte Selbstreinigungsfunktion der Atemwege:** Beeinträchtigung zur wirkungsvollen Entfernung von Sekret aus den Atemwegen.

**Mögliche Symptome:**
Der Klient

- hat Atemgeräusche wie Rasseln, Brodeln, Pfeifen,

- kann Sekret aus den oberen Atemwegen (Rachenraum) und/oder unteren Atemwegen (Bronchien) nicht angemessen abhusten,
- hat verschleimte Atemwege.

**Mögliche Ursachen:**

- Erkrankungen der Atemwege mit erhöhter Schleimbildung, z. B. Bronchitis, Asthma, Tracheotomie (operativ angelegte Luftröhrenöffnung)
- Verformung des Thorax (Brustkorbs)
- Herz- und Kreislauf-Erkrankungen
- Flache Atmung (z. B. aufgrund von Schmerzen im Brust- oder Bauchbereich)
- Immobilität mit flacher Atmung, Schwäche z. B. durch Sedierung (medikamentöse Ruhigstellung)

### Ziele im Rahmen der Teilhabeplanung

Übergeordnetes Ziel: Der Sekretabfluss aus der Lunge ist sichergestellt.

Teilziele (vgl. Ehmann & Völkel, 2009, S. 88): Der Klient

- kann Techniken zum Abhusten selbstständig/mit Hilfe anwenden,
- hustet sein Sekret effektiv ab,
- empfindet Erleichterung beim Atmen und Abhusten,
- hat freie Atemwege,
- ist körperlich aktiv,
- putzt nach jeder Mahlzeit die Zähne (Aspirationsprophylaxe),
- wendet Hilfsmittel zur Förderung der Atemtiefe an,
- akzeptiert atemerleichternde Positionierungen.

### Maßnahmen/Erfolgsfaktoren zur Vermeidung von Sekretstau in den Atemwegen

**1. Beobachtung von Auffälligkeiten der Atmung**
Sofern sich Auffälligkeiten der Atmung ergeben (z. B. sichtbar erschwerte Atmung, ungenügende Atemtiefe oder Atemgeräusche bei der Ein- oder Ausatmung), ist mit der behandelnden Ärztin Rücksprache zu halten. Sofern es keine Anzeichen für eine akute Erkrankung gibt, sollte abgeklärt werden, ob präventiv eine Verordnung über Krankengymnastik zur Durchführung von Atemübungen verordnet werden kann. Die Krankengymnastin kann dann ggf. Mitarbeitende in die Anleitung von einfachen Atemübungen einweisen.

Um einen Sekretstau in den Atemwegen entgegenzuwirken, eignen sich folgende Maßnahmen:

**2. Förderung der physiologischen Atmung**
Gefährdete Klientinnen sollten mehrmals am Tag (in gut gelüfteten Räumen oder im Freien) zum tiefen Durchatmen angehalten werden. Dabei sollte fünf- bis zehnmal langsam ganz bewusst tief ein- und ausgeatmet werden. Damit die Klientin diesen Vorgang besser wahrnimmt, kann der Mitarbeitende dabei seine Hände locker seitlich an den Brustkorb anlegen. Zur Durchführung sollte eine aufrechte Körperhaltung oder zumindest eine aufrechte Oberkörperhaltung eingenommen werden. In liegender Position ist ein tiefes Durchatmen besonders schwierig, da der Bauch auf das Zwergfell drückt.

**3. Singen, lachen und pusten**
Das Singen und Lachen hebt nicht nur die Stimmung, sondern trainiert auch die Atmung. Daher sollte mit pneumoniegefährdeten Klienten viel gesungen und gern auch ausgiebig gelacht werden. Einfach und spielerisch in den Alltag zu integrieren, ist auch das Wegpusten von Seifenblasen, Luftballons oder Wattebäuschen.

**4. Training mit dem Atemtrainer**
Die Verbesserung der Lungenkapazität lässt sich auch mit einfach anwendbaren und preisgünstigen Hilfsmitteln, z. B. dem einkammrigen Atemtrainern (Incentive Spirometer; ► Abb. 12.5) erreichen. Durch Einblasen von Luft hebt sich dabei der Ball im Behälter. Eine kraftvolle Ein- bzw. Ausatmung lässt den Ball in der Röhre aufsteigen. Der Klient wird animiert, die Bälle so lange wie möglich im Schwebezustand zu halten.

**Individuelle Gerätenutzung:** Zur Vermeidung einer Keimverschleppung werden diese Geräte immer nur von einer Klientin benutzt.

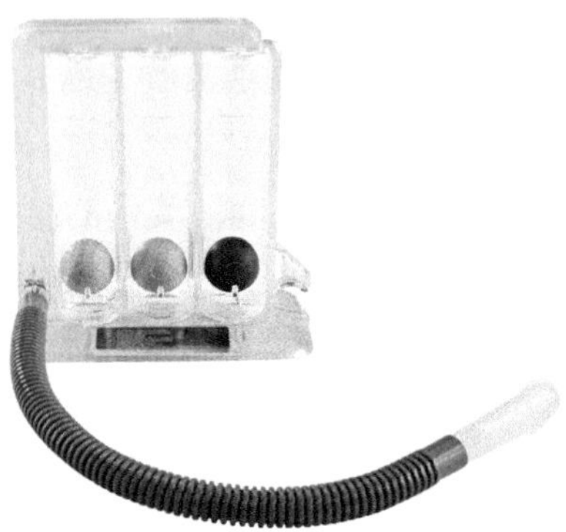

**Abb. 12.5:** Atemtrainer (© Teleflex Medical)

**Atemstimulierende Einreibung (ASE)**
Eine sehr wohltuende und bei Klienten beliebte Pflegemaßnahme ist die Atemstimulierende Einreibung nach Christel Bienstein. Sie wurde in den 1980er Jahren als Teilgebiet der Basalen Stimulation entwickelt und hat sich zur Förderung einer physiologischen Atmung bewährt. Die ASE eignet sich besonders für Menschen mit schneller und oberflächlicher Atmung, und kann auch zur Beruhigung und Normalisierung der Atmung nach Atemnot (z. B. bei Asthma bronchiale) genutzt werden. Atemnotzustände erzeugen immer auch Angst. Die Atmung normalisiert sich, wenn die Angst nachlässt.

**Durchführung**
Bei der ca. zehnminütigen Behandlung versucht die ausführende Person mit ihren Händen den Atemrhythmus der Klientin aufzunehmen, um die Atmung langsam zu ruhigen und tiefen Atemzügen anzuregen. Die ASE kann wahlweise auf dem Stuhl sitzend (während die Klientin ihren Oberkörper auf einem Kissen auf dem Tisch ablegt) oder auch liegend in Seiten- oder Bauchlagerung durchgeführt werden.

Der direkte Hautkontakt zwischen den Handflächen des Pflegenden und dem Rücken des Klienten ist Voraussetzung. Es werden keine Handschuhe oder Schmuck an den Händen getragen. Zu Beginn wird der Rücken mit ruhigen, großflächigen Abstreichungen bis zum unteren Rippenrand mit einer Wasser-in-Öl-Emulsion oder mit Massageöl eingerieben. Beginnend mit einer Ausatmung wird der Rücken von oben steißwärts bis zum unteren Rippenrand mit beiden Händen in kreisenden spiralförmigen Bewegungen massiert. Die Kreisbewegungen sind auf den Atemrhythmus des Klienten abzustimmen. Der erste Halbkreis wird mit der Ausatmung des Klienten druckvoll begonnen. Der Kreis schließt sich während der Einatmung des Klienten ohne Druck. Nach ca. vier bis acht Kreisbewegungen werden die Hände nacheinander wieder in den Nacken des Klienten gelegt und der Zyklus beginnt von neuem. Zum Abschluss wird der Rücken von oben nach unten ausgestrichen.

Obwohl die Durchführung relativ einfach ist, sollte (z. B. durch Physiotherapeuten) in die Behandlungsmethode eingewiesen werden.

**Atemerleichternde Positionierungen**
Insbesondere bei immobilen Klienten kann längeres Liegen ohne Lageveränderung zu einer verminderten Belüftung der tiefer liegenden Lungenabschnitte führen. Um dies zu vermeiden, müssen immobile Klienten regelmäßig in eine andere Position gebracht werden. Atemerleichternde Positionierungen führen zu einer besseren Belüftung der Lungenareale und sollten je nach individuellem Bedarf zwei- bis dreimal täglich für ca. 10 Min. durchgeführt werden.

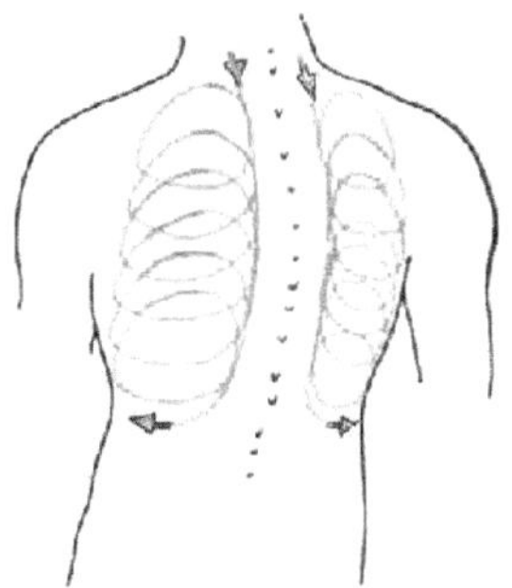

**Abb. 12.6:** Atemstimulierende Massage nach Bienstein (© WEKA MEDIA GmbH & Co.KG)

> **Achtung:** Die Durchführung von atemerleichternden Positionierungen sollte vor Anwendung bei Klienten mit Kollegen ausprobiert und geübt werden. Anleitung zur fachgerechten Durchführung können Krankengymnasten und Pflegefachkräfte geben.

**Abhusten von Sekret**
Das Abhusten von Sekret bringt schnelle Atemerleichterung. Für die unterstützenden Mitarbeiter kann das Abhusten mit unangenehmen Gefühlen begleitet sein. Eine wichtige Voraussetzung ist, den Klienten zum Abhusten zu animieren. Keinesfalls sollte dem Klienten vermittelt werden, dass er sich für den Auswurf entschuldigen muss.

- Position
  Viele Klienten bevorzugen beim Abhusten eine sitzende Position. Sofern der Klient den Kopf selbst heben kann, ist das Abhusten auch in Bauchlage möglich. Welche Position für den Klienten am günstigsten ist, ist auszuprobieren.
- Durchführung
  - Vor dem Abhusten sollte mehrmals tief durchatmet werden.
  - Das in kurzen, kräftigen Stößen abgehustete Sekret solle möglichst nicht geschluckt, sondern ausgespuckt, werden. Schonendes Abhusten kann durch leichtes Hüsteln erreicht werden.
  - Das Sekret ist in einem Handtuch (oder in einem Auffanggefäß) zu sammeln. Wird kein Handtuch untergelegt, kann das als Verbot, Sekret auszuspucken, gedeutet werden.
  - Ein erneutes Abhusten ist erst nach normalisierter Atmung zu wiederholen.

**Flüssigkeitszufuhr**
Zur Verflüssigung zähen Bronchialsekrets ist auf eine ausreichende Flüssigkeitszufuhr von mindestens 1,5 l täglich zu achten.

**Mundhygiene**
Um zu vermeiden, dass Nahrungsreste aus dem Mund aspiriert werden, sollten nach jeder Mahlzeit die Zähne geputzt werden sowie eine Mundreinigung mit klarem Wasser erfolgen.

**Ärztlich anzuordnende Maßnahmen zur Pneumonieprophylaxe**
Neben pflegerischen Maßnahmen kann mit physiotherapeutischen Maßnahmen der Sekretstau in Bewegung gebracht – und somit gelöst – werden. Mit den Techniken der

**Perkussion** und **Vibration** gelingt es, zähes Bronchialsekret zu lösen. Daher sollten entsprechende Therapien von Physiotherapeuten durchgeführt werden.

### Perkussionsmassage

Dabei wird mit den hohlen Händen die Brustwand durch Beklopfen in Schwingungen gebracht. Diese Stoßwellen lösen das Sekret und erleichtern das Abscheren des Schleims. In Anschluss an die Massage ist die Klientin zum Abhusten anzuleiten.

### Vibrationsmassage

Dabei werden während der Ausatmung mit den Händen feinschlägige »Erschütterungen« am Thorax ausgeführt, die sich auf die Bronchien übertragen und zähflüssiges Sekret lösen. Im Anschluss an die Massage ist die Klientin zum Abhusten anzuleiten. Die Vibrationsmassage kann auch mit einem Vibrationsgerät erfolgen.

### Inhalation

Zur Inhalation werden Ultraschallvernebler empfohlen. In Ultraschallverneblern wird steriles Wasser oder Kochsalzlösung ggf. unter Zusatz von schleimlösenden Medikamenten kalt in feinste Tröpfchen zerstäubt und kann so bis in die Alveolen (Lungenbläschen) gelangen. Hygiene- und Gebrauchsanweisung sind einzuhalten, um Keimverschleppung zu unterbinden. Von Dampfbädern wird wegen der Verbrühungsgefahr abgeraten.

### Medizinische Einreibungen

Einige Klienten empfinden Atemerleichterung, wenn sie mit atemerleichternden Einreibungen behandelt werden. Entsprechende Salben bedürfen der ärztlichen Anordnung. Vorab ist es ratsam, die verordnete Salbe an unterschiedlichen Hautstellen (z. B. am Unterarm) auf allergische Hautreaktionen zu testen.

### Impfberatung

Besonders abwehrgeschwächten Klienten wird empfohlen, im Herbst eine Pneumokokken- und Grippeschutzimpfung durchführen zu lassen. Mitarbeitern, die in Bereichen mit abwehrgeschwächten Klienten tätig sind, wird ebenfalls eine Grippeschutzimpfung empfohlen.

**Achtung Pflegefehler:** Folgende Maßnahmen **dürfen nicht mehr** angewendet werden:

- Das früher so beliebte »Abklatschen oder Abklopfen« des Rückens mit Franzbranntwein ist kontraindiziert. Das liegt daran, dass der Schrecken, den der Klient zu Beginn durch den kalten Franzbranntwein erleidet, zu einer tiefen Einatmung führt, die das Sekret noch tiefer in der Lunge versacken lässt (»Schockabsorber«). Im Anschluss wird es dort dann noch »festgeklopft«.
- Das Aufblasen von Ballons eignet sich nicht als Atemübung, da es über die maximale Ausatmung zu einem Atemkollaps kommen kann. Manchen Klienten wird einfach auch nur schwindelig.
- Der Einsatz von Giebelrohren wird wegen der unerwünschten Nebenwirkung (z. B. eine drohende Erhöhung des Hirndrucks) nicht mehr empfohlen (vgl. Kamphausen, 2011).

## Vertiefendes Fachwissen eingeschränkte Selbstreinigungsfunktion der Atemwege

### Krankheitshäufigkeit (Prävalenz)

Die Pflegediagnose »eingeschränkte Selbstreinigungsfunktion der Atemwege« trifft häufig auf Klienten zu, deren Atemwege vorgeschädigt sind. Liegt eine Vorschädigung der Atemwege (z. B. durch Atemwegserkrankungen, Verformung des Thorax (Brustkorbs)) vor, gelingt es dem Klienten teilweise nicht, Lungensekret vollständig aus der Lunge abzuhusten. Das in der Lunge verbleibende Sekret erschwert die Atmung und bildet einen idealen Nährboden für Keime, die in die Lunge gelangen können.

Das **Risiko für Atemwegserkrankungen** liegt bei Menschen mit geistiger Behinderung deutlich über dem der Gesamtbevölkerung und steigt proportional zum Schweregrad der geistigen Behinderung an.

»Bei leichter geistiger Behinderung ist das Risiko um das 2,6-fache erhöht, bei sehr schwerer geistiger Behinderung um das 5,8-fache. (…) Erkrankungen der Atemwege stehen an zweiter Stelle der Todesursachen bei Menschen mit geistiger Behinderung« (Ding-Greiner & Kruse, 2010, S. 24). »Bei 83 % aller – auf die Atemwegserkrankungen zurückzuführen Todesfälle – führte letztendlich eine Pneumonie (Lungenentzündung) zum Tod« (ebd., S. 24).

## 12.5 Pflegediagnose venöse Durchblutungsstörungen

Die Pflegediagnosen zu den Durchblutungsstörungen werden wie folgt unterteilt:

- venöse Durchblutungsstörungen
- arterielle Durchblutungsstörungen

Das Erfordernis zur Unterteilung in zwei Pflegediagnosen ergibt sich aus den unterschiedlichen Verläufen und Behandlungsmethoden, die erheblich voneinander abweichen. So sind beispielsweise die Hochlagerung von Beinen sowie eine Kompressionstherapie bei venösen Durchblutungsstörungen indiziert und bei arteriellen Durchblutungsstörungen kontraindiziert.

Die Pflegediagnose ist im Gesprächsleitfaden Pflegeerfassung® wie folgt dargestellt (► Kasten 12.5).

Um schwere **Pflegefehler** auszuschließen, muss vor Behandlungsbeginn ärztlich diagnostiziert sein, um welche Art von Durchblutungsstörungen es sich handelt.

**Kasten 12.5:** Pflegediagnose venöse Durchblutungsstörungen im Gesprächsleitfaden Pflegeerfassung®

**Venöse Durchblutungsstörung:** Erweiterung oder Entzündung oberflächlicher venöser Gefäße vorwiegend der unteren Extremitäten mit Abflussbehinderung oder Verschluss tiefer venöser Gefäße durch Gerinnsel mit erhöhtem Risiko einer Embolie.

**Mögliche Symptome bei Stauung und Entzündung oberflächlicher Venen (Varizen = Krampfadern):**

- Krampfadern (geschlängelte, gestaute Venen an Innenseiten der Ober- und Unterschenkel)
- Spannungsgefühl, Schwere und Schwellungen im betroffenen Bein, nächtliche Muskelkrämpfe
- Haut ist gerötet und erwärmt, Schmerzen
- Hautschäden bis hin zu Unterschenkelgeschwüren (Ulcus cruris venosum)

**Mögliche Symptome beim Verschluss tiefer Bein- oder Beckenvenen (Thrombose):**

- Schwere, Spannungsgefühl in dem betroffenen Bein
- Sensibilitätsstörungen (Parästhesien) und subjektive Missempfindungen wie Taubheitsgefühl, Ameisenlaufen, Brennen, Kribbeln
- Belastungsabhängiger Fußsohlen-/Wadenschmerz, ziehender Schmerz entlang der Vene, Schmerz beim Beklopfen der Fußsohle und der Wade
- Haut ist bläulich rot, warm, glänzend
- Schwellung des Beins, Knöchelödem, gestörtes Allgemeinbefinden, mäßiges Fieber

**Mögliche Ursachen:**

- Verlangsamung der Blutströmung, z. B. durch Bewegungsmangel, erhöhte Blutgerinnungsneigung, Schäden an der Gefäßinnenwand
- Venöse Gefäßschädigungen (z. B. chronisch-venöse Insuffizienz (CVI), akute Entzündungen der oberflächlichen Venen (Thrombophlebitis), tiefe Venenthrombose (Phlebothrombose))
- Herz-Kreislauf-Erkrankungen

### Ziele im Rahmen der Teilhabeplanung

Übergeordnete Ziele:

- Der venöse Rückfluss ist dauerhaft verbessert.
- Die Thrombosegefahr ist frühzeitig erkannt.

Teilziele: Der Klient

- ist über die Entstehungsmechanismen von Folgeerkrankungen venöser Durchblutungsstörungen informiert,
- kennt präventive und therapeutische Maßnahmen (z. B. Lauf- und Bewegungsübungen) und hält diese ein,
- hält medikamentöse Therapien und ärztliche Kontrolluntersuchungen ein,
- ist motiviert, im Rahmen seiner Fähigkeiten, aktiv an der Vermeidung von Folgeerkrankungen (z. B. Thrombose) mitzuarbeiten,
- äußert Linderung der Beschwerden,
- äußert, dass er keine Schmerzen hat,
- erleidet keine Folgeschäden.

### Maßnahmen/Erfolgsfaktoren zur Vermeidung von venösen Durchblutungsstörungen

Die Pflege von Menschen mit venösen Durchblutungsstörungen erstreckt sich auf vorbeugende Maßnahmen, die einer Entstehung von Venenerkrankungen entgegenwirken. Liegen Venenerkrankungen bereits vor, stehen kurative, ärztlich angeordnete Maßnahmen (z. B. zur Abheilung von Wunden) als auch die Vermeidung von Komplikationen (z. B. Lungenembolie) im Vordergrund.

**a) Vorbeugende Maßnahmen**
**1. Aktivierung der Muskelpumpe**

- Zehen- und rückflussfördernde Fußgymnastik
  Zu den Bewegungsübungen zählen zum Beispiel:
  - das Kreisen der Füße,
  - das Einkrallen und Spreizen der Zehen,
  - simuliertes »Fahrrad fahren« mit den Beinen in der Luft,
  - Füße strecken und anziehen.

Einige Bewegungsübungen können vom Klienten nach Anleitung durch Mitarbeitende selbstständig bzw. unter Anleitung durchgeführt werden. Tempo und Anzahl der Bewegung innerhalb einer Übung sollten je nach Belastungsfähigkeit des Klienten individuell angepasst werden.
- Gehübungen
  Klienten werden mehrfach am Tag dazu angehalten, Spaziergänge zu unternehmen, »auf der Stelle« zu treten oder in der Wohnung umherzugehen und Treppen zu steigen.

**2. Positionierung, die den venösen Rückfluss fördert**
Sitzen und Stehen sind die Positionen, die den venösen Rückfluss am wenigsten fördern. Die Gefährdung ist umso größer, je unbeweglicher der Klient in der Position verharrt.

> **S-3-L-Regel:** Für Klienten mit venösen Durchblutungsstörungen gilt die 3-S-3-L-Regel: **S**itzen, **S**tehen ist **s**chlecht – **l**ieber **L**aufen oder **L**iegen.

**Kontraindikationen** sind vorab bei Klienten mit folgenden Erkrankungen ärztlich abzuklären:

- Herzinsuffizienz,
- Thrombose oder Thrombophlebitis, ausgeprägte Krampfadern,
- Hauterkrankung und Hautverletzungen an den Beinen.

Positionen:

- Im Liegen
  - In ein waagerecht gestelltes Bett wird ein ca. 20 cm dickes Schaumstoffpolster oder Lagerungskissen unter die Unterschenkel der Beine gelegt. Das Kopfteil kann bis maximal 30 ° hochgestellt werden. Es ist darauf zu achten, dass das Kissen unter die Unterschenkel und nicht in die Kniekehlen gelegt wird.
- Im Sitzen
  Das Sitzen auf Stühlen mit 90 °-Winkel im Hüftgelenk fördert die Thrombosebildung.
  - Bei Klienten, die längere Zeit aufrecht sitzen, werden die Beine regelmäßig für ca. 15 Min. hochgelagert.
  - Bei Klienten, die das Gleichgewicht gut halten können, kann alternativ zum Stuhl zeitweise ein (auf die Köpergröße angepasster) Sitzball angeboten werden. Das Sitzen auf dem Sitzball hat den Vorteil, dass der Klient sich immer wieder ausbalancieren muss und dadurch in Bewegung bleibt.
- Im Therapie- oder Multifunktionsrollstuhl
  Therapie- oder auch Multifunktionsrollstühle werden überwiegend individuell nach Maß gefertigt und über eine Heilmittelverordnung beschafft. Sie verfügen über verstellbare Beinauflagen und Rückenstützen, was den Aufbau einer durchblutungsfördernden, halbliegenden Position ermöglicht.
  - Beine ca. 20 cm über der Waagerechten hochlegen, Rückenstütze bis max. 30 ° hochstellen.

**3. Kneippsche Anwendungen nach Sebastian Kneipp**
Kalte Kneippsche Anwendungen fördern die Durchblutungen. Hierzu zählen:

- Wassertreten (im Storchengang durch ein kaltes Wasserbecken waten),
- kalte Güsse (z. B. die Beine oder nur die Unterschenkel nach dem Duschen zuletzt einmal kalt abduschen),
- Wechselbäder (kaltes und mäßig warmes Wasser im Wechsel anwenden, wobei der letzte Guss kalt sein sollte).

**4. Sicherstellung einer ausreichenden Flüssigkeitszufuhr**
Eine »Blutverdünnung« kann über eine ausreichende Flüssigkeitszufuhr unterstützt werden.

**5. Hautbeobachtung und Hautpflege**
Die Haut sollte täglich im Rahmen der Körperpflege inspiziert werden. Sichtbare Veränderungen (z. B. Verfärbungen der Haut, Schwellungen, Überwärmung etc.) sind zu dokumentieren und der behandelnden Ärztin zeitnah mitzuteilen.

Cremen Sie trockene Haut regelmäßig mit einer rückfettenden Hautpflegelotion ein. An minderdurchbluteten Hautstellen sollte auf Pflaster oder Klebeverbände möglichst verzichtet werden.

**b) Ärztlich anzuordnende Maßnahmen**
**1. Ausstreichen der Beine**
Das Ausstreichen der Beine ist umstritten und erfolgt ausschließlich auf ärztliche Anordnung. Im ungünstigsten Fall können Thromben gelöst und in Folge Embolien ausgelöst werden. Daher sollte dies bei Verdacht auf eine akute Thrombose, arterielle Durchblutungsstörungen, ausgeprägte Krampfadern, Entzündung der Venen wegen akuter Emboliegefahr keinesfalls durchgeführt werden.

**2. Anlegen von Kompressionsstrümpfen oder medizinischen Thromboseprophylaxestrümpfe**
Kompressionsstrümpfe und medizinische Thromboseprophylaxestrümpfe (MTS) sind therapeutische Hilfsmittel und als solche verordnungspflichtig. Man unterteilt die Kompressionsstrümpfe je nach Kompressionsdruck in **vier Kompressionsklassen**. Sie sind freiverkäuflich oder werden von der Lieferapotheke vermessen und auf Maß gefertigt, was kostenintensiver ist. Das Vermessen sollte am Vormittag erfolgen, um die Maße am noch nicht angeschwollenen Bein zu nehmen.

Je nach Kompressionsklasse, Therapieziel und Mobilitätsgrad des Klienten werden unterschiedliche Strümpfe eingesetzt. Die überwiegende Anzahl der Kompressionsstrümpfe, die beim mobilen Klienten eingesetzt werden, muss morgens vor dem Aufstehen angelegt und nachts ausgezogen werden.

Je höher die Kompressionsklasse, desto schwieriger gestaltet sich auch das Anlegen der Strümpfe. Daher sollten zum Anlegen Handschuhe getragen oder besser noch Anziehhilfen benutzt werden. Beim Anlegen und im Verlauf des Tages ist auf **Falten** und **Einschnürungen** zu achten, weil diese die Thrombosebildung fördern.

Einigen Klienten ist das Tragen dieser Synthetikstrümpfe sehr unangenehm. Insbesondere an warmen Tagen, wenn sie vermehrt schwitzen, kann **Juckreiz** auftreten. Es wird an solchen Tagen empfohlen, die Strümpfe kurzzeitig z. B. zur Mittagsruhe auszuziehen, die Beine kalt zu waschen und (wenn die Beine wieder vollkommen trocken sind) die Strümpfe wieder anzuziehen. Nach dem Ausziehen der Strümpfe kann sich die Haut vom Tragen der Strümpfe über Nacht erholen. Auf regelmäßige Fußpflege und kurze Fußnägel ist zu achten, damit die Strümpfe beim Anziehen nicht durch spitze Nägel beschädigt werden.

**24-Stunden-Kompression**
Klienten, die ganztags immobil und nicht gehfähig sind, bekommen überwiegend Strümpfe verordnet, die rund um die Uhr getragen werden sollen. Ein möglichst ununterbrochenes Tragen des Strumpfes kann auch im Rahmen einer Ulcus cruris venosum Therapie notwendig sein.

**Pflegehinweise für Kompressionsstrümpfe**
Um die Funktion der Kompressionstrümpfe zu erhalten, bedarf es der Einhaltung von Pflegehinweisen der Hersteller. In der Regel dürfen die Strümpfe nur bei 30–40 °C mit Feinwaschmittel ohne Weichspüler gewaschen werden. Von der Nutzung eines Wäschetrockners, Trocknung auf Heizkörpern und der Verwendung eines Bügeleisens ist abzusehen. Die Strümpfe werden auf dem Wäscheständer liegend getrocknet. In der Praxis hat es sich bewährt, die Strümpfe abends kurz mit der Hand auszuwaschen und über Nacht trocknen zu lassen (vgl. Protz, 2009).

**3. Kompressionsverbände**

Kompressionsverbände entwickeln den größten Druck an der Fessel und der Druck lässt in Richtung Oberschenkel kontinuierlich etwas nach. Da dies in der Praxis nur schwer umgesetzt werden kann, sind Kompressionsverbände nur anzuwenden, wenn ein an das Bein angepasster Kompressionsstrumpf nicht verfügbar ist. Wird ein Verband zu stramm angelegt, besteht die Gefahr, dass durch einen zu hohen Druck der arterielle Zufluss des Beins gestört wird oder es über Einschnürungen zu venösen Stauungen und Hautschäden kommt. Das Anlegen von Kompressionsverbänden will gelernt sein und sollte nur von geübten Pflegefachkräften durchgeführt werden. Sofern keine Pflegefachkräfte in den Wohngruppen eingesetzt sind, sollte hierfür eine Verordnung über häusliche Krankenpflege beim behandelnden Arzt eingeholt werden.

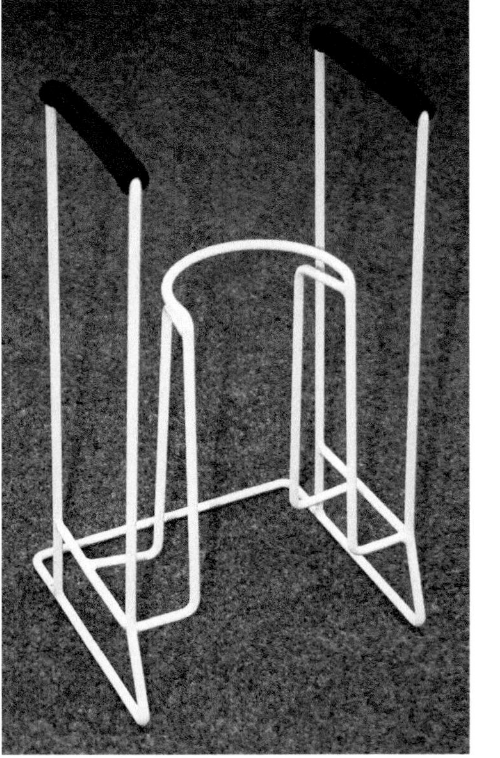

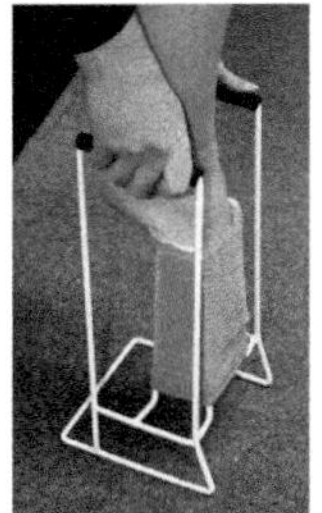

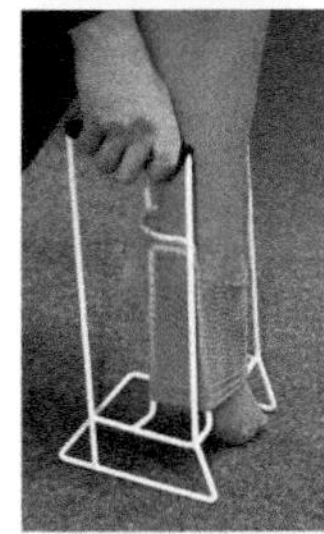

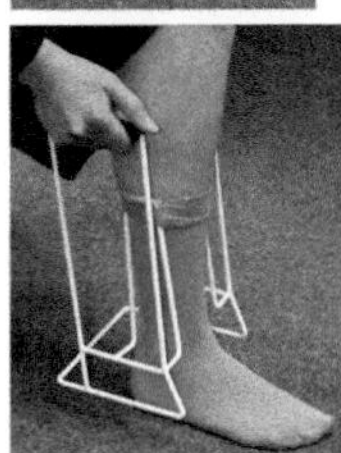

**Abb. 12.7:** Anziehhilfe Kompressionsstrümpfe (© Maximex)

**Kontraindikationen bei venösen Durchblutungsstörungen:** Liegen venöse Durchblutungsstörungen vor, sollte Folgendes vermieden werden (vgl. Protz, 2009, S. 341):

- heiße Fuß- und Vollbäder,
- Anwendung von Wärmflaschen,
- Aufenthalt in Räumen mit einer Temperatur über 28 °C.

**Fallbeispiel**

Frau A. ist mittelgradig geistig behindert. Sie kann sich gut verständigen und ist weitgehend selbstständig. Die Mitarbeiter beschreiben sie als sehr schwierig wegen ihres aggressiven Verhaltens, das immer in Zusammenhang mit einer psychotischen Störung auftritt. Wegen dieser Erkrankung erhält sie verschiedene Neuroleptika. Als Nebenwirkung der Neuroleptika tritt bei Frau A. häufig Gangunsicherheit auf. Eines Morgens, Frau A. war gerade wieder in einer psychotischen Phase, wird sie von einer sichtlich genervten pädagogischen Betreuerin zu ihrem Arzt begleitet. Sie sei gestürzt, so berichtet die Betreuerin und habe Schmerzen im rechten Fuß. Die Betreuerin äußerte die Vermutung, dass Frau A. dies nur angab, um nicht in die Werkstätte gehen zu müssen. Frau A. würde ja viel lieber zu Ärzten als zur Werkstatt gehen.

Der Arzt fand bei der Untersuchung des Fußes keinen Hinweis auf eine Funktionsstörung. Vorsichtshalber ließ er den Fuß einschließlich des Sprunggelenks röntgen, weil er wusste, dass Frakturen bei Menschen mit geistiger Behinderung oft symptomarm verlaufen. Die Röntgenaufnahme war ebenfalls unauffällig. Im Anschluss an den Arztbesuch zog sich Frau A. tagelang ins Bett zurück, das sie nur noch verließ, um zur Toilette zu gehen. Das war nicht ungewöhnlich in ihren psychotischen Phasen. Vierzehn Tage später wurde der Arzt zum Hausbesuch gerufen. Diesmal wegen einer massiven Schwellung des rechten Beins. Der klinische Befund einschließlich Sonografie (Ultraschalluntersuchung) sprach für eine akute venöse Thrombose. Frau A. wurde in ein Krankenhaus eingewiesen, in dem die Thrombose erfolgreich durch die Herabsetzung der Blutgerinnung aufgelöst wurde. Als Zufallsbefund wurde herausgefunden, dass zusätzlich eine nicht mehr ganz frische Oberschenkelhalsfraktur vorlag.

Das Fallbeispiel ist in vielerlei Hinsicht interessant. Folgende Aspekte sind bedeutsam (vgl. Gaedt, 2005, S. 4–5):

- Bei Menschen, bei denen neben der geistigen Behinderung zusätzlich noch eine psychische Störung vorliegt, ist die Diagnostik noch komplizierter.
- Auch bei Menschen mit leichten bis mittelgradigen Behinderungen, die sich selbst verbal äußern können, kann die Diagnostik erschwert sein. Symptome treten in atypischer Art und Weise auf und werden auf nicht definierbare Art und Weise wahrgenommen. Daher sind sie von den Betreffenden schwer in Worte zu fassen.
- Sofern Klienten nach Verletzungen längere Zeit überwiegend im Bett bleiben, steigt die Gefahr für Thrombosen.
- Rückblickend erkannte der Arzt, dass er die Bagatellisierungstendenzen der Mitarbeiterin unreflektiert übernommen hat, statt sie als warnenden Hinweis auf eine Beziehungsstörung zwischen der Klientin und der Betreuerin zu werten.

## Vertiefendes Fachwissen venöse Durchblutungsstörungen

### Wie entstehen venöse Durchblutungsstörungen?

Unsere Venen leisten schwere Arbeit, da sie täglich ca. 7.000 Liter Blut zum Herzen zurücktransportieren. Die Beinvenen sind dabei besonders belastet, da sie das Blut vom tiefsten Punkt des Köpers gegen die Schwerkraft zum Herzen transportieren müssen. Als natürliche Pumpe für den Blutfluss in den Venen dient die Fuß- und Beinmuskulatur. Die Venenklappen sorgen dafür, dass das Blut bei der Entspannung des Muskels nicht wieder nach unten zurückfällt, sondern zum Herzen transportiert wird. Sofern sich die Venen zu sehr weiten, schließen die Venenklappen jedoch nicht mehr richtig. Infolgedessen staut sich das Blut in den Bein- und Beckenvenen, wodurch sich diese noch mehr weiten (vgl. Deutsche Gesellschaft für Angiologie Gesellschaft für Gefäßmedizin e. V., 2011).

### Folgeerkrankungen venöser Durchblutungsstörungen

Ist der venöse Rückfluss (z. B. bei Herzerkrankungen) nicht mehr in vollem Umfang gewährleistet, kann es zu teilweise schwerwiegenden gesundheitlichen Folgeerkrankungen kommen. Im Folgenden werden die Wichtigsten beschrieben.

**Krampfadern (Varizen) und Venenentzündungen**

Krampfadern sind knotenförmige, blau schimmernde, erweiterte Venen, die meist in geschlängelter oder verästelter Form an der Hautoberfläche liegen. Sie sind zu ca. 90 % der Fälle an den Beinen zu finden. Laut dem Berufsverband Deutscher Internisten e. V. gehören Krampfadern zu den häufigsten Erkrankungen in Deutschland, da zwischen 50 und 80 % der Bevölkerung Venenveränderungen unterschiedlich starker Ausprägung aufweisen. Frauen sind dreimal häufiger von Krampfadern betroffen als Männer. In höherem Alter tritt das Leiden häufiger auf. Nach Hach wird das Krampfaderleiden in vier Stadien eingeteilt (▸ Tab. 12.3).

**Tab. 12.3:** Einteilung der Krampfaderleiden nach Hach (vgl. Köther, 2009, S. 345)

| Stadium | Ausprägung |
|---|---|
| 1 | Geringgradige Krampfadern, die keine Beschwerden verursachen |
| 2 | Beginnende Venenminderleistung (Insuffizienz), die keine Beschwerden verursacht |
| 3 | Chronisch-venöse Minderleistung (Insuffizienz), mit Hautveränderungen und ausgeprägten Krampfadern |
| 4 | Die Krampfadern sind so weit fortgeschritten, dass Gewebe abstirbt (Gewebsnekrosen) |

**Ursachen und Risikofaktoren**

Es wird vermutet, dass Krampfadern aufgrund einer angeborenen oder altersbedingten Schwäche der Venenwände und/oder Venenklappen entstehen. In diesem Fall spricht man von einem **primären Krampfaderleiden**. Bewegungsmangel und Übergewicht fördern ihre Entstehung.

Ein **sekundäres Krampfaderleiden** liegt vor, wenn der Blutabfluss im tiefer gelegenen Venensystem, beispielsweise infolge von Thrombosen oder Tumoren, behindert wird. Es bilden sich Umgehungskreisläufe in den oberflächlichen Venen, die dadurch überbeansprucht werden und Krampfadern bilden.

Im Anfangsstadium sind Krampfadern ein kosmetisches Problem, weil sie sich unschön an der Beinoberfläche abzeichnen. Im fortgeschrittenen Stadium leiden die Betroffenen unter Schwere- oder Müdigkeitsgefühl in den Beinen sowie nächtlichen Wadenkrämpfen und Juckreiz. Krampfadern bilden sich nicht von selbst zurück, sondern müssen operativ entfernt werden. Eine Operation ist angezeigt, wenn wiederholt Venenentzündungen oder Thrombosen auftreten (vgl. Berufsverband Deutscher Internisten, 2011).

**Venenentzündung**

In gestauten Venen können sich Blutgerinnsel (Thromben) bilden, die eine Thrombose auslösen. Treten Thrombose und Entzündung zeitgleich auf, spricht man von Venenentzündung (Thrombophlebitis). Symptome einer Venenentzündung sind Spannungsgefühl, Schwellungen, Stauungsödeme und Schmerzen in den Waden. Besonders am Morgen und beim Auftreten klagen Betroffene über den für diese Erkrankung typischen Fußsohlenschmerz (vgl. Köther, 2005).

### Thrombose

Thrombose ist das griechische Wort für Klumpen oder Pfropf. Grundsätzlich können Thrombosen in allen Blutgefäßen vorkommen, sowohl in den Arterien, die mit dem sauerstoffreichen Blut die Körperorgane versorgen, als auch in den Venen, die das sauerstoffarme Blut aus den Organen zu den Lungen transportieren. Die Thrombose wird entsprechend ihrer Entstehung als arterielle oder venöse Thrombose bezeichnet. Die Folgen arterieller Thrombosen, insbesondere Herzinfarkt und Schlaganfall, werden im Kapitel 10.6 näher ausgeführt.

Von einer Thrombose wird gesprochen, wenn sich an der Gefäßinnenwand ein Blutgerinnsel bildet, sich von der Gefäßwand ablöst und andere Blutgefäße verstopft. Durch die Verdickung des Blutes sowie die Verlangsamung des Blutflusses kann es zur Bildung von Blutgerinnseln über Ablagerungen an den Venenklappen kommen. Am häufigsten treten venöse Thrombosen in den tiefen Bein- und Beckenvenen auf. Solche Gefäßverschlüsse können lebensgefährliche Folgen haben und kommen vor allem in den tiefen Bein- und Beckenvenen vor. Löst sich in einer dieser Venen ein Gerinnsel ab, wird es mit dem Blutstrom über das Herz in die Lunge verschleppt. Dort verschließt es die für die Atmung lebenswichtigen Adern und es kommt zur lebensbedrohlichen Lungenembolie. Sie ist umso gefährlicher, je größer das verschleppte Gerinnsel ist.

**Bettruhe bei Verdacht auf Thrombose:**
Da die Venenentzündung mit Thrombenbildung einhergeht, muss bei Verdacht auf diese Erkrankung umgehend der behandelnde Arzt verständigt werden. Aufgrund der Emboliegefahr ist bis zur ärztlichen Abklärung strenge Bettruhe einzuhalten. Sofern Bettruhe angeordnet wird, ist diese durch den behandelnden Arzt nach spätestens 14 Tagen wieder aufzuheben, weil die Gefahr einer Embolie dann nicht mehr besteht.

### Emboliegefahr (vgl. Kamphausen, 2011, S. 73)

In Tabelle 12.4 wird die Emboliegefahr durch eine Thrombose im Zeitverlauf dargestellt. Das Problem besteht laut Kamphausen darin, noch vor dem Auftreten der ersten Symptome zu erkennen, bei welchen Klienten eine potenzielle Thrombosegefahr besteht. Voraussetzung hierfür ist die Kenntnis der Umstände und Ursachen, die eine Entwicklung von Thrombose begünstigen. Diese sind:

- Schäden an der Gefäßwand
- Verlangsamte Blutströmung
- Erhöhte Gerinnungsneigung

**Tab. 12.4:** Venenthrombose-Entstehungsverlauf (vgl. Kamphausen, 2011, S. 73)

| Zeitraum | Thrombosegefahr im Zeitverlauf |
|---|---|
| 1. bis ca. 3./5. Tag | Beginn der Thrombosebildung. Gefahr der Loslösung des Thrombus. Größte Emboliegefahr. |
| 3./5. Tag bis 14. Tag | Die ersten Thrombosesymptome treten auf. Thrombus beginnt mit der Gefäßwand zu verwachsen. Emboliegefahr ist geringer. |
| Ab 14. Tag | Der Thrombus ist fest mit der Gefäßwand verwachsen. Keine Emboliegefahr mehr. |

**Medikamentöse Behandlung**

Thrombosen und Thrombophlebitiden müssen medikamentös behandelt werden. Durch Herabsetzung der Blutgerinnung mit Medikamente wie Heparin® oder Marcumar® wird versucht, bestehende Gerinnsel aufzulösen. Da diese Medikamente die komplette Blutgerinnung herabsetzen, besteht für den Betroffenen die Gefahr, dass Blutungen aus kleinen Verletzungen (z. B. Zahnfleischbluten, Nasenbluten, Hämorrhoiden) nicht ohne Weiteres gestillt werden können. Ferner kann es zu inneren Blutungen z. B. zu Magen- oder Speiseröhrenblutungen kommen. Vor operativen Eingriffen muss die Blutgerinnung wieder erhöht werden, damit die Betroffenen nicht verbluten.

Die Klienten erhalten einen **Marcumar-Pass,** den sie immer (in Kopie) mitführen sollten. Die Blutwerte müssen in kurzen Abständen überwacht und die Medikation entsprechend der Ergebnisse angepasst werden. Im Marcumar-Pass werden die aktuelle Medikation und die ermittelten Blutgerinnungswerte fortlaufend dokumentiert.

**Ulcus cruris venosum**

Das Ulcus cruris venosum ist ein venöses Beingeschwür, das sich aufgrund einer chronisch venösen Insuffizienz (CVI) am Unterschenkel entwickelt. Durch die schlechte Stoffwechselsituation innerhalb des Gewebes bildet sich ein Defekt aus, der von der Lederhaut bis zur Unterhaut reicht. Die Minderversorgung des Bindegewebes führt zu einer schlecht abheilenden Wunde, die eine aufwendige Therapie erfordert, die weit über eine Wundversorgung hinausgeht. Ein venöses Beingeschwür wird als therapieresistent bezeichnet, wenn es nicht innerhalb eines Jahres abgeheilt ist. Teilweise bestehen Unterschenkelgeschwüre über Jahre hinweg. Viele Betroffene erleiden oft mehrmalige Rezidive. Mit zunehmendem Lebensalter erhöht sich das Entstehungsrisiko. Frauen sind fast doppelt so häufig vom Ulcus cruris venosum betroffen wie Männer (vgl. Protz, 2009).

## 12.6 Pflegediagnose periphere arterielle Durchblutungsstörungen

Die Pflegediagnose ist im Gesprächsleitfaden Pflegeerfassung® wie folgt dargestellt (► Kasten 12.6).

**Kasten 12.6:** Pflegediagnose periphere arterielle Durchblutungsstörungen im Gesprächsleitfaden Pflegeerfassung®

**Periphere arterielle Durchblutungsstörung:** Verengung der peripheren arteriellen Blutgefäße, die zur reduzierten Versorgung mit Sauerstoff und Nährstoffen in den Geweben der Extremitäten führt.

**Mögliche Symptome:**

- Schmerzen beim Gehen (erkennbarer durch unterbrochenes (intermittierendes) Hinken, das nach kurzer Wegstrecke zu einer Pause zwingt)

- Schmerzen in den Beinen
- Kalte, blasse Extremitäten, nicht erkennbares Gefühlsempfinden (z. B. bezogen auf Tast- und Temperaturempfinden)
- Schlecht heilende Wunden an den Extremitäten, fehlende oder schwer tastbare Pulse an den betroffenen Körperteilen

**Mögliche Ursachen:**

- Arteriosklerose, Diabetes mellitus, arterielle Gefäßverschlüsse (Embolie), Herz- und Kreislauf-Erkrankungen, Lagerungsschäden (z. B. durch Druckbelastung)

## Ziele im Rahmen der Teilhabeplanung

Übergeordnetes Ziel: Die arterielle Durchblutung ist dauerhaft verbessert.

Teilziele: Der Klient

- ist über die Entstehungsmechanismen von Folgeerkrankungen arterieller Durchblutungsstörungen informiert,
- kennt präventive und therapeutische Maßnahmen (z. B. Beine tief positionieren und warm halten) und hält diese ein,
- hält medikamentöse Therapien und ärztliche Kontrolluntersuchungen ein,
- ist motiviert, im Rahmen seiner Fähigkeiten, aktiv an der Vermeidung von Folgeerkrankungen (z. B. Herzinfarkt, Schlaganfall) mitzuarbeiten,
- äußert Linderung der Beschwerden,
- äußert, dass er keine Schmerzen hat,
- erleidet keine Folgeschäden.

## Maßnahmen/Erfolgsfaktoren zur Vermeidung von arteriellen Durchblutungsstörungen

**1. Ärztliche Abklärung**
Um eine falsche Behandlung zu vermeiden, ist eine eindeutige **ärztliche Diagnose** erforderlich, die das Vorliegen einer venösen Durchblutungsstörung ausschließt.

**2. Schmerztherapie**
Sofern Schmerzen bestehen, ist eine Schmerztherapie einzuleiten (▸ Kap. 12.1).

**3. Positionierung und Wärmen der Beine**
Im Gegensatz zur Behandlung von venösen Durchblutungsstörungen sind bei arteriellen Durchblutungsstörungen die Beine tief zu positionieren und warm zu halten, weil die Schwerkraft den arteriellen Blutfluss in tiefer gelegene Regionen unterstützt. Warme Socken bieten sich an, diese dürfen jedoch keine einschneidenden Bündchen haben, um die Durchblutung nicht weiter zu behindern.

**4. Druck vermeiden**
Selbst leichter Auflagedruck auf von Durchblutungsstörungen betroffenen Körperteilen (z. B. durch Bettdecken) kann für die Klientin schmerzhaft sein.

**5. Durchblutungsfördernde Bewegungsübungen**
Je nach individueller Belastbarkeit sollten Bewegungsübungen mehrfach täglich durchgeführt werden. Dabei sollten die Mitarbeitenden die Übungen vormachen.

- Den Fuß strecken und anziehen sowie kreisen.
- Zehen bewegen und kreisen.
- Die aufgestellten Füße von der Ferse zur Spitze und zurück zur Ferse abrollen.

Kurze Spaziergänge sind je nach individuellem Schweregrad und Schmerzentwicklung zur Förderung der Durchblutung zu empfehlen.

**6. Hautbeobachtung und Hautpflege**
Auf sichtbare Veränderungen (z. B. Verfärbungen der Haut, Schwellungen, Überwärmung etc.) ist zu achten. An minderdurchbluteten Hautstellen sollte auf Pflaster oder Klebeverbände möglichst verzichtet werden.

**7. Beratung zu einem gesundheitsfördernden Lebensstil**
Die Klientin sollte zum Nichtrauchen, zur gesunden Ernährung und zu ausreichender Flüssigkeitsaufnahme beraten werden.

Bei arteriellen Durchblutungsstörungen sollte Folgendes vermieden werden:

- heiße Fuß- und Vollbäder,
- Anwendung von Wärmflaschen und Heizdecken, weil es wegen Sensibilitätsstörungen sein kann, dass es zu Verbrennungen kommt.

**Fallbeispiel**
Frau R. ist 62 Jahre alt, starke Raucherin, von Geburt an ertaubt und übergewichtig. Mit 40 Jahren erkrankte sie an Diabetes mellitus Typ 2. Da sie sich seither nicht an die Ernährungsvorschriften hält, ist sie seit ca. 15 Jahren insulinpflichtig. Täglich raucht sie ca. 15 Zigaretten. Obwohl sie eher bewegungsscheu ist, hat sie sich überreden lassen, am täglichen halbstündigen Spaziergang ihrer Gruppe teilzunehmen. Sie war immer schon sehr langsam, aber folgte der Gruppe bisher ohne Pausen einzulegen. In den letzten Monaten fiel den Betreuern auf, dass Frau R. nicht mehr mitkommen wollte. Konnte sie dennoch überredet werden, hielt sie die gesamte Gruppe auf, weil sie häufig unvermittelt stehen blieb und sich erst nach minutenlangem gutem Zureden dazu bewegen ließ, weiter zu gehen. Kaum war sie für ein paar Minuten aktiviert, blieb sie wieder stehen. Wenn sie nach der Pause wieder mit dem Laufen begann, hinkte sie manchmal kaum merklich mit dem rechten Fuß. Die Betreuer vermuteten, dass Frau R. stehen blieb, weil sie eine Verletzung am Fuß hätte.

Bei einer diesbezüglichen Vorstellung bei der Hausärztin fiel dieser auf, dass sich der rechte Unterschenkel farblich von dem Oberschenkel absetzte. Der Unterschenkel war auffallend blass und fühlte sich im Vergleich zum linken Unterschenkel kalt an. Frau R. zeigte keine Reaktion auf Berührung am rechten Unterschenkel, während sie links durchaus Reaktionen auf Berührung zeigte.

Die Hausärztin ließ eine Angiografie (Bildgebendes Verfahren zur Darstellung von Blutgefäßen) durchführen. Es wurde festgestellt, dass die Durchblutungsstörungen des rechten Beins schon sehr weit fortgeschritten waren (Stadium 3). Sollten die Durchblutungsstörungen weiter fortschreiten, würde Frau R. schlimmstenfalls eine Amputation drohen.

Zur Behandlung der Schmerzen wurde von der Hausärztin dauerhaft eine Schmerzmedikation angesetzt. Der Klientin wurde mithilfe einfacher Piktogramme und Bilder darüber aufgeklärt, dass Rauchen eine große gesundheitliche Gefahr für sie darstellt. Schrittweise konnte sie dazu motiviert werden, ihren Zigarettenkonsum von 15 auf 3 Zigaretten am Tag zu reduzieren. Früher hatte sie ihre Zigaretten immer selbst verwaltet. Zur Entwöhnung stimmte sie einer Verwahrung der Zigaretten durch die Betreuer zu. Dabei wurde pro Woche die tägliche Menge jeweils um drei Zigaretten reduziert. Die vereinbarte Zielsetzung war, das Rauchen ganz einzustellen. Die letzten drei Zigaretten hat sich Frau R. jedoch nicht nehmen lassen. Nun hoffen die Betreuer, dass Frau R. eine Amputation erspart bleibt.

Das Fallbeispiel zeigt, wie bedrohlich die Folgen von arteriellen Durchblutungsstörungen sein können. Wenn es uns nicht gelingt, die Klienten an eine gesunde Lebensweise heranzuführen, kann dies im Einzelfall zu gravierenden gesundheitlichen Schäden führen.

## Vertiefendes Fachwissen arterielle Durchblutungsstörungen, Schlaganfall und Herzinfarkt

Die Deutsche Gesellschaft für Angiologie – Gesellschaft für Gefäßmedizin e. V. beschreibt folgende Risikofaktoren für die Entstehung von arteriellen Durchblutungsstörungen:

- Rauchen,
- Zuckerkrankheit (Diabetes mellitus),
- hohe Blutfettwerte,
- hoher Blutdruck,
- Übergewicht,
- Bewegungsmangel.

Durch arterielle Durchblutungsstörungen können sich schwerwiegende Folgeerkrankungen entwickeln. Die häufigsten Folgeerkrankungen sind:

- periphere arterielle Verschlusskrankheit (pAVK),
- Koronare Herzkrankheit,
- Schlaganfall,
- Herzinfarkt,

und werden im Folgenden beschrieben.

### Folgeerkrankungen arterieller Durchblutungsstörungen

Arterielle Durchblutungsstörungen können infolge einer fortschreitenden Arterienverkalkung (Arteriosklerose) auftreten. In einem schleichenden Prozess, den der Betroffene nicht wahrnimmt, verengen sich die Arterien durch Fett- und Kalkablagerungen zunehmend und eine periphere arterielle Verschlusskrankheit kann entstehen.

Blutgerinnsel (Thromben), die an solchen Ablagerungen entstehen, können sich lösen und über einen plötzlichen Gefäßverschluss einen Herzinfarkt oder Schlaganfall auslösen.

**Periphere arterielle Verschlusskrankheit (pAVK)**
Schreiten arterielle Durchblutungsstörungen fort, kommt es zu Schmerzen beim Gehen. Diese Schmerzen zwingen den Betroffenen immer wieder dazu, Pausen einzulegen, während derer die Schmerzen nachlassen. Das daraus entstehende Gangbild wird als intermittierendes Hinken bezeichnet. Auf diesem Symptom beruht die umgangssprachliche Bezeichnung »Schaufensterkrankheit«, weil die Erholungspause durch den Halt vor einem Schaufenster getarnt wird. Die periphere arterielle Verschlusskrankheit wird nach René Fontaine (1899–1979) in vier Stadien eingeteilt (► Tab. 12.5; vgl. Diehm, 2006).

**Koronare Herzkrankheit (KHK)**
Durchblutungsstörungen, die die Herzkranzgefäße betreffen, werden als Koronare Herzkrankheit (KHK) bezeichnet. Der Herzmuskel bekommt bei einer Koronaren Herzerkrankung nicht mehr genug Blut und damit zu wenig Sauerstoff und Nährstoffe. Dies macht sich insbesondere bei körperlicher Belastung wie Treppensteigen, aber auch in psychischen Stresssituationen bemerkbar. Wichtigstes Anzeichen sind ein Engegefühl und Schmerzen im Brustraum (Angina pectoris). Die Schmerzen bei einer Angina pectoris strahlen häufig in den linken Arm, teilweise aber auch bis in Nacken, Hals, Rücken, Kiefer oder Oberbauch aus. Die Betroffenen können nicht mehr richtig durchatmen und haben das Gefühl, ein Panzer lege sich um den Brustkorb. Dieses beklemmende Gefühl ruft Angstgefühle, teilweise auch Übelkeit hervor. Sofern sich ein Herzkranzgefäß infolge eines Blutgerinnsels vollends verschließt, liegt ein lebensgefährlicher **Herzinfarkt** vor. Bei einem Herzinfarkt

**Tab. 12.5:** Stadien der peripheren arteriellen Verschlusskrankheit (vgl. Diehm, 2006)

| Stadium | Beschwerdebild |
|---|---|
| 1 | Keine Beschwerden, die Verengung der Arterien bleibt unbemerkt. |
| 2 | Schmerzen in den Beinen zunächst beim Gehen ab einer Strecke von 200 m. Mit der Zeit verkürzt sich die Strecke, die schmerzfrei zurückgelegt werden kann, immer mehr. Am Ende des zweiten Stadiums treten die Belastungsschmerzen schon bei einer Strecke von unter 200 m auf. |
| 3 | Die Verengung der Arterien ist so weit fortgeschritten, dass die Schmerzen auch in Ruhe auftreten, und zwar besonders nachts, wenn die Beine hoch liegen. |
| 4 | Selbst kleinste Verletzungen heilen nur noch schlecht, offene Beine treten auf und schließlich sterben ganze Gewebeteile ab, die im schlimmsten Fall eine Amputation notwendig machen. |

kommen meist weitere Symptome wie schwere Atemnot bzw. Bewusstlosigkeit oder schwere Schwindelgefühle hinzu.

## Schlaganfall

Ein arterieller Verschluss im Gehirn kann einen Schlaganfall bewirken, während ein Blutgerinnsel in den Herzkranzgefäßen zu einem Herzinfarkt führen kann. Symptome für Schlaganfall können vielfältiger Natur sein und haben mit dem Ausfall oder der Störung des zentralen Nervensystems im Gehirn ihre Ursache. Zu den auffälligsten Symptomen für Schlaganfall gehören **plötzlich einsetzende** körperliche oder geistige **Ausfallerscheinungen**, für die es zunächst ansonsten keine andere Erklärung gibt. Dies können z. B. Lähmungen im Gesicht oder halbseitige Ganzkörperlähmungen, Gleichgewichtsstörungen, Taubheitsgefühl, Schluckbeschwerden, Bewusstseinsstörungen, starke Kopfschmerzen oder Sehstörungen sein.

Die Stiftung Deutsche Schlaganfall-Hilfe hat die Symptome von Schlaganfall sehr anschaulich in dargestellt (▶ Tab. 12.6).

> **Achtung:** Bei Verdacht auf Herzinfarkt und Schlaganfall ist sofort der Rettungsdienst zu rufen.

**Tab. 12.6:** Symptome Schlaganfall (Stiftung Deutsche Schlaganfall-Hilfe 2011)

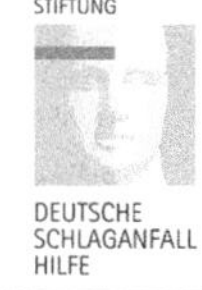


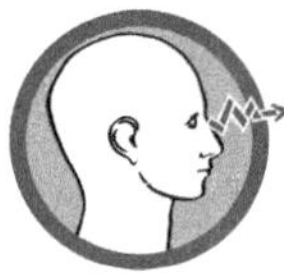

**»Sehstörung**

Ein Schlaganfall kann auch mit Symptomen zusammenhängen, die das Sehen beeinträchtigen.
Tritt plötzlich eine Einschränkung des Gesichtsfeldes ein, übersieht der Betroffene z. B. Gegenstände und Menschen auf seiner linken Körperseite. Dies kann zu Stürzen oder Unfällen führen.
Auch Störungen des räumlichen Sehens können Folge eines Schlaganfalls sein. Der Betroffene fühlt sich in vertrautem Umfeld unsicher und kann sich nicht mehr orientieren.

**Tab. 12.6:** Symptome Schlaganfall (Stiftung Deutsche Schlaganfall-Hilfe 2011) – Fortsetzung

Ebenso können Doppelbilder auf einen Schlaganfall hinweisen. Betroffene sehen Gegenstände überlappend und fassen beim Griff nach der Kaffeetasse daneben. Sie haben das Gefühl als schauten sie durch eine beschlagene Brille.

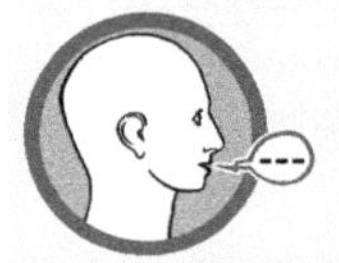

**Sprache, Sprachverständnisstörung**
Sprachstörungen können sich in leichteren Fällen als stockende, abgehackte Sprache äußern, aber auch das Verdrehen von Silben oder Verwenden von falschen Buchstaben beinhalten. Der Betroffene kommuniziert mit seiner Umwelt im Telegrammstil, hat eine verwaschene oder lallende Sprache. In seltenen Fällen kann er gar nicht mehr sprechen.
Bei einigen kommt es zu Sprachverständnisstörungen. Das bedeutet, er kann durch die Fehlfunktion im Gehirn nicht mehr verstehen, was man ihm sagt. Kommt es im Notfall zu einer der oben genannten Störungen, ist es wichtig, die Störung möglichst genau zu beobachten, damit man dem Arzt berichten kann, ob der Sprachfluss ganz oder nur teilweise blockiert ist oder ob es sich nur um eine verwaschene Aussprache handelt. Diese Unterscheidung deutet darauf hin, welche Region des Gehirns betroffen ist.

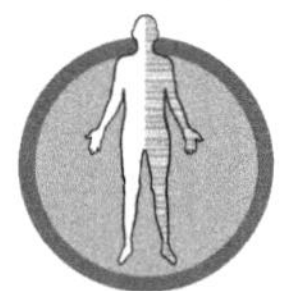

**Lähmung, Taubheitsgefühl**
Eine plötzlich eintretende Lähmungserscheinung auf einer Körperseite kann auf einen Schlaganfall hinweisen.
Ebenso ein gestörtes Berührungsempfinden, wie z. B. bei einem eingeschlafenen Fuß. Bei einigen Betroffenen stellt sich ein Pelzigkeitsgefühl auf einer Körperseite ein. Häufig sind Gesicht, Arm und Hand stärker betroffen. Ein typisches Merkmal ist ein herunterhängender Mundwinkel. Die Ausfälle können sich auch im Bein bemerkbar machen.
Nach einer vorübergehenden Störung ist es für den Arzt wichtig, ob nur die Kraft oder das Gefühl oder beides beeinträchtigt waren. Hieraus kann er Rückschlüsse auf den Ort der Durchblutungsstörung ziehen.

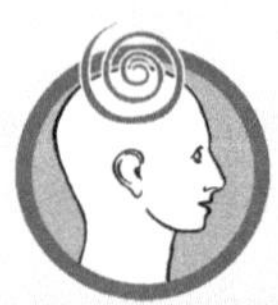

**Schwindel mit Gangunsicherheit**
Ein weiteres Schlaganfallsymptom ist plötzlich auftretender Schwindel, verbunden mit Gangunsicherheit.
Schwindel wird unterschiedlich empfunden: Man kann das Gefühl haben, Karussell zu fahren (Drehschwindel) oder auf einem Schiff auf bewegter See zu sein (Schwankschwindel). Manche Betroffene fühlen sich auch, als ob sie mit einem Fahrstuhl hinuntersausen würden.
Generell ist Schwindel mit dem Empfinden verbunden, das Gleichgewicht und die Koordination zu verlieren oder verloren zu haben. Wichtig ist, dem Arzt das Gefühl genau zu beschreiben.

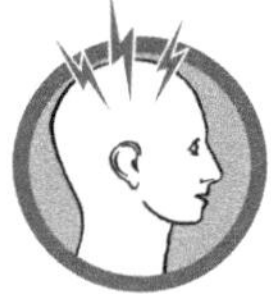

**Sehr starker Kopfschmerz**
Vorher nicht gekannte, äußerst heftige Kopfschmerzen können auf einen Schlaganfall hinweisen. Ursache sind plötzlich auftretende Durchblutungsstörungen einer bestimmten Hirnregion oder Einblutungen in das Hirngewebe (meist hervorgerufen durch das Platzen oder Zerreißen einer in der Regel angeborenen Gefäßaussackung). Diese starken Kopfschmerzen können mit Übelkeit und Erbrechen verbunden sein.
Das Symptom des Kopfschmerzes kann zunächst allein auftreten, aber mit etwas Zeitverzögerung auch zu Lähmungen, zu Bewusstseinsverlust oder Verwirrtheit führen. Wichtig ist für den Arzt, welche Tätigkeit der Patient unmittelbar vor dem Auftreten der Symptome ausgeübt hat.«

## 12.7 Pflegediagnose Flüssigkeitsansammlung im Gewebe

Die Pflegediagnose ist im Gesprächsleitfaden Pflegeerfassung® wie folgt dargestellt (► Kasten 12.7).

- Ein Ödem ist immer die **Folge einer Grunderkrankung**. Häufig sind Erkrankungen oder Minderleistungen von Organfunktionen (z. B. der Nieren oder des Herzens) die Ursache für Ödeme. Bei verschiedenen Organerkrankungen fällt entweder zu viel Gewebeflüssigkeit an oder ihr Abtransport ist eingeschränkt und die Flüssigkeit staut sich im Gewebe auf. Es bleibt überschüssige Flüssigkeit, die je nach Ursache auch eiweißhaltig ist, im Gewebe zurück. »Stauungsödeme sammeln sich an den tiefsten Stellen des Köpers, am Fußrücken und an den Knöcheln, beim liegenden Menschen im Kreuzbeinbereich« (Köther, 2009, S. 130). Wassereinlagerungen bei hormonellen Umstellungen (z. B. vor der Regelblutung) führen kurzfristig zu Gewichtsschwankungen von 1–2 kg, sind jedoch völlig unbedenklich.

**Kasten 12.7:** Pflegediagnose Flüssigkeitsansammlung im Gewebe im Gesprächsleitfaden Pflegeerfassung®

**Flüssigkeitsansammlung im Gewebe (Ödeme):** Zustand, bei dem es lokal oder auf den ganzen Körper bezogen zu übermäßiger wässriger Flüssigkeitsansammlung im Gewebe kommt. Ödeme sind meist Begleiterscheinungen vorangegangener Grunderkrankungen.

**Mögliche Symptome:**

- Flüssigkeitsansammlung z. B. an den Fußknöcheln, im Kreuzbeinbereich, in der Lunge, an den Augenlidern
- Aszites (»Bauchwassersucht«): Zunahme des Leibesumfangs bei Wasseransammlung in der Bauchhöhle
- Rapide Gewichtszunahme in kurzer Zeit
- Einfuhrmenge ist größer als Ausfuhrmenge
  - Oligorie (verminderte Urinausscheidung von ca. 500 ml pro Tag)
  - Nykturie (nächtliche Urinausscheidung)
- Haut ist straff, glänzend, dünn
- Bei Lungenödem: Kurzatmigkeit bei körperlicher Anstrengung, brodelnde Atemgeräusche

**Mögliche Ursachen:**

- Dysfunktion von Organen (z. B. eingeschränkte Herzleistung, Schilddrüsen- oder Nierenunterfunktion, Lebererkrankungen, Tumore)
- Abflussstörungen
  - des venösen Blutes in den Beinen
  - des Lymphsystems
- Medikamentöse Therapien (z. B. Kortisonpräparate, Medikamente gegen Bluthochdruck, Antirheumatika, Antidepressiva)
- Übermäßige Flüssigkeits- oder Natriumzufuhr
- Mangelernährung (ausgeprägter Eiweißmangel)

> Ödeme sind durch Eindrücken des Gewebes mit einem Finger nachweisbar. Beim Vorliegen von Ödemen bleibt eine Delle im Gewebe zurück, die sich erst nach einiger Zeit zurückbildet.

Je nach Grunderkrankung treten Ödeme an unterschiedlichen Stellen auf:

### Herzinsuffizienz

Besteht eine Herzinsuffizienz (Herzschwäche), treten die Ödeme in Abhängigkeit der jeweils betroffenen Herzkammer auf.

Bei einer **Rechtsherzinsuffizienz** ist die Pumpleistung der rechten Herzkammer verringert. Da mehr Blut aus dem Körper nachströmt als die rechte Herzkammer weiter transportieren kann, staut sich das Blut – entsprechend der Schwerkraft – in tiefer liegenden Körperregionen sowie vor den Organen (Leber, Magen und Niere). Infolgedessen kommt es vor allem an den Knöcheln, am Fußrücken und im Bauchraum zu Flüssigkeitsansammlungen. Diese Ödeme liegen symmetrisch, sowohl auf der linken als auch auf der rechten Körperseite, vor (vgl. Bundesverband deutscher Internisten, 2011).

Bei einer **Linksherzinsuffizienz** pumpt die linke Herzkammer nicht genügend Blut in den Körper. Dies kann zu einem Rückstau von Blut aus der Lunge führen. Infolgedessen sammelt sich Flüssigkeit in den Lungenbläschen an und es kann sich ein lebensbedrohliches **Lungenödem** bilden. Dem Betroffenen steht mit steigendem »Wasserstand« in der Lunge immer weniger Austauschfläche zur Verfügung. Dies kann über zunehmende Atemnot im Extremfall bis zur Erstickung führen. Um eine Erstickung abzuwenden, kann als ultima ratio Notfallmaßnahme eine Lungenpunktion durchgeführt werden.

### Nierenerkrankungen

Liegt den Ödemen eine Nierenerkrankung zugrunde, zeigen sich am ganzen Körper gleichmäßig verteilt Wassereinlagerungen. Besonders morgens fallen **Lidödeme** und ein aufgedunsenes Gesicht auf. Lidödeme können jedoch auch andere Ursachen z. B. Schlafmangel oder Neurodermitis haben.

### Venöse Durchblutungsstörungen

Sofern Beine ein- oder beidseitig dick gestaut und ggf. auch entzündet sind, kann dies auch in einer venösen Durchblutungsstörung begründet sein und eine **venöse Thrombose** entstehen (► Kap. 10.5).

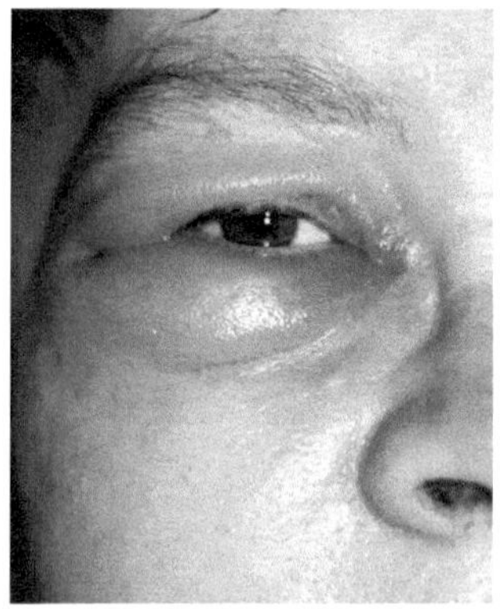

**Abb. 12.8:** Lidödem (© Klaus D. Peter, Gummersbach)

### Leberschäden

Bei ausgeprägten Leberschäden können sich Ödeme von mehreren Litern Fassungsvermögen in der Bauchhöhle ablagern. Medizinisch wird dies als **Aszites** (Bauchwassersucht) bezeichnet.

### Störung des Lymphabflusses

Das **Lymphödem** ist eine sicht- und tastbare Flüssigkeitsansammlung im Zwischenzellraum. Die Lymphgefäße bilden ein zusätzliches Abflusssystem, das überschüssige Zwischenzellflüssigkeit in das Blut zurückführt. Wenn das Lymphsystem mit zu viel Zwischenzellflüssigkeit belastet wird, tritt diese in das Gewebe aus und der betroffene Körperteil schwillt an. Häufig sind die Arme und Beine betroffen. Ein Lymphödem kann aber auch das Gesicht, den Hals, Rumpf und auch die Genitalien betreffen. »Das primäre Lymphödem ist angeboren. Es sind nicht genügend Transportgefäße angelegt worden oder die Lymphbahnen sind stark erweitert, so dass der Transport der Zwischenzellflüssigkeit in den Lymphgefäßen sehr langsam erfolgt. Das sekundäre Lymphödem hat vielfältige Ursachen, beispielsweise bösartige Erkrankungen, Bestrahlungen, chirurgische Eingriffe (Narben) oder Hautentzündungen (Erysipel, auch Wundrose genannt). Zudem können verschiedene Medikamente zu einer Ödembildung führen oder ein Lymphödem verstärken« (Borchard-Tuch, 2011, S. 13).

### Ziele im Rahmen der Teilhabeplanung

Übergeordnetes Ziel: Der Klient hat einen ausgewogenen Flüssigkeitshaushalt in den Blutgefäßen, Zellen und Zwischenzellräumen (vgl. Stefan et al. 2009, S. 82).

Teilziele: Der Klient

- hält sich an die empfohlene Diät und Flüssigkeitszufuhr,
- meldet sich vor einem Toilettengang, damit die Ausfuhrmenge gemessen werden kann,
- weist Verkleinerungen der Ödeme auf,
- hat ein stabiles Körpergewicht,
- kann frei atmen,
- ist (im Vergleich zu vorher) körperlich belastbar (z. B. kann eine definierte Strecke gehen, Treppen steigen ohne sofort erschöpft zu sein oder aus der Puste zu sein).

### Maßnahmen/Erfolgsfaktoren zur Vermeidung von Flüssigkeitsansammlungen im Körper

**1. Vorstellung beim Arzt**
Gibt es Anzeichen für Flüssigkeitsansammlungen im Körper, muss eine Vorstellung beim Arzt erfolgen, um den Verdacht zu bestätigen und herauszufinden, welche Grunderkrankungen ursächlich zugrunde liegen. Als Facharzt kommt hier der Internist infrage.

**2. Verlaufsbeurteilung des Flüssigkeitsüberschusses**
Auf ärztliche Anordnung erfolgt eine Verlaufsbeurteilung des Flüssigkeitsüberschusses. Hierzu können folgende Maßnahmen angeordnet werden:

- Tägliche Gewichtskontrollen (zur jeweils gleichen Tageszeit z. B. morgens nüchtern),
- Messung des Bauch- oder Beinumfangs,
- Überwachung von Puls und Blutdruck,
- Beobachtung der Atmung (z. B. Rasselgeräusche, erschwerte Atmung bei Aktivität oder Ruhe, Luftnot),
- Achten auf Ödeme sowie auf erkennbare Umstände der Entstehung (z. B. nach langem Stehen oder Sitzen Ödeme in den Fußknöcheln, morgens nach dem Aufstehen für zwei Stunden geschwollene Augenlider),
- Ausscheidungsrhythmus und Harnmenge über Tag und in der Nacht,
- Hautbeobachtung (z. B. glatte, dünne Haut an ödimatösen Stellen).

**3. Information und Beratung des Klienten und seiner Angehörigen**
Ödeme können so gravierende gesundheitliche Einschränkungen mit sich bringen, dass der Klient Ängste entwickelt, weil er ganz deutlich merkt, dass sein Körper nicht in Ordnung ist. Es sollte versucht werden, den Klienten in einfacher Sprache über die Ödembildung und die Maßnahmen zur Wiederherstellung der Gesundheit aufzuklären. Es ist von enormer Wichtigkeit, dem Klienten die pflegerischen Maßnahmen zu erklären und ihn zur Einhaltung zu motivieren.

**4. Förderung der Flüssigkeitsausscheidung**
Die Förderung der Flüssigkeitsausscheidung erfolgt auf ärztliche Anordnung. Sofern zu

schnell zu viel Flüssigkeit ausgeschwemmt wird, kann es zu **Kreislaufzusammenbrüchen** kommen. Daher ist eine ärztliche Überwachung aller Maßnahmen erforderlich. Die Flüssigkeitsausscheidung wird durch Folgendes gefördert (vgl. Stefan et al., 2009, S. 83, 84):

- Zeitgerechte Verabreichung angeordneter Medikamente,
- Überwachung und tägliche Auswertung der Flüssigkeitsein- und -ausfuhr,
- Begrenzung der täglichen Flüssigkeits-, Salz- und Eiweißzufuhr,
- Hochlagerung ödimatöser Extremitäten, sofern keine medizinischen Kontraindikationen wie hochgradige Herzinsuffizienz dagegen sprechen,
- Bewegungsplan erstellen, um die Muskelpumpe zu aktivieren und den Rückfluss zu unterstützen (jedoch Vorsicht vor Überanstrengungen, Ruhepausen einlegen),
- manuelle Lymphdrainagen (durch Physiotherapeuten). Die manuelle Lymphdrainage ist eine physikalische Therapie und dient dem Abbau von Ödemen.

**Fallbeispiel**

Frau L. ist 65 Jahre alt und leidet seit Geburt an einem Herzfehler. Sie hat schon seit vielen Jahren ein konstantes Übergewicht und wiegt, bei einer Körpergröße von 160 cm, 98 kg. In der letzten Zeit fiel auf, dass sich Frau L. nur noch schwerfällig bewegte und die Beine, Fußknöchel und Zehen besonders am Abend angeschwollen waren. Die Oberhaut auf den Unterschenkeln war straff und glänzend. Ihr Nachtschlaf wurde aufgrund von häufigem Harndrang unterbrochen, so dass sie sich morgens nicht so ausgeruht fühlte. Obwohl sie nicht mehr als üblich gegessen hatte, nahm sie innerhalb von einer Woche 4 kg zu. Eine Untersuchung beim Internisten ergab, dass Frau L. eine beidseitige (globale) Herzinsuffizienz entwickelt hat. Ihr Zustand besserte sich nach der Einnahme von entwässernden Medikamenten und der Einleitung einiger pflegerischer Maßnahmen. Obwohl sich Frau L. nicht gern bewegt, hat sie sich auf Empfehlung des Arztes entschlossen, an dem täglichen kleinen Spaziergang ihrer Freundin teilzunehmen. Zur Nacht wurde ihr Bett am Fußende etwas höher gestellt, um der Stauung in den Beinen entgegen zu wirken. Um ihr die nächtlichen Toilettengänge zu erleichtern, wurde ihr ein Nachtstuhl ans Bett gestellt. Auch tagsüber wird sie aufgefordert, die Beine immer wieder hoch zu lagern. Um das Herz zu entlasten, hat Frau L. nach Rücksprache mit dem Arzt ihre Tagestrinkmenge auf 1,5 l reduziert, ernährt sich salzarm und meidet Lebensmittel mit hohem Flüssigkeitsanteil. Es werden ein Trinkprotokoll und ein Ausfuhrprotokoll geführt, um die Urinausscheidung zu überwachen. Um das nächtliche Wasserlassen einzudämmen, trinkt sie nach 17:30 Uhr nichts mehr. Der Gewichtsverlauf wird täglich überwacht, um beginnende Ödeme frühzeitig zu erkennen. Einmal wöchentlich werden die Überwachungsprotokolle vom Arzt eingesehen und ausgewertet.

Seit Einleitung der medikamentösen Therapie und der pflegerischen Maßnahmen hat sich ihr Gewicht wieder auf den alten Stand normalisiert und Frau L. fühlt sich tagsüber insgesamt besser. Nachts wacht sie jetzt meist nur noch einmal zum Toilettengang auf. Die Einschränkungen der Ernährung stören sie nicht sonderlich. Nur die häufigen Toilettengänge am Tag belasten sie, weil sie häufig starken Harndrang hat und es manchmal nicht schnell genug bis zur Toilette schafft.

Durch das Fallbeispiel wird deutlich, wie wichtig das Zusammenspiel zwischen ärztlich angeordneten Maßnahmen, Krankenbeobachtung und pflegerischen Maßnahmen ist.

Ergänzend zur Einnahme der Medikamente führt die engmaschige Überwachung der Klienten in Kombination mit einer an die Ödeme angepassten Lebensweise zur Verbesserung der gesundheitlichen Situation.

Das im Fallbeispiel beschriebene **Hochlagern der Beine** darf nur auf ärztliche Anordnung erfolgen, da es bei weit fortgeschrittener Herzinsuffizienz kontraindiziert sein kann.

# 13 Umgang mit Medikamenten

Dieser Teil des Buches führt in den Umgang mit Medikamenten ein. Auf den Umgang mit Medikamenten sowie die Erfordernisse der Dokumentation wird näher eingegangen, da dies ein komplexer, risikoreicher Prozess ist, dessen praktische Umsetzung eine Herausforderung darstellt.

Im Umgang mit Medikamenten ist sicherzustellen, dass

- alle **aktuellen Medikamente** sowie die **Bedarfsmedikation** jederzeit entsprechend der ärztlichen Verordnung ausreichend vorhanden sind,
- Medikamente sachgerecht beschafft und aufbewahrt werden,
- Medikamente entsprechend der ärztlichen Anordnung verabreicht werden,
- Missbrauch von Medikamenten ausgeschlossen ist.

Der Umgang mit Medikamenten gehört in den Bereich der **Behandlungs- oder medizinischen Pflege** und obliegt Pflegefachkräften als auch Heilerziehungspflegern (sofern diese in der Ausbildung den Umgang mit Medikamenten erlernt haben). In den Diensten der Eingliederungshilfe wird von den Heimaufsichten üblicherweise akzeptiert, dass auch Pädagogen mit einer abgeschlossenen Ausbildung Medikamente richten und vergeben dürfen. Diese Zustimmung ist üblicherweise an die Forderung geknüpft, dass die Mitarbeitenden von Pharmazeuten in den Umgang mit Medikamenten einzuweisen und fortlaufend mindestens jährlich zu schulen sind. Einige Träger haben den Umgang mit Medikamenten bereits mit Standards und Verfahrensanweisungen geregelt, um den Prozess insgesamt sicherer zu gestalten.

Folgende Grundsätze sind im Umgang mit Medikamenten zu beachten:

- Medikamente, auch in Apotheken frei verkäufliche Arzneien, dürfen **nur auf ärztliche Verordnung** verabreicht werden. Eine eindeutige ärztliche **Verordnung** muss **schriftlich** (z. B. per Fax) einschließlich Mengenangabe und Darreichungsart vorliegen. Im Idealfall wird der Ärztin das Medikamentenblatt vorgelegt und sie trägt ihre Verordnung direkt ein. Erfolgt dies nicht, ist die Verordnung von Fachkräften auf das Medikamentenblatt einzutragen und von der Ärztin möglichst zeitnah mit Handzeichen quittieren zu lassen.
- **Telefonische Notfallanweisungen** werden nach dem VUG-Prinzip (»Vorgelesen- und Genehmigt-Prinzip«) dokumentiert. Der entgegennehmende Mitarbeiter liest seine Mitschrift der Anordnung der Ärztin am Telefon vor und lässt sich die Richtigkeit mündlich bestätigen. Entsprechende Anordnungen werden auf dem Medikamentenblatt mit dem Zusatz (VUG) gekennzeichnet und bei nächster Gelegenheit der Ärztin zur Unterschrift vorgelegt.
- Die Medikamente sind nur von **eingewiesenen geschulten Mitarbeitern** zu stellen und zu verabreichen.
- Die rezeptierten Medikamente werden über die Apotheke bestellt. Die Lieferung der Medikamente wird mit der Bestellung abgeglichen.

- Werden von der Apotheke **Generika**, d. h. Medikamente mit unterschiedlichem Namen aber demselben Wirkstoff geliefert, wird empfohlen, dass die Apotheke Generika mit dem ursprünglichen Namen des verordneten Medikamentes beschriftet. Im Medikamentenblatt sind die Bezeichnung des Wirkstoffs (in der verordneten Wirkstoffstärke) und die Namen der Generika aufzunehmen.

**Aufbewahrung der Arzneimittel in stationären Einrichtungen:**

- Medikamente sind unter Verschluss in einem abschließbaren Medikamentenschrank in den Originalverpackungen bewohnerbezogen aufzubewahren. Der Beipackzettel verbleibt in der Originalverpackung, damit Wirkungen und Nebenwirkungen nachgelesen werden können.
- Dem Beipackzettel wird entnommen, wie das jeweilige Medikament aufbewahrt werden muss (z. B. ohne Lichteinwirkung, gekühlt).
- Medikamente, die gekühlt werden müssen, sind unter Verschluss in einem Medikamentenkühlschrank zu lagern.

**Umgang mit Betäubungsmitteln** (BTM) in stationären Einrichtungen:

- Werden Medikamente aufbewahrt, die unter das Betäubungsmittelgesetz fallen, so sind diese in einem separat abschließbaren Fach (sog. Opiatfach/Tresor) zu lagern.
- Es besteht die Verpflichtung, ein standardisiertes Betäubungsmittelblatt oder Betäubungsmittelbuch zu führen.

## 13.1 Medikamente richten und Medikamentenvergabe

Die Verantwortung für die Einnahme von Medikamenten steht grundsätzlich im Verantwortungsbereich der Klientenselbstbestimmung.

- Sofern Klienten in der Lage sind, Medikamente in eigener Verantwortung zu verwalten und einzunehmen, ist dies als Kompetenz im Teilhabeplan zu dokumentieren.
- Klienten haben das Recht, die Einnahme von Medikamenten zu verweigern. Im Fall einer Verweigerung ist die Sinnhaftigkeit der Medikamenteneinnahme den Klienten so verständlich und klar wie möglich zu vermitteln. Eine **heimliche Verabreichung** von Medikamenten ist nicht nur aus ethischen Gründen abzulehnen, sondern stellt eine **Zwangsmaßnahme** dar. Deren Anwendung bedarf einer richterlichen Genehmigung.
- Medikamente werden anhand des Medikamentenblatts gestellt und von der Fachkraft, die es gestellt hat, auch verabreicht. Alternativ hierzu hat sich das Verblistern[49] von Medikamenten durch Apotheken bewährt. Die Führung von Medikamenten- oder Tropfenplänen außerhalb der Klientendokumentation ist zu unterlassen, da dies eine Fehlerquelle darstellt.
- Bei Auftreten oder bei Verdacht auf Nebenwirkungen sind diese schriftlich zu dokumentieren und der verordnenden Ärztin mitzuteilen. Um **Nebenwirkungen** erkennen zu können, ist es wichtig,

49 Verblistern bedeutet, dass alle Einzelgaben von einem Arzneimittel individuell für den Klienten neu verpackt von der Apotheke geliefert werden.

dass Mitarbeitende sich über Beipackzettel informieren.

- Bei **Fehlverabreichung** von Medikamenten sollte eine direkte Kontaktaufnahme mit der behandelnden Ärztin erfolgen. Ist diese nicht zu erreichen, wird das weitere Vorgehen mit dem kassenärztlichen Notdienst geklärt.

**Bedarfsmedikation**

Medikamente, die nicht kontinuierlich sondern anlassbezogen (z. B. bei akuten Schmerzen, Krampfanfällen) eingenommen werden, sind Bedarfsmedikamente. Der Anlass, zu dem das Medikament eingenommen werden soll, ist **ärztlicherseits unmissverständlich** festzulegen. In der Praxis bereitet dies Probleme, weil Angaben häufig nicht vollständig übermittelt werden. Eine Bedarfsmedikation ist hinreichend definiert, wenn folgende Angaben vorliegen:

- klar definiertes Symptom (z. B. Kopfschmerz oder Rückenschmerzen, Juckreiz am Rücken, Pilzinfektion an den Füßen),
- Applikationsform (z. B. Tabletten, Tropfen, Zäpfchen),
- Wirkstoffstärke und Höhe der Einzeldosis,
- Maximaldosis innerhalb von 24 Stunden.

> Sofern nicht alle Angaben zur Bedarfsmedikation vorhanden sind, ist bei der verordnenden Ärztin solange nachzufragen, bis alle Angaben vollständig vorliegen.

# 14 Stoma: Künstlicher Darm- oder Blasenausgang

Verschiedene Grunderkrankungen (z. B. Karzinome des Darms und der harnableitenden Wege, entzündliche Darmerkrankungen, angeborene Missbildungen) können eine dauerhafte oder zeitweise Anlage eines künstlichen Darmausgangs (Anus praeter, Enterostoma[50]) oder eines Blasenausgangs (Urostoma) notwendig machen.

> Jede Stomaanlage hat zur Folge, dass die **Kontrollfunktion des Schließmuskels ausfällt**, d. h. die Betroffenen sind nicht mehr in der Lage, die Stuhl- oder Urinausscheidung zu kontrollieren. Die Ausscheidungen können dann nicht mehr ihren natürlichen Weg gehen, sondern werden an der Körperoberfläche in luftdicht abgeschlossen Einmal-Beuteln (bzw. beim Urostoma mit Katheterbeuteln) gesammelt, die bei Bedarf gewechselt werden müssen.

Je nach Lage des Stomas können folgende Stomaanlagen unterschieden werden:

1. Ileostoma: Der Darmausgang führt vom Dünndarm nach außen. Da der Kot im Dünndarm noch nicht fest geformt ist, kommt es im Tagesverlauf zu häufigeren und dünnflüssigeren Ausscheidungen.
2. Kolostoma: Der Darmausgang führt vom Dickdarm nach außen. Bei einem Kolostoma mit Ausgang im Dickdarmbereich ist der Kot geformt.
3. Urostoma: Ableitung von Urin unter Umgehung der Harnblase.

---

50 Jede operativ geschaffene Verbindung eines Hohlorgans zur Körperoberfläche wird als Stoma bezeichnet. »Entero« bezeichnet die Lage des Stomas als Verbindung zum Darm und »Uro« die Verbindung von der Blase zur Bauchdecke.

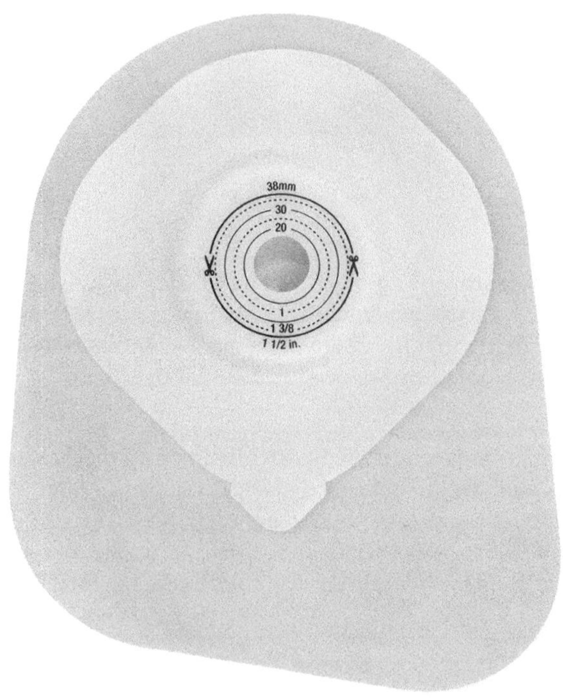


**Abb. 14.1:** Stomabeutel (© Hollister)

## 14.1 Psychische Auswirkungen

Viele Stomaträger sind unsicher und besorgt im Umgang mit der Stomaanlage. Sie erleben die Ausschaltung der normalen Körperfunktionen mit ihren Folgen als tiefgreifenden Einschnitt, das ihr Körperbild dauerhaft schädigt. Infolgedessen sind selbstverständliche intime Verrichtungen, wie ein Toilettengang, nicht mehr möglich. So geht mit einem künstlichen Darm- oder Blasenausgang für jeden Betroffenen ein Stück Normalität und Lebensqualität verloren. Neben der vielleicht unheilbaren Krankheit stellt das Stoma selbst eine enorme Belastung dar. Die Klienten müssen lernen, mit dieser Behinderung umzugehen und stoßen dabei eventuell auf Ablehnung und Vorurteile oder Unverständnis von Mitmenschen. Negative Erfahrungen und Befürchtungen könnten Klienten das Gefühl geben, keine vollwertigen Menschen mehr zu sein. Es ist deshalb von hoher Bedeutung, dass Stomaträger auf verständnisvolle Mitarbeiter treffen, die bei der Bewältigung der Situation unterstützen und ihr Selbstwertgefühl stärken.

Neben den vielseitigen Hilfen zur Bewältigung psychischer Probleme (aufklärende, unterstützende Gespräche, Selbsthilfeangebote) ist ein nicht unbedeutender Faktor eine sichere, unauffällige Stomaversorgung. Beratung und Anleitung zum Umgang mit dem Soma können hier eine wichtige Hilfestellung sein (vgl. Gruber, 2008).

## 14.2 Pflegerische Maßnahmen im Umgang mit dem Stoma

- Hilfsmittelauswahl und Stomawechsel:
  - Speziell ausgebildete Stomaberater arbeiten mit Krankenhäusern und Ärzten zusammen und beraten bei der Stoma-Eingewöhnung und bei Ernährungs- und Pflegeproblemen. Sie liefern die rezeptierten Materialien und übernehmen die praktische Einweisung und Fortbildung für die Mitarbeitenden.
  - »Stimmt die Größe der Stomaversorgung mit der Stomaanlage überein? Wichtiger Hinweis hierzu: Die Stomaanlage verkleinert sich in Form und/oder Größe in den ersten drei bis sechs Monaten um zirka 30 Prozent gegenüber dem Zeitpunkt der operativen Stomaanlage. Ein Anpassen des Ausschnitts in der Stomaversorgung ist in diesem Zeitraum unbedingt nötig. Zu groß gewählte oder nicht auf der Haut anliegende Stomaversorgungen führen ebenfalls zu Unterwanderung oder Ablösung und in der Folge zu Hautproblemen« (Gruber, 2010, S. 141).
- Körperpflege und Stomabeobachtung (vgl. Gruber, 2010):
  - Um Keime aus der Stoma-Umgebung nicht zu verbreiten, sollten beim Waschen möglichst Einmalwaschlappen verwendet werden.
  - Rund um das Stoma dürfen keine fetthaltigen Cremes verwendet werden, um das Festkleben des Beutels nicht zu verhindern.
  - Duschen und Baden und auch ein Schwimmbadbesuch sind mit einem Stoma grundsätzlich möglich. Stomasysteme haften auch bei Wasserkontakt. Klienten mit Kolostoma und einer regelmäßigen Darmentleerung können das Stoma mit einer Stomakappe abdecken und so tagsüber für längere Zeit auf den Stomabeutel verzichten.
  - Die Schleimhaut der Stomaanlage ist rosig und gut durchblutet. Hautveränderungen sind dem Arzt vorzustellen.
- Verdauungsprobleme:
  - Sofern Klienten mit Enterostoma unter Durchfall, Verstopfung, gurgelnden Darmgeräuschen oder Blähungen leiden, gilt es durch Ausprobieren herauszufinden, welche Ernährung günstig ist und auf welche Speisen sie verzichten sollten. Dabei ist es hilfreich, über längere Zeit ein Ernährungstagebuch zu führen und aufzuschreiben, welche Nahrungsmittel sie gut vertragen und welche zu Blähungen führen. Oft sind es die gesunden, faserreichen Nahrungsmittel wie rohes Obst und Gemüse, Salate und Vollkornprodukte die Blähungen und Verstopfung auslösen. (vgl. Gruber, 2010)

Zahlreiche Informationen, Broschüren, Adressen zum Thema bietet die Website der Krebs-Selbsthilfeorganisationen für Stomaträger, Menschen mit Darmkrebs und deren Angehörige: Deutschen ILCO e. V.
www.ilco.de

# Literatur


Ackermann, A. (2007). Vortrag: Menschen mit geistiger Behinderung und Demenz. Institut für Psychogerontologie Universität Erlangen-Nürnberg. (www.gesundheit-nds.de/downloads/11.12.10.07.vortrag.ackermann.pdf Zugriff am 20.01.2011).

Allolio, B., Brabant, G., Breidert, M., Buchfelder, M., Dörr, H.-G., Gross, P., Harsch, I., Hensen, J., Kiess, W., Rascher, W., Reincke, M., Scherbaum, W., Willig R.-P. (2009). Informationen für Patienten mit Diabetes Insipidus. Netzwerk Hypophysen- und Nebennierenerkrankungen e. V. (http://www.glandula-online.de/cms/cms/front_content.php?idcat=52, Zugriff am 11.07.2010).

Beckmann, M. (2006). Schmerzarten. (www.http://www.schmerzarten.de/nozizeptor_schmerz.html. Zugriff am 08.11.2014).

Behrens, J., Langer, G. (2006). Evidence-based Nursing und Caring. Vertrauensbildende Entzauberung der Wissenschaft. 2. Aufl. Bern: Huber.

Beikirch, E., Kämmer, K. & Roes, M. (2014). Handlungsanleitung (Version 1.0) zur praktischen Anwendung des Strukturmodells (ambulant/stationär), der integrierten Strukturierten Informationssammlung (SIS) mit der Matrix zur Risikoeinschätzung, der Maßnahmenplanung und der Evaluation sowie mit Hinweisen zum Handlungsbedarf auf der betrieblichen Ebene. 07.10.2014. (http://www.patientenbeauftragter.de: http://www.patientenbeauftragter.de/images/dokumente_version1/handlungsanleitung_zum_strukturmodell_k.pdf, Zugriff am 16.07.2015).

Beikirch, E., Roes, M. (2014). Abschlussbericht Projekt »Praktische Anwendung des Sturkturmodells- Effizienzsteigerung der Pflegedokumentation in der ambulanten und stationären Langzeitpflege«. Witten Herdecke: Universität Witten/Herdecke.

Benz, C. (2006). Typische Probleme im Altenheim – Lösungsansätze für die Praxis: Zahnmedizinisches Projekt verbessert die Mundgesundheit in der Pflege. In: Pro Alter 3, 63–66.

Bertram, B. (2005). Blindheit und Sehbehinderung in Deutschland: Ursachen und Häufigkeiten. In: Der Augenarzt, 39, 6, 267–269.

Berufsverband Deutscher Internisten e. V. (BDI) (Hrsg.) (o. J.). Was sind Ödeme? Internisten im Netz. (http://www.internisten-im-netz.de/de_was-sind-oedeme_125.html, Zugriff am 12.02.2011).

Berufsverband Deutscher Internisten e. V. (BDI) (Hrsg.) (o. J.). Herzinsuffizienz Internisten im Netz. (http://www.internisten-im-netz.de/de_formen-der-herzschwaeche_775.html, Zugriff am 12.02.2011).

Bienstein, C., Fröhlich, A. (2010). Basale Stimulation in der Pflege. Bern: Hans Huber.

Borchard-Tuch, C. (2008). Wenn die Brille nicht mehr ausreicht. In: Die Schwester, der Pfleger 12, 173–175.

Borchard-Tuch, C. (2011). Lymphödem. Stau im Gewebe. In: Die Schwester, der Pfleger 1, 13–15.

Bring, T., Ronner, E., von Os-Medendorp, H., van der Snoek, E. (Hrsg.). (2013). Praxishandbuch Pruritus. Bern: Huber.

Brüggemann, J., Jung, C., Kreck, C., Kutzmann, K., Lucke, M., Schlute, C. Wermann, O. R. (2003). Grundsatzstellungnahme: Ernährung und Flüssigkeitsversorgung älterer Menschen. Abschlussbericht Projektgruppe P39. Medizinischer Dienst der Spitzenverbände der Krankenkassen e. V. (Hrsg.). Essen (Broschüre).

BSG, Urteil vom 25.01.2017, Aktenzeichen B 3 P 2/15 R.

Buijssen, H. (2011). Die Magische Welt von Alzheimer. 25 Tipps, die das Leben mit Demenzkranken leichter und erfüllter machen. München: Carl-Hauser.

Bundesarbeitsgemeinschaft der überörtlichen Träger der Sozialhilfe (BAGüS) (2019): Orientierungshilfe zu den Leistungen zur Sozialen Teilhabe in der Eingliederungshilfe §§ 76 ff. i. V. m. 113 ff. SGB IX. Hg. v. Bundesarbeitsgemeinschaft der überörtlichen Träger der Sozialhilfe (BAGüS). Online verfügbar unter https://www.lwl.org/spur-download/bag/BAGueS_Orientierungshilfe_Leistungen_Sozialen_Teilhabe.pdf, zuletzt geprüft am 30.04.2020.

Bundesarbeitsgemeinschaft für Rehabilitation (BAR) e. V. (Hg.) (2019): Reha-Prozess. Gemeinsame Empfehlung. Bundesarbeitsgemeinschaft für Rehabilitation (BAR) e.V., zuletzt geprüft am 13.02.2019.

Bundesgesetzblatt (2021) Teil I, Nr. 29 vom 09.06.2021: Gesetz zur Stärkung der Teilhabe von Menschen mit Behinderungen wosie zur landesrechtlichen Bestimmung der Träger von Leistungen für Bildung und Teilhabe in der Sozialhilfe (Teilhabestärkungsgesetz) vom 2. Juni 2021. https://www.bgbl.de/xaver/bgbl/start.xav?startbk=Bundesanzeiger_BGBl&start=//*%5B@attr_id=%27bgbl121s1387.pdf%27%5D#__bgbl__%2F%2F*%5B%40attr_id%3D%27bgbl121s1387.pdf%27%5D__1634032712369. Zuletzt geprüft am 12.10.21.

Bundesjugend im Deutschen Schwerhörigenbund e.V. (Hrsg.) (2009). Schwerhörigkeit. Behinderte Kommunikation. Broschüre. Trier.

Bundesministerium für Arbeit und Soziales (Hrsg.) (2018): Fragen und Antworten zum Bundesteilhabegesetz (BTHG). Online unter: https://www.bmas.de/DE/Soziales/Teilhabe-und-Inklusion/Rehabilitation-und-Teilhabe/Fragen-und-Antworten-Bundesteilhabegesetz/faq-bundesteilhabegesetz.html;jsessionid=39EA03C53384448AA3E6FEAC54F4976B.delivery2-replication#doc4ab5a43a-9d3b-405e-bee1-1ce0c5f8db60bodyText1.

Bundesverband evangelische Behindertenhilfe e.V. (Hrsg.) (2008). Behandlungspflege in der Behindertenhilfe Leitlinie für stationäre Einrichtungen. Broschüre der Arbeitsgruppe Pflege des Arbeitskreises Gesundheitspolitik der Fachverbände der Behindertenhilfe.

Burns, E., Haslinger-Baumann, E. (2007). Pflegediagnose »Gefahr einer Aspiration«, Evaluation und Vergleich evidenzbasierter und pflegepraktischer Interventionen. In: Pflege 20, 337–342.

Carpenito-Moyet, L.J. (2005). Handbook of nursing diagnosis. Philadelphia, (XLIII). Lippincott: Williams and Wilkins.

Charité-Campus Benjamin Franklin Chirurgische Klinik 1 (2008). Stuhlinkontinenz (http://chi.charite.de/patienten-information/krankheiten-therapien/anal-krankheiten/stuhl-inkontinenz.html#c1959, Zugriff am 26.08.2010).

Chidester, J., Spangler, A. (1997). Fluid intake in the institutionalized elderly. In: Journal of the American Dietetic Association, 97, 23–29.

Decker-Maruska, M., Kratz, B. (2008a). Der hörgeschädigte ältere Mensch im Pflegealltag. In: Die Schwester, der Pfleger 1, 32–35.

Decker-Maruska, M., Kratz, B. (2008b). Schwerhörige Menschen: Eine Million Hörgeräte bleiben in der Schublade. In: Die Schwester, der Pfleger 6, 69–71.

Deutsche Alzheimer Gesellschaft e. V. (2011). Selbsthilfe Demenz. Onlineveröffentlichung. Alzheimer Krankheit/Demenz. (http://www.deutsche-alzheimer.de, Zugriff am 02.11.2011).

Deutsche Gesellschaft für Angiologie Gesellschaft für Gefäßmedizin e.V. (DGA) (2011). Venenerkrankungen. (http://www.dga-gefaessmedizin.de/Venenerkrankungen.128.0.html, Zugriff am 15.02.2011).

Deutsche Gesellschaft für Ernährung (DGE) (Hrsg.) (2007). Kau- und Schluckbeschwerden. (http://www.fitimalter-dge.de, Service, Medienübersicht, Informationsbroschüren, Zugriff am 14.09.2011).

Deutsche Gesellschaft für Ernährung (DGE) (Hrsg.) (2008). Ernährungsbericht 2008. (Broschüre). Bonn.

Deutsche Gesellschaft für Ernährung (DGE) (Hrsg.) (2011). Trinken im Alter. (http://www.fitimalter-dge.de, Service, Medienübersicht, Informationsbroschüren, Zugriff am 14.09.2011).

Deutsche Gesellschaft für Schlafforschung und Schlafmedizin (DGSM) (Hrsg.) (2009). S3-Leitlinie – Nicht erholsamer Schlaf/Schlafstörungen. Wien, NewYork: Springer.

Deutsche Gesellschaft zum Studium des Schmerzes e.V. (DGSS). Zahlen und Fakten zum chronischen Schmerz (2003) (http://www.dgss.org Suchbegriff Pressestelle.).

Deutscher Blinden- und Sehbehindertenverband e.V. (DBSV) (o.J.). Augenerkrankungen. (http://www.dbsv.org/infothek/augenerkrankungen/, Zugriff am 05.01.2011).

Deutscher Blinden- und Sehbehindertenverband e.V. (DBSV). Wann spricht man von Sehbehinderung, wann von Blindheit? (http://www.bsvsh.org, Infothek, Zugriff am 11.01.2011).

Deutscher Bundestag (2018): BT-Drs. 4500 Abschlussbericht zu den rechtlichen Wirkungen im Fall der Umsetzung von Artikel 25a § 99 des Bundesteilhabegesetzes (ab 2023) auf den leistungsberechtigten Personenkreis der Eingliederungshilfe. Berlin.

Deutscher Bundestag (Hg.) (2020): Drucksache 19/16470. Bericht zum Stand und zu den Ergebnissen der Maßnahmen nach Artikel 25 Absatz 2 bis 4 des Bundesteilhabegesetzes. Online verfügbar unter https://dip21.bundestag.de/dip21/btd/19/164/1916470.pdf, zuletzt geprüft am 30.04.2020.

Deutscher Verein für Öffentliche und Private Fürsorge e.V. (Hg.) (2009): Empfehlungen des Deutschen Vereins zur Bedarfsermittlung und Hilfeplanung in der Eingliederungshilfe für Menschen mit Behinderungen. DV 06/09 AF IV.

Deutsches Diabetes-Zentrum (DDZ) (o.J.). Entstehung, Ausbreitung und Verbreitung des Diabetes mellitus (Epidemiologie). (http://www.diabetes-heute.de, Fachthemen Zugriff am 14.09.2011).

Deutsches Netzwerk für Qualitätsentwicklung in der Pflege (DNQP) (Hrsg.) (2005). Expertenstandard »Schmerzmanagement in der Pflege«. Entwicklung – Konsentierung – Implementierung. Osnabrück: Fachhochschule Osnabrück.

Deutsches Netzwerk für Qualitätsentwicklung in der Pflege (DNQP) (Hrsg.) (2006). Expertenstandard »Sturzprophylaxe in der Pflege«. Entwicklung – Konsentierung – Implementierung. Osnabrück: Fachhochschule Osnabrück.

Deutsches Netzwerk für Qualitätsentwicklung in der Pflege (DNQP) (Hrsg.) (2007). Expertenstandard »Förderung der Harnkontinenz in der Pflege«. Entwicklung – Konsentierung – Implementierung. Osnabrück: Fachhochschule Osnabrück.

Deutsches Netzwerk für Qualitätsentwicklung in der Pflege (DNQP) (Hrsg.) (2009). Expertenstandard »Pflege von Menschen mit chronischen Wunden«. Entwicklung – Konsentierung – Implementierung. Osnabrück: Fachhochschule Osnabrück.

Deutsches Netzwerk für Qualitätsentwicklung in der Pflege (DNQP) (Hrsg.) (2010a). Expertenstandard »Ernährungsmanagement zur Sicherstellung und Förderung der oralen Ernährung in der Pflege«. Entwicklung – Konsentierung – Implementierung. Osnabrück: Fachhochschule Osnabrück.

Deutsches Netzwerk für Qualitätsentwicklung in der Pflege (DNQP) (Hrsg.) (2010b). Expertenstandard »Dekubitusprophylaxe in der Pflege« Entwicklung – Konsentierung – Implementierung, 1. Aktualisierung. Osnabrück: Fachhochschule Osnabrück.

Deutsches Rotes Kreuz (Hrsg.) (o. J.). Erste Hilfe bei Fremdkörpern in Luft- oder Speisröhre. (http://www.drk.de/angebote/erste-hilfe-und-rettung/erste-hilfe-online/atmung/fremdkoerper-in-luft-speiseroehre.html, Zugriff am 12.10.2010).

Diabetologie und Stoffwechsel (2010). Supplement Praxis-Leitlinien der Deutschen Diabetes-Gesellschaft Hrsg.: M. Kellerer, T. Danne im Auftrag der DDG, S. S107–S192. 5. Jahrgang. Stuttgart, New York: Thieme.

Diegmann-Hornig, K., Jurgschat-Geer, H., Beine, M., Neufeld, G. (2009). Pflegebegutachtung. Lehrbuch für Sachverständige und Gutachter in der Pflege. Bern: Huber.

Diehm, C. (2006). Arterielle Durchblutungsstörungen in den Beinen. In: Gefäß Report 1, 6–26.

Ding-Greiner, C., Kruse, A. (Hrsg.) (2010). Betreuung und Pflege geistig behinderter und chronisch psychisch kranker Menschen im Alter. Beiträge aus der Praxis. Stuttgart: Kohlhammer.

Doenges, M. E., Moorhouse, M. F., Geissler-Murr, A. C. (2002). Pflegediagnosen und Maßnahmen, deutschsprachige Ausgabe von Abderhalden C. & Ricka R. 3. Aufl. Bern: Huber.

Dörner, Klaus (2012): Helfensbedürftig. Heimfrei ins Dienstleistungsjahrhundert. Neumünster: Paranus Verl. der Brücke Neumünster.

Eberhardt, C., Nydahl, P. (2008). Kommunikation mit Haut und Hand. In: Gepflegt durchatmen 1, 8, 1–4 (www.gepflegt-durchatmen.de, Zugriff am 20.07.2010)

Ehmann, M., Völkel, I. (2009). Pflegediagnosen in der Altenpflege. Für Ausbildung und Praxis. 3. Aufl. München: Elsevier Urban & Fischer.

Enders, U. (Hrsg.) (1990). Zart war ich, bitter war's. Sexueller Missbrauch an Mädchen und Jungen. Köln: Volksblatt Verlag.

Eschenlohr, S. (2003). Wenn die Sprache verloren geht. Hilfe, Begleitung und Unterstützung bei einer Aphasie. In: Die Schwester, der Pfleger 5, 358–361.

Europäisches Informationszentrum für Lebensmittel (Hrsg.) (o. J.). Was ist denn eigentlich der Glykämische Index? (http://www.eufic.org/article/de/ernahrung/kohlenhydrate/artid/glykamischen-index/#, Zugriff am 10.04.2010).

Fischer, T. (2008). Hinweise zur Verwendung der BISAD. Charité-Universitätsmedizin Berlin, Institut für Medizinische Soziologie/Pflegedirektion, Arbeitsgruppe Pflegerische Versorgungsforschung.

Foster-Powell, K., Brand-Miller, J. (1995). International tables of glycaemic index. In: Amer. J. Clinical Nutrition 62 (Suppl.), 871–93.

Fuchs, Thomas (2020): Randzonen der Erfahrung. Beiträge zur phänomenologischen Psychopathologie. Originalausgabe. Freiburg, München: Verlag Karl Alber (Schriftenreihe der Gesellschaft für phänomenologische Anthropologie, Psychiatrie und Psychotherapie (DGAP)).

Geadt, C. (1995). Gesundheit – ein vernachlässigtes Thema? In: Verband evangelischer Einrichtungen für Menschen mit geistiger und seelischer Behinderung e. V. VEEMB (Hrsg.). Gesundheitsdienste für Menschen mit geistiger Behinderung. Stuttgart: Bundesverband Evangelischer Behinderteneinrichtungen.

Gesundheitswerkstatt (o. J.). Gesundheitstips: Durchfallerkrankungen. Durchfall durch Antibiotika–Einnahme. (http://www.gesundheitswerkstatt.de/gesundheitstipp/antibiotikatherapie/durchfall.durch.antibiotika.einnahme.html, Zugriff am 21.09.2010).

GKV-Spitzenverband (18.12.2019): Richtlinien des GKV-Spitzenverbandes nach § 71 Abs. 5 Satz 1 SGB XI1 zur näheren Abgrenzung der in § 71 Abs. 4 Nr. 3 Buchstabe c SGB XI genannten Merkmale. Online verfügbar unter https://www.gkv-spitzenverband.de/media/dokumente/pflegeversicherung/richtlinien__vereinbarungen__formulare/rahmenvertraege__richlinien_und_ bundesempfehlungen/2019_12_18_Richtlinien_71_Abs._5_Genehmigung.pdf, zuletzt geprüft am 10.01.2020.

GKV-Spitzenverband (Hg.) (2019): Gemeinsames Rundschreiben zu den leistungsrechtlichen Vorschriften vom 19.12.2019. Online verfügbar unter https://www.gkv-spitzenverband.de/media/dokumente/pflegeversicherung/richtlinien__vereinbarungen__formulare/empfehlungen_zum_leistungsrecht/2019_12_19_Gemeinsames_Rundschreiben_leistungsrechtliche_Vorschriften.pdf, zuletzt geprüft am 16.04.2020.

Gottschalck, T. (2004). Pflegeziel Mundgesundheit. In: Die Schwester, der Pfleger 5, 344–349.

Großkopf, V. (2009). Rechtliche Perspektive: Sturzprophylaxe muss sich am Stand der Wissenschaft orientieren. In: Die Schwester, der Pfleger 2, 120–122.

Gruber, G. (2008). Mehr Sicherheit für Stomaträger. In: Die Schwester, der Pfleger. 7, 604–606.

Gruber, G. (2010). Stomapflege. Erstes Handeln bei Komplikationen. In: Die Schwester der Pfleger 2, 140–145.

Grunwald, K., Kuhn, C., Voss, A., Meyer, T. (2013). Demenz bei Menschen mit geistiger Behinderung. Bad Heilbrunn: Julius Klinkhardt.

Gusset-Bährer, S. (2012). Demenz bei geistiger Behinderung. München: Ernst Reinhardt.

Haller, S., Kettelmann, S., Napiwotzky, A. (2010). Juckempfinden. Elisabeth-Kübler-Ross-Akademie® für Bildung und Forschung gefördert von der Addy von Holtzbrinck Stiftung. Stuttgart: Hospitz Stuttgart.

Hartmann, B. (2013). Schmerzen bei Menschen mit geistiger Behinderung. Die richtige Tür finden. In: Pflegezeitschrift Jg. 66, 9, S. 520–523.

Hauner, H., Buchholz, G., Hamann, A., Husemann, B., Koletzko, B., Liebermeister, H., Wabitsch, M., Westenhöfer, J., Wirth, A., Wolfram, G.(2007). Evidenzbasierte Leitlinie: Prävention und Therapie der Adipositas. Deutsche Adipositas-Gesellschaft, (http://www.adipositas-gesellschaft.de, Suchbegriff Leitlinien, Zugriff am 15.09.2011).

Heindl, I. (2007). Ernährung, Gesundheit und soziale Ungleichheit. In: Wochenzeitung das Parlament, Beilage 42/2007, 32–38.

Helmert, U., Strube, H. (2004). Die Entwicklung der Adipositas in Deutschland im Zeitraum von 1985 bis 2002. In: Das Gesundheitswesen, 66, 7, 409–415.

Hilfiker, D. (2013). Bei Krebsverdacht wird so häufig operiert. 16.09.2013. (http://www.srf.ch/gesundheit/gesundheitswesen/bei-krebsverdacht-wird-zu-haeufig-operiert, Zugriff am 16.07.2015)

Hockauf, H. (2005). Pflegeproblem Mundtrockenheit. In: Pflegen Ambulant 6, 28–31.

Huhn, S. (2009). Zeitgemäße Sturzprophylaxe: Sturzrisiken erfolgreich reduzieren. In: Die Schwester, der Pfleger 2, 112–118.

Huhn, S. (2010). Ernährung bei Demenz: Die Lust aufs Essen wecken. In: Die Schwester, der Pfleger 2, 112–116.

Hunskaar, S., Burgio, K., Diokno, A., Herzog, A. R., Hjalmas, K., Lapitan, M. C. (2003). Epidemiology and natural history of urinary incontinence. In: Urolog, 62, 16–23.

Ingelman-Sundberg, A. (1982). Operative treatment of female urinary incontinence. In: Ann Chir Gynaecol, 71, 208–220.

Institut der Deutschen Zahnärzte (IDZ) (Hrsg.) (2006). Vierte Deutsche Mundgesundheitsstudie. Im Auftrag von Bundeszahnärztekammer und Kassenzahnärztlicher Bundesvereinigung.

Institut für Qualitätsentwicklung an Schulen Schleswig-Holstein (2002). Lehrplan (Sonderschulen, Grundschule, weiterführende allgemeinbildende Schulen und berufsbildende Schulen), Sonderpädagogische Förderung, S. 139 ff. (http://lehrplan.lernnetz.de/intranet1/links/materials/1107956987.pdf, Zugriff am 16.09.2011)

International Council of Nurses ICN (2011). Definition von Pflege (http://www.icn.ch/, Zugriff am 14.09.2011).

Jäger, S. (2009). Mundhygiene und Mundgesundheit bei Bewohnern von Altenpflegeheimen – Auswirkungen eines Trainingsprogramms für Pflegekräfte auf die Mundgesundheit der Bewohner. Med. Diss. Hohen Medizinischen Fakultät der Rheinischen Friedrich-Wihelms-Universität, Bonn.

Jahncke-Latteck, Ä., Weber, P. (2002). Abschlussbericht des Projektes »Qualität in der Pflege« 2000–2002, Hrsg.: Leben mit Behinderungen Hamburg Sozialeinrichtungen. Hamburg.

Jancar J., Speller C. J. (1994). Fatal intestinal obstruction in the mentally handicapped. In: Journal of Intellectual Disability Research, 38, Part 4, 413–422.

Jennessen, S., Voller, W. (2007). Sterbebegleitung in Wohneinrichtungen für Menschen mit einer geistigen Behinderung. In: Rienmann, G., Kahlert, J. (Hrsg.). Der Nutzen wird vertagt: Bildungswissenschaften im Spannungsfeld zwischen wissenschaftlicher Profilbildung und praktischem Mehrwert. Lengerich: Pabst.

Jonas, I. (2008). Doppelt ausgeschlossen: Menschen mit Demenz und Hörschädigung. In: Pro Alter 3, 33–36.

Joussen, Jacob (2019): § 1 Rn 9 f. In: Dirk Dau, Franz Josef Düwell und Jakob Joussen: Sozialgesetzbuch IX. Rehabilitation und Teilhabe von Menschen mit Behinderungen. Lehr- und Praxiskommentar (LPK-SGB IX). 5. Auflage. Baden-Baden: Nomos, S. 63–64.

Kabsch, Jonas (2020): Eingliederungshilfe und Pflege - von der Schnittstelle zur Nahtstelle. In: *Teilhabe -Die Fachzeitschrift der Lebenshilfe-* 59 (2), S. 77–81.

Kamphausen, U. (2013). Prophylaxen in der Pflege. 8. Aufl. Stuttgart: Kohlhammer.

Kastl, Jörg Michael (2009): Hannes K., die Stimmen und das Persönliche Bugdet. Soziobiographie einer Behinderung. Bonn: Psychiatrie Verlag.

Köther, I. (Hrsg.) (2005). Thiemes Altenpflege. Zeitgemäß und zukunftsweisend. 2. Aufl. Stuttgart: Thieme.

Kranich, M. (2008). Altgewordene Menschen mit geistiger Behinderung: Zum Verhältnis von geistiger Behinderung und Demenz. Landesinitiative Demenz-Service Nordrhein-Westfalen. (http://www.demenz-service-nrw.de/content/artikel1_138.html, Zugriff 17.01.2011)

Kruse, Katja (2020): Der neue Anwendungsbereich von § 43a SGB XI: Richtlinien des GKV-Spitzenverbandes nach § 71 Abs. 5 S. 1 SGB XI in Kraft. In: *Rechtsdienst der Lebenshilfe* (1), S. 1–5.

Kuhn-Zuber, Gabriele (2018a): § 13 SGB XI Rn 4. In: Frank Ehmann, Carsten Karmanski und Gabriele Kuhn-Zuber: Gesamtkommentar Sozialrechtsberatung. 2. Auflage. Baden-Baden, Freiburg: Nomos; Lambertus, S. 1545–1548.

Kuhn-Zuber, Gabriele (2018b): Pflegebedürftigkeit. In: Olaf Deinert und Felix Welti (Hg.): Behindertenrecht. Arbeits- und Sozialrecht, Öffentliches Recht, Zivilrecht : Alphabetische Gesamtdarstellung. 2. Auflage. Baden-Baden, Marburg: Nomos; Lebenshilfe (StichwortKommentar), S. 870.

Kuhn-Zuber, Gabriele (2018c): Pflegeversicherung. In: Olaf Deinert und Felix Welti (Hg.): Behindertenrecht. Arbeits- und Sozialrecht, Öffentliches Recht, Zivilrecht : Alphabetische Gesamtdarstellung. 2. Auflage. Baden-Baden, Marburg: Nomos; Lebenshilfe (StichwortKommentar), S. 885–895.

Kuno, E. (2009). Hautschutz bei Inkontinenz: Sauber hält gesund. In: Die Schwester, der Pfleger, 4, 61–63.

Kyle, G. (2007). Constipation and palliative care – where are we now? In: Int J Palliat Nurs13 (1), 6–16.

Landesfachbeirat Bremen (2008). HMB-W-Empfehlungen zur Ermittlung des Teilhabebedarfs für Menschen mit Behinderungen im Bereich Wohnen im Land Bremen, Teil 1 Version 2.

Lund, J. (1985). The prevalence of psychiatric morbidityin mentally retarded adults. In: Acta psychiatrica Scandinavica, 72, 563–570.

Luhmann, Niklas (2017): Die Kontrolle von Intransparenz. 1. Originalausgabe. Hg. v. Dirk Baecker. Berlin: Suhrkamp Verlag.

Lunney, M., Börger, H., Georg, J. (2007). Arbeitsbuch Pflegediagnostik. Pflegerische Entscheidungsfindung, kritisches Denken und diagnostischer Prozess; Fallstudien und -analysen. Bern: Huber.

Maroldt, K. (2014). Vorsorge und Früherkennung-Sieg über das Schicksal. 14.03.2014. Berlin. (http://magazin.spiegel.de/EpubDelivery/spiegel/pdf/128360444, Zugriff am 16.07.2015)

Martin, P., Walter-Fränkel, S., Laukant, K. (2014). Schmerzerkennung bei Menschen mit geistiger oder mehrfacher Behinderung. In: Bruhn, R. Straßer, B. (Hrsg.). Palliative Care für Menschen mit geistiger Behinderung. Stuttgart: Kohlhammer.

McCaffery, M., Beebe, A., Latham, J. (1997). Schmerz. Ein Handbuch für die Pflegepraxis. Übersetzer Villwock, U. Hrsg. Osterbrink, J. Vol. 1. Berlin/Wiesbaden: Ullsein Mosby.

Medizinischer Dienst der Spitzenverbände der Krankenkassen e.V. (MDS); GKV-Spitzenverband (Hg.) (2019): Richtlinien zum Verfahren der Feststellung von Pflegebedürftigkeit sowie zur pflegefachlichen Konkretisierung der Inhalte des Begutachtungsinstrumentes nach SGB XI. (Begutachtungsrichtlinien – BRi) vom 15.04.2016, geändert durch Beschluß vom 31.03.2017. 3. Aufl.

Medizinischer Dienst des Spitzenverbandes Bund der Krankenkassen e. V. (MDS) Hrsg. (2009). Qualitätsprüfungs-Richtlinien, MDK-Anleitung, Transparenzvereinbarung. Grundlagen der MDK-Qualitätsprüfungen in der stationären Pflege. Essen.

Menche, N. et al. (Hrsg.) (2007) Pflege Heute. 4. Aufl. München, Jena: Urban & Fischer.

Metzler, H. (2001). Hinweise zum Verständnis des Fragebogens zum »Hilfebedarf« ©(H.M.B.-W/Version 5/2001). Anzufordern bei: Zentrum zur interdisziplinären Erforschung der Lebenswelten behinderter Menschen (Z.I.E.L). Eberhard Karls Universität Tübingen.

Miller, P. (2004). Das »Affolter-Modell« in der neurologischen Frührehabilitation. In: Die Schwester, der Pfleger, 4.

Miske, A. (2010). Angehörige in der stationären Altenhilfe: Basale Stimulation fördert Nähe. In: Die Schwester, der Pfleger 4, 356–360.

Moss, S. (1997). Neuere psychodiagnostische Verfahren zur Erfassung psychischer Störungen bei älteren Menschen mit geistiger Behinderung. In: Weber, G. (Hrsg.). Psychische Störungen bei Menschen mit geistiger Behinderung. Bern: Hans Huber.

Mrozynski, Peter (2019): § 21a. In: Peter Mrozynski: SGB I, Allgemeiner Teil. Kommentar. 6., vollständig neubearbeitete Auflage. München: C.H. Beck, S. 388.

Müller, N. (2005) Was ist der Blutzuckerindex? (http://www.eufic.org/page/de/page/FAQ/faqid/blutzuckerindex/, Zugriff am 15.01.2010).

Mund, Petra (2017). In: Fachlexikon der Sozialen Arbeit. 8., völlig überarbeitete und aktualisierte Auflage. Baden-Baden: Nomos, S. 517–518.

NANDA International (2008). NANDA-I-Pflegediagnosen. Definitionen & National Pressure Ulcer Advisory Panel (NPUAP) (2008). Gradeinteilung von Dekubitus. (http://www.npuap.org, Zugriff 15.09.2011).

Neuhäuser, G., Steinhausen H.-C., (Hrsg.) (2003). Geistige Behinderung. Grundlagen Klinische Syndrome Behandlung und Rehabilitation. Stuttgart: Kohlhammer.

Nicklas-Faust, J. (2006). Normalität und Besonderheit in Diagnose und Behandlung. In: Lebenshilfe Landesverband Rheinland-Pfalz (Hrsg.). Tagungsdokumentation: Ambulante gesundheitliche Versorgung von Menschen mit geistiger und mehrfacher Behinderung, S. 22–25.

Nordenfelt, L 2003: »Action theory, disability and ICF«, in: DISABILITY AND REHABILITATION, 2003; VOL. 25, NO. 18, S. 1076

Nordenfelt, Lennart (2000): Action, ability and health. Essays in the philosophy of action and welfare. Dordrecht: Kluwer Academic Publishers (International library of ethics, law, and the new medicine, 1).

Nydahl, P. (2008). In welcher Reihenfolge pflegen Sie sich? Tagesstruktur und Unterstützung bei der Körperpflege. In: Pflegezeitschrift 1, 10–11.

Orem, D. (1996). Strukturkonzepte der Pflegepraxis. Berlin, Wiesbaden: Mosby Ullstein.

Osterbrink, J. (2008). Erkennen der Obstipation ist Voraussetzung für Behandlung In: Die Schwester, der Pfleger 6, 528–531.

Osterbrink, J., Schüßler, N. (2014). Neuer Expertenstandard: Chronische Schmerzen. In: Die Schwester, der Pfleger (5), 444–447.

Paice, J. Toy, C., Shott, S. (1998). Barriers to cancer relief. Fear of tolerance and addiction. In: Journal of Symptom Management 16 (1), 1–9.

Palmer, J. L. (2008). Preventing aspiration in older aldults with dysphagia. In: The American journal of nursing 108 (2), 40–48.

Peplau, H. E. (1952). Interpersonal Relations in Nursing: A Conceptual Frame of Reference for Psychodynamic Nursing. Putnam.

PFLEGEN AMBULANT (2001). Dekubitusprophylaxe und Hautpflege. Richtig gepflegt, besser geschützt. Pflege Tipps. In: PFLEGEN AMBULANT 12, 4, 56–57.

pro familia für Selbstbestimmte Sexualität (2000). Broschüre: Sexualität und geistige Behinderung, Frankfurt am Main. (http://www.profamilia.de, Suchbegriff: Geistige Behinderung, Zugriff 15.09.2011).

pro familia, Deutsche Gesellschaft für Familienplanung, Sexualpädagogik und Sexualberatung e. V., Bundesverband (Hrsg.) (1998). Sexualität und geistige Behinderung, Frankfurt am Main.

Protz, K. (2006). Kompressionstherapie: ohne Wicklung keine Entwicklung: In: Die Schwester, der Pfleger 11, 892–898.

Protz, K. (2009). Ulcus cruris venosum: Nicht die Wunde, sondern der Mensch steht im Mittelpunkt. In: Die Schwester, der Pfleger 4, 338–343.

Pschyrembel – Wörterbuch Pflege (2003). Hrsg. vom Walter de Gruyter Verlag bearb. von Wied, S., Warmbrunn, A. et al. Berlin, New York: Walter de Gruyter.

Pudel, V. (2007). Anmerkungen zur Ernährungspsychologie. In: Ernährung, 1: 162–166.

Rasch, Edna (2019): Personenorientierung statt Gesetzeszentrierung: zum Verhältnis von Leistungen der Eingliederungshilfe zu Leistungen der Pflege. In: *Archiv für Wissenschaft und Praxis der sozialen Arbeit* (1), S. 82–91.

Robert Koch-Institut (2005a) Empfehlungen zur Prävention und Kontrolle Katheter-assoziierter Harnwegsinfektionen. In: Mitteilung der Kommission für Krankenhaushygiene und Infektionsprävention am Bundesgesundheitsbl. 10, S. 1061–1080. Heidelberg: Springer Medizin.

Robert Koch-Institut (Hrsg.) (2005b). Infektionsprävention in Heimen. Empfehlung der Kommission für Krankenhaushygiene und Infektionsprävention beim Robert Koch-Institut (RKI). Bundesgesundheitsbl – Gesundheitsforsch – Gesundheitsschutz, 48, S. 1061–1080.

Roche Lexikon der Medizin (2003). Hrsg. von Urban & Fischer Verlag. 5. Aufl. München, Jena: Urban & Fischer.

Rohner, C. (2009). Sturzprophylaxe: Sicher bewegen mit dem »Walker«. In: Die Schwester, der Pfleger 6, 566–567.

Rosa, Hartmut (2021): Resonanz. Eine Soziologie der Weltbeziehung. 5. Auflage. Berlin: Suhrkamp (Suhrkamp Taschenbuch Wissenschaft, 2272).

Saathoff, J. (2007). Zum Verhältnis von Pflege und Heilpädagogik am Beispiel der Ernährung. In: Heilpädagogik 3, 18–25.

Sander, B., Söll, J. (2009). Das Affolter-Modell. Informationen spürbar machen. In: Die Schwester, der Pfleger 9, 868–871.

Schadwinke, A. (2010). Wie der Schlaf unseren Alltag bestimmt. (http://www.zeit.de/wissen/gesundheit/2010-10/schlaf-kultur-geschichte, Zugriff am 09.11.2010).

Schindler, Gila (2018): Teilhabe oder Pflege? Die Schnittstelle zwischen den Leistungen der Pflegeversicherung und der Eingliederungshilfe als Praxisherausforderung. In: *Sozialrecht aktuell* 22 (4), 137-143.

Schröder, G. (2001). Körperpflege. Waschen ist mehr. In: PFLEGEN AMBULANT 12, 4, 10–12.

Schulze Höing, A., Krüger, C., Dudaschwilli, G. (2013). Abschlussbericht der Spastikerhilfe eG. Berlin: Eigen.

Schulze, H.-E. (2003). Sehbehinderten und blinden alten Menschen professionell begegnen und helfen: Ratgeber für pflegerische und soziale Dienste und für Studierende. Hrsg.: Kuratorium Deutsche Altershilfe, Köln

Schuntermann, Michael F. (2005): Einführung in die ICF. Grundkurs, Übungen, offene Fragen. Landsberg/Lech: ecomed MEDIZIN.

Schuntermann, Michael F. (2005): Einführung in die ICF. Grundkurs, Übungen, offene Fragen. Landsberg/Lech: ecomed MEDIZIN.

SGB XI (2000) Soziale Pflegeversicherung: Sozialgesetzbuch. Allgemeiner Teil. Gemeinsame Vorschriften. Soziale Pflegeversicherung Pflege-Versicherungsgesetz. Hrsg. von DTV Beck bearb. von B. Schulin. 38. Aufl. München: DTV Beck.

Sievers, C., Pieper, L., März, W., Wittchen, H.-U., Stalla, G., Wallaschofski, H. (2010). The Predictive Value of Different Measures of Obesity for Incident Cardiovascular Events and Mortality. In: Journal of Clinical Endocrinology & Metabolism, doi:10.1210/jc.2009-1584n.

Spiegel Online (2014). So viel bringt das Mammografie-Screening. 24.07.2014. (http://www.spiegel.de/gesundheit/diagnose/grafik-des-tages-brustkrebs-so-viel-bringt-das-mammografie-screening-a-982523-druck.html, Zugriff am 16.07.2015)

Stefan, H., Allmer, F., Eberl, J., Hansmann, R., Jedelsky, E., Michalek, A., Münker-Kramer, E., Pandzic, R., Pichler, G., Riel, W., Tomacek, D. (2003). Praxis der Pflegediagnosen. 3. Aufl. Wien, New York, Springer.

Stefan, H., Allmer, F., Eberl, J., Hansmann, R., Jedelsky, E., Michalek, A., Pandzic, R., Schalek, K., Tomacek, D. (2009). POP – Praxisorientierte Pflegediagnostik. Wien, New York: Springer.

Stiftung Deutsche Schlaganfall-Hilfe (2011). Symptome in Kürze. (http://www.schlaganfall-hilfe.de/symptome-in-kurze, Zugriff 27.09.2011).

Stiftung Drachensee (Hrsg.) (2007). Fachtagung 28. September 2007 Demenzielle Erscheinungsbilder bei Menschen mit geistigen Behinderungen. (DEMGEB). (Tagungsdokumentation), Kiel.

Stiftung Drachensee (Hrsg.) (2008). Handreichung: Demenzielle Erscheinungsbilder bei Menschen mit geistiger Behinderung (DEMGEB) (Broschüre) Praxisprojekt mit wissenschaftlicher Begleitung. Kiel.

Strassmann, B. (2009). Ein Licht für mehr Leben. In: Zeit Online Gesundheit. (http://www.zeit.de/2009/01/M-Waldheim-Stiftung, Zugriff am 01.01.2011).

Striebel, H., Hackenberger, J., Wesel, A., (1992). Beurteilung der postoperativen Schmerzintensität. Selbst- versus Fremdbeurteilung. In: Schmerz 6, 199–203.

Tabali, M., Kollross, C. M., Lohrmann, C. (2006). Evidence-basiert pflegen – aber wie? Pflegeproblem Obstipation. In: Die Schwester, der Pfleger 3, 172–175.

Toeller, M. (2005). Evidenz-basierte Ernährungsempfehlungen zur Behandlung und Prävention des Diabetes mellitus. In: Diabetes und Stoffwechsel, 14, 75–94.

Trapl, M., Enderle, P., Nowotny, M., Teuschl, Y., Matz, K., Dachenhausen, M., Brainin, M. (2007). Dysphagia Bedside Screening für Acute-Stroke Patients. In: The Gugging Swallowing Screen. Stroke 38, 2948–2952.

Udsching, Peter (2018): § 18, Rn 21. In: Peter Udsching und Bernd Schütze: SGB XI. Soziale Pflegeversicherung : Kommentar. 5. Auflage. München: C.H. Beck, S. 164–165.

Universitätsklinikum Leipzig (2009). Erste Hilfe Tipps »Verschlucken«. (https://www.uniklinikum-leipzig.de/r-erste-hilfe-tipps.html?kategorie_id=2&type=children&modus=detail, Zugriff am 07.11.2014).

Universitätsklinikum-Münster (2014). Juckreiz Patienteninformation. (http://www.juckreiz-informationen.de/, Zugriff am 22.11.2014).

Wagner-Stolp, W. (2004). Sexualität bei geistig behinderten Jugendlichen und Erwachsenen – eine Selbstverständlichkeit?! In: Das Familienhandbuch des Staatsinstituts für Frühpädagogik (IFP). (http://www.familienhandbuch.de, Suchbegriffe: Stolp+Wagner, Zugriff am 14.09.2011).

Walter, J. (2005). Sexualität und Geistige Behinderung. (http://bidok.uibk.ac.at, Suchbegriff Walter, Zugriff am 29.03.2011).

Weber, G. (1997). Psychische Störungen bei Menschen mit geistiger Behinderung. Bern: Hans Huber.

Welti, Felix (2018): Verstößt § 43a SGB XI gegen das Grundgesetz und die UN-Behindertenrechtskonvention? In: *Soziale Sicherheit* (11), S. 418–422.

Weltgesundheitsorganisation (WHO) (2005): ICF - Internationale Klassifikation der Funktionsfähigkeit, Behinderung und Gesundheit. Hg. v. Deutsches Institut für Medizinische Dokumentation und Information. Weltgesundheitsorganisation (WHO). Köln.

WHO (2000). Obesity: preventing and managing the global epidemic. WHO Technical Report Series 894, Genf.

Wieland, Heinz (2012): Erwachsensein und Alter. In: Iris Beck und Heinrich Greving (Hg.): Lebenslage und Lebensbewältigung. [s.l.]: W. Kohlhammer (Behinderung, Bildung, Partizipation, Bd. 5), S. 105–114.

Wieseke, A., Bantz, D., Siktberg, L., Dillert, N. (2008). Assessment an Early Diagnosis of Dysphagia. In: Geriatric Nursing 29, 6, 376–383.

Wingenfeld, Klaus; Büscher, Andreas (2017): Strukturierung und Beschreibung pflegerischer Aufgaben auf der Grundlage des neuen Pflegebedürftigkeitsbegriffs. Hg. v. Bundesministerium für Gesundheit. Universität Bielefeld Institut für Pflegewissenschaft. Bielefeld, Osnabrück. Online verfügbar unter https://www.bundesgesundheitsministerium.de/fileadmin/Dateien/5_Publikationen/Pflege/Berichte/Fachbericht_Pflege.pdf, zuletzt geprüft am 22.10.2018.

Wunder, M. (2011). Der dritte Lebensabschnitt bei Menschen mit Behinderung – Neue Herausforderung an die Behindertenhilfe. In: Beratungszentrum Alsterdorf. (http://www.beratungszentrum-alsterdorf.de, Suchbegriffe Wunder + Lebensabschnitt, Zugriff am 14.09.2011).

Zich, Karsten; Nolting, Hans-Dieter; Pflug, Claudia (2019): Wissenschaftliche Evaluation der Umstellung des Verfahrens zur Feststellung der Pflegebedürftigkeit (§ 18c Abs. 2 SGB XI). Abschlussbericht: Schnittstellen Eingliederungshilfe (Los 3). Hg. v. Bundesministerium für Gesundheit. IGES Institut GmbH. Online verfügbar unter https://www.bundesgesundheitsministerium.de/fileadmin/Dateien/3_Downloads/P/Pflegebeduerftigkeitsbegriff_Evaluierung/Abschlussbericht_Los_3_Evaluation_18c_SGB_XI.pdf, zuletzt geprüft am 30.04.2020.

Zulley, J., Hajak, G. (2005). Schlafstörungen bei Demenz: Ursachen und Behandlungsmöglichkeiten. (http://www.deutsche-alzheimer.de, Suchbegriff: Zulley, Zugriff am 04.12.2010).

# Stichwortverzeichnis

## N



## O



## P



## Q



## R



## S



## T



## U

## V



## W



## Z